U0196962

成人腰椎侧凸

Adult Lumbar Scoliosis

原　　著　Eric O. Klineberg
主　　审　邱贵兴　王　岩
　　　　　郝定均　邱　勇
主　　译　李　明　白玉树
　　　　　沈建雄　朱泽章
副 主 译　魏显招　王　征
　　　　　周许辉　钱邦平
主译助理　周潇逸　杨依林
　　　　　张子程　李　博

北京大学医学出版社
Peking University Medical Press

CHENGREN YAOZHUI CETU

图书在版编目（CIP）数据

成人腰椎侧凸；（美）艾瑞克·克林伯格（Eric O. Klineberg）原著；李明等主译 . – 北京：北京大学医学出版社，2019.8

书名原文：Adult Lumbar Scoliosis
ISBN 978-7-5659-1946-6

Ⅰ. ①成… Ⅱ. ①李… ②艾… Ⅲ. ①脊柱畸形－诊疗 Ⅳ. ① R682.1

中国版本图书馆 CIP 数据核字（2018）第 303483 号

北京市版权局著作权合同登记号：图字：01-2018-2336

Translation from the English language edition:
Adult Lumbar Scoliosis
A Clinical Guide to Diagnosis and Management
edited by Eric O. Klineberg

成人腰椎侧凸

主　　译：李　明　白玉树　沈建雄　朱泽章
出版发行：北京大学医学出版社
地　　址：（100191）北京市海淀区学院路 38 号　北京大学医学部院内
电　　话：发行部 010-82802230；图书邮购 010-82802495
网　　址：http：//www.pumpress.com.cn
E – mail：booksale@bjmu.edu.cn
印　　刷：北京信彩瑞禾印刷厂
经　　销：新华书店
责任编辑：冯智勇　**责任校对**：靳新强　**责任印制**：李　啸
开　　本：787 mm × 1092 mm　1/16　**印张**：17　**字数**：410 千字
版　　次：2019 年 8 月第 1 版　2019 年 8 月第 1 次印刷
书　　号：ISBN 978-7-5659-1946-6
定　　价：150.00 元

审校者（按姓名汉语拼音排序）

白玉树（海军军医大学附属长海医院）

蔡　斌（上海交通大学附属第六人民医院）

陈其昕（浙江大学医学院附属第二医院）

陈自强（海军军医大学附属长海医院）

丁文元（河北医科大学第三医院）

郝定均（西安红会医院）

海　涌（北京朝阳医院）

李　锋（华中科技大学同济医学院附属同济医院）

李　利（解放军总医院第四医学中心）

李　明（海军军医大学附属长海医院）

吕国华（中南大学湘雅二医院）

马晓生（复旦大学附属华山医院）

钱邦平（南京鼓楼医院）

沈慧勇（中山大学附属第八医院）

沈建雄（北京协和医院）

宋跃明（四川大学华西医院）

陶惠人（深圳大学总医院）

王　征（解放军总医院第一医学中心）

魏显招（海军军医大学附属长海医院）

吴继功（解放军战略支援部队特色医学中心）

夏　虹（南部战区总医院）

夏　磊（郑州大学第一附属医院）

徐建广（上海交通大学附属第六人民医院）
杨　操（华中科技大学同济医学院附属协和医院）
杨长伟（海军军医大学附属长海医院）
易红蕾（南部战区总医院）
余可谊（北京协和医院）
张雪松（解放军总医院第一医学中心）
仉建国（北京协和医院）
赵颖川（海军军医大学附属长海医院）
周许辉（海军军医大学附属长征医院）
朱　锋（香港大学深圳医院）
朱泽章（南京鼓楼医院）

译者（按姓名汉语拼音排序）

陈　锴（海军军医大学附属长海医院）
陈绍丰（海军军医大学附属长海医院）
陈兴捷（南部战区总医院）
程亚军（海军军医大学附属长海医院）
高　博（解放军战略支援部队特色医学中心）
关邯峰（华中科技大学同济医学院附属同济医院）
管韵致（复旦大学附属华山医院）
郭继东（解放军总医院第四医学中心）
胡　文（海军军医大学附属长海医院）
黄季晨（南京鼓楼医院）
惠　华（西安红会医院）
李　博（海军军医大学附属长海医院）
李　宁（郑州大学第一附属医院）
李小龙（海军军医大学附属长海医院）
李晓晔（海军军医大学附属长海医院）
李志鲲（上海交通大学附属同仁医院）
李子全（北京协和医院）
梁　博（上海交通大学附属第六人民医院）
廖佳炜（南部战区总医院）
罗贝尔（海军军医大学附属长海医院）
潘爱星（北京朝阳医院）
邵　杰（海军军医大学附属长海医院）
宋　凯（解放军总医院第一医学中心）

宋元进（解放军第八十集团军医院）

王　飞（海军军医大学附属长海医院）

王　辉（北京大学第三医院）

王智伟（浙江大学医学院附属第二医院）

闫　煌（南京鼓楼医院）

闫　鹏（香港大学深圳医院）

杨明园（海军军医大学附属长海医院）

杨依林（海军军医大学附属长海医院）

叶灿华（深圳大学总医院）

翟　骁（海军军医大学附属长海医院）

张子程（海军军医大学附属长海医院）

赵康成（华中科技大学同济医学院附属协和医院）

郑博隆（西安红会医院）

钟南哲（海军军医大学附属长征医院）

周潇逸（海军军医大学附属长海医院）

原著者

Pouya Alijanipour, MD Hospital for Special Surgery, Weil-Cornell School of Medicine, New York, NY, USA

Christopher P. Ames, MD Department of Neurological Surgery, University of California San Francisco, San Francisco, CA, USA

Department of Orthopedic Surgery, University of California, San Francisco, San Francisco, CA, USA

Joseph F. Baker, FRCS Deparment of Spine and Spinal Deformity Surgery, NYU Hospital for Joint Diseases, New York, NY, USA

Hongda Bao, MD Hospital for Special Surgery, Weil-Cornell School of Medicine, New York, NY, USA

Shay Bess, MD Denver International Spine Center, Denver, CO, USA

Corneliu Bolbocean, PhD Department of Economics, Baylor University, Waco, TX, USA

Darrel S. Brodke, MD Department of Orthopaedics, University of Utah, Salt Lake City, UT, USA

Joshua Bunch, MD Assistant Professor of Orthopedic Surgery, Department of Orthopedics, University of Kansas School of Medicine, KS, USA

Quinlan D. Buchlak, MPsych, MBIS Neuroscience Institute, Virginia Mason Medical Center, Seattle, WA, USA

Douglas Burton, MD University of Kansas Medical Center, Kansas City, KS, USA

Ryan T. Cassilly, MD Division of Spine Surgery, Orthopaedic Surgery, Hospital for Joint Diseases at NYU Langone Medical Center, New York, NY, USA

Peter Christiansen, MD Department of Neurosurgery, University of Virginia Medical Center, Charlottesville, VA, USA

Dana L. Cruz, MD Spine Research Institute, NYU Langone Medical Center, New York, NY, USA

Louis Day, BS Spine Research Institute, NYU Langone Medical Center, New York, NY, USA

Thomas Errico, MD Department of Orthopaedic Surgery, NYU Langone Medical Center, New York, NY, USA

Jonathan Falakassa, MD Department of Orthopaedic Surgery, Stanford University Hospital and Clinics, Redwood City, CA, USA

Neil Fleming, PhD Robbins Institute for Health Policy and Leadership, Baylor University, Dallas, TX, USA

Office of the Chief Quality Officer, Baylor Scott & White Health, Dallas, TX, USA

Federico Girardi, MD Hospital for Special, New York, NY, USA USA

C. Rory Goodwin, MD, PhD Johns Hopkins Hospital, Baltimore, MD, USA

Megan E. Gornet, BA Johns Hopkins Medical School, Baltimore, MD, USA

Vadim Goz, MD Department of Orthopaedic Surgery, University of Utah, Salt Lake City, UT, USA

Munish C. Gupta, MD Washington University School of Medicine, St. Louis, MO, USA

Sachin Gupta, BS George Washington University School of Medicine, Washington D.C, USA

Robert A. Hart, MD Swedish Neuroscience Institute, Seattle, WA, USA

Stuart H. Hershman, MD Massachusetts General Hospital, Harvard Medical School, Boston, MA, USA

Pooria Hosseini, MD, MSc San Diego Spine Foundation, San Diego, CA, USA

Richard Hostin, MD Department of Orthopaedic Surgery, Baylor Scott & White Medical Centre, Plano, TX, USA

Serena S. Hu, MD Department of Orthopaedic Surgery, Stanford University Hospital and Clinics, Redwood City, CA, USA

Cyrus M. Jalai, BA Division of Spine Surgery, Orthopaedic Surgery, Hospital for Joint Diseases at NYU Langone Medical Center, New York, NY, USA

Yashar Javidan, MD Department of Orthopaedic Surgery, University of California Davis, Sacramento, CA, USA

Khaled M. Kebaish, MD Spine Division, The Johns Hopkins Hospital, Baltimore, MD, USA

Department of Orthopaedic Surgery, Johns Hopkins University, Baltimore, MD, USA

Michael P. Kelly, MD, MSc Department of Orthopedic Surgery & Neurological Surgery, Washington University School of Medicine, Saint Louis, MO, USA

Han Jo Kim, MD Hospital for Special, New York, NY, USA

Eric O. Klineberg, MD Department of Orthopaedic Surgery, University of California Davis, Sacramento, CA, USA

Christopher Y. Kong, MD Department of Orthopaedic Surgery and Rehabilitation, Oregon Health and Science University, Portland, OR, USA

Thomas Kosztowski, MD Johns Hopkins Hospital, Baltimore, MD, USA

Michael LaBagnara, MD Department of Neurosurgery, University of Virginia Medical Center, Charlottesville, VA, USA

Virginie Lafage, PhD Hospital for Special Surgery, New York, NY, USA

Jean-Christophe Leveque, MD Neuroscience Institute, Virginia Mason Medical Center, Seattle, WA, USA

Breton Line, BS International Spine Study Group, Longmont, CO, USA

Praveen V. Mummaneni, MD Department of Neurosurgery, UCSF, San Francisco, CA, USA

Gregory M. Mundis Jr, MD San Diego Spine Foundation, San Diego, CA, USA

Ngoc-Lam M. Nguyen, MD Department of Orthopaedic Surgery and Rehabilitation, Oregon Health and Science University, Portland, OR, USA

Taemin Oh, MD Department of Neurological Surgery, University of California San Francisco, San Francisco, CA, USA

Junichi Ohya, MD Department of Neurosurgery, UCSF, San Francisco, CA, USA

Peter G. Passias, MD Division of Spine Surgery, Orthopaedic Surgery, Hospital for Joint Diseases at NYU Langone Medical Center, New York, NY, USA

Ashish Patel, MD Hospital for Special, New York, NY, USA

Rory Petteys, MD Johns Hopkins Hospital, Baltimore, MD, USA

Gregory W. Poorman, BA Division of Spine Surgery, Orthopaedic Surgery, Hospital for Joint Diseases at NYU Langone Medical Center, New York, NY, USA

Themistocles Protopsaltis, MD Department of Orthopaedic Surgery, NYU Langone Medical Center, New York, NY, USA

Tina Raman, MD Spine Division, The Johns Hopkins Hospital, Baltimore, MD, USA

Patrick Reid, MD Hospital for Special Surgery, New York, NY, USA

Rolando F. Roberto, MD Department of Orthopaedic Surgery, University of California Davis, Sacramento, CA, USA

Chessie Robinson, MA Center for Clinical Effectiveness, Baylor Scott & White Health, Dallas, TX, USA

Michael M. Safaee, MD Department of Neurological Surgery, University of California San Francisco, San Francisco, CA, USA

Justin K. Scheer, BS School of Medicine, University of California, San Diego, La Jolla, CA, USA

Frank Schwab, MD Hospital for Special Surgery, Weil-Cornell School of Medicine, New York, NY, USA

Daniel Sciubba, MD Johns Hopkins Hospital, Baltimore, MD, USA

Rajiv Sethi, MD Neuroscience Institute, Virginia Mason Medical Center, Seattle, WA, USA

Department of Health Services, University of Washington, Seattle, WA, USA

Christopher I. Shaffrey, MD Department of Neurosurgery, University of Virginia, Charlottesville, VA, USA

Justin S. Smith, MD Department of Neurosurgery, University of Virginia, Charlottesville, VA, USA

Durga R. Sure, MD Department of Neurosurgery, University of Virginia, Charlottesville, VA, USA

Jeffrey Varghese, BS Hospital for Special Surgery, New York, NY, USA

Todd D. Vogel, MD Department of Neurosurgery, UCSF, San Francisco, CA, USA

Vijay Yanamadala, MD Neuroscience Institute, Virginia Mason Medical Center, Seattle, WA, USA

译者前言

脊柱畸形是脊柱外科领域的难点和热点问题。随着人口老龄化的加剧，退变性腰椎侧凸的发病率逐年升高，已经成为脊柱畸形诊疗中备受关注和争议的焦点问题。*Adult Lumbar Scoliosis* 的编写团队聚集了国际脊柱畸形领域的著名专家，聚焦探讨成人腰椎侧凸这一热点问题，内容新颖，资料翔实，图文并茂，系统全面地阐述了成人腰椎侧凸的基本原理、影像学、手术策略、围术期评估处理、手术并发症等重要理论和技术。

本书的审译团队云集了国内一批活跃于临床科研一线的脊柱畸形知名学者，他们对脊柱畸形诊治具有扎实的理论基础和丰富的临床经验。他们的敬业、素养、热情和奉献为译著的成功出版平添了光彩。希望本书能够为国内脊柱外科同道们提供成人腰椎侧凸诊疗的最新理论和前沿技术，进一步推动我国脊柱畸形的诊治水平和整体发展。

医学专著的翻译是一项艰苦的再创造工作，尽管审译者们字雕句镂，精益求精，但难免挂一漏万，百密一疏，不当和错谬之处，还请同道批评指正。

李　明

海军军医大学附属长海医院

原著前言

出版本书的目的在于为脊柱外科医生以及相关专业人员提供成人腰椎侧凸这一复杂疾病诊疗的最新概念。随着人口老龄化，脊柱疾病的发病率越来越高。成人脊柱退变引发腰椎侧凸，并最终导致功能障碍，对患者生活质量影响巨大。此外，当前的患者人群与10年前的患者人群已截然不同，他们更热爱运动，对健康身体的期望值也更高。

对每位腰椎侧凸患者都进行手术治疗显然是不可能的，也是不合理的。医疗卫生机构必须权衡治疗的医学经济学效应与治疗效果，以便针对不同患者选择最佳的个性化治疗方式。个性化的医疗保健时代即将到来，我们都将参与其中。本书可用于指导脊柱外科医生对腰椎侧凸患者的治疗，以及对手术或非手术目标的决策。

本书的编写成员聚集了来自全球各地的专家学者，在各自相关的专业领域中共同探讨腰椎侧凸问题。在每一章节中，我们都能明显体会到他们对于完美医疗实践的热情追求以及对事业的热忱奉献。本书主题涵盖了非手术治疗、脊柱畸形经济学效应以及未来的发展方向。每位作者都根据自身临床工作的敏锐性、文献阅读的积累并结合个人的研究方向，为我们提供了既新又全面的理念。他们的工作使我深受启迪。在此，我衷心感谢他们的无私奉献。

过去的几十年中，我们已见证影像学参数的纳入，尤其是决定脊柱重建目标以期获得最佳疗效的脊柱骨盆参数。而当下，我们面临的挑战是将患者的预期与个性化的治疗目标相结合，并同时尽量减少相关并发症。我们都是矫形外科医生，可以矫正畸形，也可能创造畸形，最为关键的是了解两者的内在差异。

我希望你能爱上这本书，因为脊柱外科医生是一个令人激动的职业。

Eric O. Klineberg

Sacramento, CA, USA

目录

第 1 章　成人腰椎侧凸的定义

Durga R. Sure, Michael LaBagnara, Justin S. Smith,
Christopher I. Shaffrey

引　言

成人腰椎侧凸是指在骨骼成熟的患者中冠状位上的侧弯 Cobb 角大于 10° 的脊柱畸形[1]。这种类型的脊柱侧凸通常存在相应的异常矢状位序列（前凸或后凸）以及合并椎体旋转，从而导致了脊柱的三维畸形[2]。腰椎侧凸可能会牵涉到邻近的胸腰段脊柱，产生相应的代偿性弯曲（非结构性）[3]。因此，在文献中，成人腰椎侧凸通常更广泛地被描述为胸腰段成人脊柱畸形（adult spinal deformity，ASD）。

病因和发病机制

成人腰椎侧凸的两个类型主要为退变性和特发性脊柱侧凸。这两者的主要区别在于发病年龄和临床表现不同。成人特发性脊柱侧凸是由未经治疗的或仅仅接受了支具治疗的青少年特发性脊柱侧凸（adolescent idiopathic scoliosis，AIS）进展至成人时期而形成的，因此该侧凸通常出现在较年轻的成人中。然而，成人退变性脊柱侧凸通常出现在 50 岁以上的老年人中。椎间盘高度不对称和小关节退变被认为是发展成退变性脊柱侧凸的主要因素，而下肢的不等长、髋关节病变以及诸如骨质疏松症等代谢性骨病可能是继发性的驱动因素[1]。如果当患者不能回忆起症状开始的时间线或之前没有被诊断为脊柱侧凸时，那么我们在区分成人特发性脊柱侧凸和退变性脊柱侧凸时可能是非常困难的（图 1.1）。

成人退变性脊柱侧凸

在临床实践中，退变性脊柱侧凸是成人腰椎侧凸中最常遇见的。它与 de novo 脊柱侧凸或原发性退变性脊柱侧凸同义（图 1.2）。

目前成人脊柱侧凸的确切发病率还未知。一些流行病学调查研究发现，成人脊柱侧凸的发病率为 8.3%～68%[4-9]，大多数发病年龄在 60 岁以上[3, 8]。由于生命预期的延长和临床意识的增强，该疾病发病率正呈逐年增长的趋势[10]。该疾病患者的平均年龄接近 70 岁[9]，而且大多数文献认为女性所占的比例更高[5, 11-12]。在退变性脊柱畸形中，腰椎侧凸较胸椎侧凸或胸腰椎侧凸更加常见[8]。

退变性脊柱侧凸在体内的发病机制可能是多因素的。年龄相关的椎间盘不对称退变合并小关节骨关节病变以及韧带松弛而导致局部脊柱序列失衡，被认为是引起退变性脊柱侧凸的原因[1, 9, 13-14]。如果患者存在骨质疏松相关的椎体压缩性骨折，同时合并异常的矢状位序列和椎体轴状位旋转时，那么可能会更加加重退变性脊柱侧凸的严重程度[3, 5]。

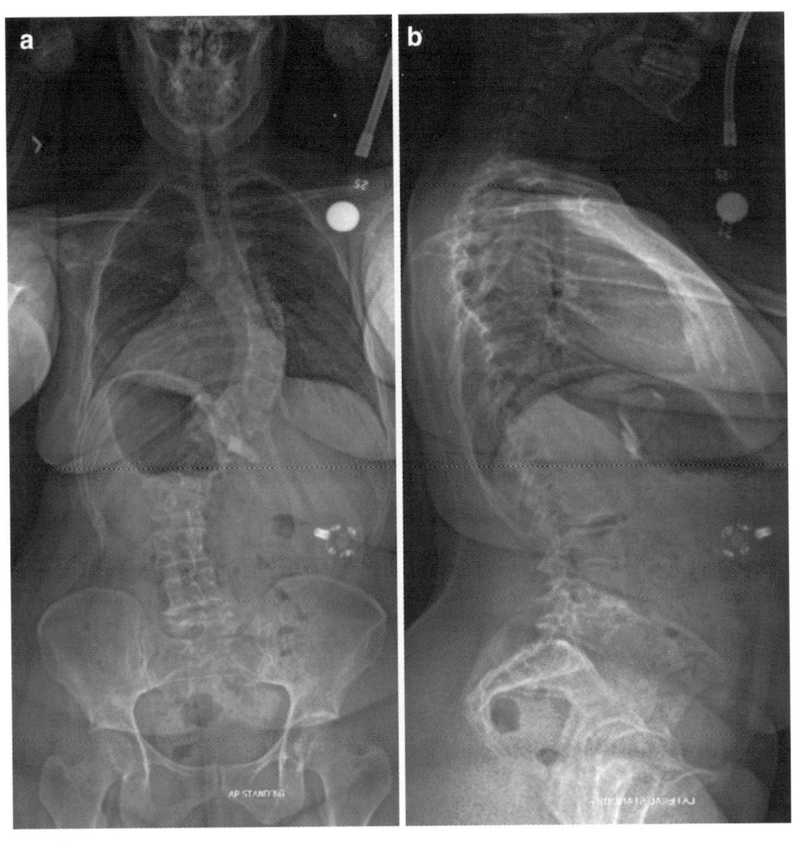

图 1.1 36 岁女性患者的全长前后位 X 线片（a）和侧位 X 线片（b）。患者有青少年特发性脊柱侧凸病史，目前叠加有脊柱的退变性改变，表现为下腰痛伴左下肢放射痛

既往腰椎融合术后导致的医源性平背畸形或存在创伤病史，这种情况虽然比较少见，但正在逐渐成为引起退变性脊柱侧凸的常见原因。

典型的成人退变性腰椎侧凸的顶椎位于 L3，其远端存在相应的小弯，并且可能还存在一个非结构性的代偿弯[9]。在腰椎侧凸的顶椎区域，通常合并存在椎体旋转和侧方滑移[1, 9]。侧凸弯曲的大小与患病率呈反比，只有近 24% 的侧凸患者的侧凸弯曲角度大于 20°[16]。文献报道当腰椎侧凸 Cobb 角大于 30°，顶椎旋转超过 Ⅱ 度（Nash-Moe 分类），侧方滑移超过 6 mm，和（或）髂棘连线穿过 L5 时，则被认为侧凸更容易进展[17]。

典型的退变性脊柱侧凸的进展是很缓慢的。当前的文献报道成人退变性脊柱侧凸的自然进展率为每年 1° ~ 6°，平均大概 3°。一个需要注意的情况是，患者由于骨密度低而引起的压缩性骨折，这也可能导致侧凸进展的加速[17]。

成人特发性脊柱侧凸

成人特发性脊柱侧凸是青少年特发性脊柱侧凸延续至骨骼成熟后的成人时期的脊柱畸形（图 1.3）。因此，该患者的年龄比成人退变性脊柱侧凸患者的年龄要小。青少年特发性脊柱侧凸在北美的发病率为 0.4% ~ 3.9%[18]。这些患者通常是主胸 / 胸腰弯和（或）腰弯，并伴有结构性的代偿弯。青少年特发性脊柱侧凸主弯的 Cobb 角通常大于成人退变性脊柱侧凸的主弯 Cobb 角。

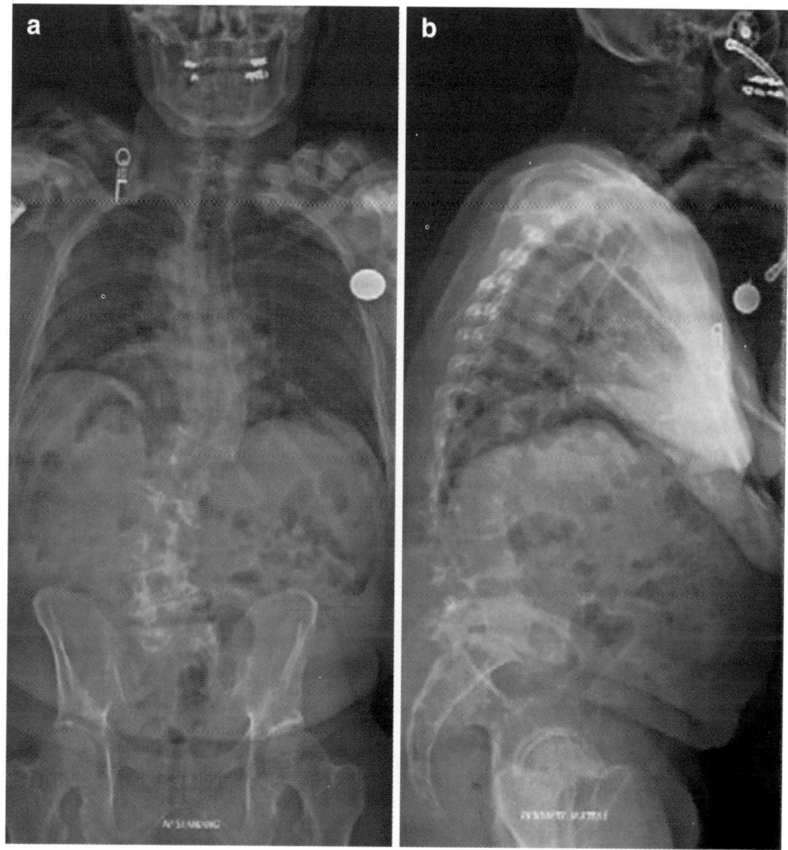

图 1.2　69 岁男性患者的全长前后位 X 线片（a）和侧位 X 线片（b）。患者表现为成人退变性腰椎侧凸和矢状位失平衡

前者侧凸角度的进展也是最为常见的，并且 Cobb 角大于 50°[19-20]。

与青少年脊柱侧凸不同，骨骼成熟的成人特发性脊柱侧凸的侧凸进展较缓慢。几年甚至几十年可能都没有显著的影像学意义上的进展。大多数文献报道腰弯 Cobb 角超过 30° 的骨骼成熟侧凸患者具有相似的进展率 [20-23]。Weinstein 等在一项随访超过 29 年的小型队列研究中，报道了平均侧凸进展为 16.2°，同时，Ascani 等在随访超过上述时间的 29 例患者中，报道平均侧凸进展为 16°[23]。因此，平均每年的侧凸进展仅为0.5°。

典型的成人特发性脊柱侧凸合并有多节段的椎体旋转和侧方滑移。在单一的腰弯中，侧方滑移最常见于 L3-4[20]。两种情况可能会出现矢状位序列的不齐：AIS 患者行撑开棒融合手术和老年患者合并有退变性脊柱侧凸。成人退变性脊柱侧凸和成人特发性脊柱侧凸的主要区别归纳于表 1.1。

临床表现

成人脊柱侧凸患者典型的临床表现为疼痛和功能障碍。这点与青少年特发性脊柱侧凸患者相比存在着差异，后者典型的临床表现为畸形进展导致的外观变化和疼痛。

背痛

背痛是成人退变性脊柱侧凸最为常见的症状 [1-2, 14, 24-27]。成人退变性脊柱侧凸患者下

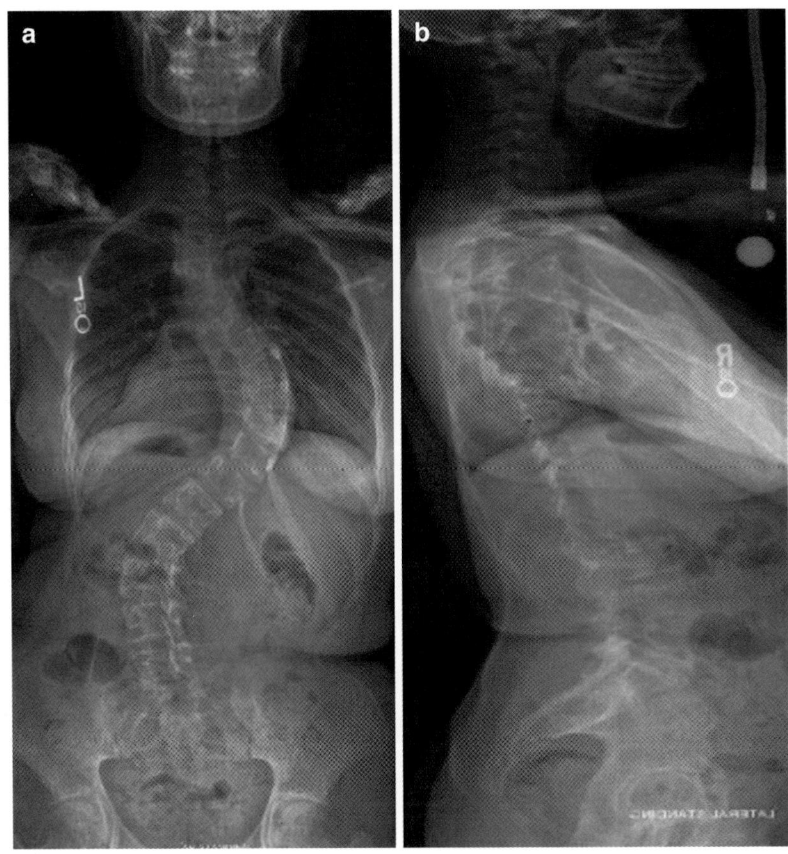

图 1.3　18 岁女性青少年特发性脊柱侧凸患者的全长前后位 X 线片（a）和侧位 X 线片（b）

表 1.1　成人特发性脊柱侧凸和成人退变性脊柱侧凸的主要不同点

	成人特发性脊柱侧凸	成人退变性脊柱侧凸
发病年龄	青年	老年
主述	畸形，外观变化，社会心理问题，背痛	背痛，下肢痛，功能障碍
椎管狭窄	很少见	常见
代偿弯	常见，通常为结构性	少见，通常为非结构性
矢状位序列不齐	不常见，除非以前融合	常见
冠状位 Cobb 角	大的 Cobb 角	小到中等的 Cobb 角
合并旋转	涉及侧凸的大部分	通常是顶椎
侧方滑移	涉及多节段	通常是顶椎

腰痛的发病率为 60%～93%[14, 16, 26]。这些患者通常表现为轴性背痛合并下肢放射痛[14,24]。

背痛的病因一直没有研究明确，可能是多种因素引起的。其潜在的原因包括脊柱失平衡导致的肌肉疲劳，小关节骨关节炎，或椎间盘退变，以及微失稳导致的中央或椎间孔狭窄[1, 14, 21]。年龄相关的椎间盘不对称退变和小关节病变会引起脊柱节段性失稳以及导致椎体侧方滑移、前后滑脱、旋转半脱位，或同时合并上述情况。这些异常活动导致疼痛加重和退变加剧。韧带肥厚、椎间盘突出以及骨赘形成因而产生椎管和椎间孔狭窄，可能会引起神经根病变。在严重的冠状位侧凸畸形，侧凸凹侧面的胸廓可能会撞击到骨盆，从而引起严重的疼痛。慢性肌肉劳损引起的下腰痛最常见于矢状位失平衡的患者中[28]。

背痛是成人特发性脊柱侧凸患者较少抱怨的主诉。该组患者的背痛与更加显著的胸腰 / 腰椎侧凸以及与侧凸进展相关[19, 22]。Weinstein 等在一项青少年特发性脊柱侧凸患者 50 年的研究中，报道了脊柱侧凸患者的背痛发病率要显著高于年龄相匹配的正常患者对照组[11]。早期的 AIS 患者不得不受到他们那个年龄的脊柱退变性疾病进展的影响。由于这种年龄相关的退变性改变进展贯穿了整个生命周期，因此 AIS 患者表现有与非脊柱侧凸患者相似的轴向背痛和神经根病变。对于合并有背痛、新发现的脊柱侧凸以及与年龄相符的脊柱退变的 60 岁老年患者，给予一个合适的诊断有时是件富有挑战的事情。

根性症状

韧带肥厚、骨赘形成以及椎间盘退变可能导致中央管和椎间孔的狭窄[12]。椎间盘突出、侧面终板骨赘形成以及小关节增生伴有上述退变性改变的情况有可能引起直接的侧隐窝或椎间孔狭窄，因而引起神经根病变。椎间盘高度的丢失可能间接地引起椎间孔狭窄。根性症状倾向于发生在侧凸的凹侧。然而，凸侧神经根的拉伸也有可能引起神经根病变。Smith 等报道成人退变性脊柱侧凸患者表现严重下肢放射痛而寻求手术治疗的比例高达 64%[24]。

神经性跛行和无力

神经性跛行是成人退变性脊柱侧凸一项重要的临床症状[1]。虽然严重的侧隐窝和椎间孔狭窄可能会导致相似的神经根跛行症状，但是该症状主要是由中央椎管狭窄引起的。成人退变性脊柱侧凸患者的椎管狭窄（90%）较成人特发性脊柱侧凸患者的椎管狭窄（31%）更为常见[16]。此外，年龄相关的退变性改变和神经性跛行症状可能在老年人群中更加常见。对于神经源性跛行患者，典型的症状为行走或站立时双下肢无力，而就坐或前倾时该症状可缓解[29]。患者典型的描述为在一辆杂货店推车旁倚靠休息一段时间后，疼痛减轻并能行走更远。如果患者患严重的椎管狭窄，那么可能会发展为神经源性膀胱功能障碍或马尾综合征[30]。

我们应该谨慎地区分神经源性跛行和血管源性跛行，因为该年龄段的患者也会受到血管源性跛行的影响。血管源性跛行的患者不管身体处于何种姿势，通过单纯的休息，也能够缓解下肢症状。他们通常有过血管性疾病的病史。患者体格检查通常发现远端动脉搏动弱或无动脉搏动，毛细血管充盈不良。当他们骑固定自行车时，可能会易于加重他们的下肢症状，而神经源性跛行患者不会出现该现象。

畸形和功能障碍

畸形是由于脊柱在冠状位、轴状位以及矢状位平面异常序列所引起的结果。在脊柱手术中，矢状位的平衡与功能障碍以及生活质量具有非常显著的相关性[14, 28]。退变性脊柱侧凸患者可能会说他们现在不能像年轻时那样笔直的站立了。为了能够笔直的站立和维持视野平视，他们经常通过后倾他们的骨盆，弯曲膝盖，减小胸椎后凸以及增大颈椎前凸来进行代偿。由于上述这些原因会引起肌肉紧张，因此在短期的行走或站立后会导致身体的疲劳。

成人特发性脊柱侧凸多平面畸形导致

的外观畸形，通常是引起患者抱怨的主要因素[21]。在年轻的患者中，严重的脊柱畸形可能引起心肺损害。患者对于自身外观的察觉也可能产生心理影响，诸如抑郁和较差的自我形象。

在关于 AIS 的文献报道中，严重的脊柱畸形导致的心肺损害主要发生在侧凸 Cobb 角超过 60° 的患者中[21]。然而，由于各种的研究分组，纯粹的 AIS 患者的确切心肺损害率还未明确[21]。Weinstein 等在他们的一项为期 50 年的 AIS 患者自然史的研究中，发现成人特发性脊柱侧凸患者与正常人群之间在每天活动或行走时出现呼吸短促的情况没有显著的差异。但是，他们也注意到了主胸弯 Cobb 角大于 80° 的患者比主腰弯 Cobb 角大于 50° 的患者更易出现呼吸短促的情况[11]。该研究认为骨骼成熟患者侧凸 Cobb 角大于 50° 是肺功能下降的一个预测因素[11]。

以往的文献关于 AIS 患者社会心理问题的报道不相一致。Weinstein 等在他们的一项自然史研究中，报道了 AIS 患者自称抑郁率上与对照组患者没有显著差异[21]。然而，AIS 患者对于身体形象外观的认识较正常组呈现轻微的不满意[11]。

Bess 等进行了一项多中心回顾性研究，评估有症状的成人脊柱畸形（symptomatic adult spinal deformity，SASD）患者的健康影响 / 功能障碍[31]。497 例无脊柱手术病史的 SASD 患者在 SF-36 躯体（PCS）和精神（MCS）方面与普通的美国民众和慢性疾病患者进行了比较。与以往的研究相比，该研究也分析了在伴有冠状位畸形的患者中，矢状位畸形对于患者的影响[31]。

这项研究发现 SASD 患者与美国普通民众相比，存在着实质性的功能障碍和年龄相关的不断恶化的身体功能受限。总的来讲，SASD 患者的平均 PCS 评分比慢性腰痛和高血压病患者要大于 3 个 NBS（norm-based scores，标准基分点），但是与糖尿病，肿瘤以及心脏疾病患者相似。

脊柱畸形亚型分析显示了胸椎脊柱侧凸患者与慢性腰背痛患者具有相似的功能障碍。主腰弯侧凸患者与骨关节炎和慢性心脏病患者具有相似的功能障碍评分。伴有严重的矢状位畸形的患者［SVA（sagittal vertical axis，矢状面铅垂线）大于 10 cm］，与因慢性肺疾病肺功能下降 25% 的患者相比，具有相似功能的能力。腰椎侧凸合并严重的矢状位失平衡（SVA＞10 cm）的患者与伴有视力局限以及手臂与下肢活动受限的患者相比，都显示严重的功能障碍评分。

临床评估

病史

通过最初的观察而获得完整的病史是非常重要的。虽然大多数患者的病史表现为一种序贯的方式，但是他们已经不记得具体病情的细节了。医生应该提高他们自身的标准诊疗方法，通过按时间顺序和严格的方式来获取病史。

我们应该分析引起疼痛的所有方面因素，包括发病开始、地点、特征、强度、放射情况以及缓解或加重的因素。

我们也应该获得一份详细的神经病学病史，包括但不限于任何的无力、平衡问题、记忆力减退或改变、肠道或膀胱功能紊乱、步伐不协调、近期的摔倒以及任何精细动作技能的困难。上运动神经元功能紊乱或脊髓病的任何病史的详细阐述是非常重要的，因为这些情况可能是由颈椎或胸椎管狭窄而继发引起的。文献报道合并椎管狭窄的发病率高达 28%[32]。

如果我们能够得到以往脊柱手术的一些相关信息，那么也应该去尽力获得。关于术前和术后的症状，非手术治疗的成功和失败，以前的诊断和 / 或治疗干预，以及在术前的任何并发症，这些特殊的细节也应该被讨论。这些信息可能有助于既理解了患者的当前症状，同时又能制订一个有效的治疗计划。

我们必须仔细评估病人的整体健康状况和身体状况。在处理他的 / 她的问题时，应该评估患者的身体状况能否耐受手术？我们应该确认患者的心肺功能以及主要系统性疾病的存在与否，诸如外周血管疾病，尼古丁或其他药物滥用，内分泌功能，恶性肿瘤病史，以及有症状的骨量减少或骨质疏松症。

当我们怀疑患者患成人特发性脊柱侧凸时，获得的病史应该聚焦于发病年龄，非手术治疗尝试，以及任何过去或当前的社会心理问题。

检　查

应该通过彻底的体格检查来评估患者的整体状态，包括但不限于他们的脊柱畸形和神经病学检查。

体格检查时应该使患者处于最舒适的体位。一般的体格检查包括生命体征的测量和心肺功能的检查。详细的神经病学检查应该包括精神状态、记忆力、脑神经、肌肉强度和体积、运动力量、感觉检查、深部腱反射、阵挛、协调以及步态等。

站立体位的检查

这些检查主要评估患者从坐位到站立位或者从仰卧位到站立位的移动能力，同时要仔细观察患者的面部表情和任何的平衡问题。

也应该注意患者躯干的大体外形。患者站立位时，应该观察双下肢分担重力负荷后，下肢处于何种姿势：包括臀部的内收 / 外展情况，膝关节屈曲 / 伸展情况，以及脚的弓形 / 平足 / 外翻 / 内翻。

在矢状位失平衡的患者中，应检查患者的腰椎前凸和胸椎后凸情况；在冠状位失平衡的患者中，应该评估患者双肩水平位位置。垂直面上的髂前上棘和水平面上的髂骨翼的位置，能够帮助我们鉴别骨盆倾斜和下肢不等长[33]。下肢不等长是通过测量一侧髂前上棘至踝关节中点之间的距离，并与对侧进行比较来评估的。通过测量胸廓与髂骨翼之间的距离，能够知道胸腰 / 腰弯冠状位侧凸的大小。患者躯干向前弯曲时，肋骨突隆起可能会更加明显。

测试躯干的运动范围，对于评估侧凸的大小和柔韧性是十分重要的。应该观察患者在试图直立站直时，诸如骨盆后倾、膝关节和髋关节弯曲的一些代偿机制。由于鞋垫可能有助于减轻骨盆的倾斜对于冠状位平衡的影响，因此在检查时应该脱掉患者的鞋子。

沿着棘突或椎旁实施触诊，有可能帮助确认肌肉痉挛和压痛。这样触诊可以与视诊同时实施。也应该注意皮肤的红斑，因为它有助于鉴别潜在的先天性脊柱疾病。

站立时脚尖和脚跟着地测试，首先是双脚尖和脚跟同时站立，而后是每一只脚尖或脚跟单独站立，这样能够帮助了解足的背屈和跖屈情况。有时可能需要患者重复几次测试，来引出微妙的无力。

也应进行步态测试。患者在进行站立位检查时，应该给予适当的支撑，以免发生摔倒。站立或行走时呈现“向前倾斜”的姿势，常见于矢状位畸形和（或）神经性跛行患者。

仰卧位检查

通过改变患者的体位来观察患者情况是至关重要的。通过仔细观察患者仰卧平躺并下肢伸直的能力，能够帮助我们解释髋关节弯曲挛缩。如果在这个阶段没有认识到髋关节弯曲挛缩的话，可能会带来一定的影响，因为脊柱手术是不能直接改善这种挛缩的。如果能够确定这种挛缩状态，那么在进行任何脊柱干预之前，应该给予适当的物理治疗。

应该对骶髂关节和髋关节进行检查。骶髂关节分离试验有助于明确任何骶髂关节相关的疼痛[34]。患者仰卧位，同时在两侧髂前上棘处给予向外或向内的外力，观察是否引起单侧疼痛[35]。骶管冲击试验和跌落试验是评估骶髂关节病变的其他试验。任何单一测试的可靠性在诊断的准确性中还没有被证实[36]，同时其结果应该结合其他的临床表现和影像学发现来进行解释说明。

如果患者有单侧臀部和或大腿前侧的主诉，那么关于髋关节病变的评估是非常重要的。如果患者在被动的臀部屈曲或伴向内或向外的旋转时引出了单侧的疼痛，那就有助于髋关节病变的诊断。直腿抬高试验结合上述试验有助于髋关节病变的诊断，但是不能明确。这些试验的可靠性都不能证明诊断的准确性[37]，并且结果应该结合其他的临床表现和影像学表现来进行解释。

应该极仔细地检查所有皮节和肌节的运动和感觉情况。

应该检查所有四肢末端的外周血管充盈情况。注意水肿和静脉阻塞，因为它们可能是患潜在的系统性问题的征兆。

俯卧位检查

这些检查主要是评估患者的一般状况，以及对长时间手术的耐受力。在这种体位诸如髋关节伸肌和膝关节屈肌等一些肌肉群也可以更好地被评估。

坐姿检查有助于评估是否存在双下肢不等长和髋关节屈曲挛缩的一些畸形。

总 结

成人腰椎侧凸涵盖范围较广。退变性（de novo）和成人特发性侧凸较常见。这两种情况通常伴有矢状位和旋转位平面上的复杂畸形。随着预期寿命的增长和人口老龄化，该疾病的患病率逐年增加。我们应该实施合理、科学的临床评估，包括详细的病史、彻底的体格检查以及伴随发生的合并症。

（王 飞 译 李 明 魏显招 审校）

参考文献

1. Aebi M. The adult scoliosis. Eur Spine J. 2005;14(10):925–48.
2. Smith JS et al. Clinical and radiographic evaluation of the adult spinal deformity patient. Neurosurg Clin N Am. 2013;24(2):143–56.
3. Ailon T et al. Degenerative spinal deformity. Neurosurgery. 2015;77(Suppl 4):S75–91.
4. Carter OD, Haynes SG. Prevalence rates for scoliosis in US adults: results from the first National Health and Nutrition Examination Survey. Int J Epidemiol. 1987;16(4):537–44.
5. Hong JY et al. The prevalence and radiological findings in 1347 elderly patients with scoliosis. J Bone Joint Surg Br. 2010;92(7):980–3.
6. Kobayashi T et al. A prospective study of de novo scoliosis in a community based cohort. Spine (Phila Pa 1976). 2006;31(2):178–82.
7. Robin GC et al. Scoliosis in the elderly: a follow-up study. Spine (Phila Pa 1976). 1982;7(4):355–9.
8. Schwab F et al. Adult scoliosis: prevalence, SF-36, and nutritional parameters in an elderly volunteer population. Spine (Phila Pa 1976). 2005;30(9):1082–5.
9. Silva FE, Lenke LG. Adult degenerative scoliosis: evaluation and management. Neurosurg Focus. 2010;28(3):E1.
10. Schwab FJ et al. Radiographical spinopelvic parameters and disability in the setting of adult spinal deformity: a prospective multicenter analysis. Spine (Phila Pa 1976). 2013;38(13):E803–12.
11. Weinstein SL et al. Health and function of patients with untreated idiopathic scoliosis: a 50-year natural history study. JAMA. 2003;289(5):559–67.

12. Fu KM et al. Prevalence, severity, and impact of foraminal and canal stenosis among adults with degenerative scoliosis. Neurosurgery. 2011;69(6): 1181–7.
13. Youssef JA et al. Current status of adult spinal deformity. Global Spine J. 2013;3(1):51–62.
14. Smith JS et al. Improvement of back pain with operative and nonoperative treatment in adults with scoliosis. Neurosurgery. 2009;65(1):86–93. discussion 93-4
15. Cho KJ et al. Surgical treatment of adult degenerative scoliosis. Asian Spine J. 2014;8(3):371–81.
16. Grubb SA, Lipscomb HJ, Coonrad RW. Degenerative adult onset scoliosis. Spine (Phila Pa 1976). 1988;13(3):241–5.
17. Pritchett JW, Bortel DT. Degenerative symptomatic lumbar scoliosis. Spine (Phila Pa 1976). 1993;18(6):700–3.
18. Cheng JC, Castelein RM, Chu CC, Danielsson AJ, Dobbs MB, Grivas TB, Gurnett CA, Luk KD, Moreau A, Newton PO, Stokes IA, Weinstein SL, Burwell RG. Adolescent idiopathic scoliosis. Nat Rev Dis Primers. 2015;1:15030. doi: 10.1038/nrdp.2015.30.
19. Weinstein SL, Zavala DC, Ponseti IV. Idiopathic scoliosis: long-term follow-up and prognosis in untreated patients. J Bone Joint Surg Am. 1981;63(5):702–12.
20. Weinstein SL, Ponseti IV. Curve progression in idiopathic scoliosis. J Bone Joint Surg Am. 1983;65(4):447–55.
21. Agabegi SS et al. Natural history of adolescent idiopathic scoliosis in skeletally mature patients: a critical review. J Am Acad Orthop Surg. 2015;23(12):714–23.
22. Edgar MA. The natural history of unfused scoliosis. Orthopedics. 1987;10(6):931–9.
23. Ascani E et al. Natural history of untreated idiopathic scoliosis after skeletal maturity. Spine (Phila Pa 1976). 1986;11(8):784–9.
24. Smith JS et al. Operative versus nonoperative treatment of leg pain in adults with scoliosis: a retrospective review of a prospective multicenter database with two-year follow-up. Spine (Phila Pa 1976). 2009;34(16):1693–8.
25. Smith JS et al. Risk-benefit assessment of surgery for adult scoliosis: an analysis based on patient age. Spine (Phila Pa 1976). 2011;36(10):817–24.
26. Daffner SD, Vaccaro AR. Adult degenerative lumbar scoliosis. Am J Orthop (Belle Mead NJ). 2003;32(2):77–82. discussion 82
27. Schwab F et al. Adult scoliosis: a health assessment analysis by SF-36. Spine (Phila Pa 1976). 2003;28(6):602–6.
28. Glassman SD et al. The impact of positive sagittal balance in adult spinal deformity. Spine (Phila Pa 1976). 2005;30(18):2024–9.
29. Dyck P. The stoop-test in lumbar entrapment radiculopathy. Spine (Phila Pa 1976). 1979;4(1):89–92.
30. Smith AY, Woodside JR. Urodynamic evaluation of patients with spinal stenosis. Urology. 1988;32(5): 474–7.
31. Bess S et al. The health impact of symptomatic adult spinal deformity: comparison of deformity types to United States population norms and chronic diseases. Spine (Phila Pa 1976). 2015;41:224–33.
32. Krishnan A et al. Coexisting lumbar and cervical stenosis (tandem spinal stenosis): an infrequent presentation. Retrospective analysis of single-stage surgery (53 cases). Eur Spine J. 2014;23(1):64–73.
33. Ames CP et al. Impact of spinopelvic alignment on decision making in deformity surgery in adults: A review. J Neurosurg Spine. 2012;16(6):547–64.
34. Laslett M et al. Diagnosis of sacroiliac joint pain: validity of individual provocation tests and composites of tests. Man Ther. 2005;10(3):207–18.
35. Levin U, Stenstrom CH. Force and time recording for validating the sacroiliac distraction test. Clin Biomech (Bristol, Avon). 2003;18(9):821–6.
36. Laslett M. Evidence-based diagnosis and treatment of the painful sacroiliac joint. J Man Manip Ther. 2008;16(3):142–52.
37. Scaia V, Baxter D, Cook C. The pain provocation-based straight leg raise test for diagnosis of lumbar disc herniation, lumbar radiculopathy, and/or sciatica: a systematic review of clinical utility. J Back Musculoskelet Rehabil. 2012;25(4):215–23.

第 2 章　成人腰椎侧凸影像学

Dana L. Cruz, Themistocles Protopsaltis

引　言

影像学检查是腰椎侧凸评估和治疗整体中的一部分。幸运的是，对于患者和临床医生来说，现代影像学技术能够对脊柱的骨骼、神经肌肉和软组织进行详细的检查。影像学检查提供的解剖和生理参数可用于诊断和量化畸形、监测进展以及辅助医生和患者进行临床决策。尽管 X 线片已足够对脊柱畸形进行初步评估，但是脊柱外科医生在病史、查体和特殊临床检查的引导下可以借助多种影像学方法对患者进行评估。在腰椎畸形的影像学评估中，最常用的是普通 X 线片和高级计算机断层扫描（computed tomography，CT）及磁共振成像（magnetic resonance imaging，MRI），它们都可根据具体需要采集特定信息。本章的主要目的是介绍这些评估患者病情的影像学方法及其具体临床应用。

普通 X 线片

最早的骨骼肌肉成像可追溯到 1895 年 Wilhelm Conrad Roentgen 妻子手的 X 线片，因为当时他观察到一种可以穿透软组织、但不能穿透骨头或金属的新射线。尽管此后横截面成像技术取得巨大进步，但在因 X 线发现获得诺贝尔奖 100 年后的今天，X 线片仍然是评估脊柱的主要手段。目前 X 线片是最常用的影像学检查，主要是因为其使用广泛、经济、快速和高清的脊柱成像。尽管对软组织成像不佳，但普通 X 线片在评估骨组织和植入物上的作用依然不可替代。在许多情况下，特别是既往无脊柱手术史和单纯腰椎畸形患者，普通 X 线片可能是腰椎侧凸唯一需要的影像学检查。

X 线片是诊断脊柱畸形、特别是成人腰椎侧凸的主要方法。初步评估需拍摄包括 C2 到骨盆的全脊柱正侧位片，双侧股骨头需包含在骨盆图像中，然后通过测量各脊柱骨盆参数对脊柱进行整体和局部评估。理想情况下，全脊柱平片应该在患者站立、无支撑和承重位下拍摄，这样才能真实地反映轴向负荷下的畸形程度 [1-3]、继发的代偿机制和其他可能导致疼痛和残疾的病变 [4]。为了规范脊柱骨盆参数并使其清晰可见，全脊柱摄片采用“锁骨位”拍摄。在这个体位中，患者需自然站立无支撑，双肘屈曲，双手放置在锁骨上窝 [5]。

全新的三维立体全身骨骼 X 线成像系统（EOS imaging，Paris，France）自 2007 年引入临床后，彻底改变了脊柱的影像学评估。EOS 采用获诺贝尔奖的粒子检测技术，其立体成像比普通 X 线成像优势显著。首先，与普通 X 线成像相比，采用狭缝扫描的立体成像技术产生优质图像的同时也显著降低了辐射量 [6-7]。在以前，长期随诊和评估会显著增加患者的辐射暴露。相对低剂量的立体成像技术在随访期内可显著减少患者的辐射暴露，从而降低辐射相关癌症和患者死亡的风险[8]。此外，立体成像技术可对患者全身站立承重位下同时行正侧位扫描成像。这种独特的成像技术不仅可对全身包括骨盆后倾和膝关节屈曲代偿机制进行评估，也可用二维输出的数字重建三维图像[9]。

普通 X 线片是纵向随诊脊柱畸形的重要方法。初步评估中，全脊柱片不仅显示脊柱冠状面和矢状面形态，并且强调与病因相关的异常骨结构。虽然退变性脊柱侧凸病因复杂，但是成人腰椎侧凸通常是由于椎间盘和小关节不对称退变导致。这些患者疾病晚期影像学常表现为自然生理的退行性变化，包括椎间隙狭窄、终板骨赘形成和小关节退变，同时这些影像学表现也为排除其他少见的畸形提供了依据。此外，摄片时调整患者体位有助于更清晰地显示病变结构。例如，斜位、Ferguson 法和 Stagnara 法可以分别用来检查椎弓根峡部、骶骨和椎弓根。最后，由于其方便、经济和实用，普通 X 线片非常适合序列评估，也可用于鉴别畸形进展[10-11]或判断神经症状产生的病因以及辅助治疗。

普通 X 线片除了诊断和纵向随诊脊柱畸形外，也可以进行术后评估。随着目前脊柱内固定植入物的常规使用，X 线片成为脊柱内固定术后评估的重要工具[12-13]。与产生金属伪影的横断面成像技术不同，普通 X 线片中内植物伪影极少，因此可在围术期、术后恢复期以及出现临床症状如疼痛、新的神经症状或感染时进行常规检查。

术后评估与术前评估相似，都是基于全脊柱正侧位片。全脊柱正侧位片用于评估脊柱的冠状面和矢状面形态、植入物位置、两者的整体性以及融合状态。由于这些参数对术后远期疗效具有重要影响，所以是术后脊柱生物力学改变的重要监测目标。在非常规评估中，X 线片可作为一项实用的筛选工具，用于鉴别术后症状及并发症，如内植物失效、假关节形成和感染。例如，X 线片虽然缺乏高级影像检查的特异性，但是骨髓炎却可以避免因高级影像检查费时导致的诊断延误，进而及时治疗。

除了正侧位片用于评估整体和局部外，斜位、卧位和动态片也可用来补充解决一些具体的临床问题和指导术前诊疗。术后矢状面和冠状面脊柱序列重建需要建立在对术后未融合节段相互代偿的准确预测的基础上。对标准全身正侧位和动力位片准确的理解，可以详尽地掌握全脊柱形态、代偿机制、邻近节段的稳定性和特定手术的矫正度。最终，每一个因素都将参与术前诊疗计划的制订和术后疗效的预测。

脊柱柔韧性和稳定性是腰椎侧凸术前继畸形严重程度之外最重要的影响因素。无论脊柱畸形是固定、僵硬还是柔软的，都对诊断和治疗具有重要意义[14-16]。侧凸柔韧性以及邻近节段的代偿能力将最终决定手术方式、融合水平和植入物的选择。但遗憾的是，目前罕有研究对成人侧凸柔韧性的影像学评估的有效性进行评价，所以目前只能采用青少年特发性脊柱侧凸（adolescent idiopathic scoliosis，AIS）和神经肌源性侧凸柔韧性的评估方法来代替。因此，我们选取仰卧、俯卧、站立、侧屈（bending）和前后屈伸等多种方法来动态评估侧凸的柔韧性，因为柔韧性不能通过静态体位来评估。此外，根据侧凸的严重度和类型可选择俯卧推压（push-prone）、牵引或支点（bolster）等方法，这些方法有助于评估大范围、僵硬的脊柱侧凸或后凸的柔韧性[5, 17-21]。

侧凸柔韧性通常是在正位仰卧的左右 bending 位上进行评估，最好采用 36 英寸成像。尽管 bending 位片受到牵引力大小的限制，但是使用射线可透支点获得的卧位 bending 位片，由于其被动对抗侧凸畸形，所以可能对侧凸柔韧性和矫正度的预测性更好[15-16]。此外，由于侧凸僵硬度和邻近节段的代偿性在承重和非承重成像中差异

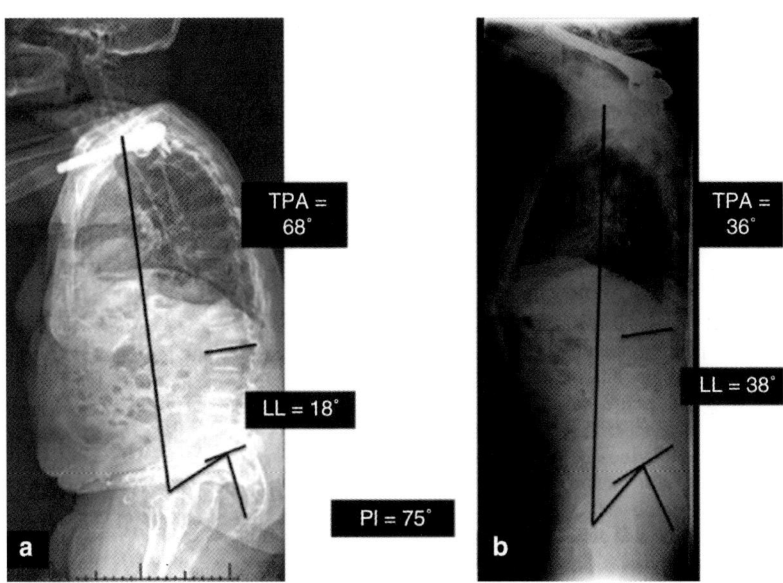

图 2.1 （a）73 岁男性成人脊柱畸形的站立位侧位片。胸 1 骨盆角（TPA）68°，腰椎前凸（LL）18°，骨盆入射角（PI）75°，PI–LL=57°。（b）仰卧位侧位片显示腰椎和脊柱整体矢状面柔韧性尚可。TPA 改善为 36°，LL 为 38°；PI–LL 改善为 37°

显著[22]，因此站立位 bending 位片对手术矫形有不同的影响。与冠状面评估相似，矢状面影像通过脊柱畸形主动和被动的屈伸展示出脊柱最大的伸展性和支撑度。此外，坐位和站立位图像可用来评估骨盆和肢体远端的代偿机制[23-24]。只有掌握以上知识，临床医生才能彻底理解侧凸柔韧性，并制订最佳的手术方案（图 2.1）[22, 25]。例如，有患者左右 bending 位片提示柔韧性极小，说明其需要前路松解加融合或三柱截骨。

尽管平片有诸多优点，但有时也可用高级影像学检查来综合评估和治疗腰椎侧凸。随着脊柱融合术的普及，医源性脊柱侧凸，特别是发生在腰椎的并不少见。这些既往有手术史的患者，由于解剖结构的改变和内植物的存在，往往需要行横断面成像。总体而言，这些患者通过 CT 扫描获得的横断面图像，比普通 X 线片显示出更好的骨组织特征和软组织对比度。

如前所述，X 线片对脊柱的软组织包括椎间盘、神经和关节软骨以及椎旁肌成像不佳。有些患者疼痛是由于畸形压迫导致椎管狭窄、神经根病或两者皆有的话，提示需要对其进行神经血管和肌肉组织的评估[26]。对这些软组织的评估，在没有禁忌证的情况下通常首选 MRI。

计算机断层扫描（CT）

计算机断层扫描（CT）是一种类似于普通 X 线片，利用电离辐射来产生横断面图像的成像方式。与普通 X 线片相比，CT 图像可显示优质的骨和软组织的病变特征，虽然图像质量的提高是以显著增加辐射量[8]和产生植入物图像递降为代价的。CT 相对于普通 X 线片的主要优点是可以在三个平面内评估骨和软组织结构，相对于 MRI 则是快速、经济和禁忌证少。

虽然 CT 已被其他高级影像学所取代，不再是脊柱检查的首选，但许多情况下其仍是不二之选，这是因为 CT 比普通 X 线片具有优质的骨解剖图像，可在三个平面中评估，提示 CT 适合几乎所有对脊柱骨组织的精细评估。

尽管 CT 并不常规应用于单纯腰椎畸形的评估，但是 CT 检查有助于术前手术方案的制订。CT 是最有效的评估腰椎侧凸畸形旋转的检查。尽管辐射量大，仰卧位会产生些许误差 [2, 27]，但是 CT 的横断面成像准确地展示了旋转畸形 [28]。鉴于顶椎旋转度可预测畸形进展 [10-11] 和影响侧凸柔韧性 [29]，因此对其详细的评估有助于手术方案的制订。然而，鉴于 EOS 也可产生准确的 3D 图像，CT 的该功能将逐渐减弱 [30]。

在 MRI 广泛应用之前，CT 脊髓造影是评估神经的重要影像学方法。该侵入性检查是在椎管内注入对比剂后行普通 CT 扫描。检查者通过这种方法可以间接了解椎管内软组织和相邻结构情况，包括脊髓、神经根、椎间盘和硬膜囊，同时也可观察骨解剖结构和获得多平面重建图像。综上所述，该检查可以直接或间接地显示硬膜内容物和硬膜外软组织形态，进而对神经卡压病变如椎间孔或椎管狭窄进行鉴别诊断。虽然 CT 脊髓造影因其侵入性、辐射暴露和平庸的软组织对比度的缺点在很大程度上已被取代，但依然是那些具有 MRI 禁忌证患者的重要评估手段。

磁共振成像（MRI）

磁共振成像（MRI）是一种现代成像方式，它利用强磁场而非电离辐射来显示组织特性。通过使用众多序列，MRI 与其他影像学方法相比，可以通过高组织对比度和分辨率显示优质的软组织和神经组织结构图像。与 CT 相反，MRI 可直接显示许多兴趣结构，包括脊髓、神经根和椎间盘，但对骨结构成像较差。由于其优秀的软组织成像，MRI 可以清晰地显示退变性脊柱疾病的范围和并发症。

尽管 MRI 优点显著，但是其依然存在局限性。MRI 价格昂贵、不方便以及扫描时间长，使其难以成为临床和急诊的一线选择，因为急诊中其他检查可以提供足够的病情评估（如创伤）。而且，内植物产生的严重伪影会影响图像解读 [31]，虽然现代内植物成分技术的进步已经降低了该影响。此外，准确的技术操作和图像解读是术后所必需的，因为术后会出现硬膜外积液、肉芽组织形成和破骨细胞骨吸收等正常影像表现，而这些可能会被误诊为异常。最后，可能也是最主要的，MRI 检查存在诸多禁忌证，都源自其自身的强磁场。最多的禁忌证常见于老年腰椎侧凸患者，即体内置入导电装置，包括永久性心脏起搏器、植入式心脏除颤器（ICD）和植入式神经刺激器。其他相关禁忌证包括金属植入物如血管支架、人工心脏瓣膜、人工耳蜗，以及其他所有铁磁性异物。

虽然 MRI 并不常规评估单纯腰椎侧凸，但是当患者有神经症状主诉或与神经病变一致的查体结果时，应该对其相应神经组织进行 MRI 检查，因为检查结果有助于指导术中的减压范围 [32-33]。尽管 MRI 通过仰卧位成像显示轴向承重影响，但是常规 MRI 是评估畸形神经压迫最常用的方法，可显示不同程度的椎管狭窄或（和）神经根病变 [26]。

MRI 对腰椎间盘病变、椎间孔狭窄、硬膜外纤维化和椎管狭窄高度敏感。例如，MRI 非常适合在 T2 加权或 STIR 序列像上显示纤维环的完整性和髓核的含水量。神经根在侧隐窝、椎间孔或椎间孔外侧卡压引起的神经根病变也可清晰地被 MRI 显示。横断位成像非常适合评估侧隐窝狭窄，可显示小关节骨赘形成、后韧带增厚或椎间盘突出。相反，椎间孔狭窄矢状面的特征表现是“锁孔”畸形，但在增强 MRI 上则表现为累及神经根及周围的炎性改变。椎管狭窄最常见的病因是退行性改变，MRI 与 CT 脊髓造影对其具有相同的准确性；但是，MRI 却可以非侵入方式显示神经结构和可能的脊髓病变。MRI 信号异常通常提示脊髓病变。例如，T2 加权像髓内高信号提示可能是炎症水肿、慢性缺血和软化，或囊性空洞形成 [34]。

临床情况

除了这些最常用的脊柱影像方法外，在许多特定的临床情况下，有时需要将特殊检查与常规检查结合使用。这些情况主要是矫形术后早期和晚期并发症的发生，如内固定位置不佳、脑脊液漏、假关节形成和感染。尽管内植物存在图像伪影，但金属伪影减影技术和植入物成分技术的进步，显著提高了图像质量和对术后并发症的评估能力。鉴于这些临床情况的评估难度，各并发症的检查方法将分别介绍。

内固定位置不佳 / 失败

内固定评估是术后一项重要工作，因为内固定位置不佳和失败是并不少见的并发症。随着植骨、椎间融合器以及钢板和椎弓根钉应用的增多，术后因内固定位置不佳导致的神经损伤并不少见。例如，急性 L5 神经根痛可能是由于骶骨钉前方位置不佳、在骶前刺激 L5 神经根导致。Lonstein 等在一项回顾性研究中发现椎弓根钉的总并发症发生率为 2.4%，其中大部分是由于螺钉内倾时内侧皮质受损所致 [35]，强调了侧隐窝和椎间孔的神经根卡压风险。此外，融合器下沉和椎弓根钉断裂等内固定置入失败也并非罕见 [35]。例如，在最近一项有关重组骨形态发生蛋白（rhBMP）的融合器研究中，作者观察到融合器骨性终板下沉（＞3 mm）的发生率约为 14%[36]。

精确的内固定术后影像学评估有多种方法，包括平片、CT 和 MRI。虽然平片对于金属内植物的常规评估是足够的，但是 CT 的横断面图像准确性较高，特别是在确定椎弓根钉位置或松动方面 [37]。然而，影像学检查的选择，在很大程度上取决于所评估内植物的类型、大小和材料成分。例如，含碳和钛的椎间融合器可被 CT 和 MRI 扫描，而含钽的融合器只有通过 MRI 扫描才能得到优质图像。随着内固定成分和成像技术的迅猛发展，内固定影像学检查的质量和方便性无疑会得到极大改善。

硬膜外血肿

硬膜外血肿是一种潜在的灾难性并发症，可在术后即刻出现急性神经功能缺失。鉴于其可能造成永久性损害，早期发现、迅速手术减压是治疗关键。

术后硬膜外血肿的影像学诊断可被内固定及其对图像的干扰而影响。两种最常用的血肿诊断方法是 CT 脊髓造影和 MRI。CT 平扫对椎管内血肿的诊断价值不大，因为肌肉和血肿密度相似；但 CT 脊髓造影可显示压迫性病变的位置。尽管如此，CT 脊髓造影与 CT 平扫一样不能区分血肿和其他液体，因此只适合那些无法行 MRI 检查的患者。鉴于其他影像学检查的局限性，尽管 MRI 存在内植物相关图像衰减，但其仍然是评估硬膜外血肿的首选方法 [38-40]。如果血肿较大，MRI 上可表现为高信号的硬膜外梭形肿块压迫邻近的硬膜囊和横穿的神经根。

假性脊膜膨出

假性脊膜膨出是由于硬膜 - 蛛网膜撕裂，

脑脊液在邻近椎管的伤口中渗出后囊性包裹所致。如果未发现，硬膜意外破裂是脊柱手术一项易被低估但又十分危险的并发症 [41-45]。Cammisa 等通过一项 2000 多名患者的回顾性研究推测，约 3.1% 行减压手术的腰椎管狭窄患者发生硬膜撕裂，其中 9% 术后发现并需要行手术修补 [44]。如果未发现或修补不彻底，持续的脑脊液漏会引起包括体位性头痛、眩晕、恶心、复视、畏光、耳鸣和视物模糊等症状 [46-47]，并可能导致如远隔部位颅内出血等严重并发症 [48-49]。

虽然脊髓造影、CT 和 MRI 都被认为可以有效地诊断术后假性脊膜膨出，但这种并发症其实很难诊断。由于前述的软组织特性，MRI 是诊断脑脊液漏的首选。脑脊液漏在 MRI 上常表现为硬膜外或椎旁积液、硬膜外静脉丛扩张以及弥漫性硬膜增厚和强化。动态 CT 脊髓造影也可以作为鉴别快速和缓慢脑脊液漏的有效手段。研究表明利用鞘内钆给药后行 MRI 扫描可以发现如 CT 脊髓造影中呈现的隐匿的脑脊液漏 [50]。

假关节形成

假关节形成是腰椎融合术后的常见并发症，是由纤维性连接代替骨性愈合，发生率为 5%～35% [51-54]。虽然多种影像学方法都可用于评估融合，但其诊断仍有难度。过去曾通过手术探查来评估融合，但是非侵入性成像技术的进步使得这种方法在现代几乎过时。目前，平片和 CT 是最常用的融合评估手段 [55]。

X 线片是术后监测融合的最佳方式。虽然桥接骨的典型征象在术后 6～9 个月的 X 线片上比较明显，但早期平片可评估植入材料的吸收和融合状态。除了静态成像外，动态侧屈 / 伸位片也可评估术后椎体间融合和椎间活动情况。假关节形成早期可能会有细微表现，但是成熟的假关节形成则表现为特征性的内植物周围明显的骨皮质线性透亮带。多项研究表明 X 线片关于骨性融合的诊断的敏感性和特异性分别为 42%～89% 和 60%～89%，提示该评估具有相当的主观性 [56-58]。即便如此，普通 X 线片对于融合的诊断标准已经被提出（表 2.1）。

尽管平片已经足够评估骨性融合，但是目前 CT 或者当平片不能确定时依然是首选。根据手术入路不同，融合的不同阶段可通过 CT 来鉴别。例如，前路融合是在内植物附近形成无透亮带或囊性变的骨小梁桥接；而后外侧融合则是先由碎骨片聚合体变成独立的小骨片，最后形成坚实的骨桥。与这些不同的是，假关节形成的 CT 影像通常表现为植入物附近囊性变和透亮带，提示残留有椎间活动 [59]。在高空间频率算法和多平面薄层 CT 应用之前，普通 CT 检测腰椎融合的敏感性和特异性分别为 53%～97% 和 28%～86% [56, 58, 60]。

感染

尽管脊柱畸形手术治疗取得巨大进步，但是手术部位感染仍然是其病死率的重要原因。术后感染包括脑膜炎、蛛网膜炎、椎间盘炎、骨髓炎和浅部或深部伤口感染，甚至可延迟在术后晚期出现 [61]。鉴别术后脊柱感染是一项极富挑战性的工作，通常需要多

表 2.1　普通 X 线片评估脊柱融合的影像学标准

1. 侧屈 / 伸位片上节段间位置变化小于 3°
2. 内植物周围无透亮带
3. 椎间盘高度丢失最小
4. 内固定、植骨或椎体无断裂或骨折
5. 植入物或邻近椎体无硬化改变
6. 植入物内或周围可见骨形成

来源：Ray[62]

种检查手段结合临床综合判断，这是因为术后正常和异常表现界限宽泛、难以区别。

脊柱局部软组织感染的评估和诊断相对简单，CT 是其最常用的检查方法。

浅表伤口感染很容易在 CT 片上发现，但是脊髓附近的深部感染如脑膜炎、蛛网膜炎和椎间盘炎等则诊断相对困难。

骨髓炎的影像学诊断相当困难，可能需要借助多种影像学方法。

骨密度评估

没有骨密度检查的腰椎侧凸术前影像学评估是不完整的。退变性脊柱侧凸多见于老年患者。Schwab 等证实，68% 的 60 岁以上志愿者患有脊柱侧凸 [63, 64]。随着人口老龄化，成人脊柱畸形和骨质疏松症的患病率将会继续增长 [63, 64]。世界卫生组织定义骨质疏松为骨密度 T 值小于 −2.5，即骨密度比 25 周岁的健康人群低 2.5 个标准差 [64]。

双能 X 线吸收测量法（dual-energy x-ray absorptiometry，DEXA）是测量骨密度的标准方法，DEXA 评分低提示骨折风险增加和对其疗效降低 [65]。美国放射学学院推荐对所有 65 岁以上女性和 70 岁以上男性行骨质疏松筛查 [66]。然而，如果临床中怀疑年轻患者存在骨密度降低，尤其是拟行矫形手术的腰椎侧凸患者，也应该行骨密度检查 [64]。Schreber 等使用 CT 扫描中的 Hounfield 单位来代替 DEXA 进行骨密度评估，因为该指标可更直接地对脊柱局部进行骨密度检查 [67]。他们将 Hounfield 单位与 DEXA 的 T 值、年龄和椎体抗压强度相关联。Pickhardt 等把因其他临床原因进行的 CT 检查比作骨质疏松的“机会性”筛查 [68]。Meredith 等证实，脊柱融合部位相邻节段发生骨折的患者，骨折段和全脊柱的骨密度均低于无骨折的对照组。此外，低骨密度被发现是成人脊柱畸形矫形术后近端交界性后凸和近端交界性失败的重要危险因素 [69-70]。这些发现强调了腰椎侧凸矫形术前进行骨密度评估的临床重要性。

结 论

完整的腰椎侧凸影像学评估应该包括用于评估脊柱畸形整体形态和代偿机制的站立位 36 英寸的 X 线片或三维立体全身摄片、评估椎管狭窄和神经压迫的高级横断面成像、评估侧凸柔韧性的卧位片和评估骨密度的 DEXA 或 CT 扫描。只有完全理解脊柱畸形的影像学表现，外科医生才能对手术目标进行合适的术前设计和手术操作，进而获得最佳的手术疗效。

（王智伟 译 陈其昕 审）

参考文献

1. Willen J, Danielson B. The diagnostic effect from axial loading of the lumbar spine during computed tomography and magnetic resonance imaging in patients with degenerative disorders. Spine (Phila Pa 1976). 2001;26(23):2607–14.
2. Yazici M et al. Measurement of vertebral rotation in standing versus supine position in adolescent idiopathic scoliosis. J Pediatr Orthop. 2001;21(2):252–6.
3. Zetterberg C et al. Postural and time-dependent effects on body height and scoliosis angle in adolescent idiopathic scoliosis. Acta Orthop Scand. 1983;54(6):836–40.
4. Maggio D et al. Assessment of impact of standing long-cassette radiographs on surgical planning for lumbar pathology: an international survey of spine surgeons. J Neurosurg Spine. 2015 Jul 31:1–8. [Epub ahead of print].
5. Horton WC et al. Is there an optimal patient stance for obtaining a lateral 36″ radiograph? A critical comparison of three techniques. Spine (Phila Pa 1976). 2005;30(4):427–33.
6. McKenna C et al. EOS 2D/3D X-ray imaging system: a systematic review and economic evaluation. Health Technol Assess. 2012;16(14):1–188.
7. Kalifa G et al. Evaluation of a new low-dose digital x-ray device: first dosimetric and clinical results in children. Pediatr Radiol. 1998;28(7):557–61.
8. Smith-Bindman R et al. Radiation dose associated with common computed tomography examinations and the associated lifetime attributable risk of cancer. Arch Intern Med. 2009;169(22):2078–86.

9. Le Bras A et al. 3D detailed reconstruction of vertebrae with low dose digital stereoradiography. Stud Health Technol Inform. 2002;91:286–90.
10. Pritchett JW, Bortel DT. Degenerative symptomatic lumbar scoliosis. Spine (Phila Pa 1976). 1993;18(6):700–3.
11. Korovessis P et al. Adult idiopathic lumbar scoliosis. A formula for prediction of progression and review of the literature. Spine (Phila Pa 1976). 1994;19(17):1926–32.
12. Lehman Jr RA et al. Do intraoperative radiographs in scoliosis surgery reflect radiographic result? Clin Orthop Relat Res. 2010;468(3):679–86.
13. Kim YJ et al. Free hand pedicle screw placement in the thoracic spine: is it safe? Spine (Phila Pa 1976). 2004;29(3):333–42. discussion 342
14. Daniels AH et al. Functional limitations due to lumbar stiffness in adults with and without spinal deformity. Spine (Phila Pa 1976). 2015;40(20):1599–604.
15. Cheung KM et al. Predictability of the fulcrum bending radiograph in scoliosis correction with alternate-level pedicle screw fixation. J Bone Joint Surg Am. 2010;92(1):169–76.
16. Cheung WY, Lenke LG, Luk KD. Prediction of scoliosis correction with thoracic segmental pedicle screw constructs using fulcrum bending radiographs. Spine (Phila Pa 1976). 2010;35(5):557–61.
17. Kuklo TR et al. Correlation of radiographic, clinical, and patient assessment of shoulder balance following fusion versus nonfusion of the proximal thoracic curve in adolescent idiopathic scoliosis. Spine (Phila Pa 1976). 2002;27(18):2013–20.
18. Duval-Beaupere G, Lespargot A, Grossiord A. Flexibility of scoliosis. What does it mean? Is this terminology appropriate? Spine (Phila Pa 1976). 1985;10(5):428–32.
19. Engsberg JR et al. Methods to locate center of gravity in scoliosis. Spine (Phila Pa 1976). 2003;28(23):E483–9.
20. Glassman SD et al. Correlation of radiographic parameters and clinical symptoms in adult scoliosis. Spine (Phila Pa 1976). 2005;30(6):682–8.
21. Hamzaoglu A et al. Assessment of curve flexibility in adolescent idiopathic scoliosis. Spine (Phila Pa 1976). 2005;30(14):1637–42.
22. Cheh G et al. The reliability of preoperative supine radiographs to predict the amount of curve flexibility in adolescent idiopathic scoliosis. Spine (Phila Pa 1976). 2007;32(24):2668–72.
23. Lazennec JY et al. Total Hip Prostheses in Standing, Sitting and Squatting Positions: an overview of our 8 years practice using the EOS imaging technology. Open Orthop J. 2015;9:26–44.
24. Lazennec JY, Brusson A, Rousseau M-A. THA patients in standing and sitting positions: a prospective evaluation using the low-dose "Full-Body" EOS® imaging system. Semin Arthroplasty. 2012;23(4):220–5.
25. Dobbs MB et al. Can we predict the ultimate lumbar curve in adolescent idiopathic scoliosis patients undergoing a selective fusion with undercorrection of the thoracic curve? Spine (Phila Pa 1976). 2004;29(3):277–85.
26. Fu KM et al. Prevalence, severity, and impact of foraminal and canal stenosis among adults with degenerative scoliosis. Neurosurgery. 2011;69(6):1181–7.
27. Torell G et al. Standing and supine Cobb measures in girls with idiopathic scoliosis. Spine (Phila Pa 1976). 1985;10(5):425–7.
28. Gocen S, Havitcioglu H, Alici E. A new method to measure vertebral rotation from CT scans. Eur Spine J. 1999;8(4):261–5.
29. Oskouian Jr RJ, Shaffrey CI. Degenerative lumbar scoliosis. Neurosurg Clin N Am. 2006;17(3):299–315. vii
30. Somoskeoy S et al. Accuracy and reliability of coronal and sagittal spinal curvature data based on patient-specific three-dimensional models created by the EOS 2D/3D imaging system. Spine J. 2012;12(11):1052–9.
31. Rupp R et al. Magnetic resonance imaging evaluation of the spine with metal implants. General safety and superior imaging with titanium. Spine (Phila Pa 1976). 1993;18(3):379–85.
32. Teresi LM et al. Asymptomatic degenerative disk disease and spondylosis of the cervical spine: MR imaging. Radiology. 1987;164(1):83–8.
33. Bednarik J et al. Presymptomatic spondylotic cervical cord compression. Spine (Phila Pa 1976). 2004;29(20):2260–9.
34. Mair WG, Druckman R. The pathology of spinal cord lesions and their relation to the clinical features in protrusion of cervical intervertebral discs; a report of four cases. Brain. 1953;76(1):70–91.
35. Lonstein JE et al. Complications associated with pedicle screws. J Bone Joint Surg Am. 1999;81(11):1519–28.
36. Lee P, Fessler RG. Perioperative and postoperative complications of single-level minimally invasive transforaminal lumbar interbody fusion in elderly adults. J Clin Neurosci. 2012;19(1):111–4.
37. Castro WH et al. Accuracy of pedicle screw placement in lumbar vertebrae. Spine (Phila Pa 1976). 1996;21(11):1320–4.
38. Djukic S et al. Magnetic resonance imaging of the postoperative lumbar spine. Radiol Clin North Am. 1990;28(2):341–60.
39. Van Goethem JW, Parizel PM, Jinkins JR. Review article: MRI of the postoperative lumbar spine. Neuroradiology. 2002;44(9):723–39.
40. Saito S, Katsube H, Kobayashi Y. Spinal epidural hematoma with spontaneous recovery demonstrated by magnetic resonance imaging. Spine (Phila Pa 1976). 1994;19(4):483–6.
41. Wang JC, Bohlman HH, Riew KD. Dural tears secondary to operations on the lumbar spine. Management and results after a two-year-minimum follow-up of eighty-eight patients. J Bone Joint Surg Am. 1998;80(12):1728–32.
42. Tafazal SI, Sell PJ. Incidental durotomy in lumbar spine surgery: incidence and management. Eur Spine J. 2005;14(3):287–90.
43. Saxler G et al. The long-term clinical sequelae of incidental durotomy in lumbar disc surgery. Spine (Phila

Pa 1976). 2005;30(20):2298–302.
44. Cammisa Jr FP et al. Incidental durotomy in spine surgery. Spine (Phila Pa 1976). 2000;25(20):2663–7.
45. Gundry CR, Heithoff KB. Imaging evaluation of patients with spinal deformity. Orthop Clin North Am. 1994;25(2):247–64.
46. Mokri B. Spontaneous cerebrospinal fluid leaks: from intracranial hypotension to cerebrospinal fluid hypovolemia – evolution of a concept. Mayo Clin Proc. 1999;74(11):1113–23.
47. Bosacco SJ, Gardner MJ, Guille JT. Evaluation and treatment of dural tears in lumbar spine surgery: a review. Clin Orthop Relat Res. 2001;389:238–47.
48. Nam TK et al. Remote cerebellar hemorrhage after lumbar spinal surgery. J Korean Neurosurg Soc. 2009;46(5):501–4.
49. Khalatbari MR, Khalatbari I, Moharamzad Y. Intracranial hemorrhage following lumbar spine surgery. Eur Spine J. 2012;21(10):2091–6.
50. Akbar JJ et al. The role of MR myelography with intrathecal gadolinium in localization of spinal CSF leaks in patients with spontaneous intracranial hypotension. AJNR Am J Neuroradiol. 2012;33(3):535–40.
51. Herkowitz HN, Sidhu KS. Lumbar spine fusion in the treatment of degenerative conditions: current indications and recommendations. J Am Acad Orthop Surg. 1995;3(3):123–35.
52. Grubb SA, Lipscomb HJ, Suh PB. Results of surgical treatment of painful adult scoliosis. Spine (Phila Pa 1976). 1994;19(14):1619–27.
53. Berjano P et al. Fusion rate following extreme lateral lumbar interbody fusion. Eur Spine J. 2015;24(Suppl 3):369–71.
54. DePalma AF, Rothman RH. The nature of pseudarthrosis. Clin Orthop Relat Res. 1968;59:113–8.
55. Chun DS, Baker KC, Hsu WK. Lumbar pseudarthrosis: a review of current diagnosis and treatment. Neurosurg Focus. 2015;39(4):E10.
56. Brodsky AE, Kovalsky ES, Khalil MA. Correlation of radiologic assessment of lumbar spine fusions with surgical exploration. Spine (Phila Pa 1976). 1991;16(6 Suppl):S261–5.
57. Kant AP et al. Evaluation of lumbar spine fusion. Plain radiographs versus direct surgical exploration and observation. Spine (Phila Pa 1976). 1995;20(21):2313–7.
58. Larsen JM, Capen DA. Pseudarthrosis of the Lumbar Spine. J Am Acad Orthop Surg. 1997;5(3):153–62.
59. Kanemura T et al. Radiographic changes in patients with pseudarthrosis after posterior lumbar interbody arthrodesis using carbon interbody cages: a prospective five-year study. J Bone Joint Surg Am. 2014;96(10):e82.
60. Carreon LY et al. Diagnostic accuracy and reliability of fine-cut CT scans with reconstructions to determine the status of an instrumented posterolateral fusion with surgical exploration as reference standard. Spine (Phila Pa 1976). 2007;32(8):892–5.
61. Richards BS. Delayed infections following posterior spinal instrumentation for the treatment of idiopathic scoliosis. J Bone Joint Surg Am. 1995;77(4):524–9.
62. Ray CD. Threaded fusion cages for lumbar interbody fusions. An economic comparison with 360 degrees fusions. Spine (Phila Pa 1976). 1997;22(6):681–5.
63. Schwab F, Dubey A, Gamez L, El Fegoun AB, Hwang K, Pagala M, Farcy JP. Adult scoliosis: prevalence, SF-36, and nutritional parameters in an elderly volunteer population. Spine (Phila Pa 1976). 2005;30(9):1082–5.
64. Lubelski D, Choma TJ, Steinmetz MP, Harrop JS, Mroz TE. Perioperative medical management of spine surgery patients with osteoporosis. Neurosurgery. 2015;77(Suppl 4):S92–7.
65. Marshall D, Johnell O, Wedel H. Meta-analysis of how well measures of bone mineral density predict occurrence of osteoporotic fractures. BMJ. 1996;312:1254–9.
66. American College of Radiology. ACR-SPR-SSR practice parameter for the performance of dual-energy x-ray absorptiometry (DXA)—Res 31. Amended 2014 (Res 39, 2013).
67. Schreiber JJ, Anderson PA, Rosas HG, Buchholz AL, Au AG. Hounsfield units for assessing bone mineral density and strength: a tool for osteoporosis management. J Bone JointSurg Am. 2011;93:1057–63.
68. Pickhardt PJ, Pooler BD, Lauder T, del Rio AM, Bruce RJ, Binkley N. Opportunistic screening for osteoporosis using abdominal computed tomography scans obtained for other indications. Ann Intern Med. 2013;158:588–95.
69. Watanabe K, Lenke LG, Bridwell KH, et al. Proximal junctional vertebral fracture in adults after spinal deformity surgery using pedicle screw constructs: analysis of morphological features. Spine (Phila Pa 1976). 2010;35:138–45.
70. Yagi M, Akilah KB, Oheneba B. Incidence, risk factors and classification of proximal junctional kyphosis: surgical outcomes review of adult idiopathic scoliosis. Spine (Phila Pa 1976). 2010;36(1):9.

第3章　成人腰椎侧凸的影像学参数

Patrick Reid, Jeffrey Varghese, Virginie Lafage

引　言

影像学检查对于评估脊柱侧凸来说是非常重要的。对于侧凸患者来说，X 线片能为医生们提供客观的侧凸严重程度，同时也能侧面反映主观的病史及体格检查结果。从正侧位平片中测量得到的影像学参数能为医生提供更好比较不同患者之间病情的一种工具。自从 Risser 征以及 Cobb 角测量的出现，医生们通过脊柱骨盆参数和矢状面参数的测量能够很客观地评估及治疗脊柱侧凸。

20 世纪，对于脊柱侧凸的影像学测量主要集中在冠状面的测量；同时，冠状面失平衡是治疗儿童型脊柱侧凸的关键参考指标。对于成人脊柱畸形患者，矫形的重点已由冠状面逐步向矢状面转移。由于脊柱存在自然的前凸和后凸，对于脊柱矢状面的测量及评估比冠状面的评估更为复杂。这种脊柱评估的复杂性使得医生们寻找更简单的影像学参数来简化评估成人脊柱畸形。Roussouly 等的研究对脊柱进行了分类，同时也强调了脊柱和骨盆之间的关系 [1-2, 10, 12, 15-16, 18, 25, 38]。因此，基于前期各个学者的研究成果，我们测量评估矢状面失平衡时的各个参数，从而孕育出了成人脊柱畸形的 SRS-Schwab 分型 [7, 28-30, 32]。

脊柱侧凸影像学参数的发展历史

20 世纪 50 年代，由于 Risser 征和 Cobb 角的出现，X 线测量成为评估脊柱侧凸的重要基石。Risser 征，即评估髂骨的骨化程度，是被用于评估骨骼成熟的一种指标，尤其多用于评估青少年特发性脊柱侧凸患者的骨骼成熟度。同样，在脊柱侧凸冠状面的影像学评估中，Cobb 角的测量也被认为是一种非常重要的评估方法，且常常被用来对脊柱侧凸进行诊断、评估、分类及手术指导。特别值得注意的是，Cobb 角被许多分型所采纳，旨在能够从侧凸角度大小及侧凸的位置来反映脊柱侧凸的自然病史和手术效果的预测。Ponseti 和 Friedman、James、Collis 和 Ponseti 以及 Harrington 结合其他因素（如侧凸的位置、椎体的旋转程度、侧凸进展、长度、骨骼成熟度等）来对侧凸进行分型，旨在指导侧凸的治疗 [9, 21]。

1983 年，King 根据前后位站立片、左右 Bending 位片，结合 Cobb 角测量侧凸形态、侧凸位置、侧凸的柔韧性及椎体的旋转度，建立了成人脊柱侧凸分型 [13]。但是，这个分型还需要加入许多其他的评估参数，如骶中线、稳定椎、中立椎、从 Bending 位片计算出的“柔韧指数”等。此外，这个分型是用来指导青少年特发性脊柱侧凸患者的融合节段的选择，是首个被广泛临床应用的分型系统。

King分型系统的广泛应用为研究大量畸形患者提供了一个绝佳的方法。但是，系统的全面检查最终也暴露了这个分型的缺点；其中一个重要的原因是缺少了对矢状面的评估[36]。一些后续的AIS分型系统对King分型系统进行了改进，不但保留了其对冠状面畸形的评估，同时还增加了矢状面的评估。Lenke分型克服了King分型系统的主要缺点，同时提高了该分型的可重复性，并增加了侧位片上对腰椎前凸的修饰[17]。虽然每位成人脊柱侧凸患者的疾病进程及测量方式不同，但是用于青少年特发性脊柱侧凸分型的Lenke分型为成人脊柱侧凸的影像学评估分型开辟了新的道路。

成人脊柱畸形和经济椎

近年来，成人脊柱侧凸已成为了研究热点。在青少年特发性脊柱侧凸及其他幼年脊柱侧凸中运用的关键影像学参数及分型系统已经被证实在成人脊柱侧凸中是基本没有意义的[7]。如今，研究的重点已从冠状面的矫形（是幼年脊柱侧凸矫形的重点）转向矢状面矫形和重塑。

脊柱矢状面的失平衡比起冠状面及轴状面来说，更加复杂。冠状面及轴状面的矫形目的在于矫直脊柱及对于椎体的去旋转，但是在脊柱矢状面的重建问题上，更多的是需要重视脊柱原本的前凸和后凸。既往文献已经证实，术后恢复适当的脊柱矢状面平衡和力线能够改善成人脊柱侧凸患者术后的生存质量[14, 32]。现在越来越多的文献认为，引起脊柱矢状面失平衡的影像学参数，包括除了胸椎和腰椎之外的代偿性影像学参数，都是术后恢复脊柱矢状面平衡的研究重点[19-20, 22, 24, 26, 33-34]。

1994年，Dubousset教授提出了“经济椎”（cone of economy）的概念：人体在耗能最小，保持躯体平衡，并没有代偿的情况下，保持站立姿势的范围[3]。那些不能在“经济椎”范围内保持直立姿势的患者，可能需要通过脊柱肌肉关节及下肢的代偿来维持直立的姿势，这样久而久之会引起肌肉的疲劳、疼痛，影响患者的生活质量。甚至有些患者需要他人或者拐杖来维持站立姿势。20世纪70年代，医源性引起的平背综合征已经引起脊柱外科医生的注意。对于正常及病理情况下脊柱弯曲的深入认识使得脊柱的影像学参数越来越受到重视[5]。

既往有许多研究旨在量化脊柱矢状面的各个参数。1982年，Stagnara首先报道了脊柱胸椎后凸、腰椎前凸、胸腰交界段后凸及骶骨倾斜的正常值范围[35]。健康人群中“正常”的腰椎前凸或胸椎后凸有广泛的和不规则的变化，这一点在后面的研究中也得到了证实。他的这项研究还探索了腰椎前凸、胸椎后凸及骶骨倾斜之间的内在联系，这一点也是今后矢状面研究的热点之一。

脊柱矢状面上影像学参数的量化

1994年，Jackson等进行了一项具有里程碑意义的研究。他们比较了正常成年人群和主诉有下腰痛的患者之间的脊柱矢状面参数，发现在这两组人群中，腰椎前凸、胸椎后凸和C7的铅垂线具有相似的范围值[11]。但是他们的研究还发现，在下腰痛的患者中，相比较正常人群而言，其腰椎前凸的近端存在节段性变化，以及他们的骶骨倾斜较正常人有所减小，提示在这些下腰痛的患者中，腰椎前凸的减小引起了脊柱矢状面的一系列代偿机制。

对于脊柱矢状面失平衡的重视使得

矢状面铅垂线（sagittal vertical axis，SVA）在脊柱外科矢状面平衡的评价中被广泛应用。Gelb等测量了 C7椎体中点铅垂线与骶骨后角上缘之间的距离，定义为 SVA。他们发现在年纪较大的人群中，SVA 具有前倾趋势，而在正常无症状人群中，矢状面处于中立平衡状态[6]。Van Royen 等测量了一位关节僵硬患者的 SVA，旨在探索姿势与 SVA 之间的关系（图 3.1）[37]。他们发现，下肢的微小成角代偿能引起 SVA 巨大的变化，提示在对 SVA 的测量中，应该考虑到姿势及下肢等代偿因素的影响。随后的研究又发现了 SVA 在评估矢状面平衡中的缺点：如 SVA 与上肢的位置有关；与功能性站姿之间缺乏相关性；与颈椎力线之间也没有明显相关性；以及没有考虑到真正的中心位置等。但是临床研究发现，SVA 增大、脊柱矢状面失平衡能显著影响临床治疗的效果，提示 SVA 是患者生存质量的一个重要的影响因素。

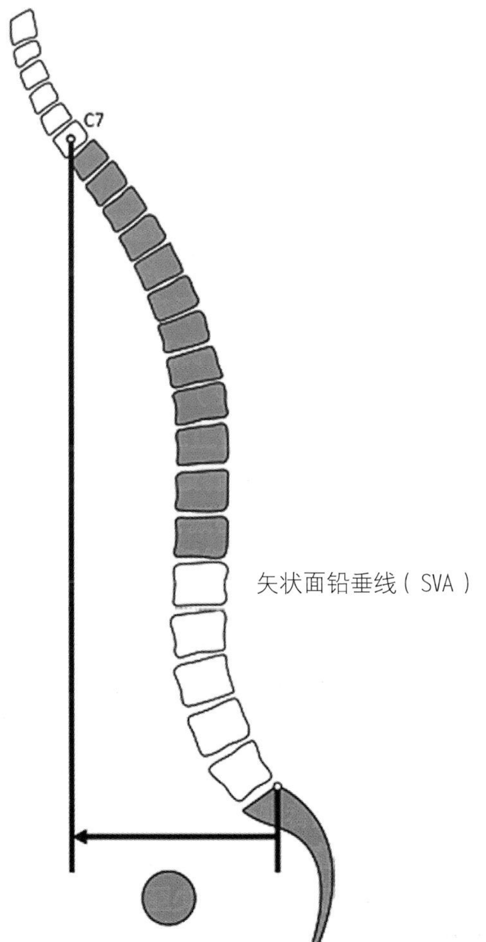

图 3.1　脊柱矢状位轴原理图

纳入骨盆参数的研究使得我们能更全面地理解脊柱矢状面的平衡及其对于患者生存质量的影响。1998 年，Legaye 和 Duval-Beaupere 等首先提出了骨盆入射角（pelvic incidence，PI）的概念：该参数同时考虑到了脊柱和骨盆之间的联系[4, 16]。PI 的定义为：骶骨 S1 中点与股骨头之间连线与 S1 中点与 S1 上缘垂线之间的夹角。PI 是一个解剖学参数，每个个体都有自己特定的 PI 值，与姿势等改变无关。PI 与 LL 具有明显相关性，PI 大的患者 LL 也会比较大。他们认为，脊柱和骨盆参数之间互相关联，互相影响。此外，Legaye 等还提出了其他的参数，如骶骨倾斜角（sacral slope，SS），即骶骨上缘与水平线之间的夹角；骨盆倾斜角（pelvic tilt，PT），即骶骨 S1 中点与股骨头之间连线与铅垂线之间的夹角（图 3.2）。

如今骨盆参数越来越受到重视，因为骨盆参数在评估脊柱矢状面失平衡代偿中具有重要作用。早期的试验证实了围绕髋关节轴的姿势改变对于 SVA 的影响，但是直到 1990 年代末和 2000 年代初，我们才重视到骨盆的代偿作用[1, 12]。

骨盆参数和矢状面平衡

每个患者个体之间的矢状面形态及力线存在着很大的差异，这样便增加了病理情况下脊柱矢状面失平衡的研究难度。2005 年，Roussouly 等研究了 160 名正常人群的矢状面参数，根据腰椎前凸与侧凸顶点和脊柱骨盆之间的关系提出了新的分型[25]。在这个分型中，除了描述了 PI 和 LL 之间的关系之外，

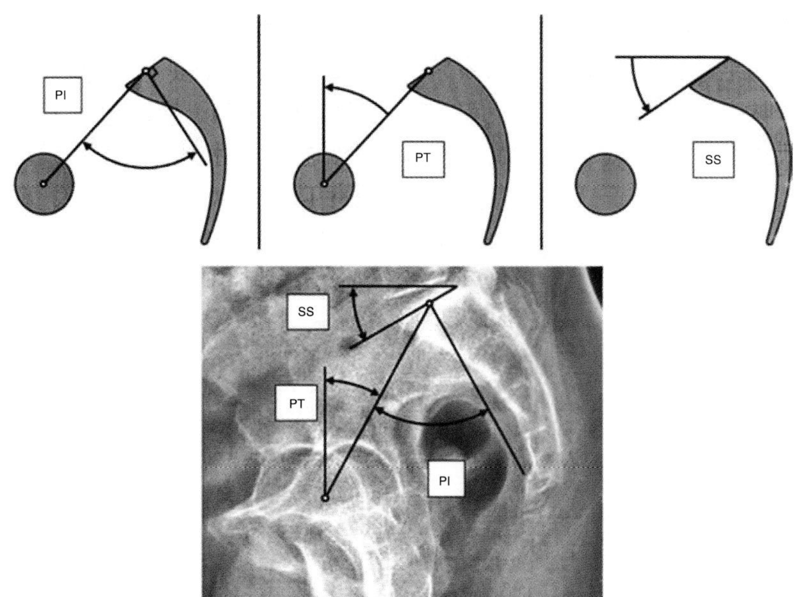

图 3.2 骨盆参数原理图

他们还发现了骨盆倾斜与骶骨倾斜之间的关系，他们将这个关系描述为：SS+PT=PI。将脊柱矢状面的曲度与骨盆参数联系起来使得这些影像学的参数变得非常有意义，否则在很多病例中，单独研究这些参数很难判断脊柱是否处于病理状态。

脊柱骨盆参数及平衡已经被证实与患者的生存质量存在着明显的相关性。既往研究试图探索冠状面畸形与生存质量之间的关系，但是却没有发现其之间存在联系。但是在矢状面方面，Glassman 等证实了前倾的矢状面与患者的生存质量降低存在明显的相关性。他们的研究还证实，症状的严重程度与前倾的矢状面失平衡存在线性增长关系，由此认为，术后恢复正常的矢状面平衡能改善患者的临床症状，改善患者的生存质量 [7-8]。

既往研究发现脊柱矢状面平衡是影响成人脊柱畸形患者术前术后满意度的关键因素，这为成人脊柱畸形的最经典分型 SRS-Schwab 分型系统奠定了基础。这个分型从 21 世纪开始，经历了数代的更新迭代。2002 年的研究中，作者纳入了 95 名成人脊柱畸形患者，他们发现 L3 和 L4 在冠状面上终板的倾斜程度、侧方滑脱、腰椎前凸、胸腰椎后凸是引起患者疼痛的关键影像学参数 [29]。这个研究成果是第一个版本的 SRS-Schwab 成人脊柱畸形分型。这个分型根据腰椎前凸和 L3 在冠状面上的倾斜程度将患者分为 3 个类型。随后，这个分型被不断扩充和完善。侧凸形状根据他们在冠状面上的侧凸顶点、前凸的程度及椎体之间的侧方滑脱进行分型。冠状面上侧凸类型不同有不同的手术方式，同时根据腰椎前凸及侧方滑移将患者分成不同的临床组，级别越高预示着生存质量越低。

Glassman 等将整体的矢状面平衡纳入成人脊柱畸形的分型中 [8]。最终，由于考虑到患者的生存质量等参数，SRS-Schwab 分型被重新修正，包括了 1 个冠状面修正参数和 3 个矢状面修正参数（图 3.3）：PI-LL、SVA 和 PT。冠状面上的修正参数包括：T，胸弯；

L，腰弯 / 胸腰弯；D，双主弯（胸弯和腰弯 / 胸腰弯均大于 30°）；N，冠状面上没有弯曲＞30°。这 3 个矢状面的修正参数的建立是基于患者生存质量的研究，按照患者的临床表现进行分组。

PI-LL，即 PI 与 LL 之间的差值。0 级（没有病态）：PI-LL＜10°；+（中度畸形）：10°＜PI-LL＜20°；++（重度畸形）：PI-LL＞20°。

整体矢状面平衡的评估基于 SVA：0 级（没有病态）：SVA＜4 cm；+ ：（中度畸形）：4 cm＜SVA＜9.5 cm；++（重度畸形）：SVA＞9.5 cm。

PT 的测量是 S1 上终板中点和股骨头中点连线与 S1 上终板中点和 S1 上终板垂线之间的夹角。0 级（没有病态）：PT＜20°；+（中度畸形）：20°＜PT＜30°；++（重度畸形）：PT＞30°。

SRS-Schwab 分型为诠释脊柱矢状面平衡、脊柱骨盆参数及代偿机制之间的相关关系提供了思路和框架 [27]。通过手术和非手术患者，都已经证实了该分型的科学性和实用性 [30-31]。将该分型与患者的临床症状相结合，能够指导成人脊柱畸形患者的治疗。随访的前瞻性研究已经证实了 SRS-Schwab 分型，及 SRS-Schwab 分型相关改善的提高与患者生存质量的改善有明显相关性 [32]。

展　望

通过矢状面平衡和脊柱骨盆参数，脊柱外科医生们能够尽可能地恢复和重建与患者生存质量相关的影像学理想参数。但是，尽管是这样，术后仍然存在很多并发症，同时患者临床症状的改善也不是很完美。除了 SRS-Schwab 分型所提出的一些影像学参数外，其他一些影像学参数同样可以用来预测患者的并发症及患者术后的满意度。毫无疑问，有严重脊柱矢状面畸形的成人脊柱侧凸患者的生存质量比那些轻中度的患者的生存质量要差得多。术前较大的 PT 和 SVA 与术后较差的手术效果有明显的相关性。术后矢状面恢复不良与患者术后的不满意度及较差的生存质量有明显的相关性。对于每个患者来说，术前应仔细进行评估，并为矢状面的矫形做好相关术前计划制订。此外，改变一个参数引起另一个影像学参数的变化，这一现象也必须引起脊柱外科医生的重视，如腰椎重建术后伴随着胸弯的变化。虽然术前很难进行预测，但是我们在术前仍应仔细进行术前手术计划的制订。

在成人胸腰椎脊柱畸形中往往伴随着颈椎矢状面的畸形。据报道，有 53% 的成人胸腰椎脊柱畸形患者伴有颈椎矢状面的畸形，颈椎的畸形可能是一种代偿机制，也可能是原发病的自然进展过程 [33]。在成人脊柱畸形术后，48% 的患者可能出现新的颈椎矢状面的畸形，同时在胸腰椎矢状面重建后，颈椎矢状面也可能得到相应的改善 [19-20, 22, 34]。这与骨盆、脊柱之间的协调性相关。评估颈椎畸形的影像学参数有很多，如 T1 倾斜角、T1 脊柱骨盆倾斜角、C2-T1 SVA 和颈椎前凸角等。在成人脊柱畸形中，T1 脊柱骨盆倾斜角也被证实与患者的生存质量有着明显的关系 [23, 26]。现在的研究都是在膝关节屈曲的情况下进行的，这时人体重心处于脊柱骨盆轴线的尾侧，同时骨盆倾斜等代偿机制可能参与矢状面的代偿。

对成人脊柱畸形手术效果的预测是非常难的。那些患有严重畸形的患者往往术后恢复较好，但是那些中度的脊柱畸形患者，他们的手术效果是很难预测的。甚至有时候术后矢状面恢复良好的患者，其临床效果的改善也不明显。这需要更多的研究去探索是否有哪些能够很好地预测手术效果的影像学参数。

结　论

在成人脊柱畸形中，影像学参数及患者的术后生存质量改善是评估畸形矫形手术疗效的重要评价指标。我们应结合脊柱骨盆矢状面参数及应用 SRS-Schwab 分型对成人脊柱畸形进行评估，这样才能实现个体化治疗，才能提高成人脊柱畸形矫形手术的治疗效果，提高患者生存质量及满意度。

（李　宁　杨明园 译　夏　磊　魏显招 审校）

参考文献

1. Berthonnaud E, Dimnet J, Roussouly P, Labelle H. Analysis of the sagittal balance of the spine and pelvis using shape and orientation parameters. J Spinal Disord Tech. 2005;18:40–7. Available: http://www.ncbi.nlm.nih.gov/pubmed/15687851.
2. Boulay C, Tardieu C, Hecquet J, Benaim C, Mouilleseaux B, Marty C, et al. Sagittal alignment of spine and pelvis regulated by pelvic incidence: standard values and prediction of lordosis. Eur Spine J. 2006;15:415–22. Available: http://www.pubmedcentral.nih.gov/articlerender.fcgi?artid=3489325&tool=pmcentrez&rendertype=abstract. Accessed 18 Nov 2013.
3. Dubousset J. Three-dimensional analysis of the scoliotic deformity. In: Weinstien SL, editor. The pediatric spine: principles and practices, vol. 1994. New York: Raven Press; 1994. p. 479–96 .Available: http://scholar.google.com/scholar?hl=en&btnG=Search&q=intitle:Three-Dimensional+Analysis+of+the+Scoliotic+Deformity#0. Accessed 5 Dec 2014.
4. Duval-Beaupère G, Schmidt C, Cosson P. A barycentremetric study of the sagittal shape of spine and pelvis: the conditions required for an economic standing position. Ann Biomed Eng. 1992;20:451–62. Available: http://www.ncbi.nlm.nih.gov/pubmed/1510296. Accessed 17 Nov 2014.
5. Farcy J-P, Schwab FJ. Management of flatback and related kyphotic decompensation syndromes. Spine (Phila Pa 1976). 1997;22:2452–7. Available: http://www.ncbi.nlm.nih.gov/pubmed/9355229.
6. Gelb DE, Lenke LG, Bridwell KH, Blanke K, McEnery KW. An analysis of sagittal spinal alignment in 100 asymptomatic middle and older aged volunteers. Spine (Phila Pa 1976). 1995;20:1351–8. Available: http://www.ncbi.nlm.nih.gov/pubmed/7676332. Accessed 23 Aug 2013.
7. Glassman SD, Berven S, Bridwell K, Horton W, Dimar JR. Correlation of radiographic parameters and clinical symptoms in adult scoliosis. Spine (Phila Pa 1976). 2005;30:682–8. Available: http://www.ncbi.nlm.nih.gov/pubmed/15770185. Accessed 12 Aug 2013.
8. Glassman SD, Bridwell K, Dimar JR, Horton W, Berven S, Schwab FJ. The impact of positive sagittal balance in adult spinal deformity. Spine (Phila Pa 1976). 2005;30:2024–9. Available: http://www.ncbi.nlm.nih.gov/pubmed/16166889. Accessed 17 Nov 2014.
9. Harrington PR. Treatment of scoliosis. Correction and internal fixation by spine instrumentation. J Bone Joint Surg Am. 1962;44-A:591–610. Available: http://www.ncbi.nlm.nih.gov/pubmed/11861739. Accessed 28 July 2014.
10. Jackson RP, Kanemura T, Kawakami N, Hales C. Lumbopelvic lordosis and pelvic balance on repeated standing lateral radiographs of adult volunteers and untreated patients with constant low back pain. Spine (Phila Pa 1976). 2000;25:575–86. Available: http://www.ncbi.nlm.nih.gov/pubmed/10749634.
11. Jackson RP, McManus AC. Radiographic analysis of sagittal plane alignment and balance in standing volunteers and patients with low back pain matched for age, sex, and size. a prospective controlled clinical study. Spine (Phila Pa 1976). 1994;19:1611–8. Available: http://www.ncbi.nlm.nih.gov/pubmed/7939998. Accessed 23 Aug 2013.
12. Jackson RP, Peterson MD, McManus AC, Chris H, Hales C. Compensatory spinopelvic balance over the hip axis and better reliability in measuring lordosis to the pelvic radius on standing lateral radiographs of adult volunteers and patients. Spine (Phila Pa 1976). 1998;23:1750–67. Available: http://www.ncbi.nlm.nih.gov/pubmed/9728376. Accessed 12 Aug 2013.
13. King HA, Moe JH, Bradford DS, Winter RB. The selection of fusion levels in thoracic idiopathic scoliosis. J Bone Joint Surg Am. 1983;65:1302–13. Available: http://www.ncbi.nlm.nih.gov/pubmed/6654943. Accessed 23 Aug 2013.
14. Koller H, Pfanz C, Meier O, Hitzl W, Mayer M, Bullmann V, et al. Factors influencing radiographic and clinical outcomes in adult scoliosis surgery: a study of 448 European patients. Eur Spine J. 2015. Available: http://www.ncbi.nlm.nih.gov/pubmed/25917822. Accessed 30 Apr 2015.
15. Lafage V, Schwab FJ, Patel A, Hawkinson N, Farcy J-P. Pelvic tilt and truncal inclination: two key radiographic parameters in the setting of adults with spinal deformity. Spine (Phila Pa 1976). 2009;34:E599–606. Available: http://www.ncbi.nlm.nih.gov/pubmed/19644319. Accessed 26 Aug 2014.
16. Legaye J, Duval-Beaupère G, Hecquet J, Marty C. Pelvic incidence: a fundamental pelvic parameter for three-dimensional regulation of spinal sagittal curves. Eur Spine J. 1998;7:99–103. Available: http://www.ncbi.nlm.nih.gov/pubmed/9629932. Accessed 18 Nov 2014.
17. Lenke LG, Betz RR, Harms J, Bridwell KH, Clements DH, Lowe TG, et al. Adolescent idiopathic scoliosis: a new classification to determine extent of spinal

arthrodesis. J Bone Joint Surg Am. 2001;83-A:1169–81. Available: http://www.ncbi.nlm.nih.gov/pubmed/11507125. Accessed 23 Aug 2013.

18. Mac-Thiong J-MM, Labelle H, Berthonnaud E, Betz RR, Roussouly P. Sagittal spinopelvic balance in normal children and adolescents. Eur Spine J. 2007;16:227–34. Available: http://www.pubmedcentral.nih.gov/articlerender.fcgi?artid=2200687&tool=pmcentrez&rendertype=abstract. Accessed 23 Aug 2013.
19. Oh T, Scheer JK, Eastlack R, Smith JS, Lafage V, Protopsaltis TS, et al. Cervical compensatory alignment changes following correction of adult thoracic deformity: a multicenter experience in 57 patients with a 2-year follow-up. J Neurosurg Spine. 2015;22:1–8. Available: http://www.ncbi.nlm.nih.gov/pubmed/25793468. Accessed 3 May 2015.
20. Passias PG, Soroceanu A, Smith J, Boniello A, Yang S, Scheer JK, et al. Postoperative cervical deformity in 215 thoracolumbar patients with adult spinal deformity: prevalence, risk factors, and impact on patient-reported outcome and satisfaction at 2-year follow-up. Spine (Phila Pa 1976). 2015;40:283–91. Available: http://www.ncbi.nlm.nih.gov/pubmed/25901975. Accessed 5 May 2015.
21. Ponseti IV, Friedman B. Prognosis in idiopathic scoliosis. J Bone Joint Surg Am. 1950;32A:381–95. Available: http://www.ncbi.nlm.nih.gov/pubmed/15412180. Accessed 11 Aug 2014.
22. Protopsaltis TS, Scheer JK, Terran JS, Smith JS, Hamilton DK, Kim HJ, et al. How the neck affects the back: changes in regional cervical sagittal alignment correlate to HRQOL improvement in adult thoracolumbar deformity patients at 2-year follow-up. J Neurosurg Spine. 2015;23:153–8. Available: http://www.ncbi.nlm.nih.gov/pubmed/25978077.
23. Protopsaltis TS, Schwab FJ, Bronsard N, Smith JS, Klineberg E, Mundis G, et al. The t1 pelvic angle, a novel radiographic measure of global sagittal deformity, accounts for both spinal inclination and pelvic tilt and correlates with health-related quality of life. J Bone Joint Surg Am. 2014;96:1631–40. Available:http://www.ncbi.nlm.nih.gov/pubmed/25274788. Accessed 7 Nov 2014.
24. Protopsaltis T, Schwab F, Smith JS, Klineberg E, Mundis G, Hostin R, et al. The T1 Pelvic Angle (TPA), a novel radiographic measure of sagittal deformity, accounts for both pelvic retroversion and truncal inclination and correlates strongly with HRQOL. Scoliosis Res Soc Lyon, Fr Sept 18–21:2013.
25. Roussouly P, Gollogly S, Berthonnaud E, Dimnet J. Classification of the normal variation in the sagittal alignment of the human lumbar spine and pelvis in the standing position. Spine (Phila Pa 1976). 2005;30:346–53. Available: http://www.ncbi.nlm.nih.gov/pubmed/15682018.
26. Ryan DJ, Protopsaltis TS, Ames CP, Hostin R, Klineberg E, Mundis GM, et al. T1 Pelvic Angle (TPA) Effectively Evaluates Sagittal Deformity and Assesses Radiographical Surgical Outcomes Longitudinally. Spine (Phila Pa 1976). 2014;39:1203–10. Available: http://content.wkhealth.com/linkback/openurl?sid=WKPTLP:landingpage&an=00007632-201407010-00012.
27. Schwab FJ, Blondel B, Bess S, Hostin R, Shaffrey CI, Smith JS, et al. Radiographical spinopelvic parameters and disability in the setting of adult spinal deformity: a prospective multicenter analysis. Spine (Phila Pa 1976). 2013;38:E803–12. Available: http://www.ncbi.nlm.nih.gov/pubmed/23722572. Accessed 12 Aug 2013.
28. Schwab FJ, Lafage V, Farcy J-P, Bridwell KH, Glassman SD, Ondra S, et al. Surgical rates and operative outcome analysis in thoracolumbar and lumbar major adult scoliosis: application of the new adult deformity classification. Spine (Phila Pa 1976). 2007;32:2723–30. Available: http://www.ncbi.nlm.nih.gov/pubmed/18007252.
29. Schwab FJ, Smith VA, Biserni M, Gamez L, Farcy J-PC, Pagala M. Adult scoliosis: a quantitative radiographic and clinical analysis. Spine (Phila Pa 1976). 2002;27:387–92. Available: http://www.ncbi.nlm.nih.gov/pubmed/11840105. Accessed 3 Apr 2015.
30. Schwab FJ, Ungar B, Blondel B, Buchowski J, Coe J, Deinlein D, et al. Scoliosis Research Society-Schwab adult spinal deformity classification: a validation study. Spine (Phila Pa 1976). 2012;37:1077–82. Available: http://www.ncbi.nlm.nih.gov/pubmed/22045006. Accessed 12 Aug 2013.
31. Slobodyanyuk K, Poorman CE, Smith JS, Protopsaltis TS, Hostin R, Bess S, et al. Clinical improvement through nonoperative treatment of adult spinal deformity: who is likely to benefit? Neurosurg Focus. 2014;36:E2. Available: http://www.ncbi.nlm.nih.gov/pubmed/24785484.
32. Smith JS, Klineberg E, Schwab F, Shaffrey CI, Moal B, Ames CP, et al. Change in classification grade by the SRS-schwab adult spinal deformity classification predicts impact on health-related quality of life measures: prospective analysis of operative and non-operative treatment. Spine (Phila Pa 1976). 2013;38:1663–71. Available: http://www.ncbi.nlm.nih.gov/pubmed/23759814. Accessed 12 Aug 2013.
33. Smith JS, Lafage V, Schwab FJ, Shaffrey CI, Protopsaltis T, Klineberg E, et al. Prevalence and type of cervical deformity among 470 adults with throacolumbar deformity. Spine (Phila Pa 1976). 2014;39:1001–9. Available: http://www.ncbi.nlm.nih.gov/pubmed/24859571. Accessed 27 May 2014.
34. Smith JS, Shaffrey CI, Lafage V, Blondel B, Schwab FJ, Hostin R, et al. Spontaneous improvement of cervical alignment after correction of global sagittal balance following pedicle subtraction osteotomy. J Neurosurg Spine. 2012;17:300–7. Available: http://www.ncbi.nlm.nih.gov/pubmed/22860879.
35. Stagnara P, De Mauroy JC, Dran G, Gonon GP, Costanzo G, Dimnet J, et al. Reciprocal angulation of vertebral bodies in a sagittal plane: approach to references for the evaluation of kyphosis and lordosis. Spine (Phila Pa 1976). 1982;7:335–42. Available: http://www.ncbi.nlm.nih.gov/pubmed/7135066. Accessed 12 Aug 2013.
36. Stokes IA, DD A. Identifying sources of variability in scoliosis classification using a rule-based auto-

mated algorithm. Spine (Phila Pa 1976). 2002;27: 2801–5.

37. Van Royen BJ, Toussaint HM, Kingma I, Bot SD, Caspers M, Harlaar J, et al. Accuracy of the sagittal vertical axis in a standing lateral radiograph as a measurement of balance in spinal deformities. Eur Spine J. 1998;7:408–12. Available: http://www.pubmedcentral.nih.gov/articlerender.fcgi?artid=3611289&tool=pmcentrez&rendertype=abstract.
38. Vaz G, Roussouly P, Berthonnaud E, Dimnet J. Sagittal morphology and equilibrium of pelvis and spine. Eur Spine J. 2002;11:80–7. Available: http://www.ncbi.nlm.nih.gov/pubmed/15614978. Accessed 8 Mar 2015.

第4章　有关成人腰椎侧凸的患者自评临床结局量表

Vadim Goz, Joseph F. Baker, Darrel S. Brodke

引　言

患者自评临床结局量表（patient-reported outcome measures，PROMs）或患者自评临床结局（patient-reported outcome，PROs）是一类量化患者健康状态的工具。由于缓解疼痛及功能状态是骨骼肌肉疾病康复的重要目标，因此这类工具通常侧重于量化二者的状态。过去20年中，PROs在康复锻炼，尤其是成人脊柱手术中变得越来越重要。用于测量疼痛、功能及心理健康的量表经历了大量革新。

早期量表开发主要基于经典测试理论（classical test theory，CTT），这类量表在此章中被视为传统量表，其中包括量化疼痛及功能状态的如SF-36（Short Form 36）、SIP（Sickness Impact Profile），针对特定疾病的量表如针对腰椎病变的Oswestry功能障碍指数（Oswestry Disability Index，ODI），针对量化脊柱畸形患者功能的SRS评分。评分量表对患者自评临床结局评价信息体系（Patient-Reported Outcomes Measurement Information System，PROMIS）的发展至关重要。PROMIS在评价脊柱疾病患者方面已超越多种传统量表。

PROs在医学研究中不可或缺，它能够简化不同干预之间临床结局比较，追求更高的医疗保健质量，帮助外科医生更好地与患者进行沟通以讨论治疗的预后。本章将讨论与PROMs相关的众多问题，包括相关量表、方法学、PROs革新和目前及将来PROs在骨科中的作用。

传统临床结局量表

传统的临床结局量表是PROs的基础，可分为两类：通用量表和特定疾病量表。通用量表适用于各类病种的患者健康状况比较，如脊柱手术和心脏手术。原则上这类评价工具需要包括效度、信度和反应度。用于评价PROM的重要术语汇总见表4.1。

表4.1　重要术语和定义

共同效度	与已建立的经过验证的量表相比较
准则效度	与变量相似的量表相比较
区别效度	指区分疾病过程不同阶段和严重程度的能力
领域	单一特性如疼痛、功能、社会健康及心理健康。能被分为相关的多个亚领域（如疼痛类型等）
外部反应度	外部条件变化后检测患者变化的能力，如心理健康变化对生理的影响
内部一致性	指某个领域内的问题是否实际代表此领域，可用Cronbach系数测量
内部反应度	检测期望变化的能力，如术后患者病情改善情况等
心理测量学	使用定量工具检测个人技能、知识和品质，以及发展和评估此类量表的学科
信度	可信的量表需排除随机误差

续表

可重复性	即测试 - 重复测试信度，用组内系数（intra-class coefficient，ICC）描述。其分值越接近 1 信度越高
反应度	量表随时间检测变化的能力，如根据疾病自然史检测疗效或变化
效度	验证量表，需要经过现有标准或程序验证——有三种效度
特质	一类特性或能力，如疼痛、功能或心理健康
计算机自适应测试(computer adaptive testing, CAT)	受测者对某一项目应答影响下一项目的技术。基于受测者的状态水平自定义测试方案，最少化能够评估受测者状态的问题数目
一维性	未受混杂因子干扰时评估某一特性的能力

理解量表工具对解释其结果和临床结局十分重要。例如，Fairbank 先前强调了未经验证的 ODI 量表中临床自评数据有潜在误差，其相比于目前版本基线明显偏高[1]。了解这类量表对评估其实用性和限制性十分重要。

一般量表

健康状况问卷简表（Short Form 36）

Short Form 36（SF-36）是最常用的评估患者一般情况的量表，已翻译成 40 多种不同语言。健康状况简表问卷（SF）包括三种版本，分别包含 6、12、36 个问题。简表使用简单，填表便捷[2-3]。大多用于评估患者一般健康状态以及多种手术、保守疗法的疗效评估。

回答 SF-36 需要 5 ~ 10 分钟，评估 8 个不同领域：生理功能、躯体疼痛、社会功能、一般心理健康、活力、因躯体健康导致的角色限制、因情感问题导致的角色限制以及一般健康状态[4]。SF-36 可用来评估某一单个领域（如躯体疼痛或生理功能），也可将简表整合为两类得分，生理部分得分（physical component score，PCS）以及心理部分得分（mental component score，MCS）。尽管 SF-36 被推荐用于轮椅患者如脊髓损伤患者，SF-36 也同样适用于中度残疾的患者[5-6]。SF-36 的优势之一是其可用于和人群的平均值相比较[7]。SF-36 还包括与评分分析、开发细节和评分工具使用相关的综合内容，其内容可在网上查看（http://www.sf-36.org/）。SF-36 的缺点之一是已有版权，一般的非商业性使用不会收费，但任何商业使用将会收取版权费。

SF-12 始于 1996 年，是 SF-36 的简化版。SF-12 具有和 SF-36 相同的模式，但只需 5 分钟以内便可完成。SF-12 对于个人变化并不敏感，但可以用于测量人群变化。同样，SF-12 也需要使用许可。

SF-6D 从 SF-36 中提取了 6 个维度——省略了一般健康状况，合并了因生理 / 心理问题所致的角色受限。Brazier 等也将 SF-6D 用于成本 - 效应研究（cost-effectiveness research，CER）[8]。它总共描述了 18 000 种不同的健康状态，任何完成 SF-36 和 SF-12 的人都能根据 SF-6D 进行健康状态分类。更重要的是 SF-6D 可以取得生存质量调整寿命年以进行成本 - 效用分析（cost-utility analysis，CUA）（如 EQ-5D，接下去会讨论）。同样，SF-6D 也已有版权，需要使用许可。

某一特定 PROM 需要关注其治疗前后代表及检测患者临床状态变化的能力。条件特定 PROs 已用 SF-36 进行验证。Haro 等通过队列研究共同使用日本骨科协会评分（JOA）、ODI、直观模拟标度尺（VAS）评分和 SF-36（第 2 版）评估了经历腰椎管狭窄手术的患者，发现四者与术后随访超过 24 个月时情况具有良好的相关性[9]。作者认为结合不同量表可以起到互补的作用，且

SF-36 的优势就是可以评估患者生理和心理状态。Grevitt 等对英国腰椎间盘髓核摘除术患者进行队列研究，结果发现 SF-36 各部分信度均很高。此外，SF-36 除了心理部分之外，其他所有部分与其他量表如 ODI 表现出了很高的相关性。

与此相似的是，Guilfoyle 等在一项评估颈椎腰椎疾病患者临床结局的研究中，发现 SF-36 的生理功能和躯体疼痛与 Roland-Morris 功能障碍指数具有良好相关性 [11]。他们还发现使用 VAS 评估腿痛与 SF-36 的躯体疼痛具有很高的相关性。他们认为 SF-36 的相关领域没有地板效应或天花板效应；然而，最近数据显示在脊柱疾病患者中，SF-36 中的生理功能具有明显的地板效应，限制了其实用性 [12]。Ware 等报道了 SF-12 较好的信度和效度 [13]。SF-6D 具有良好的信度和效度，且有明显的地板效应，提示其高估了患者健康不佳的状态 [8, 14-15]。

退伍军人 RAND 健康调查问卷

退伍军人 RAND（Veteran RAND，VR）健康调查问卷由退伍军人部支持开发。这些问卷包含 36 个和 12 个项目用以评估 8 个领域内的健康相关生存质量，就像 SF-36 和 SF-12 一样，但其使用不需要收费。使用时仍需要使用许可。更多有关 V-RAND 健康调查问卷的信息以及其用途可以在网上查询 http://www.rand.org.

VR-6D 是由 6 个维度组成的实用量表。编制 VR-6D 部分是因为考虑到 SF-6D 的地板效应以及将 SF-12 得分转化为 SF-6D 较为困难 [16]。6 个维度包括生理功能、生理和心理角色限制、社会功能、疼痛、心理健康和活力。类似于 SF-6D 的健康状态，该量表范围从 0 到 1，0 代表死亡，1 代表健康状况良好。VR-6D 实用性较好，与 SF-6D 相当 [16]。该问卷能够面对面或通过电话完成。有趣的是，通过电话完成的得分（健康状况更好）高于面对面完成问卷的得分 [17]。

EQ-5D

欧洲生存质量小组（EuroQol Group）在 1987 年创立了非疾病特异一般健康量表 [18]。起初成员主要包括欧洲国家（荷兰、芬兰、挪威、瑞典和英国），而这一量表随着发展中心落户新西兰、津巴布韦和美国，其逐渐开始在全球使用 [19]。EQ-5D 经常被用于国家登记系统的临床结局评价 [20-22]。

欧洲生存质量小组的目标是创立一个标准化的工具能够弥补而不是代替现有的量表用以描述任一疾病患者的健康相关生存质量 [19, 23]。更多量表信息可在网上查询 http://www.eurpqol.org。使用此量表需要注册并支付费用给欧洲生存质量小组。

EQ-5D 由 245 种健康状态组成。分为 5 个维度和 3 种严重程度（3L）：没有问题，略有问题以及问题严重。在通过几项队列人群检测其天花板效应后，EQ-5D 在 2005 年进行了修改，目前包括 5 类严重程度（5L）：没有问题，轻微问题，中度问题，问题严重以及问题极其严重 [24]。包含的维度包括运动能力、自理能力、日常活动、疼痛以及焦虑 / 压抑。

EQ-5D 无需面对面完成，也可以通过邮寄的方式完成。EQ-5D 获取的数据可被分为三类：EQ-5D 可作为描述各维度的功能障碍程度、作为人群的基数评分以及作为自我评价的健康状态（基于 VAS 评分问卷）[25]。由于普通人群和不同疾病患者之间的数据比较参考范围很大，因此 EQ-5D 在进行对比性研究时十分有用 [26]。

EQ-5D 已在退行性腰椎手术患者的健康状态变化中检测了效度。Solberg 等在一项超过 300 名腰椎手术随访 12 个月的患者的队列研究中，对 EQ-5D 和 ODI 进行了比较[27]。他们通过比较 ODI，确认了 EQ-5D 用以评估疼痛状况、就业情况、功能情况和健康状态的横断面建构效度。两者仅有小部分反应度差别。在一项青少年特发性脊柱侧凸患者的研究中，脊柱侧凸研究协会 -22 评分量表与 EQ-5D 进行了比较，检测其可重复性、信度、一致性和共同效度[28]。考虑到 EQ-5D 的共同效度不高，作者们认为疾病特异和非疾病特异问卷检测的结构不同。EQ-5D 的缺点之一是其可能存在天花板效应和聚集现象。

在脊柱手术领域内，EQ-5D 常被用来进行成本 - 效用分析（CUA）[29]。CUA 使用“健康实用状态”评估健康临床结局。健康实用评分范围从 0（死亡）到 1（完全健康）。CUA 中，一种常用的代表健康状态的方法是质量调整寿命年（quality-adjusted life year，QALY）。QALY 是健康实用状态和时间线作图后的曲线下面积。

CUA 可用于评估康复后的生存质量改善情况。大部分脊柱手术可归于此范畴。例如，通过脊柱疾病患者临床结局研究试验数据库（SpinePatient Outcomes Research Trial，SPORT），Tosteson 等用脊柱手术的 CUA 评估了腰椎间盘突出症患者手术的成本 - 效益与保守治疗之间的差异。对于每一个队列研究，通过 6 周、3 个月、12 个月和 14 个月的 EQ-5D 分析出的健康状态计算 QALYs。同时算出直接和间接费用。数据显示相比于保守治疗，手术组每 QALY 费用范围从 34355 美元至 69403 美元不等。

尽管 CUA 是评估脊柱手术效果的有力工具，但仍存在一定限制。CUA 对评估预防疾病进展的手术用处不大。比如，对青少年特发性脊柱侧凸患者进行手术治疗可能相比于术前不会显著改善生存质量，因为手术的主要目的是预防将来可能出现的并发症。同样地，切除无症状的肿瘤不会立刻改善生活质量，但会提高远期生存率。

疾病影响程度量表（SIP）

疾病影响程度量表（Sickness Impact Profile，SIP）是由 Gilson 等于 1975 年编制，并由 Bergner 等于 1981 年修改完善[31-32]。完成这一量表需要花费更多时间，一般是 20 ~ 30 分钟。SIP 通过 14 个领域评估患者日常生活所需的功能状态，并被翻译成多种不同语言[8]。患者通过勾选描述最符合的项目完成 SIP 问卷。这些描述包括“我一天中大部分时间都坐着”等。评分越高表示患者功能障碍越大。因此，SIP 可以用单一领域的总分进行评估。

SIP 的效度和信度已经过验证[7, 33]。Deyo 检验了背痛人群中 SIP 的效度和信度，发现其在不同临床状态患者中均有较好的重测信度[34]。因此，SIP 可用于其他量表因地板效应而受限的重度疾病患者中。

目前，由于大多使用先前提到的量表，SIP 的使用较少。其中大部分原因是由于 SIP 内容太多，完成 SIP 所需时间太长。因此需要创立一个简化版的 SIP 使其填写更加便捷[35]。简化版 SIP（SIP-68）的有很高的内部一致性；但是，对于健康人群，SIP 具有很大的天花板效应[36]。

McGill 疼痛量表（MPQ）

Melzack 和 Torgerson 于 1971 年 在 McGill 大学编制了 McGill 疼痛量表（McGill Pain Questionnaire，MPQ）[37]。这是一份用来描述患者疼痛强度及生存质量的问卷。该量表由三部分组成。第一部分由 20 个亚组用于描述患者疼痛类型。只有符合患者疼痛的描述才能用于评分（得分越高疼痛越重）。第二部分询问患者疼痛随时间变化情况，第三部分寻找缓解因素。量表最后部分的问题定义疼痛的程度。整个评分从 0 分（患者没有疼痛）到最多 78 分（最严重的疼痛）。

1987 年 Melzack 编制了简版 MPQ（SF-MPQ），包含 15 个有关疼痛的叙述语，疼痛范围从 0 级到 3 级，等级越高，疼痛越剧烈[38]。SF-MPQ 也包含了 VAS 评分及现有疼痛强度指数（Present Pain Intensity，PPI）。2009 年进一步更新的版本扩大了评分等级，从 0 级到 10 级[39]。在非脊柱患者队列中，已证实了其信度和效度。

视觉模拟量表（VAS）和数字疼痛评分量表（NPRS）

视觉模拟量表（Visual Analogue Scales，VAS）和数字疼痛评分量表（Numeric Pain Rating Scales，NPRS）可用于评价多种症状，其中最常用于评价疼痛。当用于评估脊柱腰椎病患时，通常会分为背痛和腿痛两个亚组。

VAS 由一条线段表示，通常为 100mm 长，一端代表没有疼痛，另一端代表最严重的疼痛，得分为 0～100 分。线段中除了两端之外没有其他的标记，因其可能影响患者回答。患者被要求在线上标记出代表其疼痛程度的位置。评分由厘米或毫米表示，范围为 0～10 或 0～100。而 NPRS 则是一份从 0 到 10 分的问卷，与 VAS 类似，0 分代表无疼痛，10 分代表最剧烈的疼痛。

Ostelo 等综述了大量文献，试图提供包括 VAS 和 NPRS 在内的常用量表的有关最小临床重要差异（minimal clinically important difference，MCID）的指南[40]。他们发现 VAS 中 15 mm 或 NPRS 中 2 各自代表其 MCID，距离基线改变超过 30% 是较有意义的阈值。Parker 等通过一组经过经椎间孔椎间融合术患者的队列研究发现 MCID 范围可更宽，对于背痛患者，VAS 的平均 MCID 为 2.8 cm 或 28 mm，对于腿痛患者，VAS 的平均 MCID 为 2.1 cm 或 21 mm[41]。Childs 等通过对接受物理治疗 4 周的下腰痛患者进行随访后发现 NPRS 量表中变化超过 2 分可认为有显著临床改变[42]。

VAS 和 NPRS 的常见缺点是其无法界定其测量的疼痛是具体某一天的还是某一段时间的。同时，VAS 和 NPRS 对焦虑同样较为敏感。其他状况引起的疼痛同样无法忽视，如神经源性或关节源性疾病所致的骨骼疼痛。抑郁及躯体化也能影响其测量。

腰椎相关量表

Oswestry 功能障碍指数（ODI）

Oswestry 功能障碍指数（Oswestry Disability Index，ODI）于 1970 年代编制，发表于 1980 年，是评估腰椎疾病最常用的工具之一[43-44]。30 年来 ODI 使用广泛，对其编制者是最好的回馈。目前 ODI 由 Mapi 研究中心许可。

ODI 的前一版本经由医学专家修改完善后目前最新版本为 2.1a[45]。ODI 包含 10 个问题，有关前 4 周的日常活动，每个问题都有 6 个依次递进的回答。所有活动相关的问题都可能是由下腰痛所引起。每个问题评分从 0 分到 5 分；从毫无影响到影响巨大。根据所得评分乘以 2，得到 0～100 分的总分。评分 0～10 分为正常，11～20 分为轻度功能障碍，21～60 分为显著进展功能障碍，61～80 分为瘫痪在床，超过 80 分则可能是假的[44]。一项系统回顾研究中，根据手术患者报道的 MCID 为 12.8[46]。

使用 ODI 不需要训练，可以自己在 5 分钟内完成。ODI 有极好的重测信度和效度。其中，Davidson 和 Keating 报道其 ICC 为 0.74[47]。与 Quebec 背痛功能障碍指数具有很好的相关性[48]。如前文所说，Grevitt 等报道了 ODI 与 SF-36 具有很好的相关性，尤其是其生理功能部分[10]。

ODI的缺点包括个别问题的措辞不明，尤其对北美地区人群[49]。目前ODI已稍作修改，但是必须注意的是，修改后的版本是经过合理验证以避免得出不准确或错误的结论。目前ODI的版本是2.1a，这一版本与未经验证的ODI版本的并列比较已刊登在*Journal of Neurosurgery: Spine*上[45]。

在最近一项研究中，Brodke等将ODI（v2.0）与PROMIS进行了对比，发现ODI的生理功能领域（physical function domain，PFD）有明显的地板和天花板效应[50]。将ODI与SF-36和PROMIS进行比较，发现ODI的信度相对较低。在一项超过1600位背痛患者的队列研究中，使用ODI（v2.0）评估患者心理及活动状况，发现ODI的信度较好，但仍存在地板和天花板效应，限制了超出其效应范围患者的检测，且存在次优单维性（无法在不影响其他变量的情况下精确测量某一结构，如抑郁或焦虑）[12]。使用PROMIS的进一步讨论以及ODI和PROMIS之间的转换将在接下来讨论。

Roland–Morris功能障碍问卷（RMDQ）

1983年，Roland和Morris两位全科医生发表了这份包含多个功能领域的腰背痛功能障碍评分量表[51]。RMDQ起初在全科医师的队列研究中测试了将近200例对象，时间分别为0、1、4周。初始版本的RMDQ是由SIP修改而成，主要在SIP的问题后加上“由于背痛”[52]。RMDQ包含24个项目，后来才修改为18个[53]。

完成该量表需要稍加培训，仅花费约5分钟时间便可完成[49]。RMDQ使用广泛，其24个问题的初始版本可在网上免费下载http://www.srisd.com/Roland-Morris.pdf。目前RMDQ已被翻译成多种不同语言。与其他量表不同的是，RMDQ没有区分功能障碍的严重程度——患者今天的活动要么有困难，要么没困难。量表中随时间勾选项目的数目变化可以追踪患者疾病改善情况。其MCID为2～3分或距基线水平下降30%[54]。

RMDQ具有极好的内部一致性。超过200名患者在2～4天内完成了该量表2次，其ICC为0.91[48]。但是，Davidson和Keating在约50名4周后重测的患者中报道其ICC为0.53，无论其临床症状如何[47]。RMDQ能够区分患者是否可以工作，其背痛是否需要药物治疗[48]。

尽管十分方便，使用广泛，但相比于其他量表提供多种选项或是多种严重程度的回答，RMDQ分叉状的回答条目可能是其缺点之一。RMDQ的另一个缺点是其缺乏心理社会或心理障碍分析，因此在这一领域与其他量表相关性较差。

北美脊柱协会（NASS）腰椎临床结局评估量表

NASS在1991年创立了一个专门的负责小组，旨在编制一份评估腰椎疾病影响的量表。Daltroy是这一量表创立的负责人，1996年他们报道了这一量表[55]。

这一量表包含34个项目，拆分为多个累加量表。此外，还有一系列单一项目问题。这些问题包括疼痛和功能障碍、神经源性症状、工作困难、工作努力、期望和满意度。每一亚组评分从1到6，由好到差。每一亚组内所有项目的平均评分可视为量表的最终得分。

完成此量表不需要经过培训，可以自行填写。该量表可以从美国骨科医师学会（AAOS）网站（www.aaos.org）下载。不同亚组的ICC均超过0.85[49]。NASS疼痛和功能障碍评分与VAS和SF-36疼痛评分以及SF-36生理受限评分具有高度相关性[49]。

另一方面，填写此量表需要8级阅读能

力，超出了部分美国群众的能力[56]。因此 NASS 量表需要在保守治疗患者和纵向队列研究中接受测试[49]。

腰椎僵硬功能障碍指数（LSDI）

腰椎僵硬功能障碍指数（Lumbar Stiffness Disability Index，LSDI）是近期腰椎 PROMs 的补充之一，由 Hart 等在 2013 年编制并报道[57]。编制 LSDI 是为了确定哪一些功能障碍是由关节固定术而非疼痛或其他症状导致。

该量表有 10 个项目，对 32 位接受融合术并随访 1 年的患者进行队列研究并验证了 LSDI 的效度、信度和一致性。每一项目都可用来评估日常活动关节僵硬的影响，总体评分从 0 ~ 100 分，分数越高障碍越大。这一评分也与腰椎动力位 T_{12}-S_1 表现出的僵硬度相关。

在随后的研究中，根据 LSDI 发现，单节段融合患者僵硬性较低，而三节段、四节段或五节段融合的患者柔韧性较差[58]。

整体上，LSDI 是一种新的特异性量表，可用来评估之前被忽略的领域。随着成人脊柱畸形手术越来越多，LSDI 在将来将会越来越重要。

脊柱侧凸协会 -22（SRS-22）

Haher 等在 1999 年在脊柱侧凸协会 SRS-24（Scoliosis Research Society-24）问卷的基础上进一步发展，编制了 SRS-22[59]。SRS-22 的提出是由于当时缺乏对重度青少年特发性脊柱侧凸患者临床结局评价的方法。

SRS 的最初版本大约需要 5 分钟完成，其中包含 24 个问题。这些问题涵盖了 7 个维度：疼痛、自我形象、术后形象、一般功能、整体活动水平、术后功能及满意度。每个维度的信度经过检验，其 Cronbach 系数均大于 0.6。对普通人群测量也证实了其重测信度的可靠性。

在证实其重测信度之后，Asher 等对 30 名经历 AIS 手术患者进行队列研究编制了一份改编版的 SRS 量表[60]。这一改编版本改进了量表范围，提升了其内部一致性。与 SF-36 进行了效度比较。其中一个问题由于内部一致性较低从量表中被移除，变成了如今的 SRS-22，这一版本具有良好的共同效度、区分效度、信度和反应度[61-63]。最新的 SRS-22 版本在随后经历了几次小修改编制而成[64]。

Berven 等对 146 名脊柱侧凸患者及 34 名正常人检测了 SRS-22 在成人脊柱畸形领域的实用性[65]，并发现相比于 SF-36，SRS-22 具有较低的地板和天花板效应，重测分析证实了高度可重复性——每一维度的 Cronbach 系数均大于 0.75。Bridwell 等对随访 1 年的成人脊柱畸形患者对比了 SRS-22 与 SF-12 和 ODI，进一步证实了 SRS-22 在成人脊柱畸形领域的实用性[66]。他们发现 SRS-22 相比于其他一般量表，更容易发现患者健康状态的改变。除了疼痛维度外，其他维度均具有极好的 Cronbach 系数以及重测信度。SRS-22 对于患者变化特别是自我形象维度的反应度也已经过验证[67]。多种语言版本的改编版 SRS-22 的信度及效度也已经过验证[68-69]。

Quebec 背痛功能障碍量表（QBPDS）

Kopec 等编制了用于评价由于下腰痛导致功能障碍的 Quebec 背痛功能障碍量表（Quebec Back Pain Disability Scale，QBPDS）。这一量表使用世界卫生组织（WHO）定义的功能障碍为对重要活动的限制性。QBPDS 包含 20 个项目。起初 QBPDS 是跨多个亚专业编制而成，包括全科、心理等，用于评估下腰痛患者。

QBPDS 与 Roland 量表、SF-36 生理功能亚表及 ODI 具有很好的相关性[49]。这一量表已被证实具有良好的信度、效度和反应度，其与 WHO 定义的功能障碍相联系的概念设计很新颖[49]。

完成 QBPDS 不需要经过培训，并可以在 5 分钟内完成。也不需要任何设备，填写非常方便，也不会收取费用。

QBPDS 重测稳定性在最初很好，在具有稳定症状的患者中其 ICC 值为 0.89[47]。在另一项独立研究中再次评估了其重测信度，在治疗 4 周没有改善的患者中，其 ICC 降至 0.55[70]。无法回归工作的患者相比于回归工作的患者结果更差[70]。Kopec 等也对 250 名超过 6 个月的背痛患者进行队列研究，对 QBPDS 进行了检测[48]。在几天及 2 ~ 6 个月后进行了重测。其重测信度很高（0.92），Cronbach 系数为 0.96。随时间而出现的变化证实了其检测治疗变化和疾病自然进程的敏感度。

Zurich 跛行量表（ZCQ）

Zurich 跛行量表（Zurich Claudication Questionnaire，ZCQ）是治疗椎管狭窄相关临床试验和研究使用最多的量表。最初在 1996 年编制并作为一般健康量表的补充[71]。有时 ZCQ 也会被称作瑞士椎管狭窄问卷。其英语版本及其他语言版本的效度和重测信度已被验证。

该量表包含三个亚量表：症状严重程度（7 个问题）、生理功能（5 个问题）以及治疗满意度（6 个问题）。症状严重程度得分 1 ~ 5 分，其余两者得分 1 ~ 4 分，分数越高表示功能障碍越大。该量表的所有问题都与患者前一个月的主观感受有关。其分数最高 79 分，量表结果由最大分数的百分比表示。

症状严重程度可以被拆分成两个部分：疼痛领域（问题 1 ~ 4）以及神经缺血领域（问题 5 ~ 7）。尽管通常情况下 ZCQ 都是整部分报道，但其生理功能亚量表偶尔也会单独报道。这一部分主要询问患者走路及走路相关活动，这一部分被认为是评价椎管狭窄治疗极好的工具。

最近这一量表被许多研究者用于评估椎管狭窄干预的疗效[74]。

其他量表

许多其他评价体系有的专门评估脊柱，有的则不是。除了本章所列的量表以外还有许多其他的量表，包括 Waddell 功能障碍指数。这是一份简单的 9 项目量表，用于评估由于背痛引起的生理功能障碍[75]。Million 视觉模拟量表在 1980 年代初期编制，伴随 VAS 包含 15 个问题[76]。下腰痛评价量表（Low Back Dutcome Score）用于评估背痛患者，使用权重问题评估患者活动（工作、室内活动、体育活动、性生活、日常活动、休息）、目前疼痛及药物使用情况[77]。

经典测试理论、项目反应度理论及计算机自适应测试：PROs 工具的改革

骨科领域传统量表是由经典测试理论（classical test theory，CTT）发展而成。CTT 最初在 20 世纪早期由 Spearman 提出[78]，其包含两个关键参数：效度和信度。CTT 的基本原则是个人的观察得分等同于真实得分加测量误差[79]。在这种情况下，观察得分和真实得分属于总体得分的函数。然后通过对人群测试验证其效度，该测试的信度特异于这一批人群。

这一方法的主要问题在于 CTT 假设了单个标准误适用于测试的整体范围。实际操作过程中，信度是根据受测者状况不同而变

化的。比如测试功能情况时，区分中度范围内的功能水平的信度要高于极高或极低功能水平范围的信度。实际上，想要使用 CTT 设计的测试覆盖整体特质范围的话将会变得格外冗长。另一方面就是测试是作为整体验证效度的，不能在没有重新验证效度的前提下进行修改。

项目反应理论（item response theory，IRT）解决了 CTT 中存在的许多问题。基于 Thurstone 和 Lord 的工作，1920 年代 IRT 被提出[80]。IRT 引入了一类统计学方法，描述了受测者根据问题难度及受测者个人特性而回答问题的准确度的可能性。简而言之，如果我们将这一理论应用于数学测试，正确回答问题的可能性取决于受测者能力以及问题的难度。每一个项目或问题要被独立验证，可以被当成独立的工具，或是组成一套项目以增加其准确性和覆盖范围。作为整体，心理测试特质也要加到每个项目里去。

相比于 CTT，IRT 模型的关键优势在于两种不变的特性：①问题本身评估临床试验的能力，不依赖于受测者而改变。②受测者水平，如功能或疼痛水平，不依赖于某个所选择的特定问题[81, 82]。这使得 IRT 在健康保健 PROs 方面相比于 CTT 具有许多优势。

首先，由 IRT 编制的量表可以评估多种疾病状态下的健康状态（如生理功能或抑郁），而不是某种单一疾病。其次，某个受测项目可以是独立的测量工具，并且以同一难度测量同一特性。这使得依赖于问题难度的多问题自定义测试需要被评估。此外，如有必要，为了扩大覆盖面，可以将问题向某一特性的顶端及底端延伸。

如果总体问题库包含了低生理功能状态指向性问题如“你能在家里独自步行吗？”到高生理功能指向性问题如“你能跑 5 英里吗？”，该测试就包含了由低到高的个体生理功能，可以对患者进行精确测量。如此，功能状态变化较大的患者仍处于相同的特质，只是在量表中的位置不同。不仅如此，该测试可以个体特质不同水平进行自定义，功能状态水平高的患者回答更高特质水平的问题，使测试结果更加准确。

计算机自适应测试（computer adaptive testing，CAT）是指选取合适的最少的问题以准确定义受测者的特质水平。CAT 根据受测者对前一问题的回应利用一种算法来计算下一题是什么。例如，如果受测者回答她可以慢跑 1 英里，那么就不会出现有关她能否胜任家务等问题。受测者特质水平将会被进一步询问她能否跑 5 英里。减少问题数量可以显著降低受测者及临床工作者的负担。研究表明，IRT 编制的 PRO 工具通过 CAT 可以提高精确性、人群覆盖率并降低受测者及医务人员负担[83-84]。

越发重视量表后，对对比有效研究（comparative effectiveness research，CER）的重视和支持也越来越多。2010 年患者保护及可支付医疗法案强调了临床医疗保健和研究必须从患者角度出发[85]。PRO 量表量化了健康状况和治疗前后的对比。

对 CER 的重点支持为 PROs 测量生理活动、抑郁及睡眠质量的发展奠定了基础。这些领域对患者及其治疗成效十分重要[86]。特定领域临床结局依赖于一个理论，健康状态不是疾病特异性的，每一疾病状态都会对不同的健康领域产生独特的影响。为了把 PROs 成功整合进 CER 和临床实践，这些工具必须仔细校对，严格评估以确保它们是否能够有效测量某一领域。

患者自评临床结局测量信息体系（PROMIS）

患者自评临床结局测量信息体系（Patient-Reported Outcomes Measurement Information System，PROMIS）于 2004 年开

始作为美国国立卫生研究院（NIH）资助的一项计划，旨在编制一种新的测量工具，与使用CTT编制的传统工具相比，其精确性、可靠性和有效性均得到提高，且适用于多种疾病状态[87-88]。这一举措是2002年NIH领导者所提交的“21世纪临床研究路线蓝图”的一部分。这个项目是在6个主要的研究中心合作中开展的，这6个研究中心由一个统计学家的研究中心和几个NIH机构组成。

最初的工作聚焦于通过应用IRT方法论和3个关键方法：领域映射、档案数据分析和定性数据回顾来发展PROMIS主题库。领域映射协议包含领域特异的群组，它们共同作为PROMIS项目库定义领域架构。这个框架的目标是在合适的水平，有组织良好的单向性的领域能一起准确描述某一疾病的状态。单向性是测试或问卷的一种能力，可以在不受混杂因素影响的情况下评估单一特质，例如测试身体功能，而不受抑郁的干扰。每一个领域组包含了该领域相关的专家和统计学家。

这一领域框架经历了多次修订，包括文献回顾、数据分析和达成一致意见来向准确描述疾病状态的单向性分类。PROMIS成人健康框架包含四大类：全球健康、身体健康，心理健康和社会健康[89]。每一个分类下都有大量的领域和二级领域。比如，身体健康主题的库由以下五个“概况”领域的问题组成：身体功能、疼痛强度、疼痛干扰、疲劳以及睡眠障碍。

档案数据分析和质量回顾（quality item review，QIR）协议用来把现存的PRO工具中的问题包含到PROMIS主题库中去。每一个问题都通过IRT分析经历了大量的心理学测量。QIR协议仔细地检查了每个领域的问题并淘汰了多余的问题[90]。使用IRT方法进行大型现场测试以将主题库校准为一般美国人口。

PROMIS为其项目库采取的领域驱动方法与传统PRO工具的针对疾病的方法不同。领域是单向性的健康属性，是基于世界卫生组织（WHO）的健康领域，并且领域特异性的方法功能是基于每一个领域都不是单独对应一个疾病的假设下的。这个方法允许比较不同疾病组合的患者疾病状态的结果。PROMIS的这种特异性领域的方法让它适合于比较有效性的研究[19, 91]。它同时也可能通过添加测量目标来讨论患者在治疗中的效果以对单个患者的看护有帮助，并可能得出有效的决策。

PROMIS的项目库数量不断扩大——目前在精神健康、身体健康和社会健康三个主要领域共有52个可用项目库。身体健康领域也许会是对评估脊柱疾病患者帮助最大的领域。在这个分类下，大量的项目库包括生理功能、疼痛干扰、疼痛行为以及睡眠障碍都是十分有用的。生理功能中助行器项目库可能对只有较低功能等级和使用帮助性移动设备的老年患者十分有用。

在精神健康领域，抑郁和焦虑项目库提供了相关性选择。社会健康领域提供了对于更好地理解脊柱疾病患者的潜力，但是在这个特定人群中还尚未被看到。“参与社会角色和活动的能力”和“社会角色和活动满意度”项目库可能特别适用于脊柱疾病患者人群，值得进一步调查。

PROMIS项目库中的生理功能的心理学测量内容已经与大量的脊柱专业之前的测量方法进行了比较。目前PROMIS已显示与QuickDASH评分在上肢中高度相关，但完成时间更短[92-93]。Tyser等发现在地板效应和天花板效应方面比QuickDASH表现更好[83]。在上肢中，PROMIS也和Constant评分和简明骨骼肌功能评估（SMFA）进行了比较，发现在需要较短时间的同时，与所有之前的测量方法有高度的相关性[94]。PROMIS

在创伤患者的天花板效应中要优于 SMFA，SMFA 有 14% 的天花板效应而 PROMIS 没有天花板效应 [84]。

足踝方面的文献包括了 PROMIS 生理功能库和传统量表工具。相比于足踝功能量表-日常生活能力亚表（Foot and Ankle Ability Measure-Activity of Daily Living，FAAM-ADL）和足部功能指数五点评价量表（Foot Function Index five-point verbal rating scale，FFI-5pt），PROMIS 具有更好的信度，并且填表所需时间更短 [95]。相比于 FAAM-ADL 和 FFI，PROMIS 下肢项目库有更好的地板和天花板效应 [96]。

PROMIS 有关脊柱方面的大部分文献主要与生理功能（physical function，PF）项目库相关。PROMIS、PF、CAT 对大部分不同情况的脊柱疾病患者有较好的地板（0.2%）和天花板 (1.7%) 效应 [97]。对类似人群用 ODI 进行分析发现，尽管其信度较好（患者信度 0.85，项目信度 1），但其地板效应明显（29.9%），也有适中的天花板效应 (3.9%)[98]。

NDI 也有类似于 ODI 的结果，其地板效应大 (35.5%)，天花板效应明显（4.6%）[99]。同时 NDI 在心理测量方面也存在一定瑕疵。NDI 的一维性较差，其中未解释的变量占 9.4%。此外，未处理的 NDI 评分难以检测相关性，其评分依次排列，但并不是平均间隔（量表某一部分 5 分的距离与另一部分 5 分的距离不一致），导致讨论 MCID 或使用标准参数统计时容易出现问题。

最后，当想使用一种新量表时，理解以往数据能否继续使用或进行对比十分重要。评分转换是 PROMIS 系统的重要部分，可将普通的评分转换为 PROMIS 工具（http://www.prosettastone.org）。Brodke 等致力于研究脊柱疾病相关量表，发现 SF-36 和 ODI 可以精确预测 PROMIS、PF、CAT，可发展为关联表格 [100]。

未来：患者自评量表的发展方向

评价量表及 PROMIS 的下一步发展方向是将其应用于临床及科研。目前的重点已经从关注临床试验的生物学指标转向患者认为的重要指标 [86]。患者自评临床结局是用来测量患者健康相关指标的。

现在，在部分情况下，患者可以在家中完成 PRO 量表。这使得获得更频繁的、长期的数据成为了可能，同时可早于官方随访收集信息，从而指导患者进行随访。将 PRO 量表整合入患者康复中的障碍之一是尽管 PRO 使用已越来越多，但其数据对患者的康复影响甚微 [77]。

PRO 工具的下一步改革是要将其应用于临床实践。PRO 数据有潜力为便于以患者为中心、临床结局为导向的康复提供数据和指导决策。应用 PRO 之后方便大数据观察，医生可以向患者展示手术或保守治疗后期望的临床结局，以及患者与其期望值相比如何。这项技术将会改善患者 - 医生交流，并提供足够证据来支持临床决策（图 4.1）。

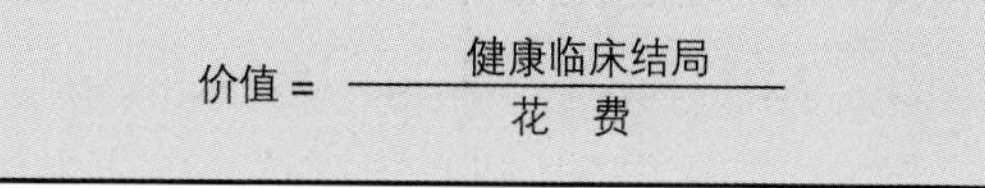

图 4.1　价值的定义

（周潇逸 译　魏显招　白玉树 审）

参考文献

1. Fairbank JC. Use and abuse of Oswestry Disability Index. Spine (Phila Pa 1976). 2007;32(25):2787–9.
2. Jenkinson C, Layte R. Development and testing of the UK SF-12 (short form health survey). J Health Serv Res Policy. 1997;2(1):14–8.
3. Jenkinson C, Layte R, Jenkinson D, et al. A shorter form health survey: can the SF-12 replicate results from the SF-36 in longitudinal studies? J Public Health Med. 1997;19(2):179–86.
4. Ware Jr JE, Sherbourne CD, The MOS. 36-item

short-form health survey (SF-36). I. Conceptual framework and item selection. Med Care. 1992;30(6):473–83.
5. Andresen EM, Fouts BS, Romeis JC, Brownson CA. Performance of health-related quality-of-life instruments in a spinal cord injured population. Arch Phys Med Rehabil. 1999;80(8):877–84.
6. Meyers AR, Andresen EM. Enabling our instruments: accommodation, universal design, and access to participation in research. Arch Phys Med Rehabil. 2000;81(12 Suppl 2):S5–9.
7. Coons SJ, Rao S, Keininger DL, Hays RD. A comparative review of generic quality-of-life instruments. Pharmaco Econ. 2000;17(1):13–35.
8. Brazier J, Roberts J, Tsuchiya A, Busschbach J. A comparison of the EQ-5D and SF-6D across seven patient groups. Health Econ. 2004;13(9):873–84.
9. Haro H, Maekawa S, Hamada Y. Prospective analysis of clinical evaluation and self-assessment by patients after decompression surgery for degenerative lumbar canal stenosis. Spine J. 2008;8(2):380–4.
10. Grevitt M, Khazim R, Webb J, Mulholland R, Shepperd J. The short form-36 health survey questionnaire in spine surgery. J Bone Joint Surg Br. 1997;79(1):48–52.
11. Guilfoyle MR, Seeley H, Laing RJ. The Short Form 36 health survey in spine disease – validation against condition-specific measures. Br J Neurosurg. 2009;23(4):401–5.
12. Brodke DS, Lawrence BD, Spiker WR, Neese AM, Hung M. PROMIS PF CAT outperforms the ODI and SF-36 physical function domain in 1607 spine patients. Eighth Annual Meeting of the Lumbar Spine Research Society. 9–10 Apr 2015, 2015; Chicago.
13. Ware Jr J, Kosinski M, Keller SD. A 12-item short-form health survey: construction of scales and preliminary tests of reliability and validity. Med Care. 1996;34(3):220–33.
14. Brazier J, Roberts J, Deverill M. The estimation of a preference-based measure of health from the SF-36. J Health Econ. 2002;21(2):271–92.
15. Petrou S, Hockley C. An investigation into the empirical validity of the EQ-5D and SF-6D based on hypothetical preferences in a general population. Health Econ. 2005;14(11):1169–89.
16. Selim AJ, Rogers W, Qian SX, Brazier J, Kazis LE. A preference-based measure of health: the VR-6D derived from the veterans RAND 12-Item Health Survey. Qual Life Res. 2011;20(8):1337–47.
17. Bowling A. Mode of questionnaire administration can have serious effects on data quality. J Public Health (Oxf). 2005;27(3):281–91.
18. EuroQol Group. EuroQol – a new facility for the measurement of health-related quality of life. Health Policy. 1990;16(3):199–208.
19. Rabin R, de Charro F. EQ-5D: a measure of health status from the EuroQol Group. Ann Med. 2001;33(5):337–43.
20. Jansson KA, Nemeth G, Granath F, Jonsson B, Blomqvist P. Health-related quality of life in patients before and after surgery for a herniated lumbar disc. J Bone Joint Surg Br. 2005;87(7):959–64.
21. Stromqvist B. Evidence-based lumbar spine surgery. The role of national registration. Acta Orthop Scand Suppl. 2002;73(305):34–9.
22. Stromqvist B, Jonsson B, Fritzell P, Hagg O, Larsson BE, Lind B. The Swedish National Register for lumbar spine surgery: Swedish Society for Spinal Surgery. Acta Orthop Scand. 2001;72(2):99–106.
23. Brooks R. EuroQol: the current state of play. Health Policy. 1996;37(1):53–72.
24. McCormick JD, Werner BC, Shimer AL. Patient-reported outcome measures in spine surgery. J Am Acad Orthop Surg. 2013;21(2):99–107.
25. Brooks R, Rabin R, de Charro F. The measurement and valuation of health status using EQ-5D: a European perspective. Evidence from the EuroQol BIOMED Research Programme. Kluwer Academic Publishers; 2003.
26. Burstrom B, Fredlund P. Self rated health: is it as good a predictor of subsequent mortality among adults in lower as well as in higher social classes? J Epidemiol Community Health. 2001;55(11):836–40.
27. Solberg TK, Olsen JA, Ingebrigtsen T, Hofoss D, Nygaard OP. Health-related quality of life assessment by the EuroQol-5D can provide cost-utility data in the field of low-back surgery. Eur Spine J. 2005;14(10):1000–7.
28. Adobor RD, Rimeslatten S, Keller A, Brox JI. Repeatability, reliability, and concurrent validity of the scoliosis research society-22 questionnaire and EuroQol in patients with adolescent idiopathic scoliosis. Spine (Phila Pa 1976). 2010;35(2):206–9.
29. Angevine PD, Berven S. Health economic studies: an introduction to cost-benefit, cost-effectiveness, and cost-utility analyses. Spine (Phila Pa 1976). 2014;39(22 Suppl 1):S9–15.
30. Tosteson AN, Skinner JS, Tosteson TD, et al. The cost effectiveness of surgical versus nonoperative treatment for lumbar disc herniation over two years: evidence from the Spine Patient Outcomes Research Trial (SPORT). Spine (Phila Pa 1976). 2008;33(19):2108–15.
31. Bergner M, Bobbitt RA, Carter WB, Gilson BS. The sickness impact profile: development and final revision of a health status measure. Med Care. 1981;19(8):787–805.
32. Gilson BS, Gilson JS, Bergner M, et al. The sickness impact profile. Development of an outcome measure of health care. Am J Public Health. 1975;65(12):1304–10.
33. Lurie J. A review of generic health status measures in patients with low back pain. Spine (Phila Pa 1976). 2000;25(24):3125–9.
34. Deyo RA, Diehl AK. Measuring physical and psychosocial function in patients with low-back pain. Spine (Phila Pa 1976). 1983;8(6):635–42.
35. Nanda U, McLendon PM, Andresen EM, Armbrecht E. The SIP68: an abbreviated sickness impact profile

for disability outcomes research. Qual Life Res. 2003;12(5):583–95.

36. Post MW, Gerritsen J, Diederikst JP, DeWittet LP. Measuring health status of people who are wheelchair-dependent: validity of the sickness impact profile 68 and the Nottingham Health Profile. Disabil Rehabil. 2001;23(6):245–53.
37. Melzack R. The McGill Pain Questionnaire: major properties and scoring methods. Pain. 1975;1(3): 277–99.
38. Melzack R. The short-form McGill Pain Questionnaire. Pain. 1987;30(2):191–7.
39. Dworkin RH, Turk DC, Revicki DA, et al. Development and initial validation of an expanded and revised version of the Short-form McGill Pain Questionnaire (SF-MPQ-2). Pain. 2009;144(1–2):35–42.
40. Ostelo RW, Deyo RA, Stratford P, et al. Interpreting change scores for pain and functional status in low back pain: towards international consensus regarding minimal important change. Spine (Phila Pa 1976). 2008;33(1):90–4.
41. Parker SL, Adogwa O, Paul AR, et al. Utility of minimum clinically important difference in assessing pain, disability, and health state after transforaminal lumbar interbody fusion for degenerative lumbar spondylolisthesis. J Neurosurg Spine. 2011;14(5):598–604.
42. Childs JD, Piva SR, Fritz JM. Responsiveness of the numeric pain rating scale in patients with low back pain. Spine (Phila Pa 1976). 2005;30(11):1331–4.
43. Fairbank JC, Couper J, Davies JB, O'Brien JP. The Oswestry low back pain disability questionnaire. Physiotherapy. 1980;66(8):271–3.
44. Fairbank JC, Pynsent PB. The Oswestry Disability Index. Spine (Phila Pa 1976). 2000;25(22):2940–52; discussion 2952.
45. Fairbank JC. Why are there different versions of the Oswestry Disability Index? J Neurosurg Spine. 2014;20(1):83–6.
46. Copay AG, Glassman SD, Subach BR, Berven S, Schuler TC, Carreon LY. Minimum clinically important difference in lumbar spine surgery patients: a choice of methods using the Oswestry Disability Index, medical outcomes study questionnaire short form 36, and pain scales. Spine J. 2008;8(6): 968–74.
47. Davidson M, Keating JL. A comparison of five low back disability questionnaires: reliability and responsiveness. Phys Ther. 2002;82(1):8–24.
48. Kopec JA, Esdaile JM, Abrahamowicz M, et al. The Quebec back pain disability scale. Measurement properties. Spine (Phila Pa 1976). 1995;20(3): 341–52.
49. Katz JN. Measures of adult back and neck function. Arthritis Rheum. 2003;49(5S):S43–9.
50. Brodke DS, Annis P, Lawrence BD, Spiker WR, Neese A, Hung, M. Oswestry Disability Index: a psychometric analysis with 1610 patients. 29th Annual Meeting of the North American Spine Society. 2014; San Francisco.
51. Roland M, Morris R. A study of the natural history of back pain. Part I: development of a reliable and sensitive measure of disability in low-back pain. Spine (Phila Pa 1976). 1983;8(2):141–4.
52. Bergner M, Bobbitt RA, Kressel S, Pollard WE, Gilson BS, Morris JR. The sickness impact profile: conceptual formulation and methodology for the development of a health status measure. Int J Health Serv. 1976;6(3):393–415.
53. Stratford PW, Binkley JM. Measurement properties of the RM-18. A modified version of the Roland-Morris Disability Scale. Spine (Phila Pa 1976). 1997;22(20):2416–21.
54. Jordan K, Dunn KM, Lewis M, Croft P. A minimal clinically important difference was derived for the Roland-Morris Disability Questionnaire for low back pain. J Clin Epidemiol. 2006;59(1):45–52.
55. Daltroy LH, Cats-Baril WL, Katz JN, Fossel AH, Liang MH. The North American spine society lumbar spine outcome assessment Instrument: reliability and validity tests. Spine (Phila Pa 1976). 1996;21(6):741–9.
56. O'Neill SC, Nagle M, Baker JF, Rowan FE, Tierney S, Quinlan JF. An assessment of the readability and quality of elective orthopaedic information on the Internet. Acta Orthop Belg. 2014;80(2): 153–60.
57. Hart RA, Gundle KR, Pro SL, Marshall LM. Lumbar Stiffness Disability Index: pilot testing of consistency, reliability, and validity. Spine J. 2013;13(2): 157–61.
58. Hart RA, Marshall LM, Hiratzka SL, Kane MS, Volpi J, Hiratzka JR. Functional limitations due to stiffness as a collateral impact of instrumented arthrodesis of the lumbar spine. Spine (Phila Pa 1976). 2014;39(24):E1468–74.
59. Haher TR, Gorup JM, Shin TM, et al. Results of the Scoliosis Research Society instrument for evaluation of surgical outcome in adolescent idiopathic scoliosis. A multicenter study of 244 patients. Spine (Phila Pa 1976). 1999;24(14):1435–40.
60. Asher MA, Min Lai S, Burton DC. Further development and validation of the Scoliosis Research Society (SRS) outcomes instrument. Spine (Phila Pa 1976). 2000;25(18):2381–6.
61. Asher M, Min Lai S, Burton D, Manna B. Scoliosis research society-22 patient questionnaire: responsiveness to change associated with surgical treatment. Spine (Phila Pa 1976). 2003;28(1):70–3.
62. Asher M, Min Lai S, Burton D, Manna B. The reliability and concurrent validity of the scoliosis research society-22 patient questionnaire for idiopathic scoliosis. Spine (Phila Pa 1976). 2003;28(1):63–9.
63. Asher M, Min Lai S, Burton D, Manna B. Discrimination validity of the scoliosis research society-22 patient questionnaire: relationship to idiopathic scoliosis curve pattern and curve size. Spine (Phila Pa 1976). 2003;28(1):74–8.
64. Asher MA, Lai SM, Glattes RC, Burton DC, Alanay A, Bago J. Refinement of the SRS-22 health-related

quality of life questionnaire function domain. Spine (Phila Pa 1976). 2006;31(5):593–7.
65. Berven S, Deviren V, Demir-Deviren S, Hu SS, Bradford DS. Studies in the modified Scoliosis Research Society Outcomes Instrument in adults: validation, reliability, and discriminatory capacity. Spine (Phila Pa 1976). 2003;28(18):2164–9; discussion 2169.
66. Bridwell KH, Cats-Baril W, Harrast J, et al. The validity of the SRS-22 instrument in an adult spinal deformity population compared with the Oswestry and SF-12: a study of response distribution, concurrent validity, internal consistency, and reliability. Spine (Phila Pa 1976). 2005;30(4):455–61.
67. Bridwell KH, Berven S, Glassman S, et al. Is the SRS-22 instrument responsive to change in adult scoliosis patients having primary spinal deformity surgery? Spine (Phila Pa 1976). 2007;32(20):2220–5.
68. Lonjon G, Ilharreborde B, Odent T, Moreau S, Glorion C, Mazda K. Reliability and validity of the French-Canadian version of the scoliosis research society 22 questionnaire in France. Spine (Phila Pa 1976). 2014;39(1):E26–34.
69. Schlosser TP, Stadhouder A, Schimmel JJ, Lehr AM, van der Heijden GJ, Castelein RM. Reliability and validity of the adapted Dutch version of the revised Scoliosis Research Society 22-item questionnaire. Spine J. 2014;14(8):1663–72.
70. Fritz JM, Irrgang JJ. A comparison of a modified Oswestry low back pain disability questionnaire and the Quebec back pain disability scale. Phys Ther. 2001;81(2):776–88.
71. Stucki G, Daltroy L, Liang MH, Lipson SJ, Fossel AH, Katz JN. Measurement properties of a self-administered outcome measure in lumbar spinal stenosis. Spine (Phila Pa 1976). 1996;21(7):796–803.
72. Hidalgo Ovejero AM, Menendez Garcia M, Bermejo Fraile B, Garcia Mata S, Forcen Alonso T, Mateo SP. Cross-cultural adaptation of the Zurich Claudication Questionnaire. Validation study of the Spanish version. An Sist Sanit Navar. 2015;38(1):41–52.
73. Yi H, Wei X, Zhang W, et al. Reliability and validity of simplified Chinese version of Swiss Spinal Stenosis Questionnaire for patients with degenerative lumbar spinal stenosis. Spine (Phila Pa 1976). 2014;39(10):820–5.
74. Moojen WA, Arts MP, Jacobs WC, et al. IPD without bony decompression versus conventional surgical decompression for lumbar spinal stenosis: 2-year results of a double-blind randomized controlled trial. Eur Spine J. 2015;24:2295–305.
75. Waddell G, Main CJ. Assessment of severity in low-back disorders. Spine (Phila Pa 1976). 1984;9(2):204–8.
76. Million R, Hall W, Nilsen KH, Baker R, Jayson M. Assessment of the progress of the back-pain patient. Spine. 1982;7(3):204–12.
77. Greenough CG, Fraser RD. Assessment of outcome in patients with low-back pain. Spine (Phila Pa 1976). 1992;17(1):36–41.
78. Spearman C. "General Intelligence" objectively determined and measured. Am J Psychol. 1904;15(2):201–92.
79. Petrillo J, Cano SJ, McLeod LD, Coon CD. Using classical test theory, item response theory, and Rasch measurement theory to evaluate patient-reported outcome measures: a comparison of worked examples. Value Health. 2015;18(1):25–34.
80. Lord FM. Applications of item response theory to practical testing problems. New York, London; Routledge; 1980.
81. De Champlain AF. A primer on classical test theory and item response theory for assessments in medical education. Med Educ. 2010;44(1):109–17.
82. Hambleton RK, Jones RW. An NCME instructional module on comparison of classical test theory and item response theory and their applications to test development. Edu Meas Issues Pract. 1993;12(3):38–47.
83. Tyser AR, Beckmann J, Franklin JD, et al. Evaluation of the PROMIS physical function computer adaptive test in the upper extremity. J Hand Surg. 2014;39(10):2047–51. e2044.
84. Hung M, Stuart AR, Higgins TF, Saltzman CL, Kubiak EN. Computerized adaptive testing using the PROMIS physical function item bank reduces test burden with less ceiling effects compared with the short musculoskeletal function assessment in orthopaedic trauma patients. J Orthop Trauma. 2014;28(8):439–43.
85. Broderick JE, DeWitt EM, Rothrock N, Crane PK, Forrest CB. Advances in patient-reported outcomes: the NIH PROMIS((R)) measures. EGEMS (Wash DC). 2013;1(1):1015.
86. Kirwan JR, Hewlett SE, Heiberg T, et al. Incorporating the patient perspective into outcome assessment in rheumatoid arthritis--progress at OMERACT 7. J Rheumatol. 2005;32(11):2250–6.
87. Magasi S, Ryan G, Revicki D, et al. Content validity of patient-reported outcome measures: perspectives from a PROMIS meeting. Qual Life Res. 2012;21(5):739–46.
88. Fries J, Bruce B, Cella D. The promise of PROMIS: using item response theory to improve assessment of patient-reported outcomes. Clin Exp Rheumatol. 2005;23(5):S53.
89. Cella D, Yount S, Rothrock N, et al. The Patient-Reported Outcomes Measurement Information System (PROMIS): progress of an NIH Roadmap cooperative group during its first two years. Med Care. 2007;45(5 Suppl 1):S3.
90. DeWalt DA, Rothrock N, Yount S, Stone AA. Evaluation of item candidates: the PROMIS qualitative item review. Med Care. 2007;45(5 Suppl 1):S12.
91. Conway PH, Clancy C. Comparative-effectiveness research—implications of the Federal Coordinating Council's report. N Engl J Med. 2009;361(4):328–30.
92. Döring A-C, Nota SP, Hageman MG, Ring DC. Measurement of upper extremity disability using the patient-reported outcomes measurement information system. J Hand Surg. 2014;39(6):1160–5.
93. Overbeek CL, Nota SP, Jayakumar P, Hageman MG,

Ring D. The PROMIS physical function correlates with the QuickDASH in patients with upper extremity illness. Clin Orthop Related Res®. 2015;473(1):311–7.

94. Morgan JH, Kallen MA, Okike K, Lee OC, Vrahas MS. PROMIS physical function computer adaptive test compared with other upper extremity outcome measures in the evaluation of proximal humerus fractures in patients older than 60 years. J Orthop Trauma. 2015;29(6):257–63.

95. Hung M, Baumhauer JF, Brodsky JW, et al. Psychometric comparison of the PROMIS physical function CAT with the FAAM and FFI for measuring patient-reported outcomes. Foot Ankle Int. 2014;35(6):592–9.

96. Hung M, Nickisch F, Beals TC, Greene T, Clegg DO, Saltzman CL. New paradigm for patient-reported outcomes assessment in foot & ankle research: computerized adaptive testing. Foot Ankle Int. 2012;33(8):621–6.

97. Hung M, Hon SD, Franklin JD, et al. Psychometric properties of the PROMIS physical function item bank in patients with spinal disorders. Spine. 2014;39(2):158–63.

98. Brodke DS, Annis P, Lawrence BD, Spiker WR, Neese A, Hung M. Oswestry Disability Index: a psychometric analysis with 1610 patients. Spine J. 2014;11(14):S49.

99. Hung M, Cheng C, Hon SD, et al. Challenging the norm: further psychometric investigation of the neck disability index. The Spine Journal. 2015;15(11): 2440–2445.

100. Brodke DS, Lawrence BD, Ryan Spiker W, Neese A, Hung M. Converting ODI or SF-36 Physical Function Domain Scores to a PROMIS PF Score. Spine J. 2014;14(11):S50.

第 5 章　抑郁症对成人腰椎侧凸治疗的影响

Joshua Bunch, Douglas Burton

引　言

一项多个国家的研究显示，高收入国家的成年人一生中重度抑郁发作的概率为 14.6%[1]。女性患重度抑郁的概率几乎是男性的 2 倍。在发达国家，与身体器质性疾病相比，精神疾病的治疗存在明显不足[2]。这些研究结论在评估脊柱手术患者时有重要的参考价值。在这一章中，我们将概述脊柱畸形患者中抑郁症的发生率以及其抑郁症状的表现。我们将讨论用于诊断抑郁症的工具和目前关于评估抑郁对腰椎畸形患者手术治疗效果影响的相关研究。

发病率

研究显示接受手术治疗的脊柱疾病患者抑郁症的患病率为 4.5% ~ 34%[3-6]。一项对全美医院出院患者调查数据库的分析发现，接受初次脊柱融合术或椎板切除术的患者中抑郁症的患病率为 4.5%，主要表现为焦虑（2.5%）、精神分裂症（0.2%）和痴呆症（2%）[3]。一项对 232 名接受腰椎融合术患者进行的研究发现，34% 的患者术前有抑郁症状（抑郁量表评分 ≥ 12 分），且女性发生率（37%）比男性（27%）高[6]。Miller 等报道 919 例腰椎减压或融合患者中的中重度抑郁症患病率为 19.5%[4]。其中，中度或严重的抑郁症定义为患者健康问卷（Patient Health Questionraire 9，PHQ-9）得分大于 14 分。

Sinikallio 等发现，在 100 例腰椎管狭窄症行减压手术的患者中抑郁症患病率为 20%[5]。术后 1 年随访时，抑郁症的患病率维持在 18%。

在最近一项待发表的研究中发现，体质健康状况较差的成人脊柱畸形患者中，SF-36 精神成分汇总评分较低的发生率为 39.4%[7]。相反，这些体质健康状况较差的成人脊柱畸形患者中只有 15.2% 的人其 SF-36 精神成分汇总评分能大于或等于与之年龄、性别匹配的美国人群评分的第 75 个百分位数。

筛查工具 / 问卷：痛苦和风险评估方法（DRAM），SRS 心理健康评分，SF-36 评分，Zung 评分，PHQ-9 评分，BDI 评分

Main 等首先提出了 DRAM（Distress and Risk Assessment Method）方法，该方法将患者分为 4 组：正常、有风险、抑郁痛苦和躯体痛苦组[8]。这种方法结合了改良的 Zung 抑郁指数和改良的躯体知觉问卷（Modified Somatic Perception Questionnaire，MSPQ）两种问卷方法。DRAM 最初是用来进行初步筛选评估。原文对每个类别的定义为：正常，改良 Zung 评分 < 17；临界状态

（有风险），改良 Zung 评分 17～33 和 MSPQ ＜12；抑郁痛苦，改良 Zung 评分＞33；躯体痛苦，改良 Zung 评分 17～33 和 MSPQ ＞12。

SF-36 是一种包含 36 个问题的简短健康调查[9]。它是一种通用的方法，而不是针对某种疾病、年龄和治疗方法。如图 5.1 所示，除了身体和心理健康概况性评价，SF-36 还提供了功能健康和幸福感 8 级评价系统。SF-36 能通过自我评分、电脑评分、专业人员面对面或电话评分等方法对 14 岁及以上的个人进行评估。

Zung 抑郁量表包含 20 个问题，评估抑郁症的四个特征，包括：普遍影响、生理学、精神活动和其他障碍。得分从 20（无抑郁）到 80（重度抑郁）[10]。其中评分大于 49 分提示有明显的抑郁症状。

PHQ-9 是自我评价的抑郁评估方法[12]。它评估针对重度抑郁症的九条 DSM-IV 标准。该方法包括了得分为 0～3 的 9 个问题，总分的范围是 0～27。根据总评分分为以下 5 类：最轻度抑郁（0～4）、轻度抑郁（5～9）、中度抑郁（10～14）、中重度抑郁（15～19）、重度抑郁（20～27）。

BDI 是 1961 年由 Beck 等[13]提出的。问卷一共包含 21 个项目，每个条目评分为 0～3 分，总分 0～63 分。对于抑郁与否的区分目前脊柱领域的研究略有差别，分界点有 9/10 和 14/15 两种，分数大于 10 或 15 时提示存在抑郁[5, 14]。

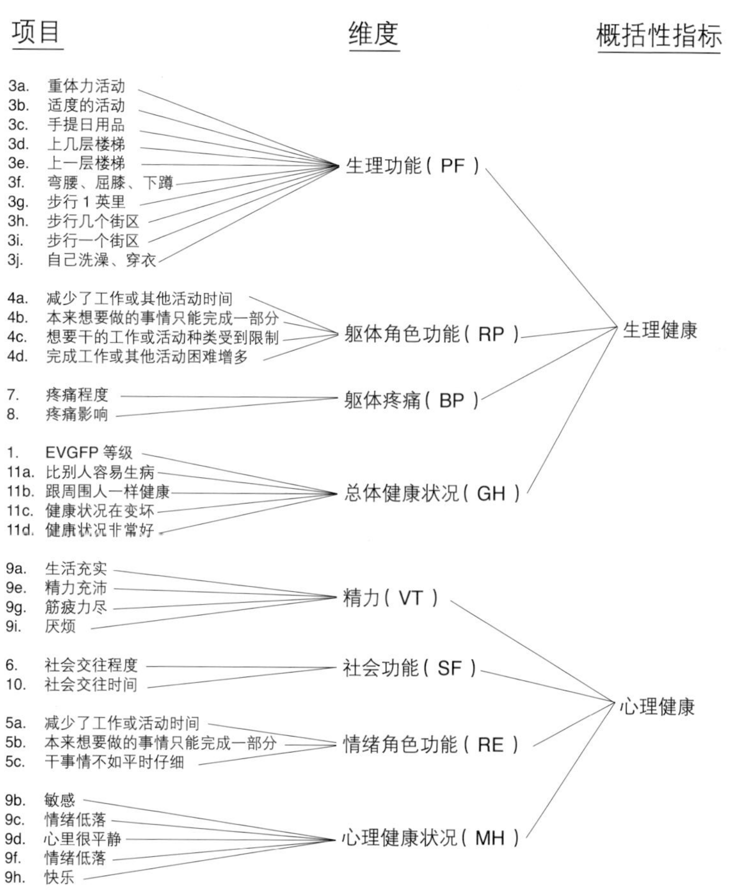

图 5.1　SF-36 评分的项目、子量表和总结措施

人口特征及相关情况

在脊柱手术患者中，患抑郁及其他精神健康障碍与其他合并症及患者特征具有一定的相关性。在行初次脊柱融合或椎板切除的抑郁症患者中，女性超过了2/3[3]。该研究纳入5 382 343名术后患者发现，其中患抑郁、焦虑、精神分裂症及老年痴呆的患者中60%有合并症，包括高血压（27%）、慢性肺病（8.7%）、糖尿病（8.2%）。另一项纳入232名患者的研究发现，有抑郁症状的患者相对于没有抑郁症状的患者具有更高的腰背痛发生率，但是腿痛发生率没有显著差异[6]。

一项纳入264例成人脊柱畸手术患者的研究发现，心理健康评分低的患者（SF-36心理方面评分小于或等于25%分位数）相对于心理健康评分高的患者（SF-36心理方面评分大于或等于75%分位数）具有更大的体重指数（BMI）[7]。同时，心理健康评分较低的患者下肢无力、过度紧张及神经功能障碍的发生率较高，而且，因腰背痛而失业、残疾或退休的概率也更高。

阿片类药物的使用被证明和脊柱手术患者抑郁症状的加重和疗效减弱存在相关性。在583例行脊柱手术的患者中，被归为抑郁的患者（Zung抑郁评分大于或等于33分）术前麻醉药品使用量显著高于没有抑郁的患者[15]。同时，术前吗啡类药品用量越大，Zung抑郁评分分数越高（图5.2）。在一项基于此研究群体的前瞻性研究中，根据SF-12和EuroQol-5D评分下降、ODI指数和NDI指数增加，研究者发现术前阿片类药物使用增加是术后3个月和12个月患者疗效较差的一个重要预测指标[16]。

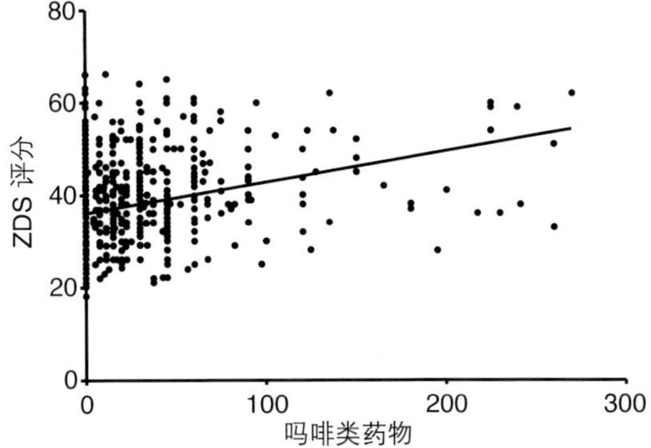

图5.2　Zung抑郁评分随术前麻醉药物应用量增加的改变

手术患者抑郁症的治疗

尽管脊柱手术患者抑郁症的患病率高，但很多都没有进行治疗。Sinikallio等对腰椎管狭窄手术治疗患者进行前瞻性队列研究发现，术后1年存在抑郁症状的患者中64.7%术前有抑郁症状。11例抑郁症患者中只有3例在1年随访期间使用了抗抑郁药物[5]。Sinikallio等的一项后续研究将手术患者分为痛苦组和非痛苦组[17]。痛苦组由术后3个月疼痛评分升高（基于VAS值）和抑郁（基于BDI评分）的患者组成。93名患者中有24名被分配到痛苦组。在1年的随访中，只有3名患者报告使用抗抑郁药，而且都不属于痛苦组。在2年的随访中，有7名患者报告使用抗抑郁药，其中只有2名患者属于痛苦组。

有意思的是，在一项96例腰椎管狭窄症手术患者的前瞻性研究中，研究开始时患有抑郁症但2年随访时得到治愈的患者，获得了与非抑郁症组相似的手术疗效[14]；术后3个月随访也得出了类似的结论[18]。

心理障碍对手术效果的影响

很多研究认为心理障碍与脊柱手术后疗效不佳有关。Sinikallio 等随访了一组腰椎管狭窄症患者[5, 14]。1 年的随访数据显示，术前 BDI 较高以及抑郁负荷（术前 BDI 和术后 3 个月 BDI 评分之和）和多项不良预后存在独立的相关性，包括功能恢复差、症状更严重和步行能力较差[5]。更高抑郁负荷预示着更严重的疼痛、更严重的症状、更严重的功能障碍及更差的步行能力。在术后 2 年的随访中，作者发现持续抑郁症患者在任何阶段的症状严重程度、残疾评分和步行能力都比非抑郁症的患者更差[14]。术前 BDI 评分高（抑郁症状加重）在 2 年随访中与功能障碍和症状严重程度高度相关。在另一项利用 BDI 的研究中，对手术治疗的 100 例腰椎管狭窄症患者的生活满意度进行了 2 年随访[19]。抑郁负荷值（术前 3 个月和 6 个月的 BDI 评分总和）和高抑郁负荷（抑郁负荷值大于或等于 20）均与术后 2 年的生活满意度密切相关。

在一项 96 例行腰椎管狭窄症手术的前瞻性研究中，术前高 BDI 与术后 2 年残障情况（通过 ODI 评分测定）和症状严重程度（基于 Stucki 问卷）相关[14]。与整个研究中无抑郁症的患者相比，持续抑郁患者的症状严重程度、功能障碍和行走能力改善较少。Hasenbring 等随访了 111 例腰椎间盘突出症或脱出症患者，均进行过手术治疗和非手术治疗[20]。出院 6 个月随访显示包括 BDI 测量的抑郁在内的心理学参数是持续性疼痛和患者申请提前退休的预测指标。一项对腰椎管狭窄症患者的前瞻性观察研究显示，术后 5 年的研究结果提示高抑郁负荷和术后功能（ODI 评分）改善不良之间存在相关性[21]。该研究中抑郁负荷是通过综合所有观察时间点的 BDI 分值来计算的。虽然存在上述联系，但低抑郁负荷和高抑郁负荷组均显示术后步行距离和 ODI 评分较术前有改善。

在一项回顾性队列研究中，Adogwa 等发现 Zung 抑郁量表得分可以预测腰椎翻修手术的疗效，包括腰椎症状性邻近节段疾病、假关节形成和相同节段复发[10]。通过 Oswestry 功能障碍指数（ODI）评估，术前 Zung 抑郁评分在最高四分位数（重度抑郁症）的患者术后 2 年的残疾改善显著低于术前 Zung 抑郁评分在最低四分位（抑郁最轻）的患者。作者同时发现 Zung 抑郁量表可以预测腰椎翻修减压融合术后 2 年的患者满意度[22]。尽管手术后 2 年所有其他疗效指标都有所改善，他们发现 Zung 抑郁评分高的患者满意度较低。对于那些在最低四分位数（抑郁最轻）的患者，总体满意率为 94%，而对于最高四分位数的患者满意率仅为 6%（图 5.3）。

在接受单节段腰椎间盘摘除术的患者中，术前 Zung 抑郁量表抑郁评分较高的患者在术后 12 个月获得残障和生活质量的最小临床重要差异（分别利用 ODI 评分和 SF-36 体格部分评分来评价）的可能性较小[23]。在改良版本的躯体知觉问卷（Modified Somatic Perception Questionnaire，MSPQ）测量的术前躯体性焦虑严重的患者中，术后 12 个月残障和生活质量达到最小临床重要差异的可能性也较小。

在分析了 14 939 名接受内固定的患者中，Akins 等明确抑郁症是 30 天内再入院的独立危险因素[24]。多元 logistic 回归分析发现抑郁症的相对风险比为 1.48。

根据 Aalto 等的系统综述，发现基线抑郁与术后 6 个月时疼痛更强烈相关[25]。此外，抑郁症与治疗满意度较差和症状更严重相关。

Menendez 等对国家出院患者反馈数据库（National Hospital Discharge Survey，NHDS）进行了大量的分析[3]。在进行初次脊柱融合或椎板切除术的患者中，作者分

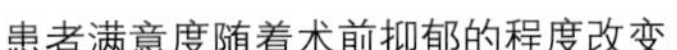

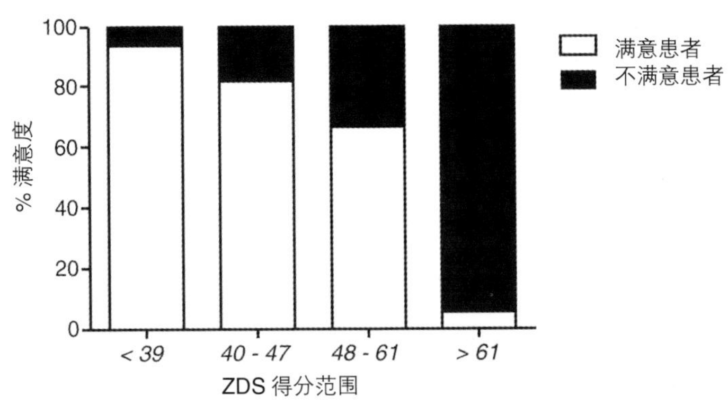

腰椎翻修术后的满意度(%)按教育程度分层

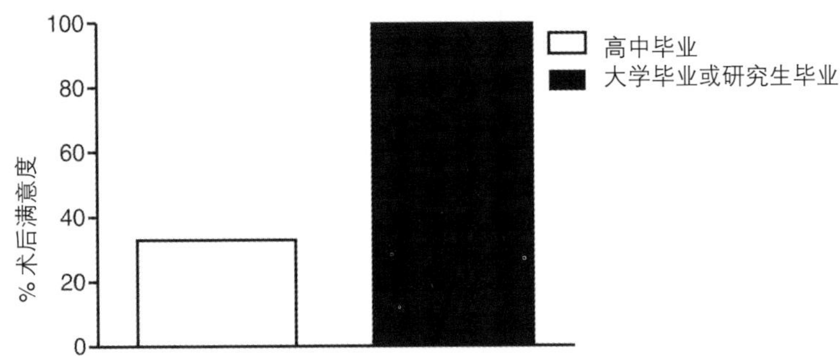

图 5.3 Zung 抑郁评分可以预测腰椎翻修减压融合患者的满意度[22]

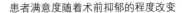

析了围术期预后与某些精神疾病的诊断(抑郁、焦虑、精神分裂症和痴呆)之间的关系。与那些没有精神疾病的患者相比，患有精神分裂或痴呆的个体中出现不良事件的概率要高得多。抑郁、焦虑的患者和无精神疾病的患者相比，不良事件的发生率相似。其中痴呆是唯一能增加住院期间死亡率的疾病(痴呆患者死亡率为 3.2%，无精神疾病患者为 0.4%)。

Smith 等对两组接受脊柱侧凸矫形术的成年患者进行了评估(年轻组 18～45 岁，年长组 46～85 岁)[26]。每个年龄组根据术后 2 年时的预后(用 ODI 和 SRS-22r 评分来评估)分为预后最好和预后最差。无论是年轻组还是年长组，抑郁或焦虑都被发现是不良预后的危险因素。两组中不良预后的危险因素还包括麻醉药的使用和更大的体重指数(BMI)。国际脊柱研究小组也进行了一项相似的研究，包含了 227 名接受手术治疗的脊柱畸形患者[27]。这项研究的作者同样划分了基于 2 年随访时 SRS-22r 和 ODI 评分最好和最差的预后组。与最好预后组相比，最坏预后组在基线时抑郁症的患病率更高、更多的合并症，体重指数(BMI)和基线残障率更高，同时有更多的并发症发生率和 2 年随访时更大的 SVA。

Silverplats 等评估了 171 例腰椎髓核摘除术患者的预后相关因素[28]。随访时间点包括术后 2 年和长期随访(平均 7.3 年)。在 2 年或长期随访中，没有发现基线抑郁(根据 Zung 抑郁评价量表的结果)对患者满意度或疾病的客观结果有影响。术后 2 年随访时，发现基线抑郁可以预测腰背部疼痛的改善。

在一项包含 102 例腰椎手术患者的前瞻

性研究中，术后 6 个月及 1 年的随访结果发现 DRAM 评分与 Zung 抑郁评分可预测术后效果。术前抑郁（根据 Zung 抑郁评价量表）可预测术后无法恢复工作，腰腿痛改善不佳，功能改善程度不理想。术前 DRAM 可以预测工作状态、腰腿痛的改变以及功能障碍。

在 919 例接受腰椎减压或融合手术的患者中，抑郁（通过 PHQ-9 评分评估）与术后生活质量（通过欧洲五维健康评价量表评估，EQ-5D）改善不理想有显著的相关性[4]。此外，研究者发现术前 PHQ-9 评分可预测术后生活质量改善程度超过最小临床重要差异（EQ-5D）不理想（据报告为 0.1）。

Levy 等评估了 6679 例腰椎管狭窄症和腰椎间盘突出症的患者，以确定三个问题抑郁症筛查的作用[30]。抑郁筛查阳性的患者术后症状持续时间较长（超过 7 周）和症状改善较差。与抑郁症筛查阴性者相比，阳性筛查者有更高的肥胖率、更高的工作困难补偿率，而且所有 SF-36 的子量表评分均较低。在另一项 Slover 等进行的包含 3482 名患者的观察性研究中[31]，作者发现腰椎手术后伴随着合并症数量的增加，躯体疼痛、身体功能、SF-36 生理功能部分评分和 ODI 评分的改善程度减低。此外，抑郁也对术后 3 个月的 ODI 评分和生理功能部分评分的改善有负面影响。

在对 507 例坐骨神经痛患者的分析中，用 SF-36 心理健康子量表测量的抑郁和焦虑程度越低，坐骨神经痛的发生频率越低、疼痛越轻、生理功能越好。一项纳入 264 名心理健康差（根据 SF-36 量表评估）的成人脊柱畸形手术患者的研究发现，精神状态差（SF-36 精神状态评价总分低于或等于 25% 分位数）的患者比精神状态好（SF-36 精神状态评价总分高于或等于 75% 分位数）的患者在 2 年随访时，SF-36 精神评分及 SRS 精神评分取得更明显的提高[7]。有意思的是，精神状态好的患者在术后 2 年 SF-36 生理评分、SRS 满意指数及腰背痛评分上比精神状态差的患者获得更大改善。另外，研究还发现精神状态差是无法达到生理健康总评分及 SRS 活动度最小临床重要性差异的独立危险因素。

Abtahi 等评估 103 名脊柱中心门诊就诊的患者，以明确心理压力与患者满意度的关系[33]，结果发现心理正常或处于临界状态中的患者（正常和处于抑郁危险的患者，依据 DRAM 评估结果）比抑郁患者（抑郁痛苦和躯体痛苦组）拥有较高的总体满意度及对医生的满意度（根据 Press Ganey 医疗调查）。

然而，并不是所有的研究表明抑郁患者疗效差。Wahlman 等分析了 232 名行腰椎内固定融合术的患者，发现 34% 的患者术前有抑郁症状，术后 3 个月及 1 年的抑郁患者比例分别下降到 13% 和 15%[6]。作者发现有抑郁表现和无抑郁表现的患者术后均取得了腰腿痛的缓解，而且改善程度无明显差别，说明部分抑郁表现可能与脊柱疾病本身有关，如果脊柱疾病得到治愈或缓解，抑郁症状也会随之缓解。

在一项对 58 名腰椎管狭窄症接受手术治疗患者的研究中，根据术前有无抑郁（BDI 等于或大于 10）分为抑郁组和非抑郁组。术后 12 个月时 29 名抑郁患者中 14 名患者抑郁症状缓解。与 43 名术后没有抑郁症状的患者相比，15 名持续抑郁患者术后 12 个月时临床疗效更差，包括更严重的腰背痛、腿痛及严重活动受限。另外，持续抑郁的患者中仅 33% 认为手术帮助很大，而没有抑郁表现的患者中这一比例为 76%。

一项纳入 148 名腰椎减压手术患者的研究发现，根据 Zung 抑郁量表及改良躯体障碍问卷评定的术前心理障碍并不是术后临床疗效的预测因素[35]。然而，术后 12 个月临床疗效良好的患者相比临床疗效差的患者获得了更显著的心理障碍改善（图 5.4）。

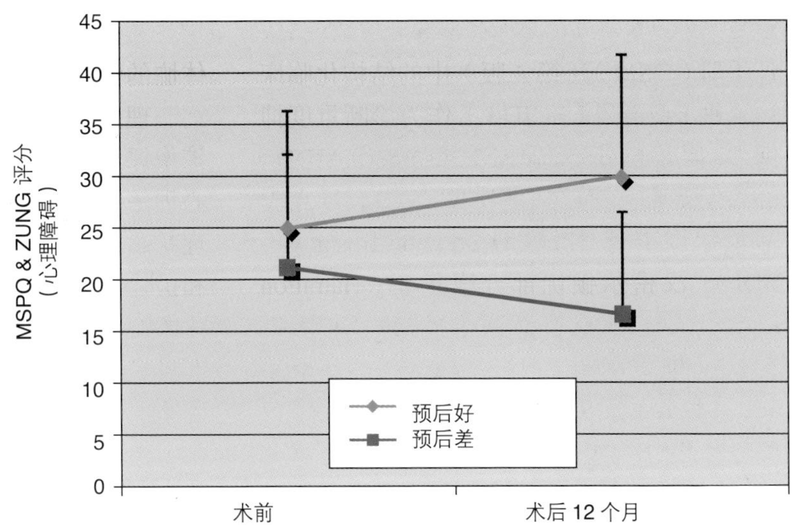

图 5.4 心理障碍对脊柱减压术后患者自评预后的影响[35]

McKillop 等的系统综述发现术前抑郁可能是术后腰椎管狭窄症状严重程度及活动受限的预测因素，但是在预测术后疼痛及行走能力上的价值仍不明确[36]。另一项对腰椎手术临床研究文献的系统综述指出，术前躯体障碍、抑郁、焦虑、应对能力差及疼痛病程长是腰椎手术效果差的相关因素[37]。

目前，绝大多数文献认为术前抑郁是术后效果差的危险因素。然而，很多研究也认为这些术前症状的缓解可以带来满意的术后临床效果。这些研究并不能回答症状的改善到底是由于手术缓解了生理性疼痛还是由于同时对潜在的心理障碍的治疗。

筛查与诊断

大量研究已经提示抑郁与手术疗效差之间的关联，从逻辑上来说，术前对抑郁的筛查是有必要的。然而，Young 等在一项对 110 名脊柱外科医生的调查中发现，仅 37% 的医生进行了常规术前筛查[38]。非大学附属医院任职、具有丰富经验、高收入的医生常规术前筛查应用得更多。可见，上述研究纳入了过多大学附属医院的医生（76/110，69.1%）是该研究的一个缺陷。

很多医生相信凭自己的临床直觉可以鉴别出这些“高危”患者。有一项研究对脊柱外科专家进行了测试，纳入了 400 名亟待初步临床评估的患者，结果发现他们根据临床观察来鉴别高度抑郁（根据 DRAM 分类评估为抑郁痛苦和躯体痛苦）患者上表现得很糟糕，他们仅仅正确鉴别出了 19.6% 的高度抑郁患者。

在临床工作中，似乎应该有依靠普通信息来鉴别抑郁患者的替代工具（而不是特殊筛查工具）。Daubs 等进行了一项纳入 388 名连续患者的回顾性研究，以确定可以预测脊柱疾病患者心理应激的临床因素[40]。结果显示，通过 DRAM 诊断的高度抑郁患者（抑郁痛苦和躯体痛苦）往往有下述情况：VAS 评分大于 7 分、抗抑郁药或其他精神药品服用史、ODI 评分大于 58 及既往的手术史。这个模型在预测高度抑郁（根据 DRAM 分类评估为抑郁痛苦和躯体痛苦）患者上有 89.8% 的灵敏度和 99.4% 的特异度。

在 Choi 等进行的一项前瞻性队列研究中，试图寻找慢性脊柱病变患者最好的抑郁筛查方法[41]。作者将《精神障碍诊断和统计手册（DSM）》（第 4 版）中的结构化临床访谈轴 I 型障碍（SCID-I）作为诊断重度抑郁障碍（major depressive disorder，MDD）的"金标准"。而在他们的研究中，贝克氏抑郁症调查表（Beck Depression Inventory，BDI）、汉密尔顿忧郁分级量表（Hamilton Rating Scale for Depression，HRSD）以及患者 9 项健康问卷（Nine-Item Patient Health Questionnaire，PHQ-9）在鉴别抑郁和非抑郁患者有相似的能力。在这个研究中，以上的所有筛查方法都优于 SF-36 量表。

Parker 等对退行性腰椎滑脱并接受了经椎间孔腰椎椎间融合术（transforaminal lumbar interbody fusion，TLIF）的 58 名患者进行了调查，评估了术前 Zung 抑郁量表评分和重返工作岗位所需时间的关系[42]。在控制患者的年龄、术前和术后 VAS 疼痛评分、ODI 残疾评分和生活质量评分（EQ-5D）等因素，作者发现，术前 Zung 抑郁量表评分的增高与重返工作岗位所需时间的延长有显著的相关性（图 5.5）。

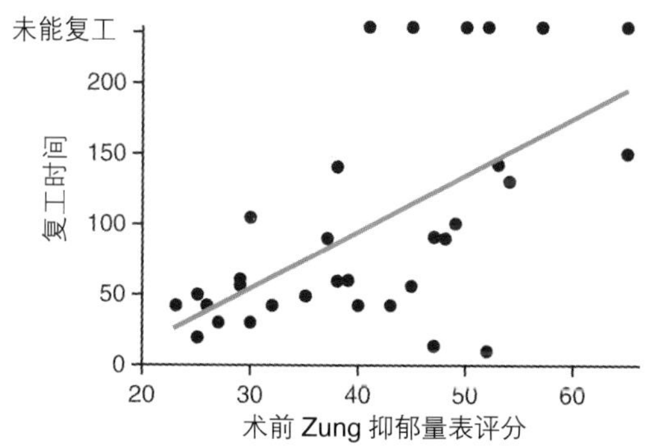

图 5.5 复工时间与术前 Zung 抑郁量表评分间关系

结 论

尽管在过去 20 年中有很大进步，成人脊柱畸形的治疗依然极具挑战。我们继续专注于改善脊柱畸形患者的疗效，提供安全和体恤的治疗，我们必须更好地评估这一人群的心理健康。为了使手术疗效更好，我们应该像评估患者心肺系统状况那样评估患者的心理健康。我们应该努力改善他们的术前心理状态，就像我们建议患者术前戒烟、减肥和抗骨质疏松治疗一样。这样对患者诊断治疗的完善将会改善我们的治疗效果、增加我们手术的获益。

（关邯锋 译　李　锋 审校）

参考文献

1. Bromet E, Andrade LH, Hwang I, Sampson NA, Alonso J, de Girolamo G, et al. Cross-national epidemiology of DSM-IV major depressive episode. BMC Med. 2011;9:90.
2. Ormel J, Petukhova M, Chatterji S, Aguilar-Gaxiola S, Alonso J, Angermeyer MC, et al. Disability and treatment of specific mental and physical disorders across the world. Br J Psychiatry J Ment Sci. 2008;192(5):368–75.
3. Menendez ME, Neuhaus V, Bot AG, Ring D, Cha TD. Psychiatric disorders and major spine surgery: epidemiology and perioperative outcomes. Spine. 2014;39(2):E11–22.
4. Miller JA, Derakhshan A, Lubelski D, Alvin MD, McGirt MJ, Benzel EC, et al. The impact of preoperative depression on quality of life outcomes after lumbar surgery. Spine J Off J N Am Spine Soc. 2015;15(1):58–64.
5. Sinikallio S, Aalto T, Airaksinen O, Herno A, Kroger H, Viinamaki H. Depressive burden in the preoperative and early recovery phase predicts poorer surgery outcome among lumbar spinal stenosis patients: a one-year prospective follow-up study. Spine. 2009;34(23):2573–8.
6. Wahlman M, Hakkinen A, Dekker J, Marttinen I, Vihtonen K, Neva MH. The prevalence of depressive symptoms before and after surgery and its association with disability in patients undergoing lumbar spinal fusion. Eur Spine J Off Pub Eur Spine Soc Eur Spinal Deformity Soc Eur Sect Cervical Spine Res Soc. 2014;23(1):129–34.
7. Bakhsheshian J, Scheer JK, Gum JL, Hostin R, Lafage V, Bess S, Protopsaltis TS, Burton DC, Keefe MK, Hart RA, Mundis GM Jr, Shaffrey CI, Schwab F, Smith JS, Ames CP; (ISSG) ISSG. The impact of low mental health in 264 adult spinal deformity patients with low physical health: a retrospective analysis with a 2-year follow-up. J. Neurosurg Spine. 2016;19:1–9.
8. Main CJ, Wood PL, Hollis S, Spanswick CC, Waddell G. The distress and risk assessment method. A simple

patient classification to identify distress and evaluate the risk of poor outcome. Spine. 1992;17(1):42–52.
9. Ware Jr JE. SF-36 health survey update. Spine. 2000;25(24):3130–9.
10. Adogwa O, Parker SL, Shau DN, Mendenhall SK, Aaronson OS, Cheng JS, et al. Preoperative zung depression scale predicts outcome after revision lumbar surgery for adjacent segment disease, recurrent stenosis, and pseudarthrosis. Spine J Off J N Am Spine Soc. 2012;12(3):179–85.
11. Zung WW. A self-rating depression scale. Arch Gen Psychiatry. 1965;12:63–70.
12. Lubelski D, Thompson NR, Bansal S, Mroz TE, Mazanec DJ, Benzel EC, et al. Depression as a predictor of worse quality of life outcomes following nonoperative treatment for lumbar stenosis. J Neurosurg Spine. 2015;22(3):267–72.
13. Beck AT, Ward CH, Mendelson M, Mock J, Erbaugh J. An inventory for measuring depression. Arch Gen Psychiatry. 1961;4:561–71.
14. Sinikallio S, Aalto T, Airaksinen O, Lehto SM, Kroger H, Viinamaki H. Depression is associated with a poorer outcome of lumbar spinal stenosis surgery: a two-year prospective follow-up study. Spine. 2011;36(8):677–82.
15. Armaghani SJ, Lee DS, Bible JE, Archer KR, Shau DN, Kay H, et al. Preoperative narcotic use and its relation to depression and anxiety in patients undergoing spine surgery. Spine. 2013;38(25):2196–200.
16. Lee D, Armaghani S, Archer KR, Bible J, Shau D, Kay H, et al. Preoperative opioid use as a predictor of adverse postoperative self-reported outcomes in patients undergoing spine surgery. J Bone Joint Surg Am. 2014;96(11):e89.
17. Sinikallio S, Airaksinen O, Aalto T, Lehto SM, Kroger H, Viinamaki H. Coexistence of pain and depression predicts poor 2-year surgery outcome among lumbar spinal stenosis patients. Nordic J Psychiatry. 2010;64(6):391–6.
18. Sinikallio S, Aalto T, Airaksinen O, Herno A, Kroger H, Savolainen S, et al. Depression is associated with poorer outcome of lumbar spinal stenosis surgery. Eur Spine J Off Pub Eur Spine Soc Eur Spinal Deformity Soc Eur Sect Cervical Spine Res Soc. 2007;16(7):905–12.
19. Sinikallio S, Aalto T, Koivumaa-Honkanen H, Airaksinen O, Herno A, Kroger H, et al. Life dissatisfaction is associated with a poorer surgery outcome and depression among lumbar spinal stenosis patients: a 2-year prospective study. Eur Spine J Off Pub Eur Spine Soc Eur Spinal Deformity Soc Eur Sect Cervical Spine Res Soc. 2009;18(8):1187–93.
20. Hasenbring M, Marienfeld G, Kuhlendahl D, Soyka D. Risk factors of chronicity in lumbar disc patients. A prospective investigation of biologic, psychologic, and social predictors of therapy outcome. Spine. 1994;19(24):2759–65.
21. Pakarinen M, Vanhanen S, Sinikallio S, Aalto T, Lehto SM, Airaksinen O, et al. Depressive burden is associated with a poorer surgical outcome among lumbar spinal stenosis patients: a 5-year follow-up study. Spine J Off J N Am Spine Soc. 2014;14(10):2392–6.
22. Adogwa O, Parker SL, Shau DN, Mendenhall SK, Bydon A, Cheng JS, et al. Preoperative Zung depression scale predicts patient satisfaction independent of the extent of improvement after revision lumbar surgery. Spine J Off J N Am Spine Soc. 2013;13(5):501–6.
23. Chaichana KL, Mukherjee D, Adogwa O, Cheng JS, McGirt MJ. Correlation of preoperative depression and somatic perception scales with postoperative disability and quality of life after lumbar discectomy. J Neurosurg Spine. 2011;14(2):261–7.
24. Akins PT, Harris J, Alvarez JL, Chen Y, Paxton EW, Bernbeck J, et al. Risk factors associated with 30-day readmissions after instrumented spine surgery in 14,939 patients: 30-day readmissions after instrumented spine surgery. Spine. 2015;40(13):1022–32.
25. Aalto TJ, Malmivaara A, Kovacs F, Herno A, Alen M, Salmi L, et al. Preoperative predictors for postoperative clinical outcome in lumbar spinal stenosis: systematic review. Spine. 2006;31(18):E648–63.
26. Smith JS, Shaffrey CI, Glassman SD, Carreon LY, Schwab FJ, Lafage V, et al. Clinical and radiographic parameters that distinguish between the best and worst outcomes of scoliosis surgery for adults. Eur Spine J Off Pub Eur Spine Soc Eur Spinal Deformity Soc Eur Sect Cervical Spine Res Soc. 2013;22(2):402–10.
27. Smith JS, Shaffrey CI, Lafage V, Schwab F, Scheer JK, Protopsaltis T, et al. Comparison of best versus worst clinical outcomes for adult spinal deformity surgery: a retrospective review of a prospectively collected, multicenter database with 2-year follow-up. J Neurosurg Spine. 2015;23(3):349–59.
28. Silverplats K, Lind B, Zoega B, Halldin K, Rutberg L, Gellerstedt M, et al. Clinical factors of importance for outcome after lumbar disc herniation surgery: long-term follow-up. Eur Spine J Off Pub Eur Spine Soc Eur Spinal Deformity Soc Eur Sect Cervical Spine Res Soc. 2010;19(9):1459–67.
29. Trief PM, Grant W, Fredrickson B. A prospective study of psychological predictors of lumbar surgery outcome. Spine. 2000;25(20):2616–21.
30. Levy HI, Hanscom B, Boden SD. Three-question depression screener used for lumbar disc herniations and spinal stenosis. Spine. 2002;27(11):1232–7.
31. Slover J, Abdu WA, Hanscom B, Weinstein JN. The impact of comorbidities on the change in short-form 36 and oswestry scores following lumbar spine surgery. Spine. 2006;31(17):1974–80.
32. Edwards RR, Klick B, Buenaver L, Max MB, Haythornthwaite JA, Keller RB, et al. Symptoms of distress as prospective predictors of pain-related sciatica treatment outcomes. Pain. 2007;130(1–2):47–55.
33. Abtahi AM, Brodke DS, Lawrence BD, Zhang C, Spiker WR. Association between patient-reported measures of psychological distress and patient satisfaction scores after spine surgery. J Bone Joint Surg Am. 2015;97(10):824–8.
34. Urban-Baeza A, Zarate-Kalfopulos B, Romero-Vargas S, Obil-Chavarria C, Brenes-Rojas L, Reyes-Sanchez A. Influence of depression symptoms on

patient expectations and clinical outcomes in the surgical management of spinal stenosis. J Neurosurg Spine. 2015;22(1):75–9.

35. Havakeshian S, Mannion AF. Negative beliefs and psychological disturbance in spine surgery patients: a cause or consequence of a poor treatment outcome? Eur Spine J Off Pub Eur Spine Soc Eur Spinal Deformity Soc Eur Sect Cervical Spine Res Soc. 2013;22(12):2827–35.
36. McKillop AB, Carroll LJ, Battie MC. Depression as a prognostic factor of lumbar spinal stenosis: a systematic review. Spine J Off J N Am Spine Soc. 2014;14(5):837–46.
37. Celestin J, Edwards RR, Jamison RN. Pretreatment psychosocial variables as predictors of outcomes following lumbar surgery and spinal cord stimulation: a systematic review and literature synthesis. Pain Med. 2009;10(4):639–53.
38. Young AK, Young BK, Riley 3rd LH, Skolasky RL. Assessment of presurgical psychological screening in patients undergoing spine surgery: use and clinical impact. J Spinal Disord Tech. 2014;27(2):76–9.
39. Daubs MD, Patel AA, Willick SE, Kendall RW, Hansen P, Petron DJ, et al. Clinical impression versus standardized questionnaire: the spinal surgeon's ability to assess psychological distress. J Bone Joint Surg Am. 2010;92(18):2878–83.
40. Daubs MD, Hung M, Adams JR, Patel AA, Lawrence BD, Neese AM, et al. Clinical predictors of psychological distress in patients presenting for evaluation of a spinal disorder. Spine J Off J N Am Spine Soc. 2014;14(9):1978–83.
41. Choi Y, Mayer TG, Williams MJ, Gatchel RJ. What is the best screening test for depression in chronic spinal pain patients? Spine J Off J N Am Spine Soc. 2014;14(7):1175–82.
42. Parker SL, Godil SS, Zuckerman SL, Mendenhall SK, Devin CJ, McGirt MJ. Extent of preoperative depression is associated with return to work after lumbar fusion for spondylolisthesis. World Neurosurg. 2015;83(4):608–13.

第6章　成人腰椎侧凸的术前临床评估

Quinlan D. Buchlak, Vijay Yanamadala, Jean-Christophe Leveque, Rajiv Sethi

引　言

复杂成人腰椎侧凸的手术并发症发生率很高，文献报道其并发症发生率在25%～80%之间[1]。文献报道一般脊柱手术中不良事件发生率最高为10%[2-8]。复杂成人腰椎侧凸的矫形手术风险很高，常常远高于正常水平[9-12]。

并发症可分为三类：①手术中并发症，②术后短期内并发症（术后90天内发生），③术后远期并发症（超过术后90天以后发生）。可预防的术中并发症包括大量失血、外科医生的差错及失误、凝血障碍以及低血压后遗症[13]。术后短期并发症包括局部或全身性感染、血栓、伤口愈合不良、内植物引起的神经损伤、术后长期遗留疼痛需要再手术，以及由其他伴随疾病引起的并发症。术后远期并发症包括假关节形成、迟发感染、内植物疲劳性断裂以及近端及远端交界性问题[14-18]。

包含一系列围术期处理流程的标准化方案已被证实可以显著降低每一时期内出现并发症的可能性[13]。这些系统方案汇集了分别针对特定并发症的风险管理策略[14, 19-21]。

为了提高患者安全，降低风险，受过训练的专业团队应该关注成人腰椎侧凸患者从术前状况到术后恢复的整个过程。为了提高患者的疗效，需要多领域的专业知识和个性化的护理流程。近期发表的旨在管理成人腰椎侧凸患者的全方位、系统化路径西雅图脊柱团队方案（Seattle Spine Team Protocol，SSTP）的核心包括：①包含脊柱以及多学科的现场术前讨论，逐项评估手术方案以及从术前状态到出院的协调合作是否合适；②通过使用2名外科主治医师联合手术以及一个专业的脊柱外科麻醉团队，组成一个专注于提高效率并降低失误的术中外科协作团队；③严密的术中方案用于监测失血量以及治疗凝血功能障碍[13]。这种三管齐下的风险管理方案解决了所有已知的并发症种类。有效的术前评估和管理是这些全面方案的核心组成部分，大大有助于评估和管理风险，降低并发症发生率，并改善患者的安全和预后。

本章讨论成人腰椎侧凸患者手术的术前评估。关注的领域包括：①恰当的疾病处理；②多学科团队的作用、组成和活动；③合并骨质疏松症的考量。基于循证医学的西雅图脊柱团队方案和研究文献对患者评价方法和过程给予了科学的支持。

疾病管理

我们建议在患者术前评估过程中必须包括一系列的医学专业学科。这些临床团队应该包括麻醉科、神经外科、骨科、神经科、重症医学科、内科以及心脏病科医生。每个参与复杂脊柱手术的麻醉医生都应该早期密切参与治疗过程。麻醉医生提供患者的早期初始医疗记录概况，并在审批手术之前提出任何可能的早期医疗评估建议。这些评估通常包括肺和心脏功能的会诊。这些会诊结果是后续决策过程的一个重要组成部分，而且往往是术前讨论会议的主要议题。

所有到西雅图脊柱外科诊所就诊，并被诊断为成人腰椎侧凸的患者均要进行详尽的病史询问以及全面的体格检查。患者评估过程的第一步包括患者功能状态的评价。患者的活动能力将和他们进行日常生活行为能力一同进行评价。通过视觉模拟评分（VAS）评估他们的疼痛状况，并标明他们目前的疼痛药物治疗方案。在这一阶段，需要患者完成 Oswestry 功能障碍指数（ODI）评分以及欧洲 5 维健康量表（EQ-5D）调查。患者的吸烟史以及目前吸烟状况需要被阐明，记录吸烟量以及吸烟频率。如果患者是烟民，外科手术将推迟到他戒烟为止。拟定手术日的前一周将通过检测尿尼古丁含量来确认患者是否已戒烟。患者目前的服药清单以及任何重大伴随疾病都将记录在案。心脏、肺、凝血系统相关以及潜在的合并症将通过直接问诊以及病案回顾来评估。

所有患者将完成一套标准术前检查。这些检查包括 36 英寸（91.4 cm）站立位正侧位 X 线片以及腰椎正侧位、过伸过屈位 X 线片。伴有神经性跛行或神经根性症状的患者需完成腰椎磁共振检查。这些 X 线和磁共振扫描都将经过仔细评估，结合在病史采集和体格检查过程中收集到的信息，以确定患者是否有可能从外科手术中获益。

完整的术前影像学评估包括矢状位及冠状位平衡、骨盆参数以及主弯和次弯 Cobb 角的测量[22]。这些测量与患者的病史相结合，提示了最有可能减轻患者症状和改善其功能状态的外科手术方案。完善拟定的手术方案需要多名（至少 2 名）高年资外科医师参与术前讨论，通常至少包括 1 名神经外科医师及 1 名骨科医师。这种半结构化讨论和拟定的手术方案包含了所有收集到的数据的考量，并且是基于各科医师综合的专业知识和经验。这一讨论将制订一个可行的、有效的、安全的和个性化定制的手术策略。拟行手术的患者还将进行脊柱 CT 扫描以及双能 X 线吸收测量法（DEXA）扫描[19, 23, 24]。在多学科会议上汇报后，任何医学专家在会议讨论期间提出的新建议都将在拟定手术日之前执行。图 6.1 链接了术前医疗评估过程以及其旨在降低的主要风险。

脊柱团队多学科会议

SSTP 对每个复杂脊柱疾病患者都将组织一个亲临现场的术前多学科评估和讨论[13]。这种综合的多学科医学审查和会诊旨在确保患者获得最佳治疗方案，无论是手术还是非手术治疗。讨论的重点是并发症的潜在风险以及降低这些被脊柱外科手术视为无法避免的风险的措施。一旦一个患者经过外科评估后被视为需要行腰椎侧后凸畸形矫形手术，这个病例将被推进到多学科会议进行审查。这些会议是按月进行的。这些会议汇集了许多医疗以及相关健康领域的专家和代表，包括心脏病学专家、物理治疗师、专业复杂脊柱手术麻醉医师、神经科专家、重症医学专家、内科医师、神经外科医师以及骨科医师。会议涉及的保健专家包括物理治疗师、护士、助理医师以及临床研究员。每一病例的审查中至少有 2 个专业的复杂脊柱手术麻醉团队共同发挥作用。协助复杂脊柱手术前患者宣讲教育的脊柱临床护士也要出席会议。

麻醉医师和一个内科医师在会议前将对每一个患者的病史及医疗问题进行回顾研究。然后一份关于患者既往病史、脊柱临床评估摘要、相关实验室检验和辅助检查（心

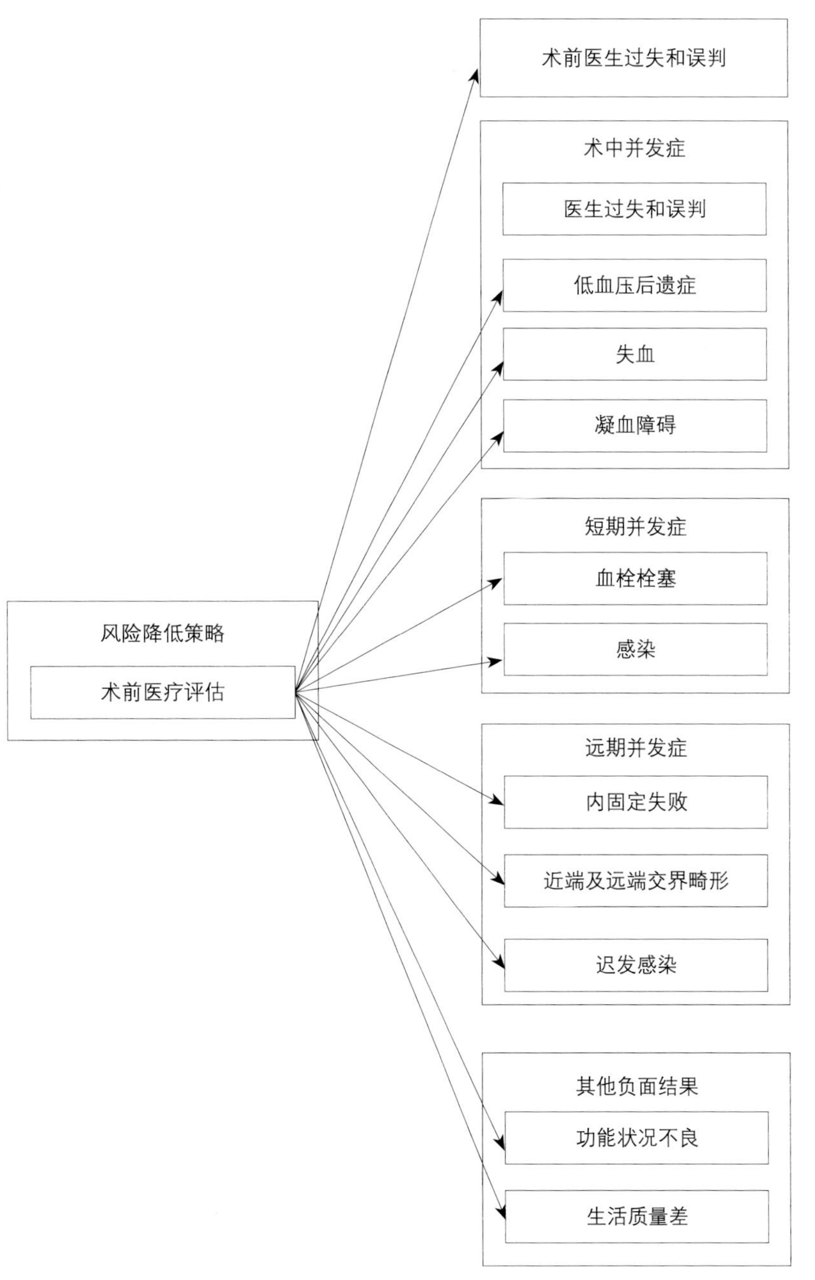

图 6.1 通过 SSTP 的术前医疗评估流程降低风险

电图、心脏彩超等）的书面摘要，将在会议日前一周发送给与会者。

对于每一位患者，讨论的重点是拟定的手术矫形方案、矫正过程以及涉及患者的术前和术后的各种医疗问题。这种讨论会议的一个特点是，委员会中的非外科医生成员（例如内科、麻醉科）和外科医生有同等的权力来决定一个病例是否适合手术。所有与会者的意见都会被认真考虑。

这种“平等声音”的设置不同于其他机

构的传统做法。我们的经验是，在大多数学术机构和脊柱外科实践中，外科医生掌握着主要的决策权。当需要决定是否进行外科手术时，他们经常不需要其他任何临床医生的参与就自己做出决策。在这种情况下，患者治疗团队的非手术成员经常只能尽量地完善患者的术前准备，并在术后尽量加强护理，但始终不清楚一个患者当初为什么被选择实施手术治疗。由于培训、患者暴露和经验的不同，这些团队参与者可能更敏锐地意识到术前决策过程中的关键因素，从而最大限度地提高患者安全性，降低并发症的风险。随着医学专业化程度的提高，我们相信，在时间紧迫的情况下，期待一个复杂脊柱外科医生能全面了解并有效控制每一个患者的心、肺、血液和肾的各种风险和并发症，是不现实的。

即使不是全体一致通过，SSTP 也要求取得所有参与会议者中大多数人的支持才能实施手术。这个协议的要求意味着基于影像学、体格检查以及临床病史似乎适合手术的患者可能因为会议审核团队中非手术成员提出的担心或疑虑而被视为不能安全耐受手术。SSTP 的发起人 [13] 坚定地断言这种做法侧重于消除决策过程中由政治或经济动机驱使的潜在偏见的影响，对于确保对每一个患者作出适当和安全的决定至关重要。

由于多学科会议审查过程，相当一部分复杂脊柱疾病患者被拒绝实施手术。在过去的 5 年中，参与 SSTP 会议审核过程的多学科医疗团队作出的决定，使大约 25% 的起初被提议有条件适合实施复杂外科手术的患者放弃了手术。当这种情况发生时，此病例将延期至进一步检查的完善，或者对这类患者提出并实施非手术治疗方案 [25]。在某些情况下，患者可能需要医疗优化或进一步的研究，然后才能作出可靠的最终决定。这些推迟的患者在会议讨论的基础上接受进一步的深入评估和预处理过程，然后被再次带回会议进行审核。

每个患者会议讨论的结果将被总结并放入病历中。首诊外科医生也会直接与患者讨论会议审核的结果。这一讨论促进了一个共同的决策过程，它重视并考虑到患者的关注点、看法和偏好。术前多学科会议旨在通过适当的患者选择和术前优化来减少许多潜在的短期和长期术后并发症。图 6.2 链接了术前多学科会议流程与其各步骤设计关注的主要风险。

骨质疏松症

骨质疏松症能显著影响复杂脊柱手术的预后 [26]。因此，在术前评估和决策过程中，患者的骨质状况是一个重要的考虑因素。所有患者术前都需要进行 DEXA 扫描。股骨颈 T 值是纳入考虑因素的主要骨量参考值。所有归为骨量减少的患者（T 值在 -1 到 -2.5 之间）都要考虑在手术时对两个部位进行骨水泥加强：上端固定椎（UIV）以及 UIV 近端的一个椎体。骨密度降低是成人脊柱侧凸患者产生近端交界性后凸的重要因素 [26]。对于任何 T 值小于 -2.5 的患者，除非伴有严重的神经系统损害或功能减退，否则团队不会推荐将手术作为合适的治疗方案。这部分骨质疏松症患者将去内分泌科就诊并由内分泌科团队评估基于特立帕肽的恰当治疗方案。

患者的术前优化及准备

一旦一位患者经会议讨论确定适合进行手术治疗，他就将进入 SSTP 的下一个阶段。所有手术患者将参加一个每月进行一次的由临床护士和脊柱畸形外科医生组织的 2 小时宣讲教育课。课程的重点是术后恢复期注意

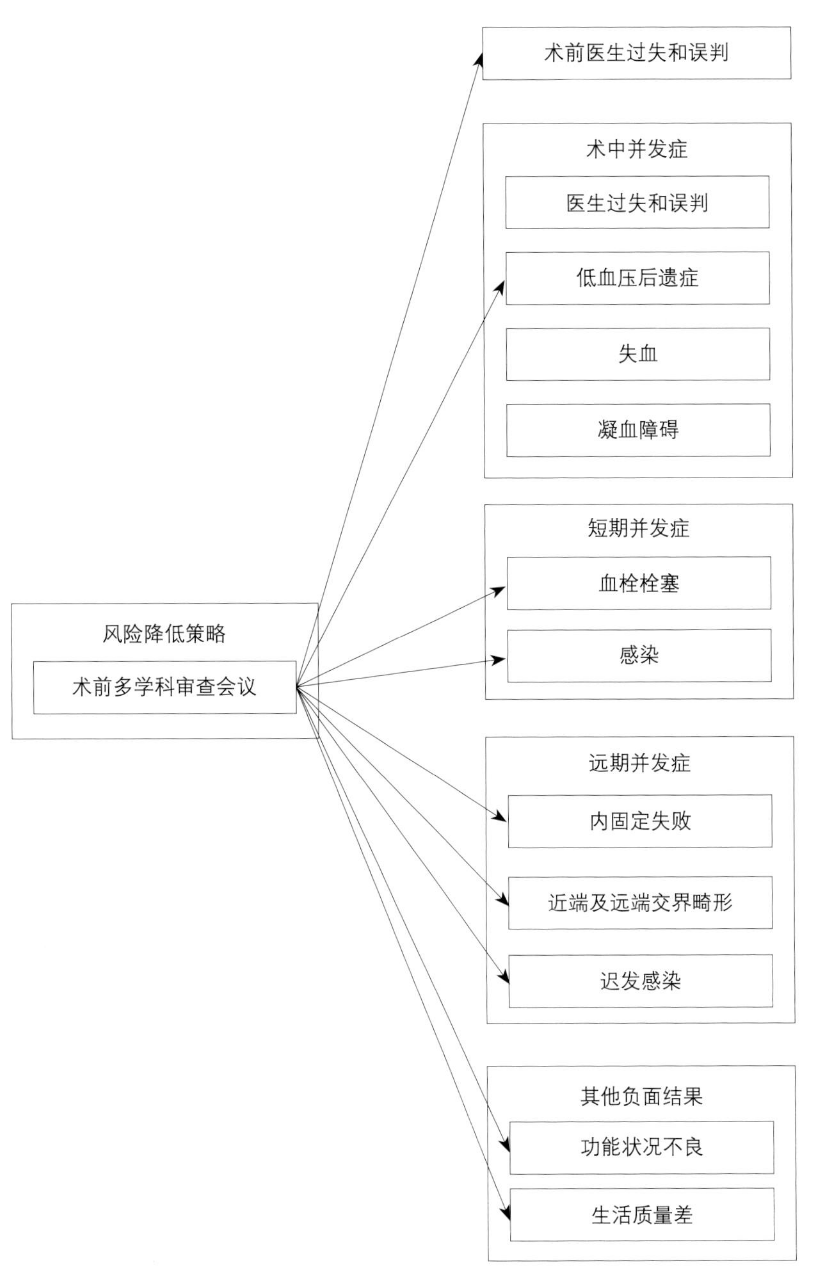

图 6.2 通过 SSTP 的术前多学科审查会议降低风险

事项，并包括一个问答环节以及分发印刷材料，从而促进内容的理解。然后，所有患者都参与一个冗长的知情同意程序，其中包括风险的详述。风险包括严重出血、感染、近端交界性脊柱后凸、内植物失败、术后神经损伤、脊柱手术过程中失明、卒中和死亡的可能性[3, 27-30]。

在这时，内科医生将进行更详细的术前

评估。依据患者需要和会议讨论结果，将根据美国心脏病学会和美国心脏协会围术期危险分层的指导原则，对这些患者进行进一步的心脏评估 [31]。如果需要，还将进行肺功能检测 [32]。如果患者术前血液检验及凝血功能正常，他们将行交叉配血并备 4 个单位浓缩红细胞及 4 个单位的冰冻血浆。如果评估团队发现红细胞比容或凝血功能异常，则需进行进一步内科及血液科相关检查。

麻醉科急性疼痛处理团队的成员也将评估所有患者从而进一步评定他们的痛域和制订目前疼痛治疗方案。这项分析为每一位患者量身定制了的个体化围术期镇痛方案。这些指导镇痛方案以及监督住院医师和进修医生团队的麻醉科主治医师与复杂脊柱外科手术团队关系紧密。因此这些麻醉科疼痛医师可以敏锐地发现这些患者可能面临的特殊问题。他们了解与每日查房的主要脊柱护理团队进行早期动员以及经常交流的重要性。

图 6.3 展示了一个综合整个术前评估过程的流程图。该图说明了以下三方面的过程步骤和关键决策点：①术前医疗评估；②多学科会议审查；③会议后进一步的术前评估活动。整个术前评估过程是多方面的、系统的、全面的和结构化的。

降低风险效果评估

最近发表的数据表明，即使在比以往公布的基准并发症发生率更低的医疗机构中，按照 SSTP 流程实施后也显著降低了并发症发生率 [13]。复杂脊柱手术患者中经过完整 SSTP 流程处理的治疗效果与未启用 SSTP 之前的手术患者效果相当。复杂脊柱外科手术中 SSTP 处理组总体并发症发生率为 16%，显著低于对照组总体 52% 的并发症发生率。SSTP 组术后 30 天非计划再手术率更低（0.8% 对比 12.5%），并且需要应用抗生素治疗的泌尿系统感染率显著降低（9.7% 对比 32.5%）[13]。

持续改进

SSTP 是基于持续改进的原则 [33-35]。高质量治疗效果和患者安全是 SSTP 首要优先考虑的问题。如果治疗团队成员以及研究人员发现了潜在的改进机会，那么这些改进措施将被讨论、试验并实施。为了持续提高复杂脊柱手术患者的安全性，所有参与治疗的成员都会投入精力提出意见，并由团队认真考量。不断消除这个详细过程中的无效措施，并提供充足的资源以确保过程的及时性和完整性，是十分重要的。举个例子，在早期的会议中，我们发现非手术团队成员在参与会议之前根本没机会查看患者目录，也无法确定重点观察项目。这导致我们在会议期间花很多时间用于梳理病历中的具体细节，以解决讨论过程中提出的问题。认清了这种低效模式后，现今每次会议的讨论目录都会在会议前 1 周拟定，与会者将了解外科医生准备在会议上讨论提出的外科手术方案，麻醉医生和内科医生也已经审阅过病历，可以参与讨论治疗过程中或者围术期关注的问题。每过一段时间，一个复杂脊柱外科团队成员将进行一个目标明确的过程回顾，从参与治疗的相关人员中收集信息，持续地找出这些有待改进的项目。通过不断地收集、跟踪和分析围术期数据，深入了解这个系统的效率和效果。最终结果将与最近公开发表的文献数据以及其他最优实例进行比较。数据和信息将被跟踪并在需要时进行调整。SSTP 的持续改进的发生是基于更广泛的医院治疗团队参与贡献的想法和见解。随着美国在全国范围推进高效的医疗，并传递以最大限度地提高医疗质量为目标的积极策略，可以吸引患者并推动长期实践成功 [36]。

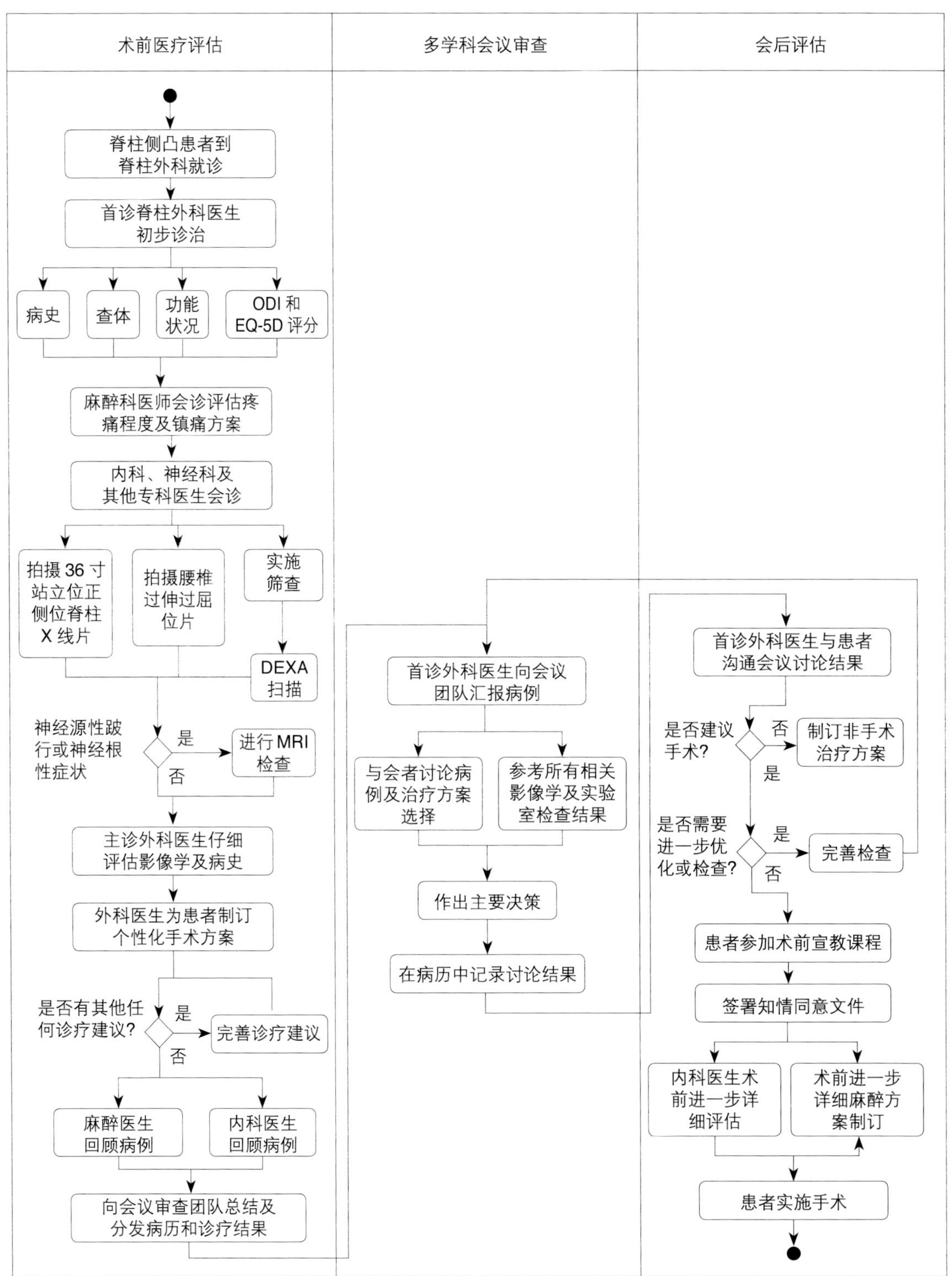

图 6.3 描述整个术前评估过程和关键决策点的流程图

结　论

术前评估对于给成人腰椎侧凸患者提供适当和安全的治疗是至关重要的。术前评估包括全面的术前医学检查、多学科医学专家会诊、现场多学科病例汇报讨论、后续专科医疗复审，以及持续改进措施，降低了一系列并发症风险。在治疗成人脊柱侧凸的复杂脊柱手术中，系统地进行多学科的术前评估对于提高疗效和安全性至关重要。

（高　博　译　吴继功　审校）

参考文献

1. Acosta FL et al. Morbidity and mortality after spinal deformity surgery in patients 75 years and older: complications and predictive factors: clinical article. J Neurosurg Spine. 2011;15(6):667–74. doi:10.3171/2011.7.SPINE10640.
2. Bertram W, Harding I. Complicatons of spinal deformity and spinal stenosis surgery in adults greater than 50 years old. J Bone Joint Surg (British Volume). 2012;94(Suppl X):105.
3. Cho SK et al. Major complications in revision adult deformity surgery: risk factors and clinical outcomes with 2- to 7-year follow-up. Spine (Phila Pa 1976). 2012;37(6):489–500. doi:10.1097/BRS.0b013e3182217ab5.
4. Daubs MD, Lenke LG, Cheh G, Stobbs G, Bridwell KH. Adult spinal deformity surgery: complications and outcomes in patients over age 60. Spine (Phila Pa 1976). 2007;32(20):2238–44.
5. Glassman SD et al. The impact of perioperative complications on clinical outcome in adult deformity surgery. Spine (Phila Pa 1976). 2007;32(24):2764–70.
6. Schwab FJ et al. Risk factors for major peri-operative complications in adult spinal deformity surgery: a multi-center review of 953 consecutive patients. Eur Spine J. 2012;21(12):2603–10. doi:10.1007/s00586-012-2370-4.
7. Lenke LG, Fehlings MG, Schaffrey CI, Cheung KM, Carreon LY. Prospective, multicenter assessment of acute neurologic complications following complex adult spinal deformity surgery: The Scoli-Risk-1 Trial. Spine J. 2013;13(9):S67, http://dx.doi.org/10.1016/j.spinee.2013.07.187.
8. Tormenti MJ et al. Perioperative surgical complications of transforaminal lumbar interbody fusion: a single-center experience. J Neurosurg Spine. 2012;16(1):44–50. doi:10.3171/2011.9.SPINE11373.
9. Halpin RJ et al. Standardizing care for high-risk patients in spine surgery: the Northwestern high-risk spine protocol. Spine (Phila Pa 1976). 2010;35(25):2232–8. doi:10.1097/BRS.0b013e3181e8abb0.
10. Lee MJ et al. Risk factors for medical complication after lumbar spine surgery: a multivariate analysis of 767 patients. Spine (Phila Pa 1976). 2011;36(21):1801–6.
11. Charosky S, Guigui P, Blamoutier A, Roussouly P, Chopin D. Complications and risk factors of primary adult scoliosis surgery: a multicenter study of 306 patients. Spine (Phila Pa 1976). 2012;37(8):693–700. doi:10.1097/BRS.0b013e31822ff5c1.
12. Sansur CA et al. Scoliosis research society morbidity and mortality of adult scoliosis surgery. Spine (Phila Pa 1976). 2011;36(9):E593–7. doi:10.1097/BRS.0b013e3182059bfd.
13. Sethi RK, et al. The seattle spine team approach to adult deformity surgery: a systems-based approach to perioperative care and subsequent reduction in perioperative complication rates. Spine Deformity. 2014;2:95–103, http://dx.doi.org/10.1016/j.jspd.2013.12.002.
14. Yu X, Xiao H, Wang R, Huang Y. Prediction of massive blood loss in scoliosis surgery from preoperative variables. Spine (Phila Pa 1976). 2013;38(4):350–5. doi:10.1097/BRS.0b013e31826c63cb.
15. Guay J, Haig M, Lortie L, Guertin MC, Poitras B. Predicting blood loss in surgery for idiopathic scoliosis. Can J Anesth. 1994;41(9):775–81.
16. Baldus CR, Bridwell KH, Lenke LG, Okubadejo GO. Can we safely reduce blood loss during lumbar pedicle subtraction osteotomy procedures using tranexamic acid or aprotinin? A comparative study with controls. Spine (Phila Pa 1976). 2010;35(2):235–9. doi:10.1097/BRS.0b013e3181c86cb9.
17. Modi HN, Suh SW, Hong JY, Song SH, Yang JH. Intraoperative blood loss during different stages of scoliosis surgery: a prospective study. Scoliosis. 2010;5:16. doi:10.1186/1748-7161-5-16.
18. Elgafy H, Bransford RJ, McGuire RA, Dettori JR, Fischer D. Blood loss in major spine surgery: are there effective measures to decrease massive hemorrhage in major spine fusion surgery? Spine (Phila Pa 1976). 2010;35(9 Suppl):S47–56. doi:10.1097/BRS.0b013e3181d833f6.
19. Allen RT et al. An evidence-based approach to spine surgery. Am J Med Qual. 2009;24(6 Suppl):15S–24S. doi:10.1177/1062860609348743.
20. Ames CP, et al. Perioperative outcomes and complications of pedicle subtraction osteotomy in cases with single versus two attending surgeons. Spine Deformity. 2013;1(1):51–58, http://dx.doi.org/10.1016/j.jspd.2012.10.004.
21. Baig MN et al. Vision loss after spine surgery: review of the literature and recommendations. Neurosurg Focus. 2007;23(5):E15.
22. Schwab F et al. Scoliosis research society-schwab adult spinal deformity classification: a validation study. Spine (Phila Pa 1976). 2012;37(12):1077–82. doi:10.1097/BRS.0b013e31823e15e2.
23. Rabin R, de Charro F. EQ-SD: a measure of health status from the EuroQol Group. Ann Med. 2001;33(5):337–43.

24. Rihn JA et al. Defining value in spine care. Am J Med Qual. 2009;24(6 Suppl):4S–14S. doi:10.1177/1062860609349214.
25. Sethi RK, Lavine S, Leveque JC, et al. A multidisciplinary adult spinal deformity preoperative conference leads to a significant rejection rate, in International Meeting of Advanced Spine Techniques (IMAST), Copenhagen, Denmark; 2011.
26. Yagi M, King AB, Boachie-Adjei O. Incidence, risk factors, and natural course of proximal junctional kyphosis: surgical outcomes review of adult idiopathic scoliosis. Minimum 5 years of follow-up. Spine. 2012;37(17): 1479–89. doi:10.1097/BRS.0b013e31824e4888.
27. Drazin D et al. Complications and outcomes after spinal deformity surgery in the elderly: review of the existing literature and future directions. Neurosurg Focus. 2011;31(4):E3. doi:10.3171/2011.7.FOCUS11145.
28. Li G et al. Adult scoliosis in patients over sixty-five years of age: outcomes of operative versus nonoperative treatment at a minimum two-year follow-up. Spine (Phila Pa 1976). 2009;34(20):2165–70. doi:10.1097/BRS.0b013e3181b3ff0c.
29. Weiss HR, Goodall D. Rate of complications in scoliosis surgery – a systematic review of the Pub Med literature. Scoliosis. 2008;3(9):254. doi:10.1186/1748-7161-3-9.
30. Sciubba DM et al. A comprehensive review of complication rates after surgery for adult deformity: a reference for informed consent. Spine Deformity. 2015;3(6):575–94.
31. Eagle KA, Berger PB, Calkins H, et al. ACC/AHA guideline update for perioperative cardiovascular evaluation for noncardiac surgery - Executive summary: a report of the American College of Cardiology/ American Heart Association Task Force on Practice Guidelines (Committee to update the 1996 guidelines on perioperative cardiovascular evaluation for noncardiac surgery). J Am Coll Cardiol. 2002;39:542–53.
32. Jackson RP, Simmons EH, Stripinis D. Coronal and sagittal plane spinal deformities correlating with back pain and pulmonary function in adult idiopathic scoliosis. Spine (Phila Pa 1976). 1989;14:1391–7.
33. Varkey P, Reller MK, Resar RK. Basics of quality improvement in health care. Mayo Clin Proc. 82(6):735–9. doi:10.4065/82.6.735.
34. Nelson-Peterson DL, Leppa CJ. Creating an environment for caring using lean principles of the virginia mason production system. J Nurs Adm. 2007;37(6):287–94.
35. Womack JP, Jones DT. Lean thinking: banish waste and create wealth in your corporation. New York: Simon and Schuster; 2010.
36. Porter ME. What is value in healthcare? N Engl J Med. 2010;363(26):2477–81.

第 7 章　成人腰椎侧凸的非手术治疗

Jonathan Falakassa, Serena S. Hu

随着 65 岁以上年龄的老年人口的增加，成人腰椎畸形的发病率攀升。由于骨质疏松、患者不愿意轻易接受手术的意愿和手术治疗高风险等原因，对有症状的腰椎畸形患者首先采取保守治疗逐渐被外科医生所采纳。很多种类的医疗保险也要求医生在采取手术治疗前应记录保守治疗无效的病史。目前类固醇激素注射、物理治疗、支具和非甾体类抗炎药物的应用是非手术治疗的主要手段，但究竟哪一种治疗方式最有效仍存在争议。目前也少有文献来支持非手术治疗的有效性。

硬膜外注射类固醇激素的应用近来快速增加，从 1999 年到 2009 年每年增长 90 万例左右[1]，用来治疗腰椎管狭窄和成人腰椎畸形导致的神经根病变引起的疼痛。引起椎管狭窄的退变疾病发生在退变性侧凸畸形之前[2]。退变导致的腰椎管狭窄也可以由脊柱畸形引起。硬膜外注射类固醇激素广泛用于治疗腰椎管狭窄患者由神经源性疾病引起的下肢疼痛及跛行，但尚缺乏针对其有效性和安全性的研究。一项有 400 名腰椎管狭窄患者随机接受硬膜外注射类固醇激素 + 利多卡因或单纯注射利多卡因的双盲多中心研究发现 6 周后两组患者的 RMDQ 问卷（Roland-Morris Disability Questionnaire）评分和下肢疼痛评分不存在显著差异[3]，表明硬膜外注射糖皮质激素 + 利多卡因与单纯注射利多卡因类似，其效果有限且维持时间较短。

腰椎根性痛可以由椎间孔狭窄、椎间盘突出或小关节囊增生等压迫引起，硬膜外注射类固醇激素用来治疗根性痛也似乎更有应用前景。Cooper 等对 61 位超过 10° 退变性侧凸伴有根性痛的患者行经椎间孔的硬膜外类固醇激素注射治疗后，进行回顾性研究来探索其有效性[4]。在此项研究中，需要同时满足临床结果与在等级评分、简易疼痛和简易功能评分至少 2 分的改善才可以定义为满意的疗效。结果显示 59.6% 的患者在 1 周后对疗效满意，而在 1 个月、1 年、2 年后则分别为 55.8%、37.2% 和 27.3%（$P < 0.01$）。但本研究由于采用回忆性的信息使得结论受限。另一项前瞻性研究比较了对椎间盘突出患者和根性痛患者采用经椎间孔注射类固醇激素 + 局麻药、单纯局麻药、生理盐水和肌内注射类固醇激素或生理盐水等方式的疗效[5]，对患者和评估者采用双盲，结果显示 1 个月的治疗后至少 50% 的患者疼痛缓解。经椎间孔注射类固醇激素组疼痛缓解率（54%）高于经椎间孔注射局麻药组（7%），经椎间孔注射生理盐水组（19%）、肌内注射类固醇激素组（21%）、肌内注射生理盐水组（13%）。患者功能显著提升、其他治疗措施应用减少证实疼痛有效缓解，结果与急慢性根性痛患者相当。然而，一段时间后疼痛缓解的患者逐渐减少，在 12 个月时只有 25% 的患者有缓解。总之，只有三级证据可以表明经椎间孔注射类固醇激素可以治疗神经根性病变或成人腰椎畸形引起的椎管狭窄症。

成人退变性侧凸的小关节病变被认为是引起慢性疼痛的常见原因，针对小关节炎的保守治疗方法有关节内注射、小关节神经阻滞和射频消融术。尽管这些技术频繁应用于治疗小关节病变，但缺少证据支持。在Manchikanti的系统回顾研究中，应用21项随机对照研究和5项观察研究来分析治疗措施的有效性。以达到长期的疗效（>6个月的疼痛缓解）视为满意，射频消融和小关节神经阻滞的证据水平达到2级，而腰骶关节内注射则为3级[6]。

物理治疗同样是成人腰椎侧凸的常见保守治疗方法，在1999年到2009年间每年应用物理治疗的退变性腰椎疾病患者增加140万例[1]。在Barrios的一项临床研究中，应用物理治疗Cobb角在25°~65°的成人退变性侧凸的患者纠正侧凸和控制疼痛[7]，先后尝试热疗、普通牵引和对侧凸顶椎施加压力的牵引装置，并根据需要使用非甾体类抗炎药进行20~60次的物理治疗，并将预后与侧凸对照组比较（对照组的治疗方法不详）。作者发现试验组（38.75%）侧凸角度较对照组（18.75%）有显著的统计学改善，且疼痛患者的比例从接受治疗前的77%下降到到治疗后7%，患者的疼痛得到了显著的改善。然而，由于疼痛评估方法、治疗方式和阅片人员描述不详，使得研究结论难以推广到特定人群。另一项研究对骨骼成熟的侧凸患者进行特定的功能锻炼[8]，4年间向凹侧推压侧凸，但患者的侧凸角度基本保持不变或轻微改善，并未能展现出物理治疗的效果。

1920年提出的Schtoth法是另一项应用于侧凸矫正的功能锻炼方法，是一种注重于姿势和呼吸方式矫正的康复训练方法。尽管近来被重新应用于侧凸的治疗，但还是缺乏治疗有效性的证据。在一项病例报道中指出，对一位26岁Cobb角20.5°的女性应用Schroth法8周治疗背部疼痛，其侧凸角度由20.5°减小到16.3°，VAS评分由5分减小到1分，但是这仅仅是单个病例的8周随访发现。总之，应用物理方法治疗侧凸的证据等级为4级（弱）。

同样缺少证据支持脊柱推拿方法对侧凸治疗的效果。有个案报道过2位成人侧凸患者，Cobb角分别为40°和63°，伴有腰背部疼痛，应用推拿治疗来缓解疼痛[10]，这项研究也指出推拿可以延缓侧凸的畸形进展。但疼痛缓解仅仅是主观感受，延缓侧凸进展也只是个例，因此推拿对侧凸治疗的有效性证据等级为5级（弱且有限）。

支具治疗是一种广泛被采用的阻止骨骼未成熟型青少年特发性脊柱侧凸进展的治疗方法[11]，然而对骨骼成熟的腰椎侧凸无效。一项个案报道中对一例神经源性跛行的成人侧凸患者应用腰骶支具，短期随访发现可以增加行走距离，但疼痛缓解较小[12]。同一作者另一项研究中，对29例平均年龄41岁、Cobb角37°的女性行腰骶支具治疗，在平均7.5个月的随访时间内，患者可以感受到即刻但短暂的疼痛缓解，有22例患者在随访期间停止佩戴支具。另一项观察性研究中，67例侧凸或后凸的慢性腰背痛患者（>24个月）应用矢状面矫形支具[14]，短期随访发现支具可以增加腰椎前凸改善矢状面平衡来缓解疼痛，但6个月后并无明显差异。这些发现也被研究退变性侧凸合并椎管狭窄的参数研究所证实[15]，在这些研究中，应用腰骶或胸腰骶支具可以短暂地缓解疼痛，但是由于其导致肌肉的废用而对阻止侧凸进展无效。基于有限的研究和缺乏有效证据，支具治疗成人侧凸的证据等级为4级（非常弱）。

支具导致的肌肉的去适应和脊柱的承重减少是绝经后女性骨质疏松的潜在风险。充足的营养和适当的负重活动增加脊柱的受力，辅以适当的药物治疗，是此类人群进行支具治疗的合适选择。

非甾体类抗炎药、肌松药、麻醉药通常会用于成人腰椎侧凸的止痛，间歇性口服可以治疗急性或慢性骨骼肌肉性疼痛。先前的研究发现非甾体类抗炎药比安慰剂可以更加有效地治疗退变性脊柱病变引起的下腰痛[16]，但肌松药和麻醉药未被证实有此效果。最近一项随机对照双盲研究中，对急性、非创伤性、非根性下腰痛患者，将环苯扎林或羟考酮加入到萘普生应用在 1 周的随访中不能有效地改善功能和疼痛[17]。另一项随机对照双盲研究也证实盐酸羟吗啡酮或丙氧芬不比安慰剂更有效[19]。考虑到缺乏支持麻醉药应用的证据和长期应用的潜在风险，不建议应用麻醉药作为保守治疗的常规方法。

应用加巴喷丁治疗神经根性下腰痛效果值得期待，最近的一项多中心随机对照研究评估了 145 例继发于腰椎管狭窄和腰椎间盘突出的腰骶神经根性痛患者应用硬膜外注射类固醇激素或加巴喷丁治疗腰骶神经根性痛的临床效果，结果显示 1 个月后接受注射患者的效果略优于对照组，但主要的预后指标（1 个月和 3 个月后下肢疼痛）无显著差异。然而，两项治疗的效果因缺乏安慰剂对照而很难评估。

近期的文献报道非手术治疗的成本高且对生活质量提高有限[21]。在前瞻性的队列研究中对保守治疗的成人侧凸患者进行 2 年的随访，收集数据包括侧凸类型、非手术治疗（包括药物、物理治疗、锻炼、注射 / 阻滞、推拿、疼痛管理、支具和卧床休息）的次数，结果显示在 2 年的非手术治疗期间花费 10 815 美元，费用并未明显提高。但是相对于未接受治疗人群，非手术治疗患者的健康相关生活质量（HRQOL）也并无显著改善。但是此项研究的意义在于提示没有接受治疗的个体可发生病情的恶化，因此不能随意处置。

由于非手术治疗的高成本，最近的研究开始关注于让医生更好地理解哪些成人侧凸人群最适合非手术治疗。国际脊柱侧凸研究协会应用 SRS（Scoliosis Research Society）-22 问卷对多中心数据库中 215 例患者进行健康相关生活质量调查（HRQOL）[22]，发现 SRS 评分低（3.0：3.6）和胸腰段冠状面畸形小（29.6°：36.5°）的患者适合非手术干预。SRS 疼痛评分高、胸腰段畸形严重与椎体倾斜、非手术治疗无效关系密切。

成人退变性脊柱侧凸的治疗一直具有挑战性，认清疼痛的来源对治疗至关重要，而鉴别退变或侧凸引起的疼痛来源通常困难重重。因患者的年龄、骨量、复杂的冠状面和矢状面矫形手段应用导致手术治疗的并发症发生率居高不下，非手术治疗更适用于伴有轻度或中度疼痛的成年患者和不适合手术的老年患者。尽管缺少证明非手术治疗效果的 1 级证据，在伴有各种基础疾病、高龄、骨质疏松、社会交际能力或经济基础薄弱的高危人群中避免复杂的矫形手术治疗依旧是合理可取的。未来非常有必要研究最适合非手术治疗和手术治疗的病患人群，以期达到个体化的治疗目标。

（杨依林　宋元进 译　魏显招　李　明 审校）

参考文献

1. O'Lynnger TM, Zuckerman SL, Morone PJ, Dewan MC, Vasquez-Castellanos RA, Cheng JS. Trends for spine surgery for the elderly: implications for access to healthcare in North America. Neurosurgery. 2015;77(Suppl 4):S136–41. doi:10.1227/NEU.
2. Crawford 3rd CH, Glassman SD. Surgical treatment of lumbar spinal stenosis associated with adult scoliosis. Instr Course Lect. 2009;58:669–76.
3. Friedly JL, Comstock BA, Turner JA, Heagerty PJ, Deyo RA, Sullivan SD, Bauer Z, Bresnahan BW, Avins AL, Nedeljkovic SS, Nerenz DR, Standaert C, Kessler L, Akuthota V, Annaswamy T, Chen A, Diehn F, Firtch W, Gerges FJ, Gilligan C, Goldberg H, Kennedy DJ, Mandel S, Tyburski M, Sanders W, Sibell D, Smuck M, Wasan A, Won L, Jarvik JG. A randomized trial of epidural glucocorticoid injections for spinal stenosis. N Engl J Med. 2014;371(1):11–21. doi: 10.1056/NEJMoa1313265. Erratum in: N Engl J Med. 2014 Jul 24;371(4):390.

4. Cooper G, Lutz GE, Boachie-Adjei O, et al. Effectiveness of transforaminal epidural steroid injections in patients with degenerative lumbar scoliotic stenosis and radiculopathy. Pain Physician. 2004;7:311–7.
5. Ghahreman A, Ferch R, Bogduk N. The efficacy of transforaminal injection of steroids for the treatment of lumbar radicular pain. Pain Med. 2010;11(8):1149–68. doi:10.1111/j.1526-4637.2010.00908.x.
6. Manchikanti L, Kaye AD, Boswell MV, Bakshi S, Gharibo CG, Grami V, Grider JS, Gupta S, Jha SS, Mann DP, Nampiaparampil DE, Sharma ML, Shroyer LN, Singh V, Soin A, Vallejo R, Wargo BW, Hirsch JA. A systematic review and best evidence synthesis of the effectiveness of therapeutic facet joint interventions in managing chronic spinal pain. Pain Physician. 2015;18(4):E535–82.
7. Barrios C, Lapuente JP, Sastre S. Treatment of chronic pain in adult scoliosis. Stud Health Technol. 2002;88:290–303.
8. Mamyama T, Kitagawai T, Takeshita K, et al. Side shift exercise for idiopathic scoliosis after skeletal maturity. Stud Health Technol. 2002;91:361–4.
9. Yang JM, Lee JH, Lee DH. Effects of consecutive application of stretching, Schroth, and strengthening exercises on Cobb's angle and the rib hump in an adult with idiopathic scoliosis. J Phys Ther Sci 2015;27(8):2667–9. doi: 10.1589/jpts.27.2667. Epub 2015 Aug 21.
10. Tarola GA. Manipulation for the control of back pain and curve progression in patients with skeletally mature idiopathic scoliosis: two cases. J Manipulative Physiol Ther. 1994;17:253–7.
11. Weinstein SL, Dolan LA, Wright JG, Dobbs MB. Effects of bracing in adolescents with idiopathic scoliosis. N Engl J Med 2013;369(16):1512–21. doi: 10.1056/NEJMoa1307337. Epub 2013 Sep 19.
12. Weiss H-R, Dallmayer R. Brace treatment of spinal claudication in an adult with lumbar scoliosis-a case report. Stud Health Technol. 2006;123:586–9.
13. Weiss H-R, Dallmayer R, Stephan C. First results of pain treatment in scoliosis patients using a sagittal realignment brace. Stud Health Technol. 2006;123: 582–5.
14. Weiss HR, Werkmann M. Treatment of chronic low back pain in patients with spinal deformities using a sagittal re-alignment brace. Scoliosis. 2009;4:7. doi:10.1186/1748-7161-4-7.
15. Avraam Ploumis MD, Ensor E, Transfledt MD, Francis Denis MD. Degenerative lumbar scoliosis associated with spinal stenosis. Spine J. 2007;7(4):428–36. doi:10.1016/j.spinee.2006.07.015.
16. Roelofs PD, Deyo RA, Koes BW, Scholten RJ, van Tulder MW. Nonsteroidal anti-inflammatory drugs for low back pain: an updated cochrane review. Spine (Phila Pa 1976). 2008;33(16):1766–74. doi:10.1097/BRS.0b013e31817e69d3.
17. Friedman BW, Dym AA, Davitt M, Holden L, Solorzano C, Esses D, Bijur PE, Gallagher EJ. Naproxen with cyclobenzaprine, oxycodone/acetaminophen, or placebo for treating acute low back pain: a randomized clinical trial. JAMA. 2015;314(15):1572–80. doi:10.1001/jama.2015.13043.
18. Mesfin A, Lenke LG, Bridwell KH, Akhtar U, Jupitz JM, Fogelson JL, Hershman SH, Kim HJ, Koester LA. Does preoperative narcotic use adversely affect outcomes and complications after spinal deformity surgery? A comparison of nonnarcotic- with narcotic-using groups. Spinc J. 2014;14(12):2819–25. doi: 10.1016/j.spinee.2014.03.049. Epub 2014 Apr 4.
19. Markman JD, Gewandter JS, Frazer ME, Murray NM, Rast SA, McDermott MP, Chowdhry AK, Tomkinson EJ, Pilcher WH, Walter KA, Dworkin RH. A randomized, double-blind, placebo-controlled crossover trial of oxymorphone hydrochloride and propoxyphene/acetaminophen combination for the treatment of neurogenic claudication associated with lumbar spinal stenosis. Spine (Phila Pa 1976). 2015;40(10):684–91. doi:10.1097/BRS.0000000000000837.
20. Cohen SP, Hanling S, Bicket MC, White RL, Veizi E, Kurihara C, Zhao Z, Hayek S, Guthmiller KB, Griffith SR, Gordin V, White MA, Vorobeychik Y, Pasquina PF. Epidural steroid injections compared with gabapentin for lumbosacral radicular pain: multicenter randomized double blind comparative efficacy study. BMJ. 2015;350:h1748. doi:10.1136/bmj.h1748.
21. Glassman SD, Carreon LY, Shaffrey CI, Polly DW, Ondra SL, Berven SH, Bridwell KH. The costs and benefits of nonoperative management for adult scoliosis. Spine (Phila Pa 1976). 2010;35(5):578–82. doi:10.1097/BRS.0b013e3181b0f2f8.
22. Liu S, Diebo BG, Henry JK, Smith JS, Hostin R, Cunningham ME, Mundis G, Ames CP, Burton D, Bess S, Akbarnia B, Hart R, Passias PG, Schwab FJ, Lafage V; International Spine Study Group (ISSG). The benefit of non-operative treatment for adult spinal deformity: identifying predictors for reaching a minimal clinically important difference. Spine J. 2015. pii: S1529-9430(15)01628–9. doi: 10.1016/j.spinee.2015.10.043.

第 8 章　成人腰椎侧凸的脊柱序列重建

Pouya Alijanipour, Hongda Bao, Frank Schwab

引　言

成人脊柱畸形（adult spinal deformity，ASD）在人群中的发病率约为 32%，在 60 岁以上老年人中的发病率约为 68%[1]。考虑到发达国家人均预期寿命的延长，ASD 的发病率和其社会及经济影响将会进一步提高[2]。

一项大规模的调查研究显示，相比于其他诸如骨关节炎、充血性心力衰竭、慢性阻塞性肺疾病、糖尿病等慢性疾病，ASD 患者的躯体健康评分（PCS）及健康状况调查问卷简表（SF-36）评分都更低[3-5]，最为显著的是在 SF-36 评分中的疼痛维度。一项基于美国 ASD 的研究显示，PCS 及 SF-36 评分降低与 SVA 的增加相关[4]。

手术治疗能够改善 ASD 患者的健康相关生活质量（HRQOL）评分，这有明确的临床统计学意义[6]。其他保守治疗在改善腰腿痛等症状的有效性上目前尚无定论[7-8]，且其在改善 HRQOL 方面的经济效益同样值得商榷[10]。尽管如此，近期的文献数据显示，对于轻型的 ASD，保守治疗 1 年仍然被认为有效[10]。考虑到该类患者的高龄、多种合并症、较低的生理机能储备、围术期的高并发症（高达 70%）[6]，ASD 患者手术适应证的选择尤为重要。

适应证选择

一些相关研究显示，如果适应证把握严格，手术治疗效果明显优于保守治疗[11]。行保守治疗无效的患者可考虑手术治疗。术前评估应包括症状、体征及影像学检查，而最为关键的是症状、体征与影像学相符。腰前凸的丢失、胸后凸的增加、椎体的旋转半脱位、L3 和 L4 的倾斜与严重的腰背痛明确相关[12]。一般来说，症状型的腰椎畸形合并冠状位大于 30° ~ 40° 的 Cobb 角、明确的畸形角度进展（＞10°）、侧凸合并滑脱（＞6 mm 或进展＞3 mm）可考虑手术治疗[13]。考虑到约一半左右的 ASD 腰腿痛患者可能合并神经症状，此类患者同样可以考虑手术治疗。有时候，进一步的检查同样是必要的，如封闭，其在诊断并明确疼痛责任节段上很有帮助，这对于疼痛来源不是很明确的 ASD 患者能够取得良好的术后疗效是极其重要的。

不同于定位、分型、严重的脊柱序列紊乱，患者的年龄、基础疾病、器官功能的机能储备决定了患者能否耐受全身麻醉手术及何种类型的手术（手术不同存在不同程度风险的并发症）。

除了需要评估患者手术相关风险，脊柱序列改变带来的相关问题同样需要引起注意。譬如，有些患者在大 SVA 的矢状位失平衡时缺乏骨盆后倾的代偿能力（小 PT 或骨盆前倾），这可能与患者骨盆及脊柱相关的屈肌与伸肌的不平衡相关，或者患者有可能存在髋关节的屈曲挛缩。对于此类患者，其在手术策略上同样需做出相应改变[14]。

手术目标

ASD 患者的手术目的是减轻患者疼痛及功能残障，让其拥有其期望的生理功能及生活质量。为实现此目标，除了适当的减压，改善并纠正患者的整体及局部脊柱序列同样是必要的。严格的评估建立在对中轴骨骼系统整体代偿的理解的基础之上，头颅、脊柱、骨盆、下肢在不同姿势下如何相互关联是最为核心的知识。术前评估包括详细的病史、体格检查，影像学包括自然站立位的脊柱全长片（例如 EOS 技术[15]）和脊柱冠状位及矢状位的动力位片（bending 位及过伸过屈可用于评估畸形的柔韧度及稳定性）。除此之外，手术目标应根据患者的年龄、健康状态、脊柱固有形态进行适当调整，患者的手术预期（活动能力及外观）同样重要。因此，每个 ASD 患者的矫形目标都应该个体化。

手术设计

ASD 患者的手术设计非常具有挑战性，因为该疾病具有病程进展的复杂性、治疗策略的多样性、治疗个体化的重要性，最为关键的是，何种脊柱序列才是最理想的，这很难明确定义，而且，有时候这也是很不明确的。

在临床症状、体征评估之后，应进行患者冠状位及矢状位的影像学测量。最重要的一个环节就是确定疾病或畸形的原因及其相关的代偿机制。尽管继发代偿是原发病因代偿的结果，但二者均引起了相应畸形。譬如，在绝大多数退行性 ASD 及矢状位的失代偿患者中，发病原因是脊柱骨盆代偿的不匹配（PI-LL 不匹配），其发病根源在于下腰椎间盘的退变及高度的丢失导致了腰椎前凸的丢失，而腰椎前凸的丢失引起 LL-PI 的不匹配进一步导致了诸如胸椎后凸的减小、骨盆的后倾、髋关节的伸展、膝关节的屈曲等代偿[16-17]（图 8.1）。这些代偿在原发畸形的矫形改善之后会有不同程度的恢复（前提是代偿的脊柱节段或关节未僵硬或强直）。令人遗憾的是，在长期代偿后，一些关节活动度不再如前甚至僵硬强直，在这种情况下，就需要额外考虑到这些丢失的功能，进而调整相应的矫形方案和脊柱序列的重建。

为精确地评估畸形的影像学，一些测量和重建电脑软件很有帮助。现在大多数影像资料储存系统都会自带一些测量长度及角度的工具软件，这可以用来测量前面章节所提到的一些影像学参数。对于需要测量脊柱 - 骨盆参数的广大脊柱外科医生，Surgimap 软件（Nemaris, New York, USA）是另外一个不错的选择，该软件是专为脊柱相关参数开发并已经得到实践检验的软件（如图 8.2 所示，十几次点击鼠标即可描述整个矢状位相关序列参数）。OrthoView 和 SpineView 是更为复杂的软件，它们各有优势并可用于不同目的的测量。

脊柱序列的重建目标

尽管理想姿势的特征并未被定义，但健康人群站立位的脊柱局部及整体影像学参数的参考值范围已被广泛描述[18-23]。

基于健康相关生活质量评分（如 ODI）的相关研究，无论是健康人群还是 ASD 患

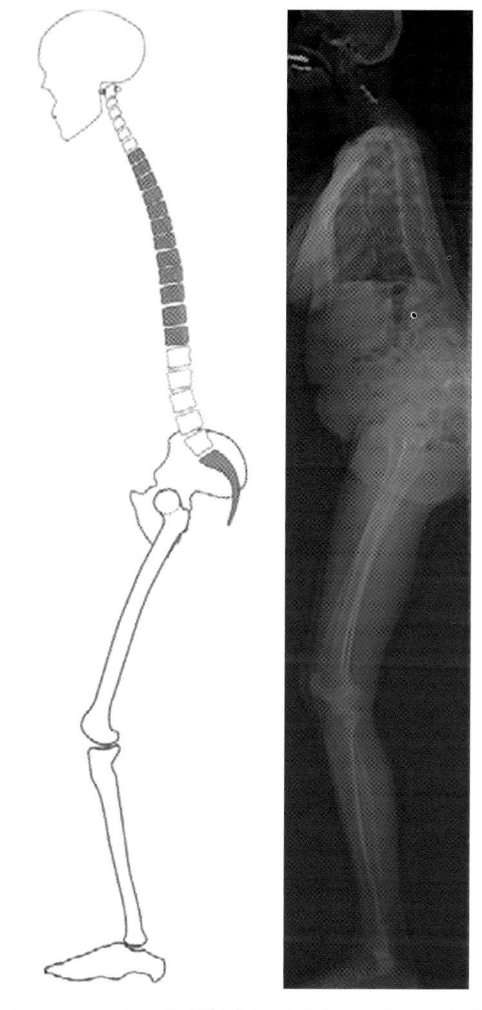

图 8.1 ASD 患者代偿机制示意图和 X 线片：骨盆后倾，胸椎后凸减小，膝关节屈曲

者，其矢状位相关影像学参数与活动能力均有明确相关性[12, 24-25]。多中心的前瞻性研究已证实，LL-PI 的不匹配、SVA、PT 为与 HRQOL 最为相关的矢状位参数[26]。严重的功能残障（ODI＞40）相对应的这些参数的范围值已被确定，有其中一项或多项值超过正常范围的患者很可能因其功能残障接受手术治疗[26]。尽管这些不同中心制订的大同小异的参考值范围被用以作为矢状位重建的标准，但是脊柱外科医生仍需要进一步理解并探索脊柱 - 骨盆 - 下肢的代偿机制，并制订出更为全面准确的计算公式。

冠状位序列

尽管冠状位 Cobb 角的大小与 HRQOL 相关性并不高，但有证据证实，其他一些冠状位参数（如 L3 和 L4 的倾斜度）、顶椎的位置、侧方旋转及滑移、冠状位整体失平衡距离（颈 7 铅垂线与骶骨中垂线的水平距离，C7PL-CSVL，CT plumb line-central sacral vertical line）与患者生活质量有较强的相关性[12, 27]。有文献指出，侧方滑移及整体冠状位失平衡的距离其可接受的范围分别为 7 mm 和 4 ~ 5 cm，不过这些参数范围还未得到其他单位研究的证实[28]。最近，Bao 等推荐了基于 C7PL-CSVL 数值（3 cm）及失平衡方向（凹侧或凸侧）的冠状位整体失平衡的分型（图 8.3）[29]。

矢状位序列（图 8.4）

- PI-LL 匹配不良

骨盆入射角 - 腰椎前凸角（pelvic incidence–lumbar lordosis，PI-LL）代表了骨盆形态与腰椎的协调关系，其与 HRQOL 有很强的相关性[26]。PI 是骨盆形态学参数，其直接决定了骶骨上终板的方向和角度（骶骨倾斜角，SS）。骶骨终板的角度又决定了腰椎前凸（骶骨终板与 L1 上终板的夹角）的角度及方向。因此，对于一个正常的健康人而言，在其骨盆未参与矢状位代偿的情况下，大 PI 个体将有大的 SS（骶骨终板更为垂直），因此其也将有更大的腰前凸。正常健康人群中，LL 与 PI 差异应在 10° 以内。一般来讲，基于 ASD 患者的 HRQOL 评分及残障指数与 PI-LL 相关，应该将患者的 LL 恢复至 PI-10° 之内[30]。但是，在临床实践中，对于大 PI 的个体而言应将其 LL 恢复

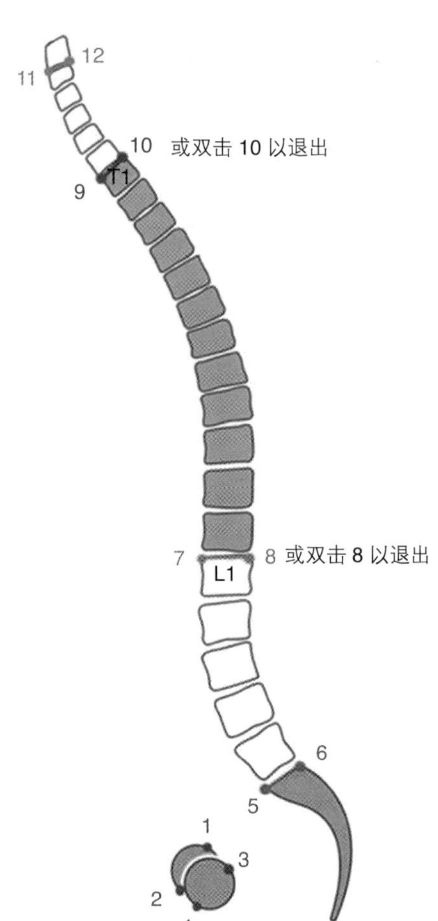

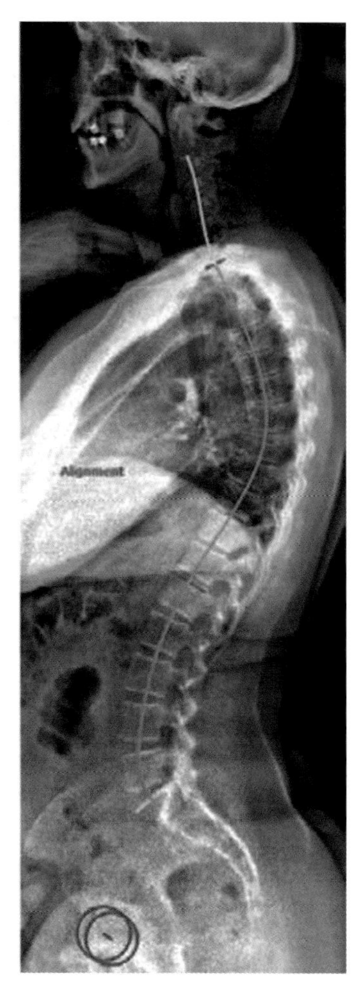

图 8.2　利用 Surgimap® 测量矢状位脊柱序列

至 PI-10° 以避免腰前凸的过度矫正，而对于小 PI 患者而言，应将 LL 恢复至 PI + 10° 以避免腰前凸矫正不足。除此之外，LL 的矫正不仅需要参考 PI，同样应该考虑胸椎形态及后凸角度的大小。在一些胸后凸增大的患者中，为维持整体矢状面的相对平衡，腰前凸需要代偿性地加大。所以，对于涉及到胸段的畸形（平背或胸后凸加大），矫正 LL 时不但要考虑 PI，同样需要重视胸椎后凸（TK）。近期，Schwab 和 Lafage 团队提供了一个理论腰前凸的计算公式：$tLL=(TK+PI)/2+10$，该公式的合理性正在进一步验证。

- SVA

SVA 反映了颈 7 与骶骨终板的水平距离，是临床上常用的一个矢状位参数，其与 HRQOL 相关性密切，且对 LL 变化（矢状位失平衡最常见的病因）的敏感性极高。然而，其同样存在缺点，其依赖于标注刻度的 X 线片，并且并没有反映颈椎的序列贡献。最关键的是，有证据显示，只有当其与骨盆参数结合在一起后，才能更好地反映矢状面的整体平衡状态 [31]。一般人群的 HRQOL 相关的 SVA 值应＜4.6 cm，在此范围之外生活质量将很难接受，因此，我们也将此值作为矢状面重建的目标之一 [30]。

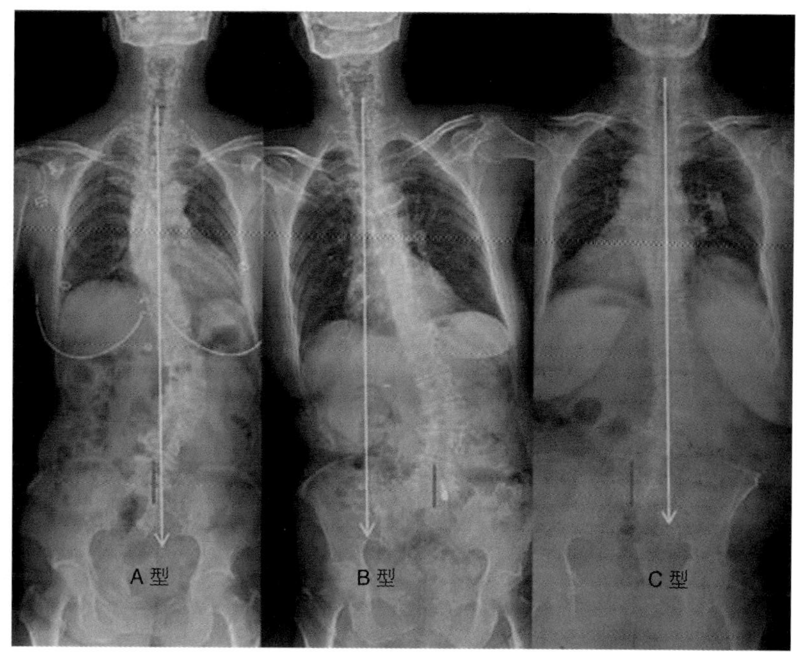

图 8.3　Bao 的冠状位失平衡分型。A 型：C7PL-CSVL 偏离＜3 cm。B 型：偏离＞3 cm 且偏向凹侧。C 型：偏离＞3 cm 且偏向凸侧

- T1-SPI

T1-SPI（T1-spinopelvic inclination，胸 1- 脊柱骨盆倾斜角）其实是矢状面整体平衡的一个更为先进的替代 SVA 的参数，其与 SVA 及 HRQOL 都有很强的相关性。除此之外，其为角度参数，不再依赖于标注刻度的 X 线片 [25, 32]。基于该参数与 HRQOL 相关性的分析，T1-SPI 的值应＜0°，这也是重建矢状面平衡的目标之一。

- PT

PT（pelvic tilt，骨盆倾斜角）反映了骨盆对于脊柱畸形的代偿程度。该参数是反映矢状位代偿的最为重要的参数之一。PT 增大意味着伸髋肌群高能量的消耗，进而影响患者的活动能力。尽管我们无法直接纠正 PT，但其术后的恢复可以被认为是矫形成功的标志。正常的 PT 应＜20°。

年龄因素对矢状位序列的影响 [17]

横断面研究证实，脊柱骨盆参数在不同年龄人群中的数值是不同的，这些差异并非源于疾病，其随着年龄增长呈线性变化趋势，但变化不大，远远小于疾病所致的变化程度 [17]。尽管该变化机制并没有研究透彻，但其年龄相关的因素一定起到不同程度的影响，如椎间盘、韧带、椎旁肌、小关节、椎体本身、中枢神经姿势相关控制系统。

最近的一项研究指出，PT、PI-LL、SVA、胸 1 骨盆角（TPA）均随着年龄增加而变大 [34]。在年轻人中被认为是一种病理的状态在老年人中却可以被很好地耐受（表 8.1）。另一方面，在非 ASD 患者中，其 HRQOL 同样随着年龄的增长而降低，因此，HRQOL 评分也应该根据年龄进行校正。换句话说，不同年龄段的人群在矫形恢复其矢状面的时候应该根据年龄而区别对待，毕竟不同年龄段的人群的活动能力预期是不同

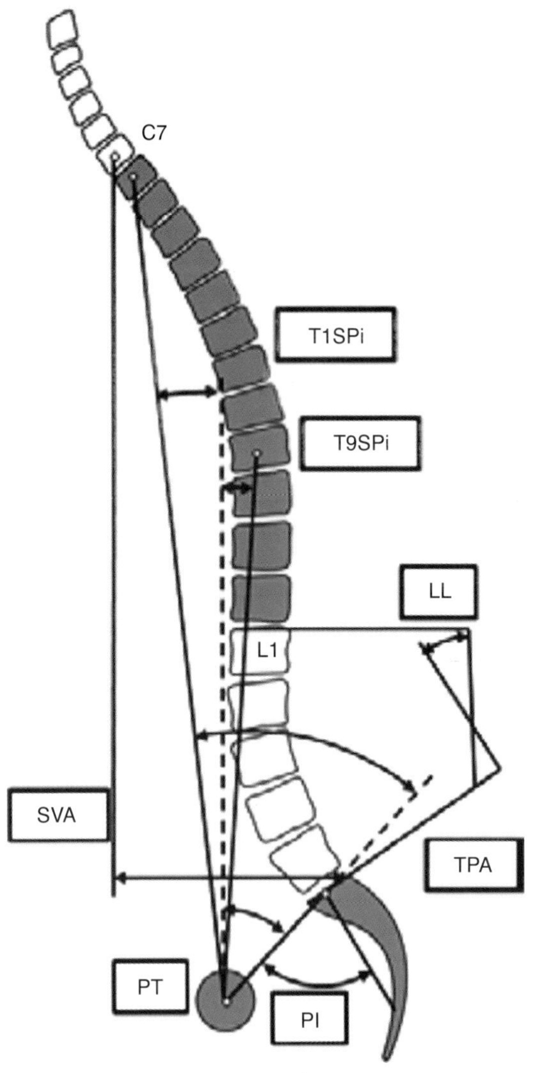

图 8.4 脊柱矢状位参数图示

的。在年轻人群的矢状位恢复时，应该严格遵循脊柱参数正常值范围。而对于老年人来说，严格地按照正常值范围矫正很可能会矫正过度。总之，矢状位平衡的矫正应根据年龄而区别对待。过度矫正很可能会导致老年患者术后近端交界性后凸（proximal junctional kyphosis，PJK）等并发症（图 8.5）。

矫形计算公式

术前设计如何重建 ASD 矢状面平衡，已有几个公式，有的用几何公式来计算术中应该达到多大的截骨角度，其他的一些是给出了术后应该将矢状位参数恢复至什么范围（表 8.2）。

Ondra 等设计了一种"三角函数"法来精确计算经椎弓根椎体截骨（pedicle subtraction osteotomy，PSO）的节段和角度[36-37]。此办法是通过 PSO 恢复 SVA 的几何学办法。尽管术中截骨矫形能够最大程度地遵循术前手术设计的角度，但其术后结果仅在大 SVA 的病例中相对准确，对于小 SVA 的矢状面失衡的病例并不适用，且其与预计结果差异很大[31, 38]。Le Huec 等意识到了 Ondra 设计的不足，并将所有的代偿机制综合考虑进去，增加了骨盆倾斜及髋关节屈

表 8.1 不同年龄段及残障级别相对应的脊柱序列

年龄段分组（岁）	PI-LL (°)		SVA (mm)		PT (°)	
	轻度残障	严重残障	轻度残障	严重残障	轻度残障	严重残障
＜35	-6.8	1.8	–17.4	5.0	11.3	13.2
35 ~ 44	–2.7	5.9	5.2	27.6	15.1	17.0
45 ~ 54	0.2	8.8	21.6	44.0	17.8	19.7
55 ~ 64	2.9	11.5	36.1	58.5	20.2	22.2
65 ~ 74	5.5	14.1	50.4	72.8	22.6	24.6
⩾74	8.3	16.9	65.8	88.2	25.2	27.1

根据 ODI 指数＞20 和＞40 分为轻度残障和严重残障（引自 Lafage 等[34]）

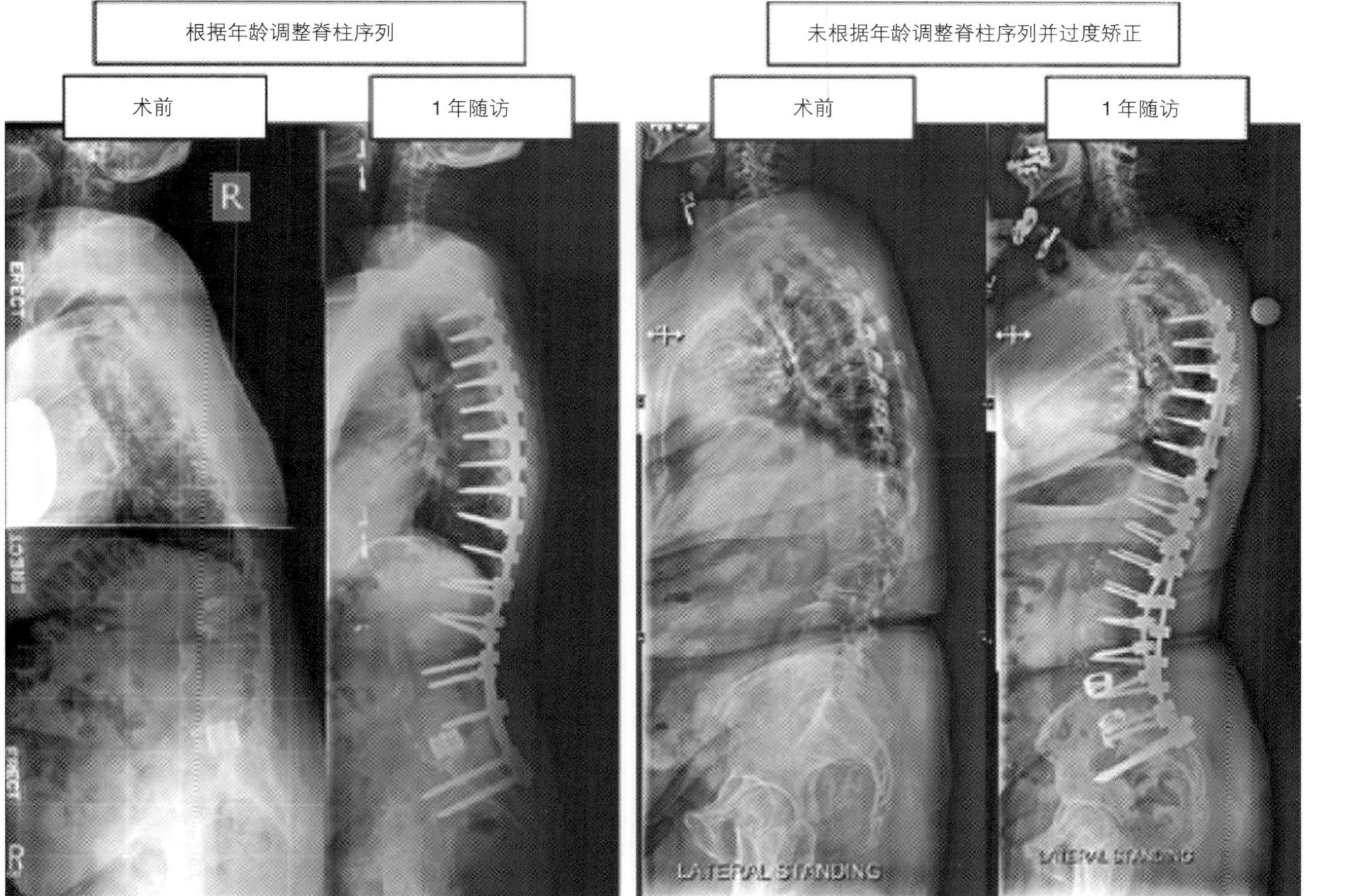

图 8.5　2 个患者（66 岁和 65 岁）术后不同的脊柱序列。术后即刻左侧患者 PI-LL 是 12.1°，接近于理论数值（10.5°）。右侧患者 PI-LL 过度矫正（-3.9°），术后 1 年随访其出现了 PJK

伸所带来的缺失，进一步设计了一种类似的计算办法[39]。他们指出，髋关节屈伸的角度应该补充到矫形角度中。除此之外，如骨盆倾斜度小于或大于 25° 时，矫形角度应当分别增加 5° 或者 10°。该办法尚未得到其他研究的证实。

其他的截骨角度计算公式基本都是计算为实现矢状面平衡所需要的 LL 值（表 8.2）。相比较这些公式，研究证实，Lafage 的公式综合了所有重要的脊柱 - 骨盆参数，不论 SVA 大还是小，都能够相对较好地预测术后结果[31]。综上所述，所有的矫形设计办法均应与骨盆的旋转代偿相关。因此，所有的矫形设计都需关联到脊柱、骨盆及下肢关节理想状态的相关参数[40]。

尽管如此，所有这些矫形设计方法都受限于脊柱的屈伸稳定性及柔韧度。当脊柱矫形后，其固定节段的上下非融合脊柱部分都会相应地变化。这些邻近节段一般情况下都会向矫形的相反方向代偿变化，因此，精确预测术后的脊柱序列是非常困难的[41]。

表 8.2　矫正 ASD 脊柱序列常用的手术方案设计方法

作者（年份）	方法 / 公式描述
Ondra et al. (2006)[36, 37]	三角函数法
Kim et al. (2006)[47]	LL ≥ TK + 20°
Yang et al. (2007)[48]	扇形法
Rose et al. (2009)[49]	LL + PI + TK ≤ 45°
Schwab et al. (2009)[40]	LL = PI – 10°（腰前凸少的患者：LL = PI + 9 ± 9°）
Lafage et al. (2011)[50, 51]	SVA = –52.87 + 5.90 (PI) – 5.13 (LL_{max}) – 4.45 (PT) – 2.09 (TK_{max}) + 0.57(age)
Le Huec et al. (2011)[39]	矫形角度 = C7 偏移垂线角 + 髋关节屈伸角 + 骨盆倾斜角

矫形设计的挑战

在 ASD 的矫形设计中，有几个难点。其中一个是骨盆形态及其代偿能力会影响脊柱矫形的效果。如果患者的骨盆后倾代偿很明显（PT 增大很多），脊柱的矫正程度应该比骨盆代偿少的病例要大[38]。因此，如果不考虑 PT 的变化，对于畸形相对严重或者骨盆后倾代偿较大的病例来说很有可能会校正不足[42]。另外一个难点就是固定节段以外的脊柱再代偿，当矫形后，固定节段以外的脊柱部分会向相反的方向变化[41]。大 PI、严重的畸形、高龄，这些都是固定节段近端胸椎后凸增大及交界性后凸发生的危险因素，尤其是固定节段终止在胸腰段时[31, 43]。除此之外，术后胸段后凸同样受整体矢状位平衡变化的影响；而术前为实现平视功能，胸背部肌肉张力的增大同样会减小胸段的后凸，这些在术后都会发生变化[38]。

手术实施

ASD 手术过程包括三方面：①矢状位和冠状位脊柱序列的矫正，②椎管减压，③重建减压及矫形节段的稳定性。因此最终手术方案包括手术入路、手术体位、减压范围（中央椎管减压、神经根出口减压、二者同时减压）、重建技术（例如韧带结构松解、撑开和加压、脊柱截骨术）、融合节段、内固定（椎间融合、固定技术，辅助内固定技术如卫星棒、椎板钩、钢丝、钛缆等），以及促进融合的技术，例如去皮质化、植骨、使用骨形态发生蛋白（BMP-2）。

手术还要考虑医师的手术技巧和经验，以及可以使用的内固定系统。术中必要步骤的严格执行、彻底止血、安全操作，以及这些环节快速流畅的衔接是同样减少手术并发症的关键因素。术前要充分意识到有可能出现的意外及应对方案，并及时改变手术方案。术中内固定是否牢靠、术中并发症（例如电生理信号的改变和血流动力学的不稳定）或者全麻并发症都会影响最终手术方案。正如上文所提到，制订手术方案同样需要兼顾患者症状的严重程度、脊柱的序列特征、患者的手术预期。除此之外，需要意识到，术者必须在保证患者术中平稳的状态下完成主要手术步骤。

总之，一个患者的手术方案应当是从一系列可能的方案中挑选出来。这一系列方案中创伤最小的是单纯减压和 / 或内固定，其次是短节段融合固定，再次是长节段融合固定，而创伤最大的是应用截骨术和椎体全切的脊柱矫形。有若干对于成人脊柱畸形的分类系统描述这一系列手术方案的选择[13, 44-45]。

Silva 和 Lenke 建议根据临床症状和影像学表现对 ASD 患者进行分类，此分类法根据神经源性跛行、根性症状、腰痛、前方骨桥、前滑移、冠状面角度、腰椎前凸角减小和整体失平衡提出了阶梯式的手术方案选择[13]。对于局限性退变不伴有失稳且畸形较小的患者，可能并不需要融合和矫形，仅单纯减压即可。单纯减压同样有可能适用于以下患者，该类患者表现为神经源性跛行和 / 或根性症状、轻微或没有下腰痛、冠状面侧凸＜30°、半脱位＜2 mm、LL 正常、冠状位和矢状位力线正常。但是，单纯减压同样破坏了骨性及软组织结构，因此会增加未来脊柱失稳的风险，手术前需要考虑并告知患者这一点。若神经源性跛行和 / 或根性症状与局部下腰痛和节段失稳相关，而 Cobb 角较小、LL 正常、无胸椎过度后凸、无胸腰段后凸、无整体失平衡（冠状面和 / 或矢状面），可考虑在行减压的同时给予短节段的融合手术。若患者腰痛、主弯＞45°、半脱位＞2 mm，而 LL 正常、冠状面和矢状面力线正常，那么需要固定整个腰椎。若除了上述症状，患者有腰前凸的丢失，那么还需考虑前路、侧路或后路的椎间减压和融合。若患者存在胸椎过度后凸和冠状面或矢状面失平衡，那么提示融合节段需要延长至胸段和（或）配合截骨手术[13]。融合节段需要考虑特定的因素，若患者脊柱 - 骨盆整体失衡（LL 减小、PT 增加、矢状面整体失平衡），L5-S1 椎间盘不能承受腰椎或胸腰椎结构的压力，建议融合 L5-S1，且内固定延长到骶骨和髂骨，以减小此节段潜在的高不融合率（图 8.6）。在近端，融合端椎不应停止在不稳定、旋转或后凸的节段。矫正脊柱序列及力线时，认识到患者的姿势（尤其是髋关节后伸以尽可能代偿 LL）非常关键，甚至决定了整个矫形手术是否成功。侧凸的僵硬程度、椎间盘退变程度、局部节段或整体的畸形将决定矫形方法，比如松解技术、加压和撑开、截骨术。尽管初衷并非制定不同截骨术的适应证指南，但 Schwab 分型方法依旧提出了截骨术的分级，级别越高，切除的骨性结构越多（图 8.7）[46]。除了矢状面矫形，还需注意术后冠状面平衡。上述提到的 Bao 关于冠状面失平衡分型为存在冠状面整体失平衡的患者提供了临床指南[29]。在 Bao 的研究中，C 型患者相较 A 型和 B 型患者更可能发生冠状面整体失平衡。因此，对于 C 型患者，在顶椎区域截骨矫形前，需要在主弯凸侧下方腰骶弯凹侧行 SPO 或 PSO 截骨恢复基底部脊柱和骨盆之间的平衡，一般推荐在腰骶弯凸侧行 TLIF 手术，重建 L4、L5 椎体终板平行。在顶椎节段截骨后，C 型患者的矫形最好应从主弯的凹侧开始，当存在躯干倾斜时，建议使用平移技术而不加压，以避免 C 型患者冠状面失衡加重。在矫正侧后凸时，需通过在主弯顶椎区进行手推以保证脊柱在骨盆的中线区域。

Mummaneni 等最近提出了微创治疗 ASD

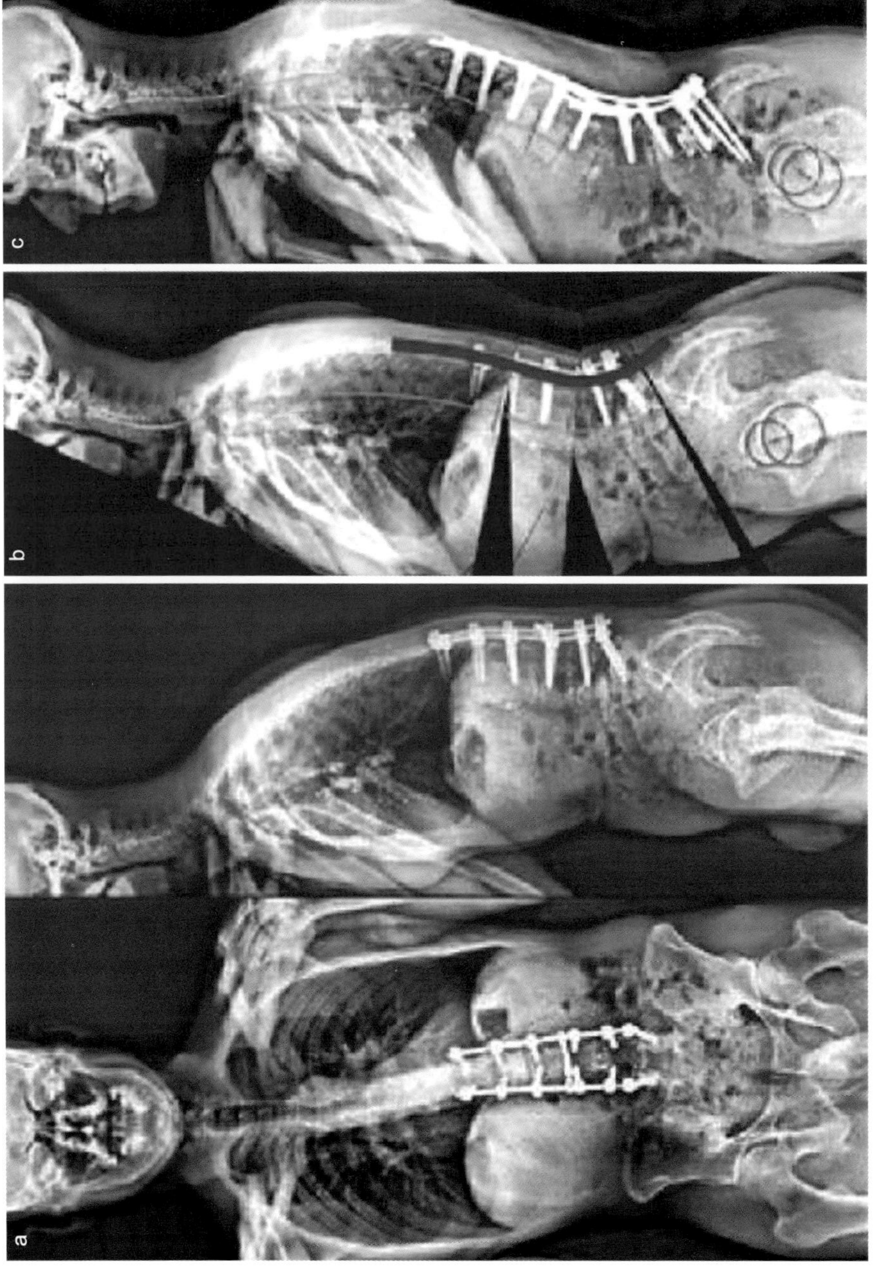

图 8.6 患者医源性矢状面失平衡并伴有下腰痛。（a）术前影像学显示矢状面失平衡和代偿性改变；（b）为重建矢状面平衡，计划在 L3 行 PSO 截骨并行 L5–S1 椎间融合；（c）术后患者脊柱序列良好

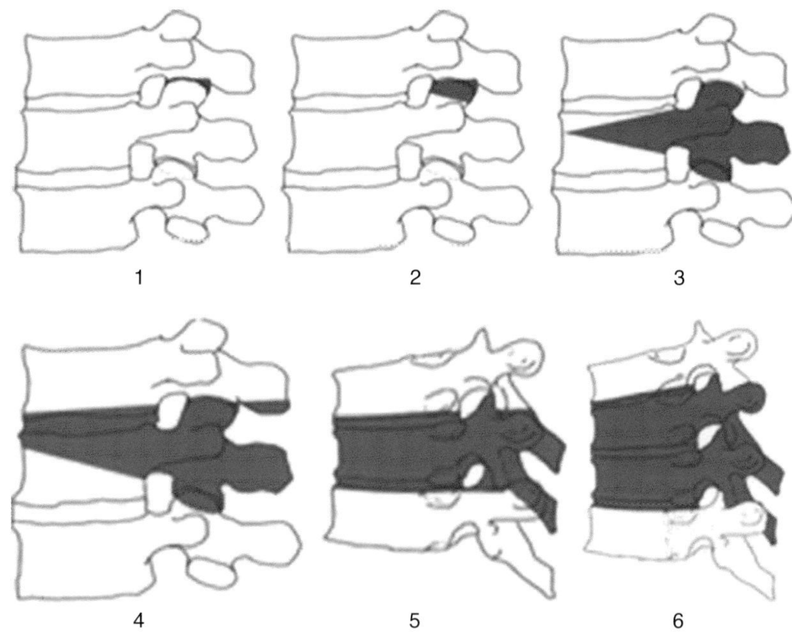

图 8.7　Schwab 的 6 级截骨。1 级：部分关节突。2 级：全关节突。3 级：椎弓根和部分椎体。4 级：椎弓根、部分椎体和椎间盘。5 级：全椎体和椎间盘。6 级：多椎体和椎间盘

的方法 [44]。在沿用 Silva 和 Lenke 概念的基础上，他们将畸形根据严重程度分为 3 型，对于Ⅰ、Ⅱ型患者建议使用微创技术。Ⅰ型患者侧凸角度较小、脊柱柔韧性较好而无脊柱失稳。这型患者主要表现为中央型、侧隐窝型或椎间孔型椎管狭窄症状，无或伴有轻微由于脊柱畸形引起的腰痛；影像学上，Cobb 角通常小于 20°，且椎体滑移（例如侧位或矢状位半脱位＜6 mm）和脊柱失稳（例如 Meyerding 分级＜2）较小；矢状位序列基本正常（PI-LL＜10° 且 SVA ＜6 cm）；PT ＜25° 且不伴有胸段过度后凸。Ⅰ型患者可以考虑行微创减压，若有轻微失稳表现，可同时行有限节段的融合固定。Ⅱ型患者其由于脊柱畸形导致的腰痛更加严重；影像学上畸形参数更加严重，例如主弯 Cobb 角＞20°，PI-LL 不匹配 10°~30°，侧方滑移＞6 mm，Meyerding 分级≥2；这部分患者一般情况下 SVA＜6 cm。若 SVA＞6 cm 但在仰卧位上可以恢复，仍然可以划分为Ⅱ型畸形。这类患者需行多节段减压、内固定和融合。Ⅲ型患者通常主诉为严重的腰痛，侧凸僵硬且伴有冠状面和 / 或矢状面失平衡（例如：SVA＞7 cm，PI-LL 不匹配＞30°，PT ＞25°，胸椎后凸＞60°）。Ⅲ型患者通常要用经典开放术式并进行截骨矫形 [44]。

结　论

手术治疗成人脊柱畸形制订个体化治疗方案的时候，不仅需要考虑患者的临床症状严重程度和影像学参数，患者的手术预期和生理功能的手术耐受状态也应当考虑在内。手术计划应当考虑患者的诉求、期望值和预期功能水平。手术医生需要评估手术的风险和收益。手术医生需要考虑并与患者讨论发生术中并发症时的替代方案。基于临床症状和影像学参数的术前畸形分型，可以为手术方案提供参考。恢复患者合理的脊柱序列十分具有挑战性，而最近的研究更为关注患者

的需求和实际上手术所能解决的问题，从而提出了新的脊柱序列矫正目标。这就更加强调了成人脊柱畸形个体化的治疗方案制订的重要性。

（宋 凯 译 王 征 审校）

参考文献

1. Schwab F, Dubey A, Gamez L, et al. Adult scoliosis: prevalence, SF-36, and nutritional parameters in an elderly volunteer population. Spine. 2005;30:1082–5.
2. Schwab FJ, Dubey A, Pagala M, et al. Adult scoliosis: a health assessment analysis by SF-36. Spine. 2003;28:602–6. doi:10.1097/01.BRS.0000049924.94414.BB.
3. Pellisé F, Vila-Casademunt A, Ferrer M, et al. Impact on health related quality of life of adult spinal deformity (ASD) compared with other chronic conditions. Eur Spine J. 2014;24:3–11. doi:10.1007/s00586-014-3542-1.
4. Bess S, Line B, Fu K-M, et al. The health impact of symptomatic adult spinal deformity: comparison of deformity types to united states population norms and chronic diseases. Spine. 2015; doi:10.1097/BRS.0000000000001202.
5. Turner JD, Walker CT, Mundis GM, Kakarla UK. Health burden of adult spinal deformity compared with other chronic diseases. World Neurosurg. 2015;84:876–7. doi:10.1016/j.wneu.2015.08.013.
6. Smith JS, Shaffrey CI, Glassman SD, et al. Risk-benefit assessment of surgery for adult scoliosis: an analysis based on patient age. Spine. 2011;36:817–24. doi:10.1097/BRS.0b013e3181e21783.
7. Bridwell KH, Glassman S, Horton W, et al. Does treatment (nonoperative and operative) improve the two-year quality of life in patients with adult symptomatic lumbar scoliosis: a prospective multicenter evidence-based medicine study. Spine. 2009;34:2171–8. doi:10.1097/BRS.0b013e3181a8fdc8.
8. Smith JS, Shaffrey CI, Berven S, et al. Improvement of back pain with operative and nonoperative treatment in adults with scoliosis. Neurosurgery. 2009;65:86–93. ; discussion 93–4 doi:10.1227/01.NEU.0000347005.35282.6C.
9. Glassman SD, Carreon LY, Shaffrey CI, et al. The costs and benefits of nonoperative management for adult scoliosis. Spine. 2010;35:578–82. doi:10.1097/BRS.0b013e3181b0f2f8.
10. Slobodyanyuk K, Poorman CE, Smith JS, et al. Clinical improvement through nonoperative treatment of adult spinal deformity: who is likely to benefit? Neurosurg Focus. 2014;36:E2. doi:10.3171/2014.3.FOCUS1426.
11. Smith JS, Fu K-M, Urban P, Shaffrey CI. Neurological symptoms and deficits in adults with scoliosis who present to a surgical clinic: incidence and association with the choice of operative versus nonoperative management. J Neurosurg Spine. 2008;9:326–31. doi:10.3171/SPI.2008.9.10.326.
12. Glassman SD, Berven S, Bridwell K, et al. Correlation of radiographic parameters and clinical symptoms in adult scoliosis. Spine. 2005;30:682–8. doi:10.1097/01.brs.0000155425.04536.f7.
13. Silva FE, Lenke LG. Adult degenerative scoliosis: evaluation and management. Neurosurg Focus. 2010;28:E1. doi:10.3171/2010.1.FOCUS09271.
14. Lee CKS, Kim YT, Hong YM, Yoo JH. Dynamic sagittal imbalance of the spine in degenerative flat back: significance of pelvic tilt in surgical treatment. Spine. 2001;26:2029–35.
15. Deschênes S, Charron G, Beaudoin G, et al. Diagnostic imaging of spinal deformities: reducing patients radiation dose with a new slot-scanning X-ray imager. Spine. 2010;35:989–94. doi:10.1097/BRS.0b013e3181bdcaa4.
16. Barrey C, Roussouly P, Perrin G, Le Huec J-C. Sagittal balance disorders in severe degenerative spine. Can we identify the compensatory mechanisms? Eur Spine J: Off Pub Eur Spine Soc, Eur Spinal Deformity Soc, Eur Sec Cervical Spine Res Soc. 2011;20(Suppl 5):626–33. doi:10.1007/s00586-011-1930-3.
17. Mendoza-Lattes S, Ries Z, Gao Y, Weinstein SL. Natural history of spinopelvic alignment differs from symptomatic deformity of the spine. Spine. 2010;35:E792–8. doi:10.1097/BRS.0b013e3181d35ca9.
18. Roussouly P, Gollogly S, Noseda O, et al. The vertical projection of the sum of the ground reactive forces of a standing patient is not the same as the C7 plumb line: a radiographic study of the sagittal alignment of 153 asymptomatic volunteers. Spine. 2006;31:E320–5. doi:10.1097/01.brs.0000218263.58642.ff.
19. Boulay C, Tardieu C, Hecquet J, et al. Sagittal alignment of spine and pelvis regulated by pelvic incidence: standard values and prediction of lordosis. Eur Spine J: Off Publication Eur Spine Soc, Eur Spinal Deformity Soc, Eur Sec Cervical Spine Res Soc. 2006;15:415–22. doi:10.1007/s00586-005-0984-5.
20. Vialle R, Levassor N, Rillardon L, et al. Radiographic analysis of the sagittal alignment and balance of the spine in asymptomatic subjects. J Bone Joint Surg Am. 2005;87:260–7. doi:10.2106/JBJS.D.02043.
21. Legaye J, Duval-Beaupère G, Hecquet J, Marty C. Pelvic incidence: a fundamental pelvic parameter for three-dimensional regulation of spinal sagittal curves. Eur Spine J. 1998;7:99–103. doi:10.1007/s005860050038.
22. Berthonnaud E, Dimnet J, Roussouly P, Labelle H. Analysis of the sagittal balance of the spine and pelvis using shape and orientation parameters. J Spinal DisordTech. 2005;18:40–7. doi:10.1097/01.bsd.0000117542.88865.77.
23. Schwab FJ, Lafage V, Boyce R, et al. Gravity line analysis in adult volunteers: age-related correlation with spinal parameters, pelvic parameters, and foot position. Spine. 2006;31:E959–67. doi:10.1097/01.brs.0000248126.96737.0f.
24. Glassman SD, Bridwell K, Dimar JR, et al. The impact of positive sagittal balance in adult spinal deformity. Spine. 2005;30:2024–9. doi:10.1097/01.brs.0000179086.30449.96.

25. Lafage V, Schwab FJ, Patel A, et al. Pelvic tilt and truncal inclination: two key radiographic parameters in the setting of adults with spinal deformity. Spine. 2009;34:E599–606. doi:10.1097/BRS.0b013e3181aad219.
26. Schwab FJ, Blondel B, Bess S, et al. Radiographical spinopelvic parameters and disability in the setting of adult spinal deformity: a prospective multicenter analysis. Spine. 2013;38:E803–12. doi:10.1097/BRS.0b013e318292b7b9.
27. Schwab FJ, Smith V a, Biserni M, et al. (2002) Adult scoliosis: a quantitative radiographic and clinical analysis. Spine 27:387–392. doi: 10.1097/00007632-200202150-00012
28. Schwab FJ, Farcy J, Bridwell K, et al. A clinical impact classification of scoliosis in the adult. Spine. 2006;31:2109–14. doi:10.1097/01.brs.0000231725.38943.ab.
29. Bao; H, Yan; P, Qiu; Y, et al. (2016) Coronal imbalance in degenerative lumbar scoliosis: Prevalence and influence on surgical decision-making for spine osteotomy. Bone Joint J 98-B:
30. Schwab FJ, Ungar B, Blondel B, et al. Scoliosis Research Society-Schwab adult spinal deformity classification: a validation study. Spine. 2012;37:1077–82. doi:10.1097/BRS.0b013e31823e15e2.
31. Smith JS, Bess S, Shaffrey CI, et al. Dynamic changes of the pelvis and spine are key to predicting postoperative sagittal alignment after pedicle subtraction osteotomy: a critical analysis of preoperative planning techniques. Spine. 2012;37:845–53. doi:10.1097/BRS.0b013e31823b0892.
32. Protopsaltis TS, Schwab FJ, Bronsard N, et al. The t1 pelvic angle, a novel radiographic measure of global sagittal deformity, accounts for both spinal inclination and pelvic tilt and correlates with health-related quality of life. J Bone Joint Surg Am. 2014;96:1631–40. doi:10.2106/JBJS.M.01459.
33. Schwab FJ, Patel A, Ungar B, et al. Adult spinal deformity-postoperative standing imbalance: how much can you tolerate? An overview of key parameters in assessing alignment and planning corrective surgery. Spine. 2010;35:2224–31. doi:10.1097/BRS.0b013e3181ee6bd4.
34. Lafage R, Schwab F, Challier V, et al. Defining spino-pelvic alignment thresholds: should operative goals in adult spinal deformity surgery account for age? Spine. 2016;41:62–8. doi:10.1097/BRS.0000000000001171.
35. Lau D, Clark AJ, Scheer JK, et al. Proximal junctional kyphosis and failure after spinal deformity surgery: a systematic review of the literature as a background to classification development. Spine. 2014;39:2093–102. doi:10.1097/BRS.0000000000000627.
36. Ondra SL, Marzouk S, Koski T, et al. (2006) Mathematical calculation of pedicle subtraction osteotomy size to allow precision correction of fixed sagittal deformity. Spine (Phila Pa 1976) 31:E973–E979. doi: 10.1097/01.brs.0000247950.02886.e5. 00007632-200612010-00024 [pii].
37. Yang BP, Ondra SL. A method for calculating the exact angle required during pedicle subtraction osteotomy for fixed sagittal deformity: comparison with the trigonometric method. Neurosurgery. 2006;59:458–63. doi:10.1227/01.NEU.0000232628.46247.15.
38. Ames CP, Smith JS, Scheer JK, et al. Impact of spinopelvic alignment on decision making in deformity surgery in adults: a review. J Neurosurg Spine. 2012;16:547–64. doi:10.3171/2012.2.SPINE11320.
39. Le Huec J-CC, Leijssen P, Duarte M, Aunoble S. Thoracolumbar imbalance analysis for osteotomy planification using a new method: FBI technique. Eur Spine J: Off Pub Eur Spine Soc, Eur Spinal Deformity Soc, Eur Sec Cervical Spine Res Soc. 2011;20(Suppl 5):669–80. doi:10.1007/s00586-011-1935-y.
40. Schwab FJ, Lafage V, Patel A, Farcy J-P. Sagittal plane considerations and the pelvis in the adult patient. Spine. 2009;34:1828–33. doi:10.1097/BRS.0b013e3181a13c08.
41. Klineberg E, Schwab FJ, Ames CP, et al. Acute reciprocal changes distant from the site of spinal osteotomies affect global postoperative alignment. Adv Orthop. 2011;2011:415946. doi:10.4061/2011/415946.
42. Schwab FJ, Patel A, Shaffrey CI, et al. Sagittal realignment failures following pedicle subtraction osteotomy surgery: are we doing enough?: Clinical article. J Neurosurg Spine. 2012;16:539–46. doi:10.3171/2012.2.SPINE11120.
43. Lafage V, Ames C, Schwab FJ, et al. Changes in thoracic kyphosis negatively impact sagittal alignment after lumbar pedicle subtraction osteotomy: a comprehensive radiographic analysis. Spine. 2012;37:E180–7. doi:10.1097/BRS.0b013e318225b926.
44. Mummaneni PV, Shaffrey CI, Lenke LG, et al. The minimally invasive spinal deformity surgery algorithm: a reproducible rational framework for decision making in minimally invasive spinal deformity surgery. Neurosurg Focus. 2014;36:E6. doi:10.3171/2014.3.FOCUS1413.
45. Mummaneni PV, Tu T-H, Ziewacz JE, et al. The role of minimally invasive techniques in the treatment of adult spinal deformity. Neurosurg Clin N Am. 2013;24:231–48. doi:10.1016/j.nec.2012.12.004.
46. Schwab F, Blondel B, Chay E, et al. The comprehensive anatomical spinal osteotomy classification. Neurosurgery. 2015;76(Suppl 1):S33–41. ; discussion S41 doi:10.1227/01.neu.0000462076.73701.09.
47. Kim YJ, Bridwell KH, Lenke LG, et al. An analysis of sagittal spinal alignment following long adult lumbar instrumentation and fusion to L5 or S1: can we predict ideal lumbar lordosis? Spine. 2006;31:2343–52. doi:10.1097/01.brs.0000238970.67552.f5.
48. Yang BP, Yang CW, Ondra SL. A novel mathematical model of the sagittal spine. Spine. 2007;32:466–70. doi:10.1097/01.brs.0000255207.44141.e9.
49. Rose PS, Bridwell KH, Lenke LG, et al. Role of pelvic incidence, thoracic kyphosis, and patient factors on sagittal plane correction following pedicle subtraction osteotomy. Spine. 2009;34:785–91. doi:10.1097/BRS.0b013e31819d0c86.
50. Lafage V, Schwab FJ, Vira S, et al. Spino-pelvic parameters after surgery can be predicted: a preliminary formula and validation of standing alignment. Spine. 2011;36:1037–45. doi:10.1097/BRS.0b013e3181eb9469.

51. Lafage V, Bharucha NJ, Schwab FJ, et al. Multicenter validation of a formula predicting postoperative spinopelvic alignment. J Neurosur Spine. 2012;16:15–21. doi:10.3171/2011.8.SPINE11272.

第 9 章　成人腰椎侧凸的术中管理

Dana L. Cruz，Louis Day，Thomas Errico

引　言

成人腰椎侧凸矫形的益处被广泛报道，但其手术风险不容忽视[1-4]。最近的研究证实，减压融合术后特定人群并发症的发生率高达 80%[1, 5-7]，其风险与年龄、固定长度、截骨等级、翻修手术密切相关[1, 5, 8]。围术期并发症主要包括血管损伤、大量失血、深静脉血栓、神经根损伤、深部伤口感染及致死性并发症，如脓血症、心肌梗死、肺栓塞、致命性神经损伤。

腰椎侧凸矫形手术并发症并非全因手术本身所致。腰椎侧凸患者通常年龄较大、合并症较多。即使没有并发症，老年人生理状态也不如年轻人，心功能、肾功能、肺功能、免疫功能对于外病入侵的抵抗力下降。在 2007 年的一项成人脊柱畸形的研究中，作者发现 69 岁以上的老年人手术并发症发生率明显高于 69 岁以下患者[8]。当合并上述基础疾病时，患者发生围术期并发症的风险更高。尽管上述风险与高龄和并发症有关，如腰椎退变性疾病患者术前存在神经障碍，则术后恢复的潜能较大[2]。

出于优化医疗和对患者危险因素的考虑，一些干预措施可显著降低围术期的相关风险。本章主要目的是介绍几点术中管理理念，以减少并发症、提高患者安全。

血液回输技术

脊柱畸形手术中失血在 500 ml 到 4 L 之间较为常见，尽管文献中对于术中大量失血没有确切的定义，但是被认为是最常见的并发症[9-10]。Moller 前瞻性观察接受腰椎融合手术的患者，发现平均手术失血量为 1.5 L，最多失血量为 7 L[11]。另外一项 199 例接受腰椎侧凸畸形融合手术的患者中，超过一半的患者术中失血超过 500 ml，他们的围术期并发症发生率较高，住院时间较长[10]。术中失血与融合节段数量、手术时间、截骨矫形类型和节段数有关。后路脊柱全节段切除手术出血可高达 10 L[12]。大量失血导致循环系统处于不稳定状态，可诱发心脏、肺及肾功能障碍[13]。对于接受高难度脊柱手术患者而言，减少围术期的失血对于提升综合疗效极为重要。

总体而言，避免大量术中出血的措施分为两点：应对措施和预防措施。应对措施包括输血、补液、药物（血管加压素）以纠正低血压和贫血。尽管上述措施对于大量失血创伤患者的救治取得巨大成功，但最新的研究表明，脊柱疾病患者应用晶体、胶体、血液制品对于术后恢复可能存在负面影响，如影响术后拔管[14-15]。建议对上述人群补液量与复苏时机之间的最佳吻合点进行深入研究。

输血并非没有风险。即便是自体血回输技术也存在轻微的输血反应，包括发热、寒战和心动过速[16]，导致医疗费用的显著增加[17]。此外，同种异体血的输入可增加疾病传播风险，以及低体温、凝血功能障碍、高钾血症、低钙血症、输液反应。越来越多的数据表明，血液制品可损害免疫系统功能，增加术后感染风险[18-20]。尽管十分罕见，输血相关的急性肺损伤、溶血性输血反应和输血相关败血症被认为是导致同种异体输血死亡的主要原因[21-22]。直到最近，这些应对措施作为主要方法来解决过度失血，才取得一定的成功。

除了用于限制大量失血的复苏措施外，对于失血可能较多的手术，可采用其他的措施，包括控制性低压麻醉、自体血液留存、抗纤溶药等。即使是简单的方法，如患者体位的调整，也能减少脊柱手术中的失血量[23]。通过 Jackon 支架使腹腔内容物避免受压，腹内压降低使得血液可回流至下腔静脉和硬膜外静脉系统，从而减少手术部位的出血。联合或单独使用这些预防性措施可显著减少围术期的出血、改善患者预后。

控制性低压麻醉

早在 20 世纪 70 年代，脊柱外科医生就提倡控制性低压麻醉作为一种减少失血和改善手术视野的方法[24]。历史上，一些药物已被用于保持平均动脉压（mear arterial pressure, MAP）在 60 mmHg，包括神经节阻断剂、钙通道阻滞剂、硝普钠、硝酸甘油，但是仅有极少的证据支持上述的药物作用[25-27]。术中血压下降导致受伤大动脉和小动脉出血减少，静脉扩张出血减少，当松质骨窦切除后静脉仍不会塌陷。控制性低压麻醉是一种常用于急性缺血性卒中，且效果良好的血液保留技术。然而在老年患者中应用必须小心。青少年的 MAP 可耐受 50 ~ 60 mmHg。对于冠状动脉狭窄和冠心病患者而言，上述平均动脉压导致低灌注和终末器官损伤的风险增加。低血压和灌注之间的平衡在脊柱畸形手术中尤为重要，因为上述患者脊髓缺血的敏感性较高。上述情况在既往存在脊髓损伤的脊柱三柱矫形手术中更为突出。尽管存在风险，以往的研究表明，单独使用或与其他技术结合使用，可以减少失血和输血[28-31]。

自体血液预存

自体血液预存是在美国常用的一种技术，用于避免脊柱手术中异体输血[32]。最常见的两种方式，包括术前血液预存和急性等容性血液稀释。术前血液预存的准备时间为手术前 1 ~ 4 周，可加用重组人促红细胞生成素[33]。急性等容性血液稀释是自体血液回输的类似技术，常在手术当天使用，采用晶体达到血容量恢复[34]。

虽然自体血液预存被证明可以降低异体输血的比率[35]，但最近的文献却质疑其综合价值[36]。同种异体血回输与自体血液留存之间存在着相同的不足之处。值得关注的是，术前自体血液留存和异体血液由于缺少部分凝血因子，保存费用昂贵。此外，自体血液留存并不能减少错误输血的风险，再次择期手术使得此血液过期而浪费掉。最后，术前自体血液留存不适用于术前存在贫血的患者。重组人促红细胞生成素的使用可降低上述风险[33]。

急性等容性血液稀释比术前血液预存更具有优势。血液的收集与输入在同一天，降低了采集和保存的成本，避免了错误输血的风险。尽管急性等容性血液稀释仅适用于术前血红蛋白正常的患者，重组人促红细胞生成素及其他促分泌药物的使用可加强效果。尽管自体血液留存的价值得到认可，过去几年应用趋势仍然以同种异体血液输入为主，术前血液预存和急性等容性血液稀释的应用在减少[32]。

抗纤溶药

在过去的很长时间里，临床医生一直在寻找减少围术期出血和相关并发症的药物治疗方法。遵循已经阐明的止血路径，纤溶系统成为这些药物治疗的靶向目标。1950 年，提取自牛肺的抑肽酶是第一个引入临床实践的抗纤溶剂，用于对胰腺炎的治疗，后来用于复杂心脏手术中的预防出血[37]。抑肽酶在外科专业得到迅速的应用，研究表明其通过竞争性抑制纤溶酶，在减少术后出血和输血方面具有重要作用[37-40]。尽管后来出于对复杂心胸外科手术安全考虑以及在美国市场的退出，抗纤溶药物的自身优势使得其已经在多个外科专业广泛使用[43-48]。

现今使用最广泛的抗纤溶药物包括合成赖氨酸类似物、氨甲环酸（TXA）和 ε-氨基己酸（EACA）。20 世纪 50 年代由冈本发现和描述[49-50]，这些药物通过竞争性抑制纤溶酶原、纤溶酶和组织型纤溶酶原激活剂的赖氨酸结合位点，进而抑制聚合纤维的裂解。氨甲环酸效力强于 EACA 7 ~ 10 倍[51]。TXA 和 EACA 预防性地广泛应用于可能会大出血的手术，包括心脏、肝、创伤、产科、神经外科和矫形手术。最近研究采用不同 TXA 的给药方案，随机对照研究证实高剂量较之低剂量更为有效。尽管没有前瞻性研究支持这一结论适用于脊柱外科，回顾性心胸外科的研究提示 TXA 在减少手术失血量方面比 EACA 更有效[52, 53]。

大量骨科和脊柱的研究文献发现 TXA 和 EACA 在降低围术期失血和输血方面效果显著[44-45, 54-59]。在 2015 年一项研究中，Xie 等比较分析了 50 例接受复杂脊柱畸形患者的资料后发现，相比于对照组而言，使用高剂量 TXA 可显著减少出血（2441 ± 1666 ml 与 4789 ± 4719 ml），降低了术后输血的比率，并未增加并发症[60]。类似的一项最近的 meta 分析包括 11 个随机对照试验（共 644 例），调查 TXA 在脊柱外科手术中对于出血的影响，作者发现 TXA 可减少术中、术后和总的手术失血量，减少接受输血患者的比例[56]。

尽管被证明可减少术中失血量，但是抗纤溶药物使用的潜在并发症仍有争议。通过对作用机制的研究发现，抗纤溶药物有促进血栓形成的可能，如深静脉血栓或肺栓塞。最近的研究表明，在复杂心胸外科手术中，抑肽酶会增加心肌梗死、心脑血管意外和死亡的风险。尽管 EACA 和 TXA 使用已经超过 50 年，至今没有研究证明赖氨酸类似物可影响血栓形成[56-57, 61]。更重要的问题在于近年来 TXA 被证实与癫痫发作有关，特别是高剂量时更易发生。在一项回顾性调查体外循环主动脉瓣置换术后癫痫患者的研究中，作者发现使用 TXA 的患者中，6.4% 术后 24 小时内发生了癫痫，而接受 EACA 的患者中 0.6% 发生了癫痫[52]。尽管在心胸外科的回顾性研究中已经证实了上述关联，至今没有前瞻性研究支持 TXA 与癫痫发生的相关性。然而，这些作者承认 TXA 等赖氨酸类似物仍然有很多悬而未决的问题，需要进一步研究其在多项临床应用中的用法和安全性。

术中神经电生理监测

脊柱手术中容易发生神经损伤，因此多种预防工具得以研发和临床应用。在术中神经电生理监测（intraoperative neurophysiologic monitoring，IONM）广泛使用前，脊柱侧凸矫形术后神经部分或完全损伤的发生率在 0.5% ~ 17% 之间[62-64]。早在 20 世纪 70 年代，基于对严重并发症的认识，医生开始使用电生理监测设备进行实时的神经功能监测。自推出以来，现代 IONM 已经成为复杂脊柱矫形手术的标准配置[65-67]，显著降低了术后神经损伤的发生率[66-68]。经过广泛的研究和改进，在 2009 年脊柱侧凸研究协会认为，神经电生理监测联合 Stagnara 唤醒试验使用是一种早期检测进展性或即将出现的脊髓损伤的首选方法[69]。

Stagnara 唤醒试验

在术中神经电生理监测广泛应用于脊柱手术前，唤醒试验在手术关闭切口前常规用于评估半清醒患者的神经功能[64, 70]。1973 年，Vanzelle 等发表了重度脊柱畸形矫正手术中运动评估的研究报告[70]。在这项评定运动功能的研究中，患者被要求活动他们的手和脚，以预测术后瘫痪的可能性。作者在这项研究中发现，某些情况下患者在内固定移除后可恢复自主运动。

虽然唤醒试验较易开展且对于预测术后运动功能十分可靠，但医生也发现了其临床应用的局限性。为了开展唤醒试验，需要患者的良好配合，在麻醉逐渐复苏时能够达到半清醒状态，这一过程需要一小时段，延长了手术时间，降低了创伤后神经恢复的可能性。此外，术中神经电生理监测可出现损伤监测的延迟，在识别损伤事件或内固定方面存在挑战。尽管存在这些局限性，鉴于其在预测神经损伤方面的可靠性，唤醒试验常常是其他神经电生理监测参照的标准。

现代神经电生理监测技术最早的应用可以追溯到 20 世纪 40 年代，在周围神经电刺激下，医生们检查头皮的电位变化情况[71]。自那时以来，技术的完善和神经科学的进步促进了神经电生理监测的发展，使得监测者可以密切监测中央和外周神经系统的不同通路。外科手术中应用此技术，让临床医生可以在患者全身麻醉无法参与的情况下进行神经功能状态的监测。近半个世纪以来，临床医生使用这些先进的神经电生理监测技术，提高了复杂脊柱手术的安全性。

躯体感觉诱发电位

躯体感觉诱发电位（somatosensory evoked potentials, SSEP，简称“体感诱发电位”）监测是最早应用的术中神经电生理监测，仍然是目前最广泛使用的方法。这些电位是通过刺激脊髓周围区域的周围神经产生，并在相应的感觉皮质进行评估和测量。SSEP 的评价包括振幅和潜伏期，可在手术全过程进行连续监测。依据我们对体感通路的理解，SSEP 表明内侧丘系通路的完整性，包括周围神经、脊髓背侧、内侧丘系、丘脑和皮质。一般来说，正中神经和尺神经被用于上肢体感诱发电位监测，胫后神经和腓总神经被用于下肢体感诱发电位监测。神经功能正常的情况下，这条通路介导触觉、振动和本体感觉。

与其他监测方式相比，体感诱发电位监测具有重要的优点。体感诱发电位具有操作简单、波形幅值较低的特点，使其成为神经损伤高特异性的监测方法。在 1995 年一项 5000 多例应用体感诱发电位监测的脊柱侧凸病例中，作者发现对术后发生运动功能障碍监测的敏感性和特异性分别为 92% 和 98%[66]。随后的其他研究指出，体感诱发电位敏感性为 25% ~ 52%，特异性为 95% ~ 100%[68, 72-75]。

虽然 SSEP 监测是最为常见的术中监测方式，但作为独立工具使用还存在一定局限性。如前所述，体感诱发电位在监测内侧丘系通道完整性方面具有良好的可靠性[76-78]，但不能提供皮质脊髓束的信息。体感诱发电位十分重要，例如椎板下穿钢丝的过程中可以直接监测是否发生脊髓损伤，但是对于神经根损伤的监测意义不大。此外，在没有神经损伤的情况下 SSEP 结果容易被全身状况所混淆。低血压、低体温、低碳酸血症、低氧血症、贫血，甚至特殊的麻醉药都可能抑制 SSEP 信号。最后也许最重要的，SSEP 解读需要时间进行总结，可能会影响急性损伤的诊断。由于干扰环境噪声，检测出有意义的信号改变可能会滞后 5 分钟或更多时间，缩短了成功进行干预的时间窗口期。2004 年一项对比分析体感诱发电位和运动诱发电位的研究，作者发现体感诱发电位信号的改变落后于运动诱发电位平均 16 分钟，其中一例患者表现出 33 分钟的延迟 [74]。

尽管存在各种局限性，研究表明体感诱发电位监测可降低术后神经功能障碍的发生率。在一项 295 例急性损伤接受脊柱固定手术的回顾性研究中，作者发现术中使用体感诱发电位监测的患者中神经功能障碍发生率为 0.7%，而单独使用唤醒试验无监测的患者中发生率为 6.9%[79]。在另外一项接受颈椎手术的对比分析中，Epstein 等发现 218 例无监测患者中术后发生四肢瘫痪的为 8 例（3.7%），而术中采用体感诱发电位监测的 100 例患者中无一例发生 [80]。

运动诱发电位

基于 Merton 和 Morton 对于经颅脑电刺激运动皮质 1980 个位点的改进，运动诱发电位（motor evoked potentials，MEP）对皮质脊髓束的直接监测得到了广泛的应用。运动诱发电位对于中枢神经系统和外周神经系统之间特殊传导通路的评估作用与体感诱发电位类似，包括振幅、潜伏期和信号传导速度。相比于体感诱发电位而言，运动诱发电位的产生源于经颅脑电刺激运动皮质，在四肢远端的末梢肌肉肌群进行测量。类似于体感诱发电位，运动诱发电位测定全部运动传导通路的完整性，包括皮质运动区、皮质脊髓束、神经根、外周运动神经末梢。神经功能正常的情况下，皮质脊髓通路介导肌肉收缩。

相比于体感诱发电位，运动诱发电位具有一些优势。体感诱发电位只能特异性地预测术后感觉异常，运动诱发电位可以描述运动神经传导轴的完整性。此外，运动诱发电位在监测术后运动功能障碍方面具有良好的敏感性，在监测脊髓缺血方面具有良好的可靠性 [81-83]。2007 年的一项 1100 多例脊柱侧凸患者的研究中，动作诱发电位对于术后运动功能丧失方面的监测敏感性达到 100%，而体感诱发电位的敏感性仅为 43%[68]。其他一些研究报告表明，运动诱发电位的敏感性为 75%～100%，特异性为 84%～100%[68, 73-75, 84-87]。最后，相比于 SSEP 监测，MEP 监测通过对平均电位值进行分析，可即时地评估皮质脊髓通路完整性。

尽管运动诱发电位相比于体感诱发电位具有优势，但也存在一些不足。从皮质到外周神经、肌肉的监测需要完整的功能通路。吸入性麻醉影响并导致运动诱发电位使用率下降，缘于其降低了运动诱发电位的波幅，增加了潜伏期 [88]，导致肌肉松弛 [84]，从而干扰神经肌肉接头处传递。由于这些原因，全凭静脉麻醉是 MEP 监测中的常用选择 [82]，实际上低卤化剂如氧化铀常被频繁使用。类似于对体感诱发电位信号的影响，全身疾病如低血压、低体温、低碳酸血症、低氧血症、贫血可能导致运动诱发电位信号的衰减，最终影响结果的解读。不同于体感诱发电位可以在整个手术期间进行监测，运动诱发电位需要间断进行高风险的操作和即刻评估。最后也是重要的是，动作诱发电位的特点使其结果的解读具有很大挑战性 [89]。运动诱发电位相比于体感诱发电位波幅较高且变异性较大。内固定植入后发生信号波幅变化可被认为是发生了神经损伤或者是波形自身的特征。考虑到上述因素，运动诱发电位预警标准的认定，呈现出不同的敏感性和特异性。

肌电图

肌电图（electromyography, EMG）是另一种极具价值的术中神经功能监测工具。简述之，肌电图可监测特定肌肉复合电位，包括触发肌电图和自发肌电图。由于术后神经根放射症状是比脊髓损伤更为常见的一种并发症，肌电图在内固定物植入过程中具有特殊价值，可以选择性地监测高风险神经根损伤与否。

自发肌电图（spontaneous EMG, sEMG）和触发肌电图（triggered EMG, tEMG）是两种常见的肌电图应用形式。自发肌电图无需对神经根进行刺激，即可对特定神经根进行连续性监测。基线位置上，健康神经根不会产生电位变化，术中刺激或损伤将导致神经紧张性放电。例如位相型放电常与钝性机械创伤有关，强直波形多为牵拉、热灼伤或冲洗引起的神经缺血所致[90]。另一方面，触发肌电图利用神经刺激记录肌肉的传导速度和幅度。基于这一原理，触发肌电图在评估椎弓根螺钉植入过程中发挥特殊的优势[91]。椎弓根螺钉位于皮质骨内时是绝缘的。任何因椎弓根螺钉刺激而出现肌电图的异常意味着螺钉距离神经根较近，进一步即时分析椎弓根的完整性是必要的。

自发肌电图（sEMG）和触发肌电图（tEMG）在监测神经损伤方面具有良好的敏感性。在一项胸腰段脊柱手术且接受自发肌电图监测的200多例患者的回顾性分析中，Gunnarsson等发现6.6%的患者术后出现新的神经症状，术中均出现明显的肌电图信号改变。尽管敏感性为100%，作者也发现术中出现肌电图信号改变的患者术后并没有神经症状，特异性仅为23.7%[72]。特异性看起来很低，但考虑到其对于避免神经损伤的价值，因此解读必须谨慎。类似于自发肌电图可以探测神经根损伤，触发肌电图在评估椎弓根螺钉植入过程中表现出较高的准确度[91-92]。在一项前瞻性证明螺钉位置CT扫描的研究中，作者评估了超过90例患者500多枚椎弓根螺钉的位置，发现刺激阈值大于15 mA可提供98%的置钉准确度[93]。由于术中自发肌电图和触发肌电图的高灵敏度，两者都已经成为脊柱外科手术中预防神经损伤的常见方法。

多模式术中监测

多模式术中监测（Multimodal Intraoperative Monitoring，MIOM）包含了两种或多种术中神经电生理监测的联合应用，多种方式组合在一起可以弥补单一应用的局限性。例如，在脊柱侧凸手术中体感诱发电位和运动诱发电位的组合，可以监测感觉上升通路和运动下降通路，得益于感觉诱发电位连续性的监测和运动诱发电位的即时监测。对于上述联合应用的准确解读，敏感性和特异性均接近于100%，从而使患者受益[74, 94-96]。

团队工作

脊柱外科越来越突出的特点是团队合作及其他非技术性的技能，可提供安全高质量的医疗服务。出于降低可预防并发症发生率的尝试，出现了大量强调患者安全经验与沟通方面的研究。例如一些研究表明，近60%的主要并发症是由于失败的非技术性技能所致，如沟通、团队合作、领导决策[97-100]。为了减少其对患者预后的不良影响，脊柱学组着手于建立专业团队，以减少围术期并发症的发生率和死亡率。

专业外科团队

拥有应对复杂外科手术所需的非凡专业

知识和专业技能，专业的手术团队已经很常见。围术期团队包括外科医师、麻醉师、护士和常规参与复杂手术且富有经验的技师。上述专业团队的良好沟通和互信，显著缩短了手术时间，增加了患者的安全[101-102]。此外，专业手术团队的倡导者在大量外科手术实践的基础上，总结了进行复杂外科手术和患者管理所需的专业技术知识[102-103]。由于上述原因，专业团队已经应用于几乎所有的外科手术，如心血管、骨科和神经外科。

任何团队的成功，无论是体育运动还是手术，都需要团队成员和领导者之间的信任和沟通。这个道理已被手术位置错误、手术检查清单和超时等因素从反面多次印证[99, 102, 104-106]。尤其是在脊柱外科手术中，团队成员之间良好沟通与信任的重要性，已在术中神经电生理监测所体现。如前所述，任何一种术中监测的有效使用，均需要对影响术后神经功能的信号变化进行仔细解读。术中神经监测的信号变化需要及早沟通和分析，以避免永久性神经损伤。因此，上述技术的有效利用需要麻醉医师、监测师和手术医师之间的沟通和协作。最后，随着沟通、信任和经验的提升，整个外科团队可以有效地避免和识别即使最罕见的并发症，包括术后视力丧失、皮肤损伤和灌注损伤。

两位外科医师同台手术

在脊柱外科手术中，老年复杂脊柱手术的占比逐渐增多，有效减少围术期并发症、缩短手术时间、减少手术出血十分重要。一种措施就是两位外科医师同台手术，长期以来已经应用于脊柱外科手术，两位医师的作用等同，而不是在角色上一主一副。

逻辑和经验方面的证据支持两位医师优于一位医师的理念，多篇文献证明这种方式在脊柱和其他专业手术中较为有效[101, 107-110]。多项研究证实，两位医师相比于一位医师可缩短手术时间、减少手术出血、降低手术并发症发生率[101, 109-110]。两位医师相比于一位医师可降低术后感染的发生率[111]。最近一项经椎弓根截骨矫形的研究证实，两位医师相比于一位医师减少手术出血 3 L，缩短手术时间 2.5 h[101]。另外一项青少年特发性脊柱侧凸手术治疗的研究中，作者发现两位医师相比于一位医师，可缩短手术时间、减少手术出血和输血，减少术后麻醉药物的使用，甚至缩短住院时间[110]。

对于一位医师参与手术还是两位医师参与手术来讲，外科医生的经验对于提升疗效具有重要影响。Cahill 等最近的研究将治疗特发性脊柱侧凸 5 年以上经验和 5 年以下经验的术者进行比较，发现经验丰富的术者手术时间更短、出血更少。接受经验丰富术者进行手术，术后症状恢复更佳、住院时间更短[112]。在另一项评估徒手胸椎椎弓根螺钉置入准确性的研究中，Samdani 等发现经验不足的外科医师发生椎弓根内侧壁损伤的数量多于经验丰富的外科医师[113]。虽然外科医师的经验可能对于两位外科医师同台手术的意义造成混淆，但是无须怀疑的是，两位外科医师同台手术增加了手术的技巧性和经验。

脊柱外科手术模式

鉴于患者治疗的复杂性和异质性，仅有少数随机对照 I 级研究涉及复杂脊柱畸形，为建立循证医学模式带来挑战。尽管循证医学已经证实其在多个医学专业可减少并发症、提高手术疗效[114-118]，脊柱畸形的治疗仍以个体化为原则，需要考虑患者的预期和手术医师的经验。尽管创建脊柱外科模式存在挑战，多个中心的手术团队已经取得长足的进步。如今仅有少数模式，但早期研究已经证实，目标导向性 - 循证医学的研究会降低手术并发症发生率、提高手术效果[119-121]。

西北高风险脊柱模式（The Northwestern High-Risk Spine Protocol）是全面进行术前、术中和术后阶段管理的典型，以降低并发症发生率和病死率[119]。基于手术复杂性和合并症对高风险患者进行分析，术前制订手术策略，综合手术医师、患者和必要的医疗参与者的意见，对患者进行全面的医学分析，以决定患者风险、团队预期以及优化医疗的机制。术前医务人员通过有效的沟通对于患者健康状况进行全面了解[120]。术中每小时更新手术目标和风险，以提高对于并发症的认识和应对。最终，在术后以及整个医疗模式中，都存在循证医学评估和复苏方法。

另一个标准化、系统的畸形手术治疗方法的例子来自于弗吉尼亚梅森医学中心的学者，西雅图脊柱团队的主要脊柱模式由两位主治医师（一位神经外科医师和一位骨科医师）、两位麻醉医师和一位麻醉技师组成[121]。除了前面讨论的与高风险脊柱模式共享的成员之外，正式学术会议上确认这一模式还包括与其他专业人士的合作，包括内科医师、康复师、2位以上的脊柱手术麻醉医师、护士和手术医师。这次会议达成的成果形成了书面共识，并提供给每位与会者。初步研究中对上述模式的评估结果是令人鼓舞的，相比于既往减少了50%的并发症[121]。作者也证明围术期再手术的发生率显著降低，伤口感染率、血栓栓塞和神经系统并发症亦下降。尽管越来越多的证据支持外科团队的优势，这些作者的经验也表明，团队之间的组成和经验存在着差异，无法将单一的成功案例进行广泛推广。因此，我们并非肯定前述的特定方法，而是希望其能不断完善以造福更多的患者和医疗从业者。

结　论

鉴于患者逐渐增多和脊柱手术的风险，认识和采用任何可能的措施，对于降低并发症风险和改善患者预后是十分重要的。围术期降低复杂脊柱畸形手术风险的措施包括应用抗纤溶药物、术中神经电生理监测和团队协作，并不断进行技术改进，以使患者受益。

（王　辉 译　丁文元 审校）

参考文献

1. Smith JS et al. Risk-benefit assessment of surgery for adult scoliosis: an analysis based on patient age. Spine (Phila Pa 1976). 2011;36(10):817–24.
2. Drazin D et al. Complications and outcomes after spinal deformity surgery in the elderly: review of the existing literature and future directions. Neurosurg Focus. 2011;31(4):E3.
3. Bridwell KH et al. Major intraoperative neurologic deficits in pediatric and adult spinal deformity patients. Incidence and etiology at one institution. Spine (Phila Pa 1976). 1998;23(3):324–31.
4. Baron EM, Albert TJ. Medical complications of surgical treatment of adult spinal deformity and how to avoid them. Spine (Phila Pa 1976). 2006; 31(19 Suppl):S106–18.
5. Cho KJ et al. Complications in posterior fusion and instrumentation for degenerative lumbar scoliosis. Spine (Phila Pa 1976). 2007;32(20):2232–7.
6. Sansur CA et al. Scoliosis research society morbidity and mortality of adult scoliosis surgery. Spine (Phila Pa 1976). 2011;36(9):E593–7.
7. Carreon LY et al. Perioperative complications of posterior lumbar decompression and arthrodesis in older adults. J Bone Joint Surg Am. 2003;85-A(11):2089–92.
8. Daubs MD et al. Adult spinal deformity surgery: complications and outcomes in patients over age 60. Spine (Phila Pa 1976). 2007;32(20):2238–44.
9. Schwab FJ et al. Risk factors for major peri-operative complications in adult spinal deformity surgery: a multi-center review of 953 consecutive patients. Eur Spine J. 2012;21(12):2603–10.
10. Huang YH, Ou CY. Significant blood loss in lumbar fusion surgery for degenerative spine. World Neurosurg. 2015;84(3):780–5.
11. Moller H, Hedlund R. Instrumented and noninstrumented posterolateral fusion in adult spondylolisthesis--a prospective randomized study: part 2. Spine (Phila Pa 1976). 2000;25(13):1716–21.
12. Suk SI et al. Posterior vertebral column resection for severe rigid scoliosis. Spine (Phila Pa 1976). 2005;30(14):1682–7.
13. Hu SS. Blood loss in adult spinal surgery. Eur Spine J. 2004;13(Suppl 1):S3–5.
14. Anastasian ZH et al. Factors that correlate with the decision to delay extubation after multilevel prone spine surgery. J Neurosurg Anesthesiol. 2014;26(2):167–71.

15. Li F et al. Risk factors for delayed extubation in thoracic and lumbar spine surgery: a retrospective analysis of 135 patients. J Anesth. 2014;28(2):161–6.
16. Tate Jr DE, Friedman RJ. Blood conservation in spinal surgery. Review of current techniques. Spine (Phila Pa 1976). 1992;17(12):1450–6.
17. Canan CE et al. Blood salvage produces higher total blood product costs in single-level lumbar spine surgery. Spine (Phila Pa 1976). 2013;38(8):703–8.
18. Murphy P, Heal JM, Blumberg N. Infection or suspected infection after hip replacement surgery with autologous or homologous blood transfusions. Transfusion. 1991;31(3):212–7.
19. Carson JL et al. Risk of bacterial infection associated with allogeneic blood transfusion among patients undergoing hip fracture repair. Transfusion. 1999;39(7):694–700.
20. Triulzi DJ et al. A clinical and immunologic study of blood transfusion and postoperative bacterial infection in spinal surgery. Transfusion. 1992;32(6):517–24.
21. Soviero F et al. Bleeding in orthopaedic surgery: the role of blood transfusion and erythropoietin alpha. Acta Biomed. 2010;81(2):125–9.
22. Karkouti K, Dattilo KM. Perioperative hemostasis and thrombosis. Can J Anaesth. 2006;53(12):1260–2.
23. Park CK. The effect of patient positioning on intraabdominal pressure and blood loss in spinal surgery. Anesth Analg. 2000;91(3):552–7.
24. McNeill TW et al. Controlled hypotensive anesthesia in scoliosis surgery. J Bone Joint Surg Am. 1974;56(6):1167–72.
25. Yaster M et al. A comparison of nitroglycerin and nitroprusside for inducing hypotension in children: a double-blind study. Anesthesiology. 1986;65(2):175–9.
26. Tobias JD. Sevoflurane for controlled hypotension during spinal surgery: preliminary experience in five adolescents. Paediatr Anaesth. 1998;8(2):167–70.
27. Beaussier M et al. Haemodynamic stability during moderate hypotensive anaesthesia for spinal surgery. A comparison between desflurane and isoflurane. Acta Anaesthesiol Scand. 2000;44(9):1154–9.
28. Hur SR, Huizenga BA, Major M. Acute normovolemic hemodilution combined with hypotensive anesthesia and other techniques to avoid homologous transfusion in spinal fusion surgery. Spine (Phila Pa 1976). 1992;17(8):867–73.
29. Lawhon SM et al. Controlled hypotensive anesthesia during spinal surgery. A retrospective study. Spine (Phila Pa 1976). 1984;9(5):450–3.
30. Mandel RJ et al. Hypotensive anesthesia and autotransfusion in spinal surgery. Clin Orthop Relat Res. 1981;154:27–33.
31. Malcolm-Smith NA, McMaster MJ. The use of induced hypotension to control bleeding during posterior fusion for scoliosis. J Bone Joint Surg Br. 1983;65(3):255–8.
32. Yoshihara H, Yoneoka D. Trends in the utilization of blood transfusions in spinal fusion in the United States from 2000 to 2009. Spine (Phila Pa 1976). 2014;39(4):297–303.
33. Goodnough LT et al. Increased preoperative collection of autologous blood with recombinant human erythropoietin therapy. N Engl J Med. 1989;321(17):1163–8.
34. Murray D. Acute normovolemic hemodilution. Eur Spine J. 2004;13(Suppl 1):S72–5.
35. Nuttall GA et al. Predictors of blood transfusions in spinal instrumentation and fusion surgery. Spine (Phila Pa 1976). 2000;25(5):596–601.
36. Kennedy C et al. Efficacy of preoperative autologous blood donation for elective posterior lumbar spinal surgery. Spine (Phila Pa 1976). 2011;36(26):E1736–43.
37. Khoshhal K et al. Efficacy of aprotinin in reducing blood loss in spinal fusion for idiopathic scoliosis. J Pediatr Orthop. 2003;23(5):661–4.
38. Samama CM et al. Aprotinin versus placebo in major orthopedic surgery: a randomized, double-blinded, dose-ranging study. Anesth Analg. 2002;95(2):287–93. table of contents
39. Murkin JM et al. Aprotinin decreases exposure to allogeneic blood during primary unilateral total hip replacement. J Bone Joint Surg Am. 2000;82(5):675–84.
40. Cole JW et al. Aprotinin reduces blood loss during spinal surgery in children. Spine (Phila Pa 1976). 2003;28(21):2482–5.
41. Mangano DT et al. Mortality associated with aprotinin during 5 years following coronary artery bypass graft surgery. JAMA. 2007;297(5):471–9.
42. Mangano DT et al. The risk associated with aprotinin in cardiac surgery. N Engl J Med. 2006;354(4):353–65.
43. Urban MK et al. The efficacy of antifibrinolytics in the reduction of blood loss during complex adult reconstructive spine surgery. Spine (Phila Pa 1976). 2001;26(10):1152–6.
44. Reid RW et al. The efficacy of tranexamic acid versus placebo in decreasing blood loss in pediatric patients undergoing repeat cardiac surgery. Anesth Analg. 1997;84(5):990–6.
45. Fremes SE et al. Metaanalysis of prophylactic drug treatment in the prevention of postoperative bleeding. Ann Thorac Surg. 1994;58(6):1580–8.
46. Pinosky ML et al. Tranexamic acid reduces bleeding after cardiopulmonary bypass when compared to epsilon aminocaproic acid and placebo. J Card Surg. 1997;12(5):330–8.
47. Chauhan S et al. Comparison of epsilon aminocaproic acid and tranexamic acid in pediatric cardiac surgery. J Cardiothorac Vasc Anesth. 2004;18(2):141–3.
48. Ker K et al. Effect of tranexamic acid on surgical bleeding: systematic review and cumulative meta-analysis. BMJ. 2012;344:e3054.
49. Okamoto S, Okamoto U. Amino-Methyl-Cyclohexane-carboxylic acid: AMCHA. Keio J Med. 1962;11(3):105–15.
50. Okamoto S, Nakajima T. A suppressing effect of E-Amino-N-Caproic Acid on the bleeding of dogs, produced with the activation of plasmin in the circulatory blood. Keio J Med. 1959;8(4):247–66.
51. Nilsson IM. Clinical pharmacology of aminocaproic and tranexamic acids. J Clin Pathol Suppl (R Coll Pathol). 1980;14:41–7.
52. Keyl C et al. High-dose tranexamic acid is related

to increased risk of generalized seizures after aortic valve replacement. Eur J Cardiothorac Surg. 2011;39(5):e114–21.
53. Martin K et al. Seizures after open heart surgery: comparison of epsilon-aminocaproic acid and tranexamic acid. J Cardiothorac Vasc Anesth. 2011;25(1):20–5.
54. Shapiro F, Zurakowski D, Sethna NF. Tranexamic acid diminishes intraoperative blood loss and transfusion in spinal fusions for duchenne muscular dystrophy scoliosis. Spine (Phila Pa 1976). 2007;32(20):2278–83.
55. Grant JA et al. Perioperative blood transfusion requirements in pediatric scoliosis surgery: the efficacy of tranexamic acid. J Pediatr Orthop. 2009;29(3):300–4.
56. Cheriyan T et al. Efficacy of tranexamic acid on surgical bleeding in spine surgery: a meta-analysis. Spine J. 2015;15(4):752–61.
57. Huang F et al. The use of tranexamic acid to reduce blood loss and transfusion in major orthopedic surgery: a meta-analysis. J Surg Res. 2014;186(1):318–27.
58. Peters A et al. Antifibrinolytics reduce blood loss in adult spinal deformity surgery: a prospective, randomized controlled trial. Spine (Phila Pa 1976). 2015;40(8):E443–9.
59. Verma K et al. The relative efficacy of antifibrinolytics in adolescent idiopathic scoliosis: a prospective randomized trial. J Bone Joint Surg Am. 2014;96(10):e80.
60. Xie J et al. Preliminary investigation of high-dose tranexamic acid for controlling intraoperative blood loss in patients undergoing spine correction surgery. Spine J. 2015;15(4):647–54.
61. Duncan CM et al. Venous thromboembolism and mortality associated with tranexamic acid use during total hip and knee arthroplasty. J Arthroplasty. 2015;30(2):272–6.
62. MacEwen GD, Bunnell WP, Sriram K. Acute neurological complications in the treatment of scoliosis. A report of the Scoliosis Research Society. J Bone Joint Surg Am. 1975;57(3):404–8.
63. Wilber RG et al. Postoperative neurological deficits in segmental spinal instrumentation. A study using spinal cord monitoring. J Bone Joint Surg Am. 1984;66(8):1178–87.
64. Dorgan, J.C., T.R. Abbott, and G. Bentley. Intraoperative awakening to monitor spinal cord function during scoliosis surgery. J Bone Joint Surg. 1984;93:716–9.
65. Dormans JP. Establishing a standard of care for neuromonitoring during spinal deformity surgery. Spine (Phila Pa 1976). 2010;35(25):2180–5.
66. Nuwer MR et al. Somatosensory evoked potential spinal cord monitoring reduces neurologic deficits after scoliosis surgery: results of a large multicenter survey. Electroencephalogr Clin Neurophysiol. 1995;96(1):6–11.
67. Kamerlink JR et al. Major intraoperative neurologic monitoring deficits in consecutive pediatric and adult spinal deformity patients at one institution. Spine (Phila Pa 1976). 2010;35(2):240–5.
68. Schwartz DM et al. Neurophysiological detection of impending spinal cord injury during scoliosis surgery. J Bone Joint Surg Am. 2007;89(11):2440–9.
69. Scoliosis Research Society, D.S.C. SRS neuromonitoring information statement. 2009.
70. Stagnara P, Vauzelle CJ, Jouvinroux P. Functional monitoring of spinal cord activity during spinal surgery. Clin Orthop. 1973;93:173–8.
71. Dawson GD. Cerebral responses to electrical stimulation of peripheral nerve in man. J Neurol Neurosurg Psychiatry. 1947;10(3):134–40.
72. Gunnarsson T et al. Real-time continuous intraoperative electromyographic and somatosensory evoked potential recordings in spinal surgery: correlation of clinical and electrophysiologic findings in a prospective, consecutive series of 213 cases. Spine (Phila Pa 1976). 2004;29(6):677–84.
73. Park P et al. Impact of multimodal intraoperative monitoring during correction of symptomatic cervical or cervicothoracic kyphosis. J Neurosurg Spine. 2011;14(1):99–105.
74. Hilibrand AS et al. Comparison of transcranial electric motor and somatosensory evoked potential monitoring during cervical spine surgery. J Bone Joint Surg Am. 2004;86-A(6):1248–53.
75. Kelleher MO et al. Predictive value of intraoperative neurophysiological monitoring during cervical spine surgery: a prospective analysis of 1055 consecutive patients. J Neurosurg Spine. 2008;8(3):215–21.
76. Grundy BL. Monitoring of sensory evoked potentials during neurosurgical operations: methods and applications. Neurosurgery. 1982;11(4):556–75.
77. Grundy BL. Intraoperative monitoring of sensory-evoked potentials. Anesthesiology. 1983;58(1):72–87.
78. Raudzens PA. Intraoperative monitoring of evoked potentials. Ann N Y Acad Sci. 1982;388:308–26.
79. Meyer Jr PR, Cotler HB, Gireesan GT. Operative neurological complications resulting from thoracic and lumbar spine internal fixation. Clin Orthop Relat Res. 1988;237:125–31.
80. Epstein NE, Danto J, Nardi D. Evaluation of intraoperative somatosensory-evoked potential monitoring during 100 cervical operations. Spine (Phila Pa 1976). 1993;18(6):737–47.
81. Costa P et al. Somatosensory- and motor-evoked potential monitoring during spine and spinal cord surgery. Spinal Cord. 2007;45(1):86–91.
82. Sloan TB, Jameson LC. Electrophysiologic monitoring during surgery to repair the thoraco-abdominal aorta. J Clin Neurophysiol. 2007;24(4):316–27.
83. Malhotra NR, Shaffrey CI. Intraoperative electrophysiological monitoring in spine surgery. Spine (Phila Pa 1976). 2010;35(25):2167–79.
84. Calancie B et al. "Threshold-level" multipulse transcranial electrical stimulation of motor cortex for intraoperative monitoring of spinal motor tracts: description of method and comparison to somatosensory evoked potential monitoring. J Neurosurg. 1998;88(3):457–70.
85. Langeloo DD et al. Transcranial electrical motor-evoked potential monitoring during surgery for spinal deformity: a study of 145 patients. Spine (Phila

Pa 1976). 2003;28(10):1043–50.
86. Hsu B et al. Transcranial motor-evoked potentials combined with response recording through compound muscle action potential as the sole modality of spinal cord monitoring in spinal deformity surgery. Spine (Phila Pa 1976). 2008;33(10):1100–6.
87. Kim SM et al. Pattern-specific changes and discordant prognostic values of individual leg-muscle motor evoked potentials during spinal surgery. Clin Neurophysiol. 2012;123(7):1465–70.
88. Sloan TB, Heyer EJ. Anesthesia for intraoperative neurophysiologic monitoring of the spinal cord. J Clin Neurophysiol. 2002;19(5):430–43.
89. Woodforth IJ et al. Variability of motor-evoked potentials recorded during nitrous oxide anesthesia from the tibialis anterior muscle after transcranial electrical stimulation. Anesth Analg. 1996;82(4):744–9.
90. Prass RL, Luders H. Acoustic (loudspeaker) facial electromyographic monitoring: part 1. Evoked electromyographic activity during acoustic neuroma resection. Neurosurgery. 1986;19(3):392–400.
91. Ovadia D et al. The contribution of an electronic conductivity device to the safety of pedicle screw insertion in scoliosis surgery. Spine (Phila Pa 1976). 2011;36(20):E1314–21.
92. Toleikis JR et al. The usefulness of electrical stimulation for assessing pedicle screw placements. J Spinal Disord. 2000;13(4):283–9.
93. Glassman SD et al. A prospective analysis of intraoperative electromyographic monitoring of pedicle screw placement with computed tomographic scan confirmation. Spine (Phila Pa 1976). 1995;20(12):1375–9.
94. Quraishi NA et al. Intraoperative multimodality monitoring in adult spinal deformity: analysis of a prospective series of one hundred two cases with independent evaluation. Spine (Phila Pa 1976). 2009;34(14):1504–12.
95. Bhagat S et al. An evaluation of multimodal spinal cord monitoring in scoliosis surgery: a single centre experience of 354 operations. Eur Spine J. 2015;24(7):1399–407.
96. Pelosi L et al. Combined monitoring of motor and somatosensory evoked potentials in orthopaedic spinal surgery. Clin Neurophysiol. 2002;113(7):1082–91.
97. Christian CK et al. A prospective study of patient safety in the operating room. Surgery. 2006;139(2):159–73.
98. Greenberg CC et al. Patterns of communication breakdowns resulting in injury to surgical patients. J Am Coll Surg. 2007;204(4):533–40.
99. Lingard L et al. Communication failures in the operating room: an observational classification of recurrent types and effects. Qual Saf Health Care. 2004;13(5):330–4.
100. Yule S et al. Non-technical skills for surgeons in the operating room: a review of the literature. Surgery. 2006;139(2):140–9.
101. Ames CP et al. Perioperative outcomes and complications of pedicle subtraction osteotomy in cases with single versus two attending surgeons. Spine Deformity. 2013;1(1):51–8.
102. Leach LS et al. Assessing the performance of surgical teams. Health Care Manage Rev. 2009;34(1):29–41.
103. Boissoneau R, Sprengel AD, Snell Jr WE. A national study: the use of specialty surgical teams. Health Mark Q. 1999;17(1):49–58.
104. Makary MA et al. Operating room teamwork among physicians and nurses: teamwork in the eye of the beholder. J Am Coll Surg. 2006;202(5):746–52.
105. Mazzocco K et al. Surgical team behaviors and patient outcomes. Am J Surg. 2009;197(5):678–85.
106. Sexton JB et al. Teamwork in the operating room: frontline perspectives among hospitals and operating room personnel. Anesthesiology. 2006;105(5):877–84.
107. Gurtner GC et al. Two-team synchronous oesophagectomy. Br J Surg. 1994;81(11):1620–2.
108. Saithna A et al. Simultaneous bilateral anterior cruciate ligament reconstruction: a safe option. Knee Surg Sports Traumatol Arthrosc. 2010;18(8):1071–4.
109. Halanski MA et al. Comparing results of posterior spine fusion in patients with AIS: are two surgeons better than one? J Orthop. 2013;10(2):54–8.
110. Chan CY, Kwan MK. Peri-operative outcome in posterior spinal fusion for adolescent idiopathic scoliosis: a prospective study comparing single versus two attending surgeons strategy. Spine (Phila Pa 1976). 2016;41(11):E694–9.
111. Blam OG et al. Risk factors for surgical site infection in the patient with spinal injury. Spine (Phila Pa 1976). 2003;28(13):1475–80.
112. Cahill PJ et al. The effect of surgeon experience on outcomes of surgery for adolescent idiopathic scoliosis. J Bone Joint Surg Am. 2014;96(16):1333–9.
113. Samdani AF et al. Accuracy of free-hand placement of thoracic pedicle screws in adolescent idiopathic scoliosis: how much of a difference does surgeon experience make? Eur Spine J. 2010;19(1):91–5.
114. Bennett KM et al. Implementation of antibiotic rotation protocol improves antibiotic susceptibility profile in a surgical intensive care unit. J Trauma. 2007;63(2):307–11.
115. Gonzalez Della Valle A et al. Venous thromboembolism is rare with a multimodal prophylaxis protocol after total hip arthroplasty. Clin Orthop Relat Res. 2006;444:146–53.
116. Talmor D et al. The costs and cost-effectiveness of an integrated sepsis treatment protocol. Crit Care Med. 2008;36(4):1168–74.
117. Crocker C. Nurse led weaning from ventilatory and respiratory support. Intensive Crit Care Nurs. 2002;18(5):272–9.
118. Shorr AF et al. Economic implications of an evidence-based sepsis protocol: can we improve outcomes and lower costs? Crit Care Med. 2007;35(5):1257–62.
119. Halpin RJ et al. Standardizing care for high-risk patients in spine surgery: the Northwestern high-risk spine protocol. Spine (Phila Pa 1976). 2010;35(25):2232–8.
120. Sugrue PA, Halpin RJ, Koski TR. Treatment algorithms and protocol practice in high-risk spine surgery. Neurosurg Clin N Am. 2013;24(2):219–30.
121. Sethi RK et al. The seattle spine team approach to adult deformity surgery: a systems-based approach to perioperative care and subsequent reduction in perioperative complication rates. Spine Deformity. 2014;2(2):95–103.

第 10 章　用于成人腰椎侧凸的生物制品

Ryan T. Cassilly, Cyrus M. Jalai, Gregory W. Poorman, Peter G. Passias

引　言

成人脊柱侧凸，多为未经治疗的青少年特发性脊柱侧凸的后遗症或因新发的退行性畸形改变，在 60 岁以上人群中估计有多达 68% 的患病率 [1]。Anwar 等研究称成人腰椎侧凸的病例还远未被充分报道，特别是对于侧凸曲线＜20° 的病例 [2]。许多成人腰椎侧凸患者可通过非手术方法进行治疗。然而对于因脊柱畸形而导致的神经功能障碍、椎管狭窄、明显的矢状面失衡以及慢性疼痛等的患者，通过手术矫正畸形，无论是否同时进行神经减压，一般皆可缓解症状并使患者能够完成日常生活所需的活动。然而临床中成人腰椎侧凸的表现十分多变，这为其治疗中的结构力学问题带来了挑战。根据患者的症状不同，对于神经功能受损及脊柱正常结构丢失的患者，手术的目标是进行神经减压、缩小脊柱侧凸的程度、减少矢状面失衡，并保持矫形后的长期稳定性 [3-4]。虽然大于 30°～40° 的腰椎侧凸通常被认为需要进行手术治疗，但是根据不同的临床表现，手术指征常有变化 [3, 5]。Lenke-Silva 治疗等级量表（The Lenke-Silva Treatment Levels Ⅰ－Ⅵ matrix）为不同指征提供了不同的治疗方案，其范围包含了从单一减压到减压加内固定，以及手术节段长度选择及是否需要截骨等 [3]。

最终，获得坚强的融合是保证成人脊柱畸形矫形效果和防止畸形进展的最重要因素。虽然各种脊柱内固定器材可以提供临时的刚性和稳定性，但最终脊柱的稳定性取决于各运动节段之间骨性融合的形成。在评估与治疗脊柱畸形的长期探索过程中，使我们对于理想的矫形方式、内固定方法以及确保脊柱融合的方法有了深入的认识，特别是对于能够优化手术效果、减少不良后果的骨生物材料 [6]。通过使用自体骨或其他替代性的骨移植物，脊柱融合术得以能够实施与完成 [7-9]。在脊柱畸形手术治疗的研究中，骨生物学研究始终具有特别的价值，它能够为我们带来关于退变性脊柱侧凸病因及进展相关因素的探究与讨论。Vanderpool 等报道称在 50 岁以上老年脊柱侧凸患者中，有 36% 的人患有骨质疏松症，38% 的人患有骨软化症，这产生了退行性脊柱侧凸的一个病因假说，即可能是由于代谢性骨病的发生率增加所导致的 [10]。尽管骨质减少和骨质疏松症已被认为与侧凸的进展、内固定失败以及近端交界处后凸畸形（proximal junctional kyphosis，PJK）的发生有关，但这一主张仍饱受争议 [3, 11-12]。

尽管近些年在替代性骨移植物领域的研究已取得长足的进展，自体髂骨移植（iliac crest bone graft，ICBG）仍然是脊柱融合术中的“金标准”。其他骨替代移植物包括骨髓提取物（bone marrow aspirate，BMA）、间充质干细胞、骨形态发生蛋白（rhBMP-2）、去矿化骨基质（demineralized bone matrix，DMB）、陶瓷和凝胶等。这些替代物在骨传导性、骨诱导性和骨生成等生物学特性方面与自体髂骨不同，依据这些不同，它们能提供不同级别的支架结构及促进融合的能力。对于在复杂的脊柱侧凸矫形中，使用这些生物替代品的有效性和支持其使用的证据水平尤其重要，如表 10.1 中所总结。并发症的发生率确实很高，在大多数长期随访的腰椎侧凸病例中，其达到了 20% ~ 40%。有 17% ~ 37% 的病例报告了需要进行翻修手术等严重并发症的发生，包括有症状的假关节形成、伤口感染、近端交界处后凸畸形和内固定失败等[21,-22]。为了防止假关节形成并提高融合的成功率，有人主张利用生物活性物质作为补充，用于自体骨不足的长节段手术和跨过腰骶结合处的融合手术[23-25]。取自体髂骨本身即有不少相关并发症，骨生物活性替代物的出现同样也能为这一问题提供解决方案。

鉴于需手术治疗的成人腰椎疾患不断增加，脊柱融合又是最常需用到自体骨移植物的情形，本章将探讨有关成人脊柱侧凸手术中的各种骨生物活性物质的应用情况[26-27]。本章将特别对 ICBG、rhBMP-2、BMA、DMB 以及陶瓷和凝胶做一综述，着重探讨它们应用时长期的融合率以及包括邻椎病、近端交界处后凸畸形、假关节形成和内固定失败等在内的与退变性腰椎侧凸矫形手术有关的并发症情况。

自体移植物

传统意义上来说，自体骨一直被当作是脊柱融合手术的基础[28]。各种可用于脊柱手术的自体骨移植物包括：自体髂骨移植物；椎板切除、关节突关节切除、椎体次全切除、椎体切除及截骨术时所获得的自体骨；其他还有骨髓抽取物等。然而，每种方法在其促进脊柱融合的能力上都有其局限性且有其各自相关的并发症。

表 10.1　用于脊柱融合的骨生物制品的最高证据级别及假关节形成的相对发生率

骨生物制品	最高证据等级	假关节发生率
自体髂骨	金标准	0% ~ 10%
局部自体骨	1 级[13]	5% ~ 10%
未浓缩骨髓提取物 + 支架材料	1 级[14]	1.4% ~ 16%
浓缩骨髓提取物	2 级[15]	未报道
新鲜冷冻 / 冻干异体骨	1 级[16]	8.7% ~ 14%
去矿化骨基质	1 级[17]	3.2% ~ 14%
陶瓷	1 级[18]	7.5%
血小板凝胶	2 级[19]	4% ~ 10%
骨形态发生蛋白	1 级[20]	0% ~ 8%

自体髂骨移植物

长久以来，髂嵴的前后部一直被当作收集自体骨移植物的来源[29-30]。在腰骶部的大多数手术中，取自体髂骨可与所要进行的脊柱手术通过同一切口完成。对于在非腰骶部区域进行的脊柱前路或后路手术，手术区域应包含髂嵴的前部或后部区域，并通过另行手术切口到达髂嵴来收集皮质骨、松质骨或皮质松质混合骨移植物。松质骨移植物可作为能提供骨生成、骨诱导和骨传导性能的支架，而皮质骨能提供结构力学的支撑作用[30]。

自体髂骨移植物通常被认为是脊柱融合手术中的“金标准”[31-32]。据报道，在未使用内固定的腰椎后外侧融合手术中，其融合率可达到 40% ~ 65%[33-36]。如果同时使用牢固的内固定器械，其融合率可高达 95%[35-40]。因为手术采用的内固定技术多种多样且评估融合情况时所用的影像学方法各异（X 线平片或者是 CT），各文献中所报道的融合率常有较大差异。在成人脊柱畸形手术中单独应用自体髂骨移植物可达到 72% 的融合率 [7]，预示着长节段的腰椎融合可能需要另增加骨移植物作为补充。

取自体髂骨并不是没有并发症，而是重要的并发症如血管神经损伤、髂骨骨折、腹部脏器损伤、深部伤口感染等的发生都十分罕见。次要的并发症有 10%～50% 的发生率，包括浅表感染、血肿、供给区麻木以及供给区持续的疼痛 [30, 41-43]。通常来说，持续的供给区疼痛在 2%～60% 的患者中是最常见的并发症 [7, 37-38, 44-46]。通过分开的单独切口到达髂骨并取全厚度的三层皮质骨时，并发症的发生率最高。同样，经髂嵴前部取骨的并发症显著高于经髂嵴后部，包括术后供给区疼痛的严重程度及持续时间 [29]。另外，取自体髂骨的并发症还能导致患者难以完成日常的生活与工作所需的活动 [31]。我们必须清楚导致供给区疼痛的因素纷繁复杂，包括手术的技术、收集的是松质骨还是皮质松质混合骨、髂嵴处的取骨量、同时进行的腰骶区域的手术等。通过对腰骶部和胸腰部脊柱融合手术进行对比发现，融合节段在 L3 椎体以上部位的患者发生供给区疼痛相对较少，说明患者可能会混淆来源于腰骶部手术区域的疼痛和供给区的疼痛 [48]。脊柱治疗效果研究试验（Spine Outcomes Research Trial，SPORT）的一项亚组分析表明，在脊柱融合术后患者的自述中治疗效果及并发症与是否使用了自体髂骨无明显差异。这一矛盾现象在其他一些试验中也得到了证实 [48, 50-51]。最终，在疼痛中究竟有多大程度可直接归因于取自体髂骨是很难确定的。

局部自体骨移植物

鉴于取自体髂骨来源有限，且有并发症和延长手术时间等缺点，在术中过程中取自局部手术部位的自体骨可作为自体髂骨的替代物，同时也仍然具备自体骨的各种生物学优点。根据在椎板切除术中所获的自体骨的数量，其可被单独使用也可作为自体髂骨的补充一同使用 [52-53]。相关研究证实，在单节段的腰椎峡部裂滑脱病例中，使用来自椎板切除术的自体骨作为骨移植物进行后外侧融合手术可获得 90%～95% 的融合率 [13, 54]。Lee 等也观察到在使用内固定器械的腰椎后外侧融合手术中，应用从原位棘突和椎板获得的自体骨，62% 的患者获得了双边融合，31% 的患者获得了单边融合 [55]。在单节段的腰椎后路椎间融合手术中，应用手术部位取得的局部自体骨与应用自体髂骨所获得的融合率相似 [56]。对于在腰椎侧凸手术中单独应用局部自体骨的情形尚未得到充分研究。Violas 等报道过一项相关研究，探讨了使用局部自体骨联合 Cotrel-Dubousset 内固定器械应用于脊柱侧凸矫形手术时的效果 [57]。所有具有双弯的病例皆获得了影像学可证实的成功融合，且每个病例平均有 10 个节段获得了融合。

骨髓提取物

在超过 2 个节段以上的后外侧融合中，单独的局部自体骨难以提供足够的骨量来保证满意的融合率 [58]。骨髓提取物（BMA）通常来源于髂嵴或椎体，其包含骨原细胞，在应用于脊柱融合术时展现了令人振奋的结果且与局部自体骨协同应用时可获得与单独应用自体髂骨时同等的融合率 [14, 59-60]。尽管骨髓提取物无法提供与自体髂骨同样高浓度的骨原细胞，仍然有临床证据显示其可促进骨生成 [61]。在脊柱后外侧融合中，特定的 BMA 已经被应用于异体骨基质或陶瓷中，作为自体骨移植物的替代，并显示了与使用 ICBG 近似的融合率 [62-63]。

在从一位 35 岁的患者身上获得的骨髓提取物中，大约每 250 000 个细胞中有一个基质干细胞（mesenchymal stem cell，MSC），每 10 000 个细胞中有一个造血干细胞（hematopoietic stem cell，HSC），这二者是骨形成和生长的两个重要始动因素。鉴于在理想状况的个体中所获得的 BMA 中的 MSC 和 HSC 浓度尚且如此之低，有人建议对 BMA 进行浓缩来提高其效能。最近一项研究表明浓缩骨髓提取物（bone marrow aspirate concentrate，BMAC）联合异体骨展示了与使用自体髂骨移植物等同的融合率 [15]。而且最近一些使用 BMAC 治疗骨不连及骨坏死的研究也展示了其可与自体骨移植物媲美的效用 [64-66]。这些研究表明 BMA 应该通过浓缩或添加其他生长因子来对其进行补充；但是，目前仍缺乏对其实际临床效用的研究 [67-68]。

异体骨移植物

为了应对前文所提到的与取自体髂骨有关的并发症，有关学者开始致力于研究作为自体骨替代物的异体骨移植物的使用和进行腰椎融合的有效性。异体骨移植物产品来源于捐献的尸体，可作为自体髂骨的替代物和（或）是包裹其周围作为对自体骨的扩展和补充。这些移植物通常是作为具有骨传导作用的基质成分，而其自己本身不具备骨生成和骨诱导能力。在术中使用异体骨移植物的益处主要包括缩减手术时间、减少出血量、消除供给处不适和省去收集自体骨的麻烦。平时使用的异体骨主要包括 3 种类型：新鲜冷冻异体骨（fresh-frozen）、冻干异体骨（freeze-dried）、去矿化的冻干异体骨（demineralized freeze-dried），每种类型具备不同的结构力学特性 [69]。

新鲜冷冻异体骨和冻干异体骨

异体与自体骨能促进新骨生成的能力不同，其主要是通过其骨基质成分来提供骨传导作用：其多孔特性为新生骨的生长提供有利的支架结构以获得牢固的融合。具有三维支架结构的骨基质为骨细胞和骨形态发生蛋白（bone morphogenetic proteins，BMPs）提供了合适的环境：迁移、黏附和增殖。新鲜冷冻异体骨和冻干异体骨的制备方法有所不同，所以它们具备各自不同的优势和劣势。新鲜冷冻异体骨的制备过程最为简单，传播疾病和导致免疫反应的风险较高，通常被当做其他移植物的补充或是支架材料的附属成分而使用，很少单独使用。所以在腰椎融合手术中单独应用异体骨的效用并未得到多数学者的认同。异体骨的制备过程削弱了骨诱导能力，这导致其无法与宿主良好地相容。An 等在 144 例使用并排移植物的腰椎后外侧融合手术中对采用以下移植物的融合效果进行了对比：①自体髂骨，②去矿化的骨松质碎片，③去矿化的骨皮质粉末，④去矿化的骨皮质粉末与自体骨的混合物，⑤矿化的骨松质碎片 [70]。术后 1 年随访时的影像学结果显示使用异体骨或是异体骨与自体骨混合物的患者的融合率均较低。在一项比较性的实验研究中，Jorgenson 等发现使用环氧乙烷处理过的异体骨和使用自体骨相比，在腰椎后路融合手术后 1 年时其融合率较低 [71]。与上述研究结果相反，Thalgott 等的观察结果显示在腰椎 360° 融合手术中使用新鲜冷冻异体骨作为椎体间移植物可获得成功的融合 [16]。他们还报道了使用新鲜冷冻异体骨和冻干异体骨分别获得了 77% 和 65% 的融合率，前者要优于后者，且在术后 24 个月的随访时，后者发生假关节形成的概率显著高于前者。

在不考虑其促进融合效用的情况下，异

体骨的使用会增加疾病传播的风险，而使用自体骨则无此风险。因此，FDA 对于异体骨的获得途径、测试方法和分发方式实施了严格的管控。疾病传播的发生率在新鲜冷冻异体骨中为每 160 万例中有 1 例发生，在冻干异体骨中为每 28 亿例中有 1 例发生。被记载的 HIV 传播的发生只有 1 例，发生于 FDA 实施管控之前（1992 年）的一例脊柱手术中[73]。

去矿化骨基质

去矿化骨基质（DBM）是异体骨家族中的一员，它是通过对人体的皮质松质骨进行酸萃取获得的。所剩的基质成分主要由非胶原蛋白和包括 BMPs 和胶原纤维在内的骨生长因子等组成。基于这些特性，DBM 具有中等程度的骨传导能力。鉴于 DBM 是来源于人类供体，其质量决定于其供体的特性如年龄和骨的质量等，且其导致疾病传播发生的概率与其他异体骨制品类似[74-75]。

DBM 所被人称道的优于异体骨的好处在于去矿化的过程中可分离出 BMPs，从而使其具有诱导新骨生成的能力。DBM 制品多种多样，这使我们不禁疑惑到底是哪一种 DBM 有促进骨生成的能力。对于 DBM 在腰椎融合中的效用，目前尚缺乏设计完善的随机临床对照研究。动物模型有如 Peterson 等所进行的研究，比较了使用 DBM（Synthes）与 Grafton 油灰（Grafton putty）（Osteotech）和与 AlloMatrix 可注射油灰（AlloMatrix injectable putty）（Wright Medical Technology）时的融合率的差异[76]。在对雄性裸鼠单节段的脊柱后外侧融合的研究中，各组展示了不同数量的新骨生成和残留的去矿化骨基质，且不论是在影像学还是组织学上，Grafton putty 均展示了最优的融合效果。

尽管数据有限，一些临床研究的结果支持在腰椎后外侧融合术中应用 DBM 作为骨移植物的补充。Cammisa 等进行了一项多中心前瞻性对照试验，研究了在腰椎后外侧融合内固定术中使用 DBM 作为自体髂骨补充扩展时的效用[77]。试验共收纳了 120 名患者，并对照观察了两个治疗组的融合率——52% 的患者使用了 Grafton DBM，54% 的患者使用了自体骨。这些研究结果展示了 DBM 可作为自体骨有效的补充，从而减少获得牢固融合时所需自体髂骨的用量。Schizas 等进行的一项试验性研究也支持这一结果；通过评估连续的 59 位进行了 1 个或 2 个节段腰椎后外侧融合内固定术的患者的临床及影像学结果，作者并未发现使用 DBM 与自体骨或骨髓提取物混合物的患者与单独使用自体骨的患者在术后 1 年的融合率方面有明显的不同（69.7% *vs.* 76.9%，P=0.57）[78]。同样的，在一项前瞻性随机对照研究中，Kang 等对比了单节段腰椎后外侧融合内固定术中使用 Grafton DBM 和局部自体骨混合物，或单独使用自体髂骨时的融合率[17]。最终在 41 位患者术后 2 年时 Grafton Matrix 获得了 86% 的融合率，自体髂骨获得了 92% 的融合率，二者在统计学上并无明显差异。同时该研究还显示了 Grafton 组对于临床指标的改善趋势并不显著。在另一项研究中，Thalgott 等评估了行脊柱后外侧融合内固定术患者的临床及影像学结果[79]。作者发现在使用珊瑚羟基磷灰石材料的同时添加 10 ml 的 Grafton DBM 的患者的融合率（89.3%）要低于未添加 DBM 的患者。

由于 DBM 的骨诱导性十分多变，使其很少被单独使用。最好将 DBM 与自体骨或 BMA 配合使用，作为对移植物数量的补充扩展，在联合牢固内固定器械的脊柱融合手术中发挥其独特的作用[6, 80]。

含细胞骨基质

和从 BMA 中获得的间充质干细胞类似，将从尸体的各种组织中（骨、脂肪、胎盘组织等）获得的冷冻储藏的间充质干细胞嵌植于异体骨载体中制成的各种商业产品也在临床中进行使用[81]。初步的回顾性研究显示将其用于椎体间融合手术时可达到 90% 的融合率[82-84]。然而，目前尚缺乏随机临床对照研究来评估含细胞骨基质（cellular bone matrix）的有效性和安全性。

陶　瓷

陶瓷是由非金属原子以离子键和共价键结合在一起形成的无机物[85]。每种生物制品依据其自身空间结构、细胞成分和生物化学特性不同而具有不同的能力，陶瓷的使用是为了模仿骨的矿物质部分[86]。脊柱外科手术中使用的陶瓷材料包括硫酸钙和磷酸钙，尤其是用作植入材料的涂层和骨缺损处的填充物。骨的矿物质部分与陶瓷具有与正常骨组织相似的晶体结构和分子组成，可为脊柱融合手术提供具有骨传导性的表面[87]。比如 Pro-Osteon 和 Interpore 是两种常用的通过对主要成分为磷酸钙的珊瑚进行高温处理后得到的羟基磷灰石生物制品，为了使之与骨组织具有相近的孔径大小，主要是选用芥末滨珊瑚（Porites astreoides）来制作陶瓷。几种作为骨移植物补充制品的磷酸钙和硫酸钙制品被制备成具有不同特性的产品，以期获得与骨的降解和重塑相匹配的重塑性。然而，陶瓷缺乏骨的有机相，因此其脆性较大，抗张强度低，且弹性模量显著高于正常骨组织。

羟基磷灰石和磷酸三钙（tricalcium phosphate，TCP）是最为常用的医用陶瓷材料，单纯只提供骨传导性且可被宿主的骨组织爬行替代。它们以粉末、颗粒、油灰（putty）和可注射剂水泥（injectable cements）的形式存在。羟基磷灰石是自 20 世纪 70 年代起得到最多研究的钙磷材料[88]。羟基磷灰石可直接与骨连接在一起，允许成骨细胞增殖长入其支架架构中[89]。TCP 与羟基磷灰石具有相似的生物相容性，且与正常骨组织具有可比拟的抗张强度和抗压能力，但其原位溶解速度较快。

以陶瓷材料为基础的骨移植物已被广泛应用于脊柱手术中，用以减少与使用自体骨所相关的并发症。然而，最近在脊柱的相关研究中并未明确支持其应用[90]。比如 Sathira-Angkura 等在 2011 年报道了在 23 例利用羟基磷灰石与自体骨骨髓混合物进行腰椎后外侧融合的患者中，术后 2 年随访时有 22 位患者获得的都是“值得怀疑的融合（doubtful fusion）”[91]。同样的，Acharya 等进行的一项研究中，术后 1 年时在采用羟基磷灰石进行融合手术的治疗组中，95% 的个体都展示了不良的融合效果，使得他们提前终止了该项研究[92]。但是，用来检验羟基磷灰石的试验组和对照组的融合质量均欠佳。根据 Kaiser 等在 2014 年进行的一项 meta 分析显示，陶瓷材料骨移植物是可被证实的可行的骨移植物的补充或替代品[90]。

血小板凝胶

血小板可在受伤部位被激活，发挥其物理性的止血作用并可通过增加凝血酶的生成来使血液凝结[93]。另外，血小板还可参与伤口的愈合并通过释放可吸引骨髓中造血干细胞的生长因子来帮助修复具有高度血管化的骨组织[94]。Lowery 等在 1999 年时提出应用富含血小板的血浆可使腰椎融合术后 6 个月时获得更高的骨密度，且沿松质骨表面排列的成骨细胞在移植过程中得以存活且对血小板生长因子作出了应答[95]。鉴于血液成分如高浓度的血小板已被当做伤口的密封剂来使用，血小板也与自体骨联合使用于腰椎融合术中[96]。血小板凝胶是将浓缩血小板和凝血因子结合的产物，其作为脊柱融合手术中自体骨的辅助制品已在动物和人体试验中皆获得了成功，目前已经成为市场化的产品发挥其促进骨生成的作用[93, 97-99]。

对于将血小板凝胶作为融合增强物的研究十分有限。Carreon 等报道称血小板凝胶与自体髂骨联合使用组的未融合率为 25%，高于单独使用自体髂骨组的 17%[97]。Castro 等在 2004 年的一项研究中详细介绍了麻醉前获取血小板凝胶需要增加 18 分钟的额外时间，且血小板凝胶组的融合率还有 19% 的下降。这些初步研究显示将血小板凝胶作为辅助性的生长因子的效用并不理想，因此限制了对其更进一步的研究。到目前为止，尚未有 1 级的研究证据证实血小板凝胶用于腰椎融合的效果。

骨形态发生蛋白

骨形态发生蛋白（BMPs）是转化生长因子 β（transforming growth factor-β，TGF-β）超家族中的一个可溶性信号因子家族，由 Marshal Urist 于 1965 年发现。数种 BMP 分子已被人们所知知悉，但只有包括 BMP-2 在内的几个确定的分子形式展示出显著的成骨能力[101-103]。目前，重组人 BMP-2（rhBMP-2）和成骨蛋白 -1（osteogenic protein-1，OP-1）已经商用化。之前的研究中报道 BMP-2 是通过促进间充质干细胞向成骨方向分化而导致骨与软骨的生成[104]。BMP 最初于 2002 年得到美国 FDA 批准用于经前路腰椎椎体间融合手术，尽管 BMP-2 在当时已于后外侧融合和经后路或椎间孔入路的椎体间融合中取得了不同程度的成功[20, 105-107]。目前，有超过 85% 的初级脊柱手术中超适应证地应用了这些物质[108]。被报道过的 BMP 的好处主要集中于其可获得更高的融合率并与使用自体骨相比可减少供给区并发症[109]。在脊柱侧凸手术中，BMP 已被证实能够在多节段融合中作为合适的骨移植物的优秀替代品，然而已报道出的负面事件也许会使 BMP 在手术中的使用被重新进行评估。因为有关 BMP 的研究常得出截然不同的结论，再结合其成本 - 效益尚未明确，对 BMP 还需要进一步的研究。

在成人腰椎疾患的手术治疗中 BMP 的应用因外科医生的喜好和具体的病症而不甚相同。目前，唯一被 FDA 批准的 BMP 在脊柱手术中的使用是用于单节段使用椎间融合器的腰椎前路椎间融合术（anterior lumbar interbody fusion，ALIF）[20]。在 2002 年，Burkus 等在一项多中心前瞻性随机对照研究中比较了对于因退变性腰椎间盘疾患需行椎间融合手术的患者，分别使用含有 rhBMP-2 的胶原海绵和使用自体髂骨移植物时术后 6、12、24 个月时的融合情况。虽然每个患者均确认有新骨生成，但融合的影像学评估结果显示相较于自体髂骨（88.7%），接受 rhBMP-2 的患者拥有最高的融合率（94.5%）。另外，作者还报道了与采用自体髂骨相关的不良事件发生率为 5.9%，术后 1 年移植区不适的发生率为 32%[20]。这些研究结果总结在一起的结论被用来突出 BMP 能作为可行的自体髂骨替代物用于腰椎融合术中，且为所有患者均带来了新骨的生成。在接下来数年的许多研究中同样强调了 BMP-2 在腰椎融合术中的作用。在 2004 年，Haid 等在一项多中心前瞻性随机对照研究中评估了对于需行单节段腰椎后路椎间融合术（posterior lumbar interbody fusions，PLIF）的患者，使用含有 BMP-2 的胶原海绵与作为对照的自体髂骨相比时的差异[110]。

在术后 2 年的时间里每间隔 6 个月对临床及影像学结果进行随访。在 24 个月时，作者观察到了两组间融合率非显著性的差异，试验组（92.3%）高于对照组（77.8%）。与对照组的 6.1% 的器械相关不良事件发生率相比，作者未报道试验组中有该类不良事件的发生。此外，接受 rhBMP-2 的患者术后 24 个月时腰背部疼痛数字评分量表的结果明显改善，而对照组有 60% 的患者主诉供给区疼痛。Kim 等报道了对结构性腰椎侧凸采用后路融合配合前路椎间融合加强的治疗方式。这些作者认为使用 BMP 是必需的，且根据需融合节段的数量不同，其使用浓度从 24 mg 到 96 mg 不等。令可吸收胶原海绵浸满 BMP，然后将其包裹于皮质骨周围同植于脊柱后方结构中[4]。Kim 等总共于 12 例前柱重建和后路融合的病例中使用了 rhBMP-2，对于需前路顶椎松解的患者需使用明显更多的 BMP。

假关节形成是成人脊柱畸形（adult spinal deformity，ASD）术后常见的主要并发症，BMP 的使用要根据不同的手术及影像学指征[24, 111-112]。在腰椎畸形治疗中，椎体间支撑对于长节段融合的稳定一贯展示出良好的效用。近些年来外科医生越来越摒弃单独使用自体髂骨，而是倾向于联合使用局部自体骨和异体骨来促进融合。Crandall 等评估了使用 rhBMP-2 配合 TLIF 手术对 509 位患者进行治疗，其中 123 位患者被诊断为腰椎畸形（包括成人特发性脊柱畸形和退变性脊柱畸形）[113]。该项研究中整体的融合率达到了 98.4%，在 8 例于 TLIF 手术节段发生未融合的患者中，5 例患者是对畸形进行的长节段融合手术。这些脊柱侧凸患者 VAS 评分术前低，术后 2 年随访时明显改善。同样的，Maeda 在直达骶骨的长节段融合中发现，相比于使用自体髂骨组 28.1% 的假关节形成发生率，使用了 rhBMP-2 的 23 名患者中只有 1 例发生了假关节形成。然而 BMP 组的随访时间较短，仅有 2.7 年，自体髂骨组则进行了 4.9 年的随访[114]。由于之前支持 BMP 使用的试验研究都是基于单节段和双节段融合进行的，这占了 BMP 使用情形的 85%，所以 BMP 在 ASD 尤其是脊柱侧凸手术中的应用还仍然受限[115-117]。比如，Bess 等在 2014 年于研究中发现对于采用长节段融合的 ASD 患者来说，使用 BMP 与使用自体髂骨相比不会增加围术期并发症的发生[118]。未来对于 BMP 在 ASD 中应用的有关研究应该着重放在剂量效用和长期随访结果的探讨上，以便对其使用提供有意义的指导。

自从其初次使用以来，BMP-2 在腰椎疾患中的使用便被指出会带来一些并发症和不良事件。使用 BMP 的禁忌证包括活动性的恶性肿瘤、怀孕、手术部位活动性感染及超敏反应等。鉴于 BMP 本质上是一种生长因子，最受争议的是 BMP 对于恶性肿瘤生长与侵袭性的影响。尽管非临床研究的数据表明 BMP-2 对肿瘤细胞增殖的影响没有显示其与肿瘤的突变有明显关系，展示了其安全性，但是在特定的几种肿瘤细胞中已发现其表面高表达 BMP 受体[115, 119-120]。Carragee 等评估了对于退变性腰椎疾患患者进行单节段后外侧融合手术时，使用含高剂量（40 mg）rhBMP-2 的抗压基质与使用自体骨相比是否增加新发肿瘤的风险。在 2 年的随访中，在 rhBMP-2 组中共有 15 例肿瘤事件发生，发生率为 3.37%（95% 可信区间为 1.89% ~ 5.56%），而对照组中仅有 2 例发生。这一风险同样也被 Malham 等于使用了 rhBMP-2 进行腰椎融合手术（前路、侧方入路、后方入路、后外侧入路）患者的回顾性队列研究中发现[122]。527 位患者中共有 27 位患者在接受治疗后被确诊了侵袭性肿瘤的发生。尽管文章中支持这一观点，即目前在 BMP 的使用与肿瘤的发生上仍旧没有发现必然的联系。重要的是，通过耶鲁大学开放数据平台（Yale University Open Data Access，YODA）的一项 meta 分析结果显示临床中使用 BMP 与自体骨移植物相比并不具备明显优势，这使得 BMP 的使用指征变得更加令人困惑。

与 rhBMP-2 的使用相关的并发症最开始于 2006 年被报道出，有 20%～70% 使用了 rhBMP-2 的病例报道了不良事件的发生[116]。最常见并发症如 Cahill 等所报道的源于促炎性和趋化活性途径的过度活化所导致的：椎体骨溶解（44%），移植物塌陷（27%），移植物移位（31%），抗体反应（26%），异位骨形成（7%），血肿形成（3%）[123]。

尽管椎体骨溶解和骨吸收是在促成融合的骨重塑过程中的正常过程，但却可能导致显著的力学失败，包括 cage 移位、终板塌陷或骨折发生。已有研究指出 BMP 会提高骨的吸收率，这可能是由于其能提高破骨活动的发生[124]。这些并发症被报道发生于使用 BMP-2 作为辅助进行的 TLIF 手术中。McClellan 等评估了 26 位患者共 32 个腰椎节段，发现有 69% 的节段发生了骨吸收。在这其中，又有 31% 的患者（7/22）被确认发生了严重的骨缺损[125]。Lewandrowski 等同样评估了 68 位因退变性腰椎滑脱使用 BMP 和椎间融合器进行了 TLIF 手术的患者。尽管只在 5 位患者中观察到了骨溶解的发生，但这些患者最早于术后 4 周时即出现进行性加重的腰腿痛。这些病例中，通过另外 3 个月的保守治疗，所有骨溶解缺损皆可自发获得修复且症状也得到解决[126]。相反，Pradhan 等在对一系列共 36 例使用环状异体股骨配合 rhBMP-2 行 ALIF 手术的患者的评估中报道了骨溶解及随后不融合的发生，56% 的患者出现了假关节形成，并且影像学结果显示该组患者在早期即发生了严重的骨吸收[127]。在一项系统性回顾中，Mroz 等同样也报道了在使用 rhBMP-2 进行椎间融合时 44% 的骨吸收发生率，25% 的移植物塌陷发生率以及 27% 的椎间融合器移位的发生率，尽管未出现长期的不利影响[124]。

大多数椎间隙外及异位骨化的报道均发生于使用 rhBMP-2 进行的 PLIF 和 TLIF 手术中，尽管这些并发症经常是被偶然报道或仅在小范围内发生[75]。异位骨化被归因于由从椎间隙中洗脱下来的 BMP 所导致，其他确定的对其进行了补充的理论的还有术中形成的血肿及使用止血材料作为 BMP 的载体等促进了骨的生长。重要的是，这些导致骨生成的因素可能导致非目标节段融合，以及椎管或椎间孔狭窄导致的神经损害等的发生[128]。在 2007 年，Joseph 和 Rampersaud 在对配合使用了 rhBMP-2 和局部自体骨进行 1～2 个节段的腰椎 PLIF 或 TLIF 手术的患者的前瞻性研究中发现，20.8% 的患者发生了硬膜外或椎间孔侧的异位骨化[129]。与之相比未使用 BMP 的患者中仅有 8.3% 发生。但是，两组患者均未出现明显的临床症状。Meisel 等在对使用了 rhBMP-2 行 1～2 个节段的腰椎 PLIF 手术的患者的前瞻性队列分析中，检测到 6% 的患者发生椎管骨生成的影像学证据。同样，这些患者也未出现任何临床后遗症[130]。在对 10 例使用了胶原混合 rhBMP-2 进行单节段 PLIF 手术患者的评估中，Kanayama 等指出在 29% 的病例中发现软骨周围有骨生成[131]。异位骨化对患者远期临床症状的影响仍需进行全面评估。

术后新发的严重神经根炎是另外被报道的与 BMP 使用有关的并发症，尤其是在 PLIF 和 TLIF 手术中应用时。然而神经根炎是一个已被人们熟知、无须 BMP 参与也会发生的融合手术后并发症，这使我们对生物材料在此并发症中起到的作用造成了费解[132]。在一项回顾性队列研究中，Mindea 等发现在使用了 rhBMP-2 进行了 TLIF 手术的患者中，有 11% 在术后 2～4 天发生了术后神经根炎。Rihn 在使用了 rhBMP-2 进行了单节段 TLIF 手术的患者中，发现了更高的（17%）神经根炎发生率，且最早于平均术后 12 周时出现[133]。

因腰椎前路椎体间融合手术中可能损伤腹腔脏器、神经根、膀胱和大血管等，关于其各种并发症的发生时有报道。在 ALIF 手术中使用 BMP-2 带来的额外并发症是逆行性射精（retrograde ejaculation，RE），这一问题近几年已得到更广泛的关注。在 ALIF 手术中逆行性射精的发生是由于对腹膜后区域中支配膀胱内括约肌的上腹下神经丛造成了损伤，目前报道有 0.5% ~ 8% 的发生率[134-137]。这被认为是由机械性损伤或是 BMP 所引起的促炎症反应所导致的。

结 论

近几年对用于腰椎融合的骨移植物替代品的研究表明，无论是从其多样性、安全性、有效性还是对其优劣的比较方面，各种骨生物制品均取得了令人瞩目的进展。脊柱融合手术成功的关键在于恢复合适的序列并维持其力学稳定。在这几年大量的研究中，自体骨仍然一直被当做腰椎融合手术中的“金标准”，尽管因手术方式不同，其他作为辅助的替代物也展示出了一定的价值。异体骨和陶瓷材料皆可有效提供具有骨传导性的支架结构，但它们其他方面的潜力不足。BMP 作为一个强大的骨生成诱导剂，其诞生与发展极大推进了脊柱融合领域的研究，但对其远期临床效果确切性的研究以及适宜使用剂量的研究仍待进行。尽管有各种各样的骨生物制品可用于腰椎侧凸矫形手术中，应根据所选的不同手术方式和患者所具备的致融合失败的危险因素不同，在一定程度上制订个体化的有效治疗方案。

（梁 博 译 徐建广 审校）

参考文献

1. Schwab FJ, Dubey A, Gamez L, et al. Adult scoliosis: prevalence, SF-36, and nutritional parameters in an elderly volunteer population. Spine (Phila Pa 1976). 2005;30(9):1082–5.
2. Anwar Z, Zan E, Gujar SK, et al. Adult lumbar scoliosis: underreported on lumbar MR scans. AJNR Am J Neuroradiol. 2010;31(5):832–7.
3. Silva FE, Lenke LG. Adult degenerative scoliosis: evaluation and management. Neurosurg Focus. 2010;28(3):E1.
4. Kim YB, Lenke LG, Kim YJ, Kim Y-W, Bridwell KH, Stobbs G. Surgical treatment of adult scoliosis: is anterior apical release and fusion necessary for the lumbar curve? Spine (Phila Pa 1976). 2008;33(10):1125–32.
5. Pritchett JW, Bortel DT. Degenerative symptomatic lumbar scoliosis. Spine (Phila Pa 1976). 1993;18(6):700–3.
6. Cornell CN. Osteobiologics. Bull Hosp Jt Dis. 2004;62(1–2):13–7.
7. Kim HJ, Buchowski JM, Zebala LP, Dickson DD, Koester L, Bridwell KH. RhBMP-2 is superior to iliac crest bone graft for long fusions to the sacrum in adult spinal deformity: 4- to 14-year follow-up. Spine (Phila Pa 1976). 2013;38(14):1209–15.
8. Rahman RK, Buchowski JM, Stephens B, Dorward IG, Koester LA, KH B. Comparison of TLIF with rhBMP-2 versus no TLIF and higher posterolateral rhBMP-2 dose at L5-S1 for long fusions to the sacrum with sacropelvic fixation in patients with primary adult deformity. Spine (Phila Pa 1976). 2013;38(26):2264–71.
9. Fischer CR, Cassilly R, Cantor W, Edusei E, Hammouri Q, Errico T. A systematic review of comparative studies on bone graft alternatives for common spine fusion procedures. Eur Spine J. 2013;22(6):1423–35.
10. Vanderpool DW, James JI, Wynne-Davies R. Scoliosis in the elderly. J Bone Joint Surg Am. 1969;51(3):446–55.
11. Robin GC, Span Y, Steinberg R, Makin M, Menczel J. Scoliosis in the elderly: a follow-up study. Spine (Phila Pa 1976). 1982;7(4):355–9.
12. Thevenon A, Pollez B, Cantegrit F, Tison-Muchery F, Marchandise X, Duquesnoy B. Relationship between kyphosis, scoliosis, and osteoporosis in the elderly population. Spine (Phila Pa 1976). 1987;12(8):744–5.
13. Ohtori S, Suzuki M, Koshi T, et al. Single-level instrumented posterolateral fusion of the lumbar spine with a local bone graft versus an iliac crest bone graft: a prospective, randomized study with a 2-year follow-up. Eur Spine J. 2011;20(4):635–9.
14. Niu C-C, Tsai T-T, Fu T-S, Lai P-L, Chen L-H, Chen W-J. A comparison of posterolateral lumbar fusion comparing autograft, autogenous laminectomy bone with bone marrow aspirate, and calcium sulphate with bone marrow aspirate: a prospective randomized study. Spine (Phila Pa 1976). 2009;34(25):2715–9.

15. Johnson RG. Bone marrow concentrate with allograft equivalent to autograft in lumbar fusions. Spine (Phila Pa 1976). 2014;39(9):695–700.
16. Thalgott JS, Fogarty ME, Giuffre JM, Christenson SD, Epstein AK, Aprill C. A prospective, randomized, blinded, single-site study to evaluate the clinical and radiographic differences between frozen and freeze-dried allograft when used as part of a circumferential anterior lumbar interbody fusion procedure. Spine (Phila Pa 1976). 2009;34(12):1251–6.
17. Kang J, An H, Hilibrand A, Yoon ST, Kavanagh E, Boden S. Grafton and local bone have comparable outcomes to iliac crest bone in instrumented single-level lumbar fusions. Spine (Phila Pa 1976). 2012;37(12):1083–91.
18. Korovessis P, Koureas G, Zacharatos S, Papazisis Z, Lambiris E. Correlative radiological, self-assessment and clinical analysis of evolution in instrumented dorsal and lateral fusion for degenerative lumbar spine disease. Autograft versus coralline hydroxyapatite. Eur Spine J. 2005;14(7):630–8.
19. Hee HT, Majd ME, Holt RT, Myers L. Do autologous growth factors enhance transforaminal lumbar interbody fusion? Eur spine J Off Publ Eur Spine Soc Eur Spinal Deform Soc Eur Sect Cerv Spine Res Soc. 2003;12(4):400–7.
20. Burkus JK, Gornet MF, Dickman CA, Zdeblick TA. Anterior lumbar interbody fusion using rhBMP-2 with tapered interbody cages. J Spinal Disord Tech. 2002;15(5):337–49.
21. Kim YJ, Bridwell KH, Lenke LG, Rhim S, Cheh G. Pseudarthrosis in long adult spinal deformity instrumentation and fusion to the sacrum: prevalence and risk factor analysis of 144 cases. Spine (Phila Pa 1976). 2006;31(20):2329–36.
22. Fu L, Chang MS, Crandall DG, Revella J. Comparative analysis of clinical outcomes and complications in patients with degenerative scoliosis undergoing primary versus revision surgery. Spine (Phila Pa 1976). 2014;39(10):805–11.
23. Cho K-J, Suk S-I, Park S-R, et al. Short fusion versus long fusion for degenerative lumbar scoliosis. Eur Spine J. 2008;17(5):650–6.
24. Weistroffer JK, Perra JH, Lonstein JE, et al. Complications in long fusions to the sacrum for adult scoliosis: minimum five-year analysis of fifty patients. Spine (Phila Pa 1976). 2008;33(13):1478–83.
25. Crandall DG, Revella J. Transforaminal lumbar interbody fusion versus anterior lumbar interbody fusion as an adjunct to posterior instrumented correction of degenerative lumbar scoliosis: three year clinical and radiographic outcomes. Spine (Phila Pa 1976). 2009;34(20):2126–33.
26. Brown CR, Boden SD. Fracture repair and bone grafting. Princ Orthop. 2011;9:13–22.
27. Schwab FJ, Dubey A, Pagala M, Gamez L, Farcy JP. Adult scoliosis: a health assessment analysis by SF-36. Spine (Phila Pa 1976). 2003;28(6):602–6.
28. Fischer CR, Ducoffe AR, Errico TJ. Posterior lumbar fusion: choice of approach and adjunct techniques. J Am Acad Orthop Surg. 2014;22(8):503–11.
29. Ahlmann E, Patzakis M, Roidis N, Shepherd L, Holtom P. Comparison of anterior and posterior iliac crest bone grafts in terms of harvest-site morbidity and functional outcomes. J Bone Joint Surg Am. 2002;84-A(5):716–20.
30. Arrington ED, Smith WJ, Chambers HG, Bucknell AL, Davino NA. Complications of iliac crest bone graft harvesting. Clin Orthop Relat Res. 1996;329:300–9.
31. Schwartz CE, Martha JF, Kowalski P, et al. Prospective evaluation of chronic pain associated with posterior autologous iliac crest bone graft harvest and its effect on postoperative outcome. Health Qual Life Outcomes. 2009;7:49.
32. Sandhu HS, Grewal HS, Parvataneni H. Bone grafting for spinal fusion. Orthop Clin North Am. 1999;30(4):685–98.
33. Zdeblick TA. A prospective, randomized study of lumbar fusion: preliminary results. Spine (Phila Pa 1976). 1993;18(8):983–91.
34. Vaccaro AR, Whang PG, Patel T, et al. The safety and efficacy of OP-1 (rhBMP-7) as a replacement for iliac crest autograft for posterolateral lumbar arthrodesis: minimum 4-year follow-up of a pilot study. Spine J. 2008;8(3):457–65.
35. Herkowitz HN, Kurz LT. Degenerative lumbar spondylolisthesis with spinal stenosis. A prospective study comparing decompression with decompression and intertransverse process arthrodesis. J Bone Joint Surg Am. 1991;73(6):802–8.
36. Bono CM, Lee CK. Critical analysis of trends in fusion for degenerative disc disease over the past 20 years: influence of technique on fusion rate and clinical outcome. Spine (Phila Pa 1976). 2004;29(4):455–63. discussion Z5
37. Dimar JR, Glassman SD, Burkus JK, Pryor PW, Hardacker JW, Carreon LY. Two-year fusion and clinical outcomes in 224 patients treated with a single-level instrumented posterolateral fusion with iliac crest bone graft. Spine J. 2009;9(11):880–5.
38. Dimar JR, Glassman SD, Burkus JK, Pryor PW, Hardacker JW, Carreon LY. Clinical and radiographic analysis of an optimized rhBMP-2 formulation as an autograft replacement in posterolateral lumbar spine arthrodesis. J Bone Joint Surg Am. 2009;91(6):1377–86.
39. West JL, Bradford DS, Ogilvie JW. Results of spinal arthrodesis with pedicle screw-plate fixation. J Bone Joint Surg Am. 1991;73(8):1179–84.
40. Horton WC, Brown CW, Bridwell KH, Glassman SD, Suk S-I, Cha CW. Is there an optimal patient stance for obtaining a lateral 36″ radiograph? A critical comparison of three techniques. Spine (Phila Pa 1976). 2005;30(4):427–33.
41. Banwart JC, Asher MA, Hassanein RS. Iliac crest bone graft harvest donor site morbidity. A statistical evaluation. Spine (Phila Pa 1976). 1995;20(9):1055–60.
42. Younger EM, Chapman MW. Morbidity at bone graft donor sites. J Orthop Trauma. 1989;3(3):192–5.

43. Laurie SW, Kaban LB, Mulliken JB, Murray JE. Donor-site morbidity after harvesting rib and iliac bone. Plast Reconstr Surg. 1984;73(6):933–8.
44. Silber JS, Anderson DG, Daffner SD, et al. Donor site morbidity after anterior iliac crest bone harvest for single-level anterior cervical discectomy and fusion. Spine (Phila Pa 1976). 2003;28(2):134–9.
45. Sasso RC, LeHuec JC, Shaffrey C. Iliac crest bone graft donor site pain after anterior lumbar interbody fusion: a prospective patient satisfaction outcome assessment. J Spinal Disord Tech. 2005;18(Suppl):S77–81.
46. Armaghani SJ, Even JL, Zern EK, Braly BA, Kang JD, Devin CJ. The evaluation of donor site pain after harvest of tricortical anterior iliac crest bone graft for spinal surgery: a prospective study. Spine (Phila Pa 1976). 2016;41(4):E191–6.
47. Summers BN, Eisenstein SM. Donor site pain from the ilium. A complication of lumbar spine fusion. J Bone Joint Surg Br. 1989;71(4):677–80.
48. Delawi D, Dhert WJA, Castelein RM, Verbout AJ, Oner FC. The incidence of donor site pain after bone graft harvesting from the posterior iliac crest may be overestimated: a study on spine fracture patients. Spine (Phila Pa 1976). 2007;32(17):1865–8.
49. Radcliff K, Hwang R, Hilibrand A, et al. The effect of iliac crest autograft on the outcome of fusion in the setting of degenerative spondylolisthesis: a subgroup analysis of the Spine Patient Outcomes Research Trial (SPORT). J Bone Joint Surg Am. 2012;94(18):1685–92.
50. Hu SS. Commentary: iliac crest bone graft: are the complications overrated? Spine J. 2011;11(6):538–9.
51. Howard JM, Glassman SD, Carreon LY. Posterior iliac crest pain after posterolateral fusion with or without iliac crest graft harvest. Spine J. 2011;11(6):534–7.
52. Hsu C-J, Chou W-Y, Teng H-P, Chang W-N, Chou Y-J. Coralline hydroxyapatite and laminectomy-derived bone as adjuvant graft material for lumbar posterolateral fusion. J Neurosurg Spine. 2005;3(4):271–5.
53. Carragee EJ, Comer GC, Smith MW. Local bone graft harvesting and volumes in posterolateral lumbar fusion: a technical report. Spine J. 2011;11(6):540–4.
54. Kho VK-S, Chen W-C. Posterolateral fusion using laminectomy bone chips in the treatment of lumbar spondylolisthesis. Int Orthop. 2008;32(1):115–9.
55. Lee S-C, Chen J-F, Wu C-T, Lee S-T. In situ local autograft for instrumented lower lumbar or lumbosacral posterolateral fusion. J Clin Neurosci. 2009;16(1):37–43.
56. Ito Z, Matsuyama Y, Sakai Y, et al. Bone union rate with autologous iliac bone versus local bone graft in posterior lumbar interbody fusion. Spine (Phila Pa 1976). 2010;35(21):E1101–5.
57. Violas P, Chapuis M, Bracq H. Local autograft bone in the surgical management of adolescent idiopathic scoliosis. Spine (Phila Pa 1976). 2004;29(2):189–92.
58. Inage K, Ohtori S, Koshi T, et al. One, two-, and three-level instrumented posterolateral fusion of the lumbar spine with a local bone graft: a prospective study with a 2-year follow-up. Spine (Phila Pa 1976). 2011;36(17):1392–6.
59. Hustedt JW, Jegede KA, Badrinath R, Bohl DD, Blizzard DJ, Grauer JN. Optimal aspiration volume of vertebral bone marrow for use in spinal fusion. Spine J. 2013;13(10):1217–22.
60. Kitchel SH, Wang MY, Lauryssen CL. Techniques for aspirating bone marrow for use in spinal surgery. Neurosurgery. 2005;57(4 Suppl):286–9.
61. Vaz K, Verma K, Protopsaltis T, Schwab F, Lonner B, Errico T. Bone grafting options for lumbar spine surgery: a review examining clinical efficacy and complications. SAS J. 2010;4(3):75–86.
62. Carter JD, Swearingen AB, Chaput CD, Rahm MD. Clinical and radiographic assessment of transforaminal lumbar interbody fusion using HEALOS collagen-hydroxyapatite sponge with autologous bone marrow aspirate. Spine J. 2009;9(6):434–8.
63. Neen D, Noyes D, Shaw M, Gwilym S, Fairlie N, Birch N. Healos and bone marrow aspirate used for lumbar spine fusion: a case controlled study comparing healos with autograft. Spine (Phila Pa 1976). 2006;31(18):E636–40.
64. Gangji V, De Maertelaer V, Hauzeur J-P. Autologous bone marrow cell implantation in the treatment of non-traumatic osteonecrosis of the femoral head: five year follow-up of a prospective controlled study. Bone. 2011;49(5):1005–9.
65. Zhao D, Cui D, Wang B, et al. Treatment of early stage osteonecrosis of the femoral head with autologous implantation of bone marrow-derived and cultured mesenchymal stem cells. Bone. 2012;50(1):325–30.
66. Connolly JF, Guse R, Tiedeman J, Dehne R. Autologous marrow injection as a substitute for operative grafting of tibial nonunions. Clin Orthop Relat Res. 1991;266:259–70.
67. Hernigou P, Homma Y. Tissue bioengineering in orthopedics. Clin Cases Miner Bone Metab. 2012;9(1):21–3.
68. Desai P, Hasan SM, Zambrana L, et al. Bone mesenchymal stem cells with growth factors successfully treat nonunions and delayed unions. HSS J. 2015;11(2):104–11.
69. Dimar JR, Glassman SD. The art of bone grafting. Curr Opin Orthop. 2007;18:8.
70. An HS, Lynch K, Toth J. Prospective comparison of autograft vs. allograft for adult posterolateral lumbar spine fusion: differences among freeze-dried, frozen, and mixed grafts. J Spinal Disord. 1995;8(2):131–5.
71. Jorgenson SS, Lowe TG, France J, Sabin J. A prospective analysis of autograft versus allograft in posterolateral lumbar fusion in the same patient. A minimum of 1-year follow-up in 144 patients. Spine (Phila Pa 1976). 1994;19(18):2048–53.
72. Buck BE, Malinin TI, Brown MD. Bone transplantation and human immunodeficiency virus. An estimate of risk of acquired immunodeficiency syndrome (AIDS). Clin Orthop Relat Res. 1989;240:129–36.

73. Park JJ, Hershman SH, Kim YH. Updates in the use of bone grafts in the lumbar spine. Bull Hosp Jt Dis. 2013;71(1):39–48.
74. Grabowski G, Cornett CA. Bone graft and bone graft substitutes in spine surgery: current concepts and controversies. J Am Acad Orthop Surg. 2013;21(1):51–60.
75. Glassman SD, Howard JM, Sweet A, Carreon LY. Complications and concerns with osteobiologics for spine fusion in clinical practice. Spine (Phila Pa 1976). 2010;35(17):1621–8.
76. Peterson B, Whang PG, Iglesias R, Wang JC, Lieberman JR. Osteoinductivity of commercially available demineralized bone matrix. Preparations in a spine fusion model. J Bone Joint Surg Am. 2004;86-A(10):2243–50.
77. Cammisa FP, Lowery G, Garfin SR, et al. Two-year fusion rate equivalency between Grafton DBM gel and autograft in posterolateral spine fusion: a prospective controlled trial employing a side-by-side comparison in the same patient. Spine (Phila Pa 1976). 2004;29(6):660.
78. Schizas C, Triantafyllopoulos D, Kosmopoulos V, Tzinieris N, Stafylas K. Posterolateral lumbar spine fusion using a novel demineralized bone matrix: a controlled case pilot study. Arch Orthop Trauma Surg. 2008;128(6):621–5.
79. Thalgott JS, Giuffre JM, Fritts K, Timlin M, Klezl Z. Instrumented posterolateral lumbar fusion using coralline hydroxyapatite with or without demineralized bone matrix, as an adjunct to autologous bone. Spine J. 1(2):131–7.
80. Finkemeier CG. Bone-grafting and bone-graft substitutes. J Bone Joint Surg Am. 2002;84-A(3):454–64.
81. Sundberg E, Elboghdady I, Aboushaala K, Singh K. Mesenchymal stem cells and spinal arthrodesis. Semin Spine Surg. 2015;27:86–89.
82. Kerr EJ, Jawahar A, Wooten T, Kay S, Cavanaugh DA, Nunley PD. The use of osteo-conductive stem-cells allograft in lumbar interbody fusion procedures: an alternative to recombinant human bone morphogenetic protein. J Surg Orthop Adv. 2011;20(3):193–7.
83. Ammerman JM, Libricz J, Ammerman MD. The role of Osteocel Plus as a fusion substrate in minimally invasive instrumented transforaminal lumbar interbody fusion. Clin Neurol Neurosurg. 2013;115(7):991–4.
84. Tohmeh AG, Watson B, Tohmeh M, Zielinski XJ. Allograft cellular bone matrix in extreme lateral interbody fusion: preliminary radiographic and clinical outcomes. Sci World J. 2012;2012:263637.
85. Berven S, Tay BK, Kleinstueck FS, Bradford DS. Clinical applications of bone graft substitutes in spine surgery: Consideration of mineralized and demineralized preparations and growth factor supplementation. Eur Spine J. 2001;10(Suppl. 2):169–77.
86. Tay Vikas BKB, Patel V, Bradford DS. Calcium sulfate- and calcium phosphate-based bone substitutes mimicry of the mineral phase of bone. Orthop Clin North Am. 1999;30(4):615–23.
87. Wozney JM, Rosen V, Celeste AJ, et al. Novel regulators of bone formation: molecular clones and activities. Science. 1988;242(4885):1528–34.
88. Dutta SR, Passi D, Singh P, Bhuibhar A. Ceramic and non-ceramic hydroxyapatite as a bone graft material: a brief review. Ir J Med Sci. 2015;184(1):101–6.
89. Jang D-W, Franco RA, Sarkar SK, Lee B-T. Fabrication of porous hydroxyapatite scaffolds as artificial bone preform and its biocompatibility evaluation. ASAIO J. 2014;60(2):216–23.
90. Resnick DK, Choudhri TF, Dailey AT, et al. Guidelines for the performance of fusion procedures for degenerative disease of the lumbar spine. Part 16: bone graft extenders and substitutes. J Neurosurg Spine. 2005;2(6):733–6.
91. Sathira-Angkura V, Kunakornsawat S, Assawachutithamrong B, Tungsiripat R. Two-year outcome of hydroxyapatite mixed with autogenous bone marrow and local bone graft for posterolateral lumbar fusion. J Med Assoc Thai. 2011;94(9):1096–103.
92. Acharya NK, Kumar RJ, Varma HK, Menon VK. Hydroxyapatite-bioactive glass ceramic composite as stand-alone graft substitute for posterolateral fusion of lumbar spine: a prospective, matched, and controlled study. J Spinal Disord Tech. 2008;21(2):106–11.
93. Gruber R, Varga F, Fischer MB, Watzek G. Platelets stimulate proliferation of bone cells: involvement of platelet-derived growth factor, microparticles and membranes. Clin Oral Implants Res. 2002;13(5):529–35.
94. Barnes GL, Kostenuik PJ, Gerstenfeld LC, Einhorn TA. Growth factor regulation of fracture repair. J Bone Miner Res. 1999;14(11):1805–15.
95. Lowery GL, Kulkarni S, Pennisi AE. Use of autologous growth factors in lumbar spinal fusion. Bone. 1999;25(2 Suppl):47S–50S.
96. Landi A, Tarantino R, Marotta N, et al. The use of platelet gel in postero-lateral fusion: Preliminary results in a series of 14 cases. Eur Spine J. 2011;20(SUPPL. 1):S61–7.
97. Carreon LY, Glassman SD, Anekstein Y, Puno RM. Platelet gel (AGF) fails to increase fusion rates in instrumented posterolateral fusions. Spine (Phila Pa 1976). 2005;30(9):E243–6. discussion E247
98. Implications C. Platelet concentration and its effect on bone formation in calvarial defects: an experimental study in rabbits. J Prosthet Dent. 2001;86(4):428–33.
99. Marx RE, Carlson ER, Eichstaedt RM, Schimmele SR, Strauss JE, Georgeff KR. Platelet-rich plasma. Oral Surg Oral Med Oral Pathol Oral Radiol Endod. 1998;85(6):638–46.
100. Castro FPJ. Role of activated growth factors in lumbar spinal fusions. J Spinal Disord Tech. 2004;17(5):380–4.

101. Urist MR, Huo YK, Brownell AG, et al. Purification of bovine bone morphogenetic protein by hydroxyapatite chromatography. Proc Natl Acad Sci U S A. 1984;81(2):371–5.
102. Xiao Y-T, Xiang L-X, Shao J-Z. Bone morphogenetic protein. Biochem Biophys Res Commun. 2007;362(3):550–3.
103. Zegzula HD, Buck DC, Brekke J, Wozney JM, Hollinger JO. Bone formation with use of rhBMP-2 (recombinant human bone morphogenetic protein-2). J Bone Joint Surg Am. 1997;79(12):1778–90.
104. Cheng H, Jiang W, Phillips FM, et al. Osteogenic activity of the fourteen types of human bone morphogenetic proteins (BMPs). J Bone Joint Surg Am. 2003;85-A(8):1544–52.
105. Baskin DS, Ryan P, Sonntag V, Westmark R, Widmayer MA. A prospective, randomized, controlled cervical fusion study using recombinant human bone morphogenetic protein-2 with the CORNERSTONE-SR allograft ring and the ATLANTIS anterior cervical plate. Spine (Phila Pa 1976). 2003;28(12):1219–24. discussion 1225
106. Dimar JR, Glassman SD, Burkus KJ, Carreon LY. Clinical outcomes and fusion success at 2 years of single-level instrumented posterolateral fusions with recombinant human bone morphogenetic protein-2/compression resistant matrix versus iliac crest bone graft. Spine (Phila Pa 1976). 2006;31(22):2534–9. discussion 2540
107. Vaccaro AR, Lawrence JP, Patel T, et al. The safety and efficacy of OP-1 (rhBMP-7) as a replacement for iliac crest autograft in posterolateral lumbar arthrodesis: a long-term (>4 years) pivotal study. Spine (Phila Pa 1976). 2008;33(26):2850–62.
108. Ong KL, Villarraga ML, Lau E, Carreon LY, Kurtz SM, Glassman SD. Off-label use of bone morphogenetic proteins in the United States using administrative data. Spine (Phila Pa 1976). 2010;35(19):1794–800.
109. Burkus JK, Sandhu HS, Gornet MF, Longley MC. Use of rhBMP-2 in combination with structural cortical allografts: clinical and radiographic outcomes in anterior lumbar spinal surgery. J Bone Joint Surg Am. 2005;87(6):1205–12.
110. Haid RW, Branch CL, Alexander JT, Burkus JK. Posterior lumbar interbody fusion using recombinant human bone morphogenetic protein type 2 with cylindrical interbody cages. Spine J. 4(5):527–38. discussion 538-9
111. Glassman SD, Hamill CL, Bridwell KH, Schwab FJ, Dimar JR, Lowe TG. The impact of perioperative complications on clinical outcome in adult deformity surgery. Spine (Phila Pa 1976). 2007;32(24):2764–70.
112. Kim YJ, Bridwell KH, Lenke LG, Rinella AS, Edwards C, Edward C. Pseudarthrosis in primary fusions for adult idiopathic scoliosis: incidence, risk factors, and outcome analysis. Spine (Phila Pa 1976). 2005;30(4):468–74.
113. Crandall DG, Revella J, Patterson J, Huish E, Chang M, McLemore R. Transforaminal lumbar interbody fusion with rhBMP-2 in spinal deformity, spondylolisthesis, and degenerative disease--part 1: Large series diagnosis related outcomes and complications with 2- to 9-year follow-up. Spine (Phila Pa 1976). 2013;38(13):1128–36.
114. Maeda T, Buchowski JM, Kim YJ, Mishiro T, Bridwell KH. Long adult spinal deformity fusion to the sacrum using rhBMP-2 versus autogenous iliac crest bone graft. Spine (Phila Pa 1976). 2009;34(20):2205–12.
115. Tannoury CA, An HS. Complications with the use of bone morphogenetic protein 2 (BMP-2) in spine surgery. Spine J. 2014;14(3):552–9.
116. Carragee EJ, Hurwitz EL, Weiner BK. A critical review of recombinant human bone morphogenetic protein-2 trials in spinal surgery: emerging safety concerns and lessons learned. Spine J. 2011;11(6):471–91.
117. Epstein NE. Pros, cons, and costs of INFUSE in spinal surgery. Surg Neurol Int. 2011;2:10.
118. Bess S, Line BG, Lafage V, et al. Does recombinant human bone morphogenetic protein-2 use in adult spinal deformity increase complications and are complications associated with location of rhBMP-2 use? A prospective, multicenter study of 279 consecutive patients. Spine (Phila Pa 1976). 2014;39(3):233–42.
119. Kleeff J, Maruyama H, Ishiwata T, et al. Bone morphogenetic protein 2 exerts diverse effects on cell growth in vitro and is expressed in human pancreatic cancer in vivo. Gastroenterology. 1999;116(5):1202–16.
120. Laitinen M, Jortikka L, Halttunen T, et al. Measurement of total and local bone morphogenetic protein concentration in bone tumours. Int Orthop. 1997;21(3):188–93.
121. Carragee EJ, Chu G, Rohatgi R, et al. Cancer risk after use of recombinant bone morphogenetic protein-2 for spinal arthrodesis. J Bone Joint Surg Am. 2013;95(17):1537–45.
122. Malham GM, Giles GG, Milne RL, Blecher CM, Brazenor GA. Bone morphogenetic proteins in spinal surgery: what is the fusion rate and do they cause cancer? Spine (Phila Pa 1976). 2015;40(22):1737–42.
123. Cahill KS, Chi JH, Day A, Claus EB. Prevalence, complications, and hospital charges associated with use of bone-morphogenetic proteins in spinal fusion procedures. JAMA. 2009;302(1):58–66.
124. Mroz TE, Wang JC, Hashimoto R, Norvell DC. Complications related to osteobiologics use in spine surgery: a systematic review. Spine (Phila Pa 1976). 2010;35(9 Suppl):S86–104.
125. McClellan JW, Mulconrey DS, Forbes RJ, Fullmer N. Vertebral bone resorption after transforaminal lumbar interbody fusion with bone morphogenetic protein (rhBMP-2). J Spinal Disord Tech. 2006;19(7):483–6.
126. Lewandrowski K-U, Nanson C, Calderon

R. Vertebral osteolysis after posterior interbody lumbar fusion with recombinant human bone morphogenetic protein 2: a report of five cases. Spine J. 7(5):609–14.

127. Pradhan BB, Bae HW, Dawson EG, Patel VV, Delamarter RB. Graft resorption with the use of bone morphogenetic protein: lessons from anterior lumbar interbody fusion using femoral ring allografts and recombinant human bone morphogenetic protein-2. Spine (Phila Pa 1976). 2006;31(10):E277–84.
128. Benglis D, Wang MY, Levi AD. A comprehensive review of the safety profile of bone morphogenetic protein in spine surgery. Neurosurgery. 2008;62(5 Suppl 2):ONS423–31. discussion ONS431
129. Joseph V, Rampersaud YR. Heterotopic bone formation with the use of rhBMP2 in posterior minimal access interbody fusion: a CT analysis. Spine (Phila Pa 1976). 2007;32(25):2885–90.
130. Meisel HJ, Schnöring M, Hohaus C, et al. Posterior lumbar interbody fusion using rhBMP-2. Eur Spine J. 2008;17(12):1735–44.
131. Kanayama M, Hashimoto T, Shigenobu K, Yamane S, Bauer TW, Togawa D. A prospective randomized study of posterolateral lumbar fusion using osteogenic protein-1 (OP-1) versus local autograft with ceramic bone substitute: emphasis of surgical exploration and histologic assessment. Spine (Phila Pa 1976). 2006;31(10):1067–74.
132. Rihn JA, Makda J, Hong J, et al. The use of RhBMP-2 in single-level transforaminal lumbar interbody fusion: a clinical and radiographic analysis. Eur Spine J. 2009;18(11):1629–36.
133. Rihn JA, Patel R, Makda J, et al. Complications associated with single-level transforaminal lumbar interbody fusion. Spine J. 2009;9(8):623–9.
134. Tiusanen H, Seitsalo S, Osterman K, Soini J. Retrograde ejaculation after anterior interbody lumbar fusion. Eur Spine J. 1995;4(6):339–42.
135. Sasso RC, Kenneth Burkus J, LeHuec J-C. Retrograde ejaculation after anterior lumbar interbody fusion: transperitoneal versus retroperitoneal exposure. Spine (Phila Pa 1976). 2003;28(10):1023–6.
136. Christensen FB, Bünger CE. Retrograde ejaculation after retroperitoneal lower lumbar interbody fusion. Int Orthop. 1997;21(3):176–80.
137. Carragee EJ, Mitsunaga KA, Hurwitz EL, Scuderi GJ. Retrograde ejaculation after anterior lumbar interbody fusion using rhBMP-2: A cohort controlled study. Spine J. 2011;11(6):511–6.

第 11 章　成人腰椎侧凸畸形松解术术前评估

Thomas Kosztowski, C. Rory Goodwin, Rory Petteys, Daniel Sciubba

引　言

随着美国老年人口数量的持续增多，受成人畸形影响的人也越来越多。在美国，高达 60% 的老年人有不同程度的成人脊柱畸形（adult spinal deformity，ASD）[1]。成人脊柱畸形是一种非常常见的疾病，包括脊柱侧凸和矢状位畸形 [1-3]。成人脊柱畸形依据引起畸形的病因大致可以分为两类：成人特发性脊柱畸形和成人退变性脊柱畸形 [1, 4, 5]。与青少年脊柱畸形相比，成人脊柱畸形轴向疼痛和根性疼痛的发生率更高 [6-8]。青少年脊柱畸形通常因为外观问题或畸形进展而就诊，而成人脊柱畸形通常以疼痛和残疾而就诊 [9-11]。成人脊柱畸形引起疼痛的发病机制包括椎间盘退变性疾病、小关节病变、躯干失平衡和肌肉疲劳等综合因素 [12]。躯干失平衡和肌肉疲劳主要受矢状位不平衡的影响，其次是冠状位不平衡。椎间盘退变性疾病、小关节突病变，中央椎管和椎间孔狭窄能直接引起神经根和硬膜囊受压的症状和体征，如神经根疼痛和神经源性跛行。

成人脊柱畸形往往是人一生退变性改变累积的结果。随着年龄的增长，椎间盘会出现脱水、不对称退变以及高度丢失。腰椎间盘无法维持腰椎前凸，导致腰椎前凸消失。腰椎前凸消失会导致矢状位失平衡。髓核能通过纤维环的放射状撕裂突出或脱出到神经周围 [13]。这些常常与关节面退变和周围韧带松弛伴随发生。这些退变过程之间可能存在相互协同作用。椎间盘高度丢失导致的小关节负荷增加会引起小关节退变加重，从而导致关节病和骨赘的形成，这种改变即为小关节关节病 [13]。此外，椎间盘退变和小关节关节病会导致椎管和椎间孔变窄，分别造成椎管狭窄和椎间孔狭窄。压缩性骨折是导致矢状位畸形的另一因素，尤其是在老年骨质疏松患者中。另一方面，不对称的退变性高度丢失可能会导致冠状位失平衡造成脊柱侧凸畸形 [14]。所有这些结构改变都会促进成人退变性脊柱畸形的发生和发展，如：脊柱后凸、腰椎滑脱、侧方移位和旋转 [14]。除了退变因素外，医源性手术也能引起成人脊柱畸形，比如腰椎融合术后患者出现平背综合征。腰椎椎板切除及融合手术会造成腰椎前凸消失，导致矢状位产生畸形 [15]。

临床评估

认识到成人脊柱畸形与青少年脊柱畸形从临床表现到治疗方式的不同十分重要。青少年脊柱畸形患者常主诉外观问题和畸形进展，而成人脊柱畸形患者的主诉为疼痛、功能障碍和神经功能受损 [9-11]。在评估症状和体征时，理解造成畸形的病因十分重要，因为其可能改变手术过程中的减压策略。大多数成人脊柱畸形属于成人特发性脊柱畸形或退变性脊柱侧凸，因此我们主要关注这两种病因的成人脊柱畸形[16]。成人特发性脊柱侧凸可发生在生命的任何时期。年轻的患者更可能因腰背痛和外观问题来就诊，而老年患者除了有腰背痛以外还伴随有因畸形进展或脊柱退变而导致的腿痛[17]。相反，成人退变性脊柱侧凸主要发生在老年人中，主要表现为背部和腿部疼痛和功能丧失（图 11.1）。椎管狭窄和椎间孔狭窄在这两种病因的成人脊柱畸形患者中都非常常见，但在老年患者中尤为明显（图 11.2）。在一项对成人特发性脊柱侧凸患者的研究中，Simmons 和 Jackson 发现椎管受压和椎间孔狭窄的发生率分别是 3% 和 13%[18]。另外一个研究发现在成人特发性脊柱侧凸患者中有 31% 出现了椎管狭窄（包括椎间孔狭窄或中央型椎管狭窄），而成人退变性脊柱畸形患者中有 90% 的患者出现椎管狭窄[19]。Fu 等评估了 36 位有症状的成人退变性脊柱侧凸患者，年龄分布在 51～85 岁，发现有 97% 的患者有严重的椎间孔狭窄[17]。在这些患者中，83% 的患者在脊柱畸形凹侧的椎间孔狭窄最严重[17]。该研究发现 97% 的患者至少有 1 个节段严重的椎间孔狭窄，83% 的患者最重的狭窄发生在脊柱侧凸的凹侧。该研究中几乎所有的患者（35/36）出现明显的根性疼痛，其中 78% 为间断的根性症状，19% 有多节段根性症状。在间断的根性疼痛患者中，76% 的患者的疼痛与椎间孔狭窄最严重的区域相对应，有 24% 的患者的疼痛与轻度狭窄区域相对应。了解成人脊柱畸形的病因有助于临床医生去关注相关的临床病史。考虑到成人脊柱畸形患者常出现神经症状，体格检查在评估此类患者中十分重要。

检查患者是否存在神经症状（如感觉减退、感觉丧失、感觉异常、大小便功能障碍、步态失稳或协调性降低）十分重要。一份神经系统查体报告在术前应当被详细记录下来，其中包括肌力、感觉、反射、肌张力、协调性和步态等评价内容。在查体过程中，医生应当注意观察是否存在脊髓压迫的体征，如反射亢进、病理反射和阵挛。在评估腰椎畸形合并脊髓压迫症状患者时考虑整个脊柱非常重要，因为多达 28% 的这类患者同时合并有颈椎管狭窄[20]。步态也应该仔细评估，因为疼痛性跛行可能意味着神经压迫。患者的发病时间和对正常功能的影响对临床评估也十分重要。一旦任何神经损伤症状出现快速进展，需要立即进行颈椎、胸椎或者腰椎的磁共振检查，这些症状的程度可能会改变紧急处理的方式[15]。

不同因素引起的疼痛特征及其鉴别诊断是成人脊柱畸形体检的另一个重要部分。神经源性间歇性跛行，站立或行走时加重、前倾或坐下时减轻提示中央型椎管狭窄。其必须与矢状位失平衡引起的腰痛区分开来。了解和定位放射痛的来源以及其和影像学检查的相关性非常重要，因为可能是腰椎管狭窄或椎间孔狭窄压迫单个神经根。这些症状和影像学发现能为手术减压的策略提供帮助[21-23]。最后，通过体格检查排除可能和腿部放射痛混淆的髋部病变也十分重要。

在评估过程中，临床医生也需要询问患者既往手术史。很多成人脊柱畸形患者都接受过各类的脊柱手术治疗，如单节段减压或多节段融合[24]。这些手术的适应证，以及是否改善了症状和改善症状的持续时间应当被准确记录下来。伴随这些手术操作的并发症也应当被记录下来（如脑脊液漏、植入物断裂、神经症状加重以及感染）。

腿痛在肢体功能障碍中的作用

成人脊柱畸形患者通常会主诉疼痛和肢体功能障碍症状[21, 25-26]。这些疼痛能影响背部和腿部，且通常这种疼痛都是多因素共同引起的[10, 25]。在过去 10 年间大多数成人

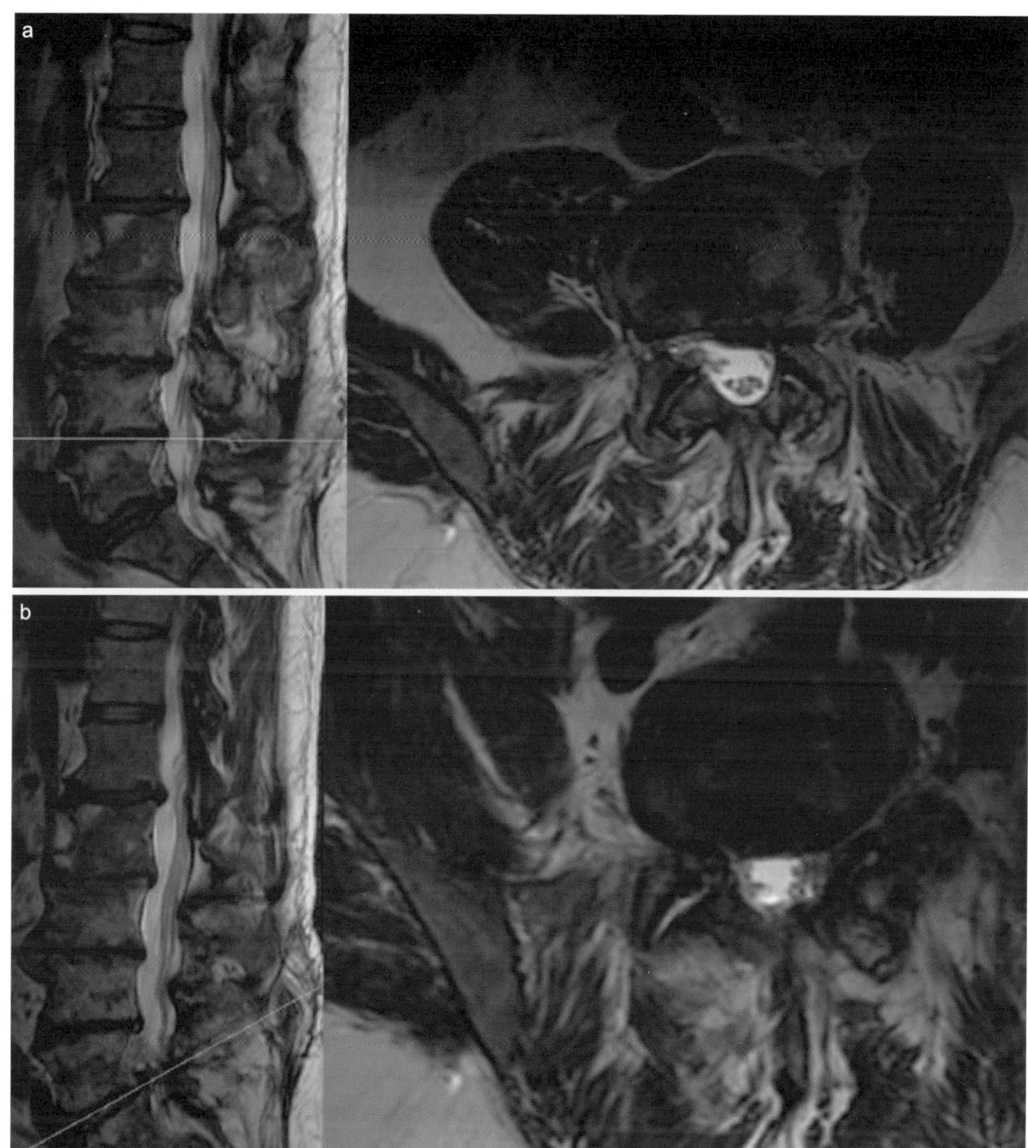

图 11.1　60 岁男性患者，有成人退行性脊柱侧凸病史，因为背部和腿部疼痛来诊，左侧症状比右侧症状重。从该患者的术前影像学检查中，发现在 L5/S1 左侧有峡部裂，这与他腰腿痛的症状是一致的。(a) 在对腰腿痛的初步评估中选用了腰椎 MRI，该检查显示整个腰椎有明显的退行性改变。在 L4–5 节段存在严重的双侧小关节增生和椎间隙高度丢失而导致的椎间孔狭窄。(b) 在 L5/S1 节段存在同样的退行性改变，且左侧椎间孔的狭窄程度更为严重。同时 L5 椎体相对于 S1 椎体向前滑移了 6 mm。(c) 36- 英寸脊柱全长 X 线片显示随着矢状位失平衡腰椎前凸变平。患者表现出大约 30° 的腰椎前凸角 – 骨盆入射角 (lumbar lordosis–pelvic incidence，LL–PI) 不匹配和 6cm 的矢状位失平衡。影像学显示患者在 L3 周围有轻微的旋转畸形。(d) 过伸 / 过屈位 X 线片显示患者腰椎明显僵硬。(e) 使用 S2 翼髂骨螺钉 (S2–alar–iliac，S2AI) 对患者实施了 L1- 骨盆固定融合术。为了增加腰椎前凸，在 L2–3、L3–4、L4–5 和 L5/S1 采用了 Ponte 截骨。在 Ponte 截骨过程中，要特别小心 L4–5 和 L5/S1 节段，因为在术前 MRI 上这两个节段有明显的小关节增生造成的严重的椎间孔压迫。在这些节段进行 Ponte 截骨后，要检查并确保神经根已经充分减压。置入椎弓根螺钉然后随着连接棒的置入，在矢状位和冠状位上的畸形被矫正。患者术后恢复良好，背部和腿部疼痛的明显减轻

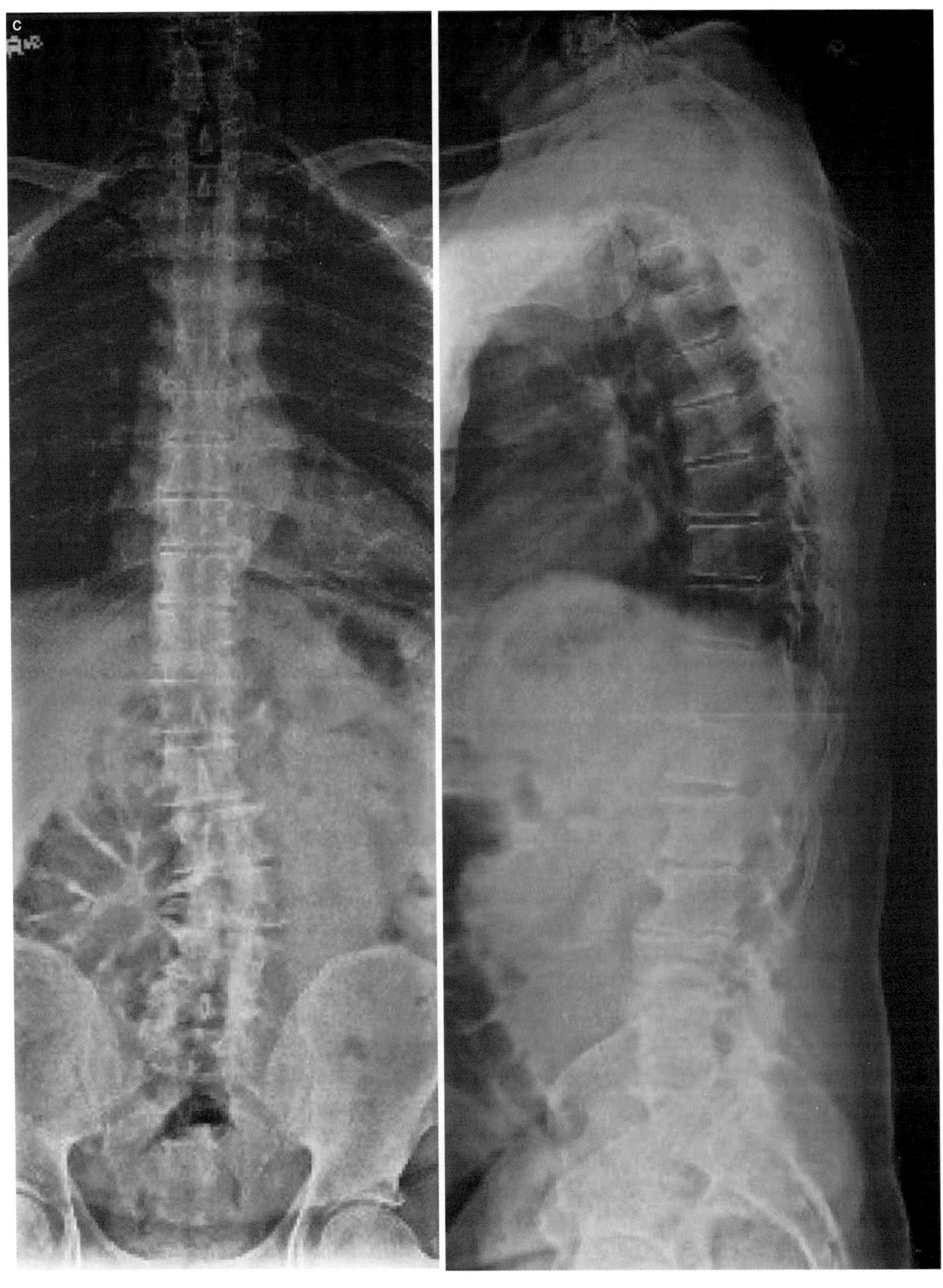

图 11.1（续）

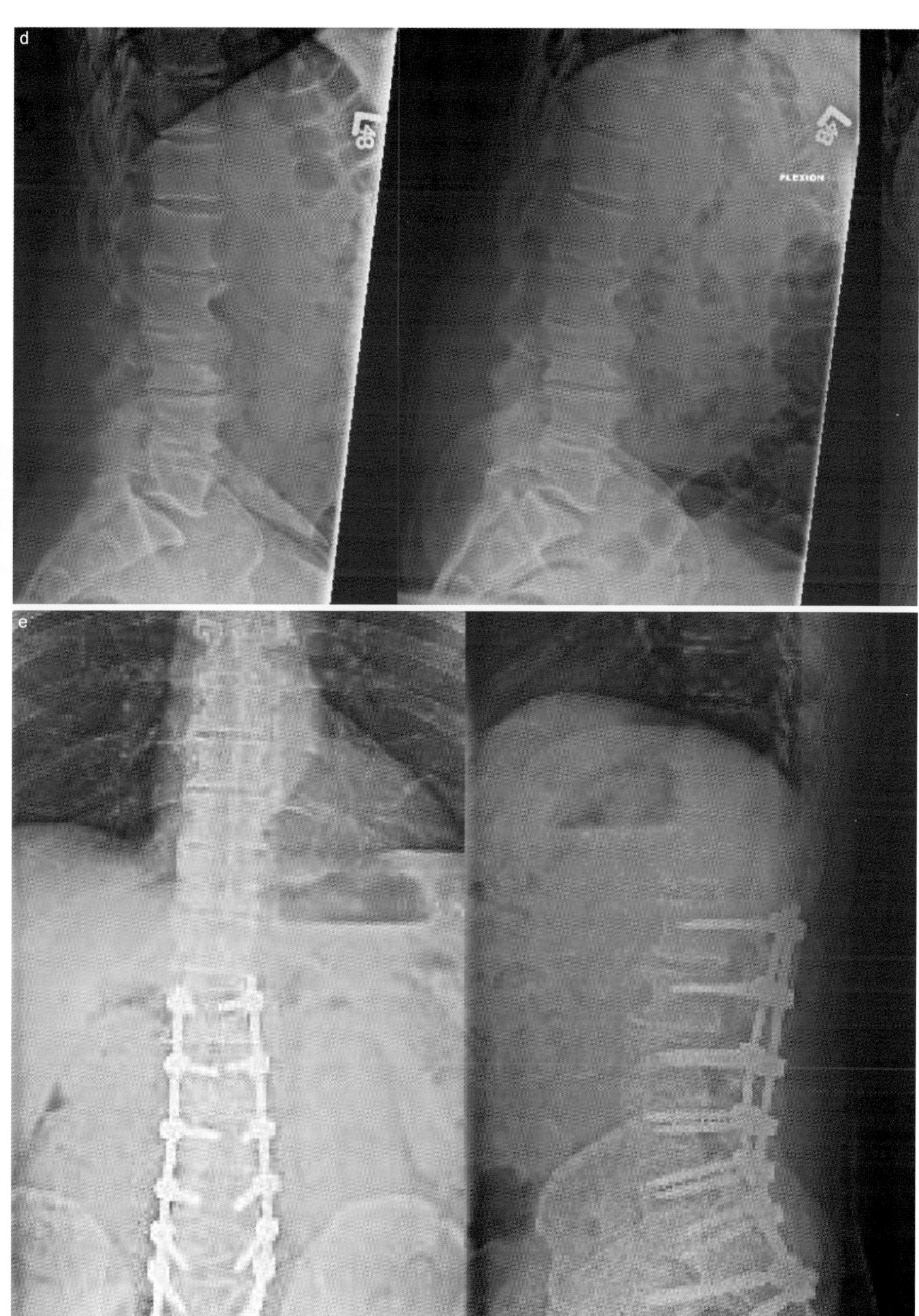

图 11.1（续）

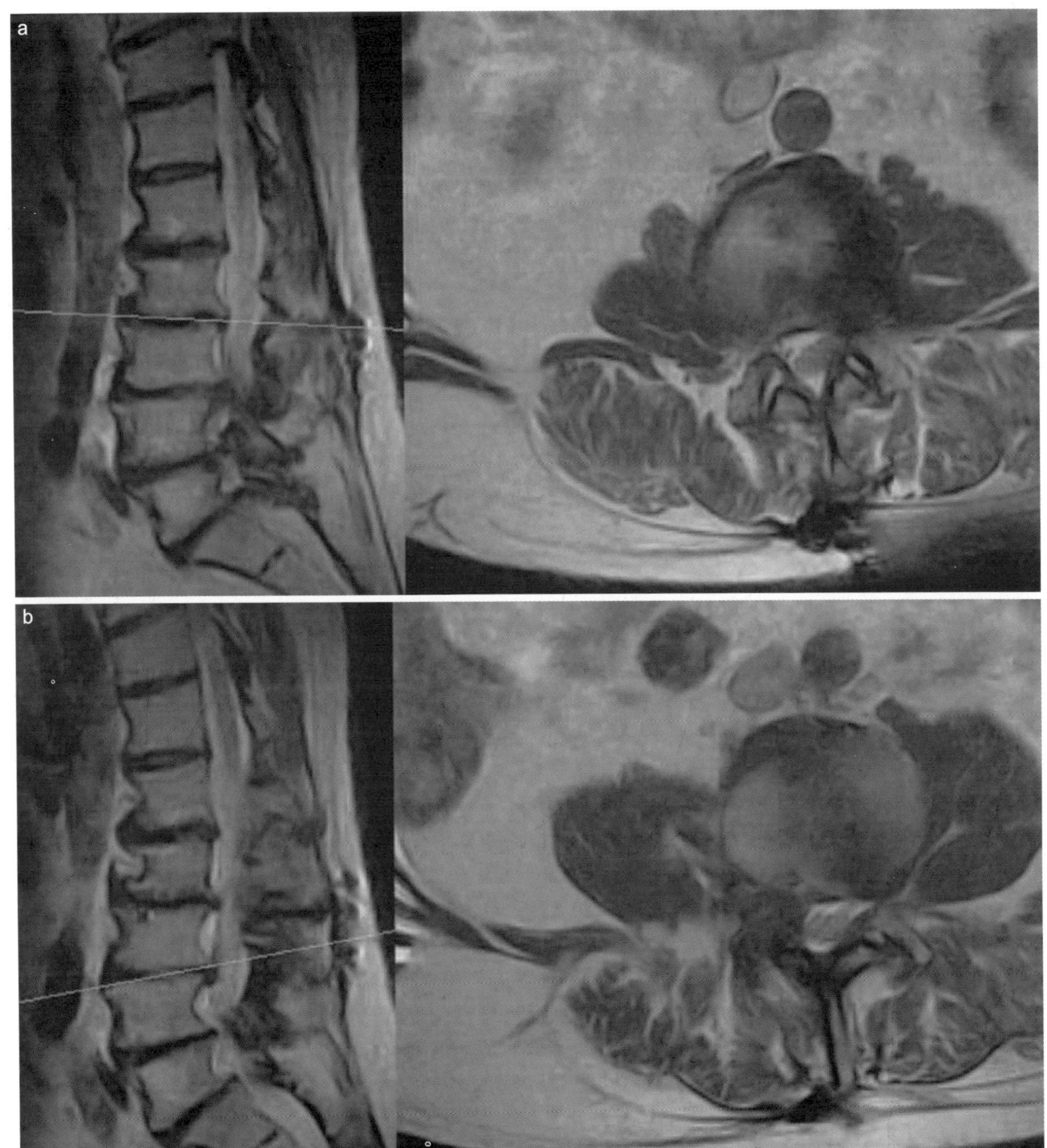

图 11.2　72 岁男性患者，因长期腰背痛，近期出现神经源性跛行来诊。任何轻微的移动和长时间站立都会诱发背部疼痛。前倾、坐下和躺下都能缓解症状。尽管腿疼症状并没有像腰背痛症状一样严重，患者仍然抱怨了右腿的放射性疼痛症状。（a–d）MRI 结果显示患者整个腰椎都有明显的退行性改变，伴随有多节段的椎间孔狭窄（右侧更重）和椎管狭窄。L4 相对于 S1 有一个轻微的滑脱。注意，患者仅有 4 个腰椎。（e）根据术前站立位 X 线片计算出骨盆入射角 – 腰椎前凸角（PI–LL）不匹配度是 23°，其中骨盆入射角是 59°，腰椎前凸角是 36°。（f）患者选择手术治疗。使用 S2– 翼髂骨螺钉（S2–alar–iliac，S2AI）脊柱从 T10 固定到骨盆。在 T12–L1、L1–2、L2–3、L3–4 和 L4–S1 进行了双侧 Ponte 截骨。由于患者脊柱太过僵硬，为了进一步松解脊柱，在 L2–3 和 L3–4 采取了双侧椎间盘摘除术。连接棒从 T10 锁定到骨盆，矫形装置能够纠正矢状位序列和冠状位的畸形。术后，骨盆入射角 – 腰椎前凸角（PI–LL）不匹配度小于 10°。术后患者腰背痛和腿部疼痛的症状有明显改善

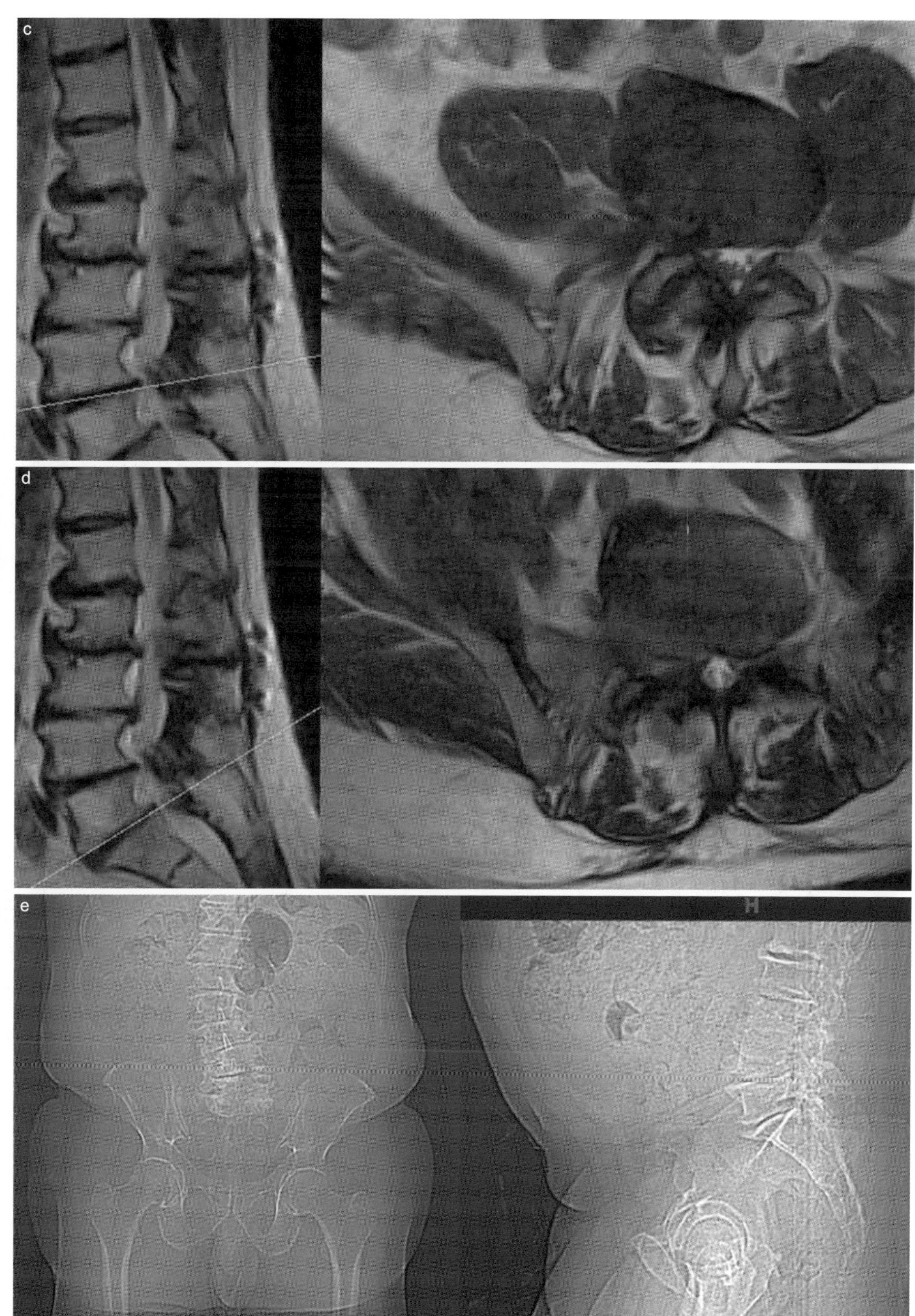

图 11.2 （续）

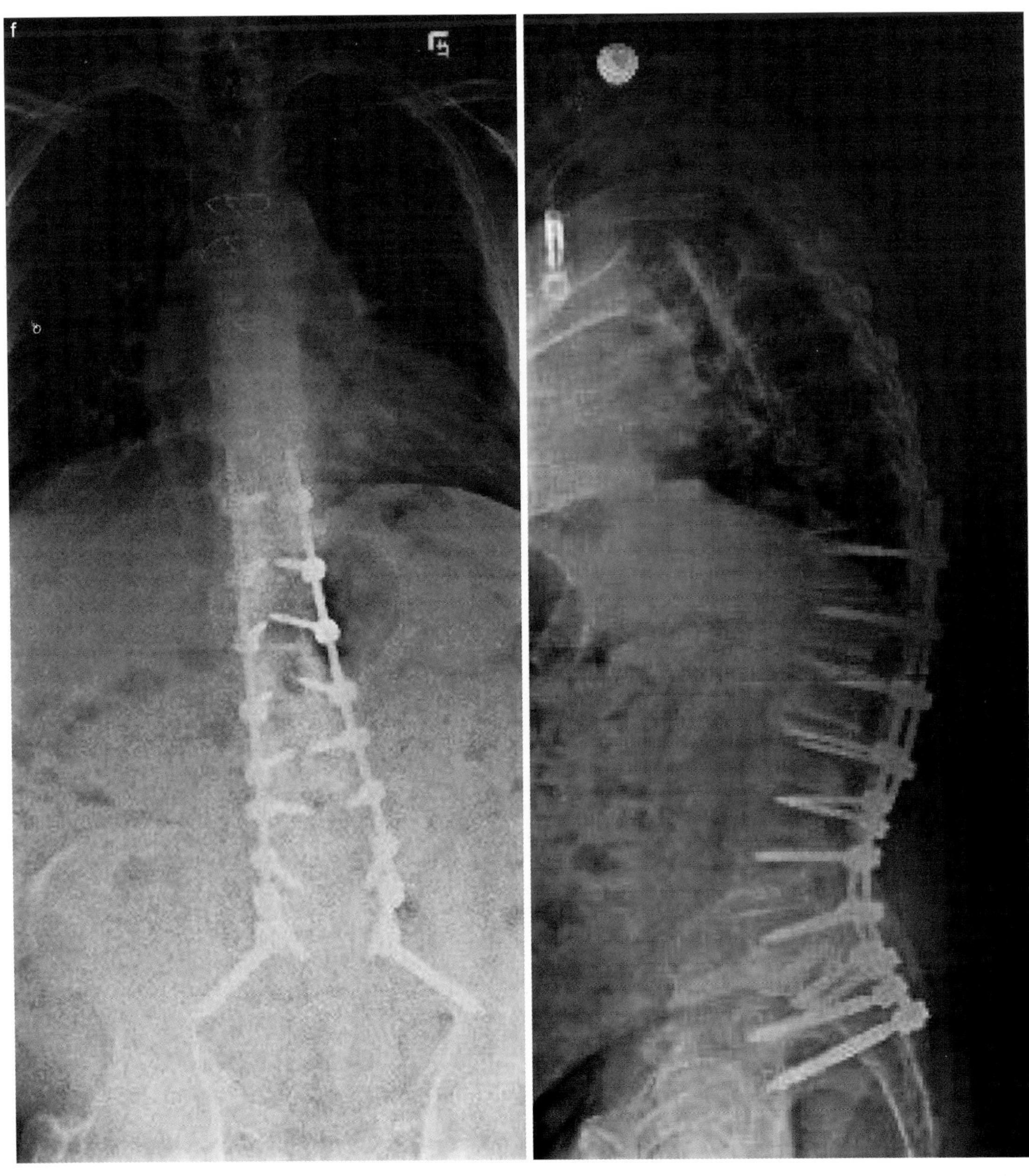

图 11.2（续）

脊柱畸形的研究都在关注患者反馈的结果和对功能及健康状况的一般测量结果（如 SF-36、ODI）。然而这些评估比如 ODI，将功能障碍仅仅聚焦在腰背痛，而忽略了腿部疼痛 [21, 27]。一些进行了成人脊柱畸形患者腿痛评估的研究发现，腿痛的发病率在 40%～85%[25-26]。理解疼痛是成人脊柱畸形患者的主要关注点以及是大多数患者来医院接受手术治疗的原因十分重要 [25-26]。因此很多文献开始关注 ASD 患者腰背痛 [10] 和腿部疼痛 [6] 的手术疗效。大多数研究发现与非手术治疗相比这两种疼痛都会随着手术治疗而改善。成人脊柱畸形队列研究发现手术干预能明显改善背部 [10] 和腿部 [6] 疼痛数字评定量表（numerical rating scale，NRS）的评分。

在第一个对比成人脊柱畸形手术治疗和非手术治疗的大样本研究中，Smith 等回顾性分析了一个有 326 名患者的前瞻性数据库，其中 208 名（64%）患者存在腿痛症状（NRS），平均得分是 4.7[6]。在这项研究中 46%（*N*=96）的患者接受手术治疗，54%（*N*=112）的患者接受非手术治疗。在治疗前，手术组的腿痛平均 NRS 得分（5.4 *vs* 4.1）和平均 ODI 得分（41 *vs*. 24）均高于非手术组。随访 2 年后，非手术组患者腿痛的 NRS 评分和 ODI 评分均没有明显改善，而手术组患者的腿痛 NRS 评分（5.4 *vs*. 2.2）和 ODI 评分（41 *vs*. 24）与术前相比均有明显改善。同时发现，手术组与非手术组相比有更好的腿痛 NRS 评分均值（5.4 *vs*. 2.2）和 ODI 评分均值（24 *vs*. 31）[6]。本研究中 96% 的患者接受了后路手术，包括单纯后路手术（*N*=42）和前后路联合手术（*N*=47）。关于直接或间接减压手术，40% 的患者接受了椎板切除术，11% 的患者接受了经椎间孔或后路腰椎椎间融合手术。在只接受后路手术和联合入路手术的患者中，除了 3 名患者外，其余患者均置入了至少 1 个椎间融合器或椎间植入物 [6]。在这项研究中并没有提到或包含侧方入路放置椎间融合器的患者。

为了进一步评估疼痛对手术治疗的反应，基于患者最初的 NRS 评分严重程度、畸形弯曲类型、治疗中截骨术的应用，Scheer 等更进一步评估了成人脊柱畸形疼痛结果 [21]。这个回顾性研究旨在从一个前瞻性多中心数据库中 421 名成人脊柱畸形患者的 2 年随访资料中描述手术组与非手术组相比腰腿痛的改变 [21]。与非手术治疗的成人脊柱畸形患者相比，手术组患者在腿痛症状改善上是非手术组的 3 倍，在腰背痛症状改善上是非手术组的 6.2 倍。事实上，非手术治疗的成人脊柱畸形患者的腰背痛和腿痛症状随着时间的延长更可能是维持不变甚至加重。随访 2 年后，术前有腰腿痛症状的手术组患者 37.8% 腿痛完全缓解，24.3% 腰背痛完全缓解。虽然手术组患者的腿痛症状改善明显，但是仍有 37% 的患者在术后 6 周时仍有腿痛，有 33.3% 的患者在术后 2 年时仍有腿痛。接受减压手术患者的腿痛改善率更高且达到最小临床重要差异（minimum clinically important difference, MCID）（NRS 评分降低到 1.2～1.6[28]）的比例也有增加。尽管减压在缓解腿痛中非常有效，但是在缓解腰背痛时效果并不明显。有趣的是尽管截骨术（Smith-Petersen 截骨、三柱截骨或联合截骨）与腰背痛缓解有关，然而术后腿痛的发生率却更高。最后，该研究发现腰背痛缓解比腿痛缓解更有利于改善 ODI 评分，PCS 评分和患者满意度。

该研究发表后不久，国际脊柱研究会（International Spine Study Group，ISSG）发表了 Smith 等的一篇文章，文中对比了成人脊柱畸形手术和非手术的治疗效果 [29]。该研究是一项多中心倾向性匹配队列研究（每个队列中 *N*=97），对至少随访 2 年的 ASD 患者进行了评估。该研究证实了与非手术治疗相比，手术治疗能更好地改善患者腿痛症状的研究结果。治疗前非手术组和手术组腿痛

NRS评分的基线分别为3.2和3.1，两组之间没有明显差异。随访2年后，两组的腿痛NRS评分分别是3.7和1.8，出现了明显的统计学差异。手术组腰背痛NRS评分的基线（6.4）明显高于非手术组的腰背痛NRS评分基线（5.1）。但是在随访2年后，手术组腰背痛NRS评分（2.7）与非手术组腰背痛NRS评分（5.5）相比有明显改善。多个研究的证据表明在适当的ASD患者中，手术治疗对腰腿痛有积极作用。

影像学评估

为了有效治疗引起成人脊柱畸形患者疼痛的原因，影像学检查是患者病史和体格检查之外必要的补充信息。成人脊柱畸形患者的评估涉及多种影像学检查，包括磁共振（MRI）、计算机断层扫描（CT）、双能X线吸收扫描（dual-energy X-ray absorptiometry scan，DEXA scan）、36-英寸站立位脊柱全长片和动力位片。

整个脊柱骨盆轴的36-英寸站立位脊柱全长片对于评估冠状面和矢状面失平衡以及一些脊柱骨盆参数而言是必需的。这个话题将在别的章节内讨论，这里我们主要关注在评估成人脊柱畸形神经结构减压所必要的影像学检查上。

青少年脊柱畸形并不依赖MRI，而成人脊柱畸形常常会利用MRI，是因为在成年人中神经卡压更常见。MRI能提供软组织结构的详细影像，在评估脊髓神经卡压、椎间盘疾病和别的脊柱异常时是非常有用的。临床医生必须仔细评估患者的影像学检查，分辨出与患者症状相关的神经压迫区域。椎管狭窄包括椎间孔狭窄和中央型狭窄，31%的成人先天性脊柱侧凸和90%的成人退行性脊柱侧凸（图11.2）患者中发现存在椎管狭窄[19]。椎管狭窄在脊柱侧凸的凹侧比凸侧更常见[30]。在侧凸节段的椎弓根和椎间盘之间，尤其是脊柱侧凸的凹侧，对MRI应当仔细评估。神经症状也可能在脊柱侧凸的凸侧因为神经根被过度牵扯而出现[30]。最后，要特别注意椎体侧方半脱位和严重的小关节增生，因为这些往往与椎间孔狭窄有关[18]。

CT在成人脊柱畸形患者的评估中也有重要作用，因为它能提供异常的骨骼细节，这对手术计划内植入物植入位置必不可少。CT脊髓造影能显示神经压迫和椎管内疾病，同时也提供了CT扫描所具有的高分辨率的骨骼细节。这些扫描对于有些体内植入物会在MRI上产生伪影的患者尤为重要。

站立位动力位检查可能也有助于确定滑脱相关的脊柱不稳是否存在以及不稳定程度，同时也能评估脊柱僵硬度及其矢状位和冠状位畸形的纠正能力。如果滑脱节段有明显不稳，这些影像也将有助于决定是否需要进行椎间植骨融合。

确定减压节段

确定中央和椎间孔需要减压的节段要结合临床和影像学检查结果。比如，如果患者主诉有神经性跛行体征且对应明显的腰椎中央椎管狭窄，那么手术计划除了纠正畸形以外还应该包含椎板切除和减压。相似的，如果患者有神经根症状，且在影像学上有对应的椎间孔狭窄，那么外科医生应当在手术计划中通过直接减压或者间接减压的方式仔细对神经根减压。外科医生在通过截骨进行矫形时也必须要小心，因为医源性的椎间孔狭窄或椎管狭窄可能会压迫神经[21, 31]。如果畸形矫正后神经监测信号减弱提示神经状况恶化，那么医生应当减少矫形角度并评估和重新检查神经监测。如果患者术后苏醒后神经症状加重，应当立即进行 CT 脊髓造影或者 MRI 检测以评估在手术过程中是否造成任何医源性的中央椎管狭窄和椎间孔狭窄。

直接减压与间接减压

患者的症状、畸形特征和合并症决定了在成人脊柱畸形手术中是否需要减压[12, 23]。神经减压可以分为椎板切除或椎体关节突切除的直接减压和使用椎间融合器或其他的内植入物增加椎间隙高度和椎管直径的间接减压[6]。在一些病例中，单纯直接减压，如腰椎椎板切除术，可能是最好的选择，尤其是对于以腿部症状为主要表现的老年患者以及有别的合并症不允许更大范围手术的患者。此外，减压也可以结合后外侧固定、截骨和畸形矫正、融合以及其他一些手术。决定减压的时候，临床医生必须综合考虑患者现有的症状、畸形的程度以及合并症的状况[32-33]。此外，在矫形手术中用到的很多方法和操作可能与减压的目的背道而驰，因此外科医生在截骨和矫形时必须非常仔细[21, 31]。

直接减压

使用椎间孔成形术和椎板切除术直接减压能高效解除局部神经压迫和硬膜囊压迫。腰椎神经根直接减压能通过椎板切除术和关节突切除术来实现，无论是否使用内固定。Smith 等在研究中发现接受椎板切开减压的成人脊柱畸形患者的腿痛症状较未接受椎板切开减压的同类患者有明显缓解[6]。

直接减压的主要优势在于它能通过简单的手术操作处理所有类型的椎管狭窄。腰椎椎板切除与内侧小关节突切除术和椎间孔成形术结合能有效缓解中央型、侧隐窝型和椎间孔型椎管狭窄的压迫。这种操作常常被认为是治疗腰椎管狭窄的“金标准”而被所有的脊柱外科医生所熟知。单纯直接减压在这些患者中可以考虑使用，如有明显的腿部症状而没有或仅有轻微的腰背痛症状的患者，以及无法耐受内固定融合这类大手术的患者。在一些医疗条件简陋地区的老年患者也可以考虑采用单纯直接减压，因为这些患者很可能存在一些围术期并发症。

直接减压也有一些缺点。首先，为了充分减压神经，椎板切除和关节突切除的范围较大，这会导致腰椎硬脊膜大面积暴露，导致硬脊膜损伤和脑脊液漏风险增加，特别是当存在滑膜囊肿和黄韧带钙化的时候。这种硬脊膜大范围的暴露会增加硬膜外瘢痕的形成，导致持续或反复发生的神经症状，使翻修手术困难。第二，有一点必须明确，广泛的椎板切除和关节突关节切除可能会导致脊柱明显失稳，如果减压后脊柱没有被充分固定，那么就会造成脊柱进一步畸形和椎管狭窄的复发[34]。如果没有内固定，那么直接减压腰椎而造成的组织创伤和破坏可能会导致术后脊柱失稳和畸形进展[34-36]。这可能会导致症状复发和矢状位畸形的进展，这些与功能障碍相关[15]。直接减压与间接减压（如：前路或侧路椎间融合器植入）相比会有更大的组织创伤和更多的失血量[37]。最后，通过整块椎板切除来进行直接减压的操作会造成骨性融合的有效接触面减少。

间接减压

腰椎神经的减压也能通过间接减压的方法完成。这些方法通过撑开后方附件或增加椎间隙高度来增加椎间孔高度和直径，以此间接实现神经根的减压。棘突间、椎板间以及动态固定装置能够撑开后方附件，然而这些装置在成人脊柱畸形的应用中是有限的，这会减少脊柱前凸，加剧脊柱矢状面的失平衡，并进一步导致畸形加重、腰背痛和功能障碍[34, 38]。恢复椎间隙高度和间接减压也能通过前柱重建来获得，包括椎间植入装置。这些手术方式包括前路（前路腰椎椎间融合术，anterior lumbar interbody fusion，ALIF）、前外侧入路（斜向腰椎椎间融合术，oblique lumbar interbody fusion，OLIF）和侧方腰椎椎间融合术（lateral lumbar interbody fusion，LLIF），以及后外侧入路（经椎间孔腰椎椎间融合术，transforaminal lumbar interbody fusion，TLIF）和后路腰椎椎间融合术（posterolateral lumbar interbody fusion，PLIF）。

前路和前外侧入路椎体间融合（ALIF和LLIF/OLIF）对于恢复椎间隙高度和间接减压来说是非常有效的技术[39-40]。这两种手术入路都能够充分暴露，有利于充分去除椎间盘和终板，同时也有利于外科医生放置一个横跨整个椎间隙的大号的椎间融合器。这可以增加植骨融合面，有利于防止植入物下沉，维持间接减压效果。放置一个大号的椎间融合器能明显增加椎间孔高度，改善椎管直径，从而缓解腰椎神经根的压迫[37, 40, 41]。矢状位和冠状位矫形的维持也得益于椎间融合器提供的前柱支撑[42]。两种手术方式都有通过放置前凸椎间融合器获得节段性矢状位矫形的能力，特别是同时进行了前纵韧带（anterior longitudinal ligament，ALL）松解，就像有研究行LLIF手术同时进行了前柱重建或前柱松解（anterior column reconstruction/release，ACR）[43-44]。

前路和前外侧入路与后外侧入路放置椎间融合器相比出血更少，当经皮内固定与小切口后路减压相结合时，组织损伤和失血将进一步减少[37, 45]。这对于那些有多种合并症的减压和融合术后并发症发生率非常高的老年患者尤为有利。多名研究者报道了在退行性脊柱畸形的老年患者中实施多节段的ALIF/LLIF与后路固定相结合取得了满意的效果[41, 46-50]。在这些研究中，通过固定和间接减压缓解背部和腿部症状的疗效令人满意。ALIF和OLIF/LLIF手术入路的主要缺点是进行后路固定、截骨和减压时患者需要重新摆体位。此外，ALIF手术入路有不少见的大血管损伤和逆行性射精[39]，而OLIF/LLIF术后常出现同侧腰大肌无力和大腿感觉异常[41]。

通过TLIF或PLIF这类后外侧入路植入椎间融合器在成人腰椎侧凸畸形手术中是理想的选择。直接减压、内固定和截骨矫形这些操作能通过单切口或单入路一并进行。在进行TLIF和PLIF时必须进行一定程度的直接减压。这两种手术入路都能恢复部分椎间隙高度以及完成间接减压，但并不能像前路和前外侧入路那样充分，因为前纵韧带（ALL）无法轻易切除[39-40]。这些入路的主要缺点是与损伤更小的侧路和前侧方入路相比组织损伤和失血增多[37]。

结　论

成人脊柱畸形主要表现在冠状面和矢状面的序列失稳。与其他形式的畸形相比，功能障碍伴随的腰背痛和腿部疼痛在前来就诊的成人脊柱畸形患者中更为常见。对这些患者的评估需要完整的病史、体格检查和影像学评估，不仅要考虑脊柱的平衡，而且要考虑疼痛产生的因素。仔细纠正脊柱平衡和松解受压神经是改善背部和腿部疼痛、减少功能障碍、获得满意结果的最好选择。尽管很多成人脊柱畸形的文献强调功能障碍和腰背痛，但是目前有充足的证据证实腿部疼痛也是主诉之一，并且腿部疼痛能够通过手术治疗缓解。中央椎管和椎间孔区域的减压能通过各种直接和间接的减压方式完成。了解各种可用的手术方式能使外科医生制订出对患者最有利的个性化的手术治疗方案。

（赵康成 译　杨　操 审校）

参考文献

1. Schwab F, Dubey A, Gamez L, El Fegoun AB, Hwang K, Pagala M, et al. Adult scoliosis: prevalence, SF-36, and nutritional parameters in an elderly volunteer population. Spine. 2005;30(9):1082–5.
2. Carter OD, Haynes SG. Prevalence rates for scoliosis in US adults: results from the first National Health and Nutrition Examination Survey. Int J Epidemiol. 1987;16(4):537–44.
3. Hong JY, Suh SW, Modi HN, Hur CY, Song HR, Park JH. The prevalence and radiological findings in 1347 elderly patients with scoliosis. J Bone Joint Surg. 2010;92(7):980–3.
4. Aebi M. The adult scoliosis. Eur Spine J. 2005;14(10):925–48.
5. Schwab F, Farcy JP, Bridwell K, Berven S, Glassman S, Harrast J, et al. A clinical impact classification of scoliosis in the adult. Spine. 2006;31(18):2109–14.
6. Smith JS, Shaffrey CI, Berven S, Glassman S, Hamill C, Horton W, et al. Operative versus nonoperative treatment of leg pain in adults with scoliosis: a retrospective review of a prospective multicenter database with two-year follow-up. Spine. 2009;34(16):1693–8.
7. Deviren V, Berven S, Kleinstueck F, Antinnes J, Smith JA, Hu SS. Predictors of flexibility and pain patterns in thoracolumbar and lumbar idiopathic scoliosis. Spine. 2002;27(21):2346–9.
8. Takahashi S, Delecrin J, Passuti N. Surgical treatment of idiopathic scoliosis in adults: an age-related analysis of outcome. Spine. 2002;27(16):1742–8.
9. Smith JS, Shaffrey CI, Fu KM, Scheer JK, Bess S, Lafage V, et al. Clinical and radiographic evaluation of the adult spinal deformity patient. Neurosurg Clin N Am. 2013;24(2):143–56.
10. Smith JS, Shaffrey CI, Berven S, Glassman S, Hamill C, Horton W, et al. Improvement of back pain with operative and nonoperative treatment in adults with scoliosis. Neurosurgery. 2009;65(1):86–93. ; discussion -4
11. Smith JS, Shaffrey CI, Glassman SD, Berven SH, Schwab FJ, Hamill CL, et al. Risk-benefit assessment of surgery for adult scoliosis: an analysis based on patient age. Spine. 2011;36(10):817–24.
12. Bradford DS, Tay BK, Hu SS. Adult scoliosis: surgical indications, operative management, complications, and outcomes. Spine. 1999;24(24):2617–29.
13. Modic MT, Ross JS. Lumbar degenerative disk disease. Radiology. 2007;245(1):43–61.
14. Youssef JA, Orndorff DO, Patty CA, Scott MA, Price HL, Hamlin LF, et al. Current status of adult spinal deformity. Glob Spine J. 2013;3(1):51–62.
15. Ailon T, Smith JS, Shaffrey CI, Lenke LG, Brodke D, Harrop JS, et al. Degenerative spinal deformity. Neurosurgery. 2015;77(Suppl 4):S75–91.
16. Smith JS, Shaffrey CI, Kuntz C, Mummaneni PV. Classification systems for adolescent and adult scoliosis. Neurosurgery. 2008;63(3 Suppl):16–24.
17. Fu KM, Rhagavan P, Shaffrey CI, Chernavvsky DR, Smith JS. Prevalence, severity, and impact of foraminal and canal stenosis among adults with degenerative scoliosis. Neurosurgery. 2011;69(6):1181–7.
18. Simmons ED. Surgical treatment of patients with lumbar spinal stenosis with associated scoliosis. Clin Orthop Relat Res. 2001;384:45–53.
19. Grubb SA, Lipscomb HJ, Suh PB. Results of surgical treatment of painful adult scoliosis. Spine. 1994;19(14):1619–27.
20. Krishnan A, Dave BR, Kambar AK, Ram H. Coexisting lumbar and cervical stenosis (tandem spinal stenosis): an infrequent presentation. Retrospective analysis of single-stage surgery (53 cases). Eur Spine J. 2014;23(1):64–73.
21. Scheer JK, Smith JS, Clark AJ, Lafage V, Kim HJ, Rolston JD, et al. Comprehensive study of back and leg pain improvements after adult spinal deformity surgery: analysis of 421 patients with 2-year follow-up and of the impact of the surgery on treatment satisfaction. J Neurosurg Spine. 2015;22(5):540–53.
22. Smith JS, Klineberg E, Schwab F, Shaffrey CI, Moal B, Ames CP, et al. Change in classification grade by the SRS-Schwab Adult Spinal Deformity Classification predicts impact on health-related quality of life measures: prospective analysis of operative and nonoperative treatment. Spine. 2013;38(19):1663–71.
23. Terran J, Schwab F, Shaffrey CI, Smith JS, Devos P, Ames CP, et al. The SRS-Schwab adult spinal deformity classification: assessment and clinical correlations based on a prospective operative and nonoperative cohort. Neurosurgery. 2013;73(4):559–68.
24. Ames CP, Smith JS, Scheer JK, Bess S, Bederman SS, Deviren V, et al. Impact of spinopelvic alignment on decision making in deformity surgery in adults: a review. J Neurosurg Spine. 2012;16(6):547–64.
25. Smith JS, Fu KM, Urban P, Shaffrey CI. Neurological symptoms and deficits in adults with scoliosis who present to a surgical clinic: incidence and association with the choice of operative versus nonoperative management. J Neurosurg Spine. 2008;9(4):326–31.
26. Glassman SD, Schwab FJ, Bridwell KH, Ondra SL, Berven S, Lenke LG. The selection of operative versus nonoperative treatment in patients with adult scoliosis. Spine. 2007;32(1):93–7.
27. Fairbank JC, Pynsent PB. The oswestry disability index. Spine. 2000;25(22):2940–52. ; discussion 52
28. Copay AG, Glassman SD, Subach BR, Berven S, Schuler TC, Carreon LY. Minimum clinically important difference in lumbar spine surgery patients: a choice of methods using the Oswestry Disability Index, Medical Outcomes Study questionnaire Short Form 36, and pain scales. Spine J. 2008;8(6):968–74.
29. Smith JS, Lafage V, Shaffrey CI, Schwab F, Lafage R, Hostin R, et al. Outcomes of operative and nonoperative treatment for adult spinal deformity: a prospective, multicenter, propensity-matched cohort assessment with minimum 2-year follow-up.

Neurosurgery. 2016;78:851–61.
30. Cho KJ, Kim YT, Shin SH, Suk SI. Surgical treatment of adult degenerative scoliosis. Asian Spine J. 2014;8(3):371–81.
31. Bridwell KH, Lewis SJ, Edwards C, Lenke LG, Iffrig TM, Berra A, et al. Complications and outcomes of pedicle subtraction osteotomies for fixed sagittal imbalance. Spine. 2003;28(18):2093–101.
32. Marchesi DG, Aebi M. Pedicle fixation devices in the treatment of adult lumbar scoliosis. Spine. 1992;17(8 Suppl):S304–9.
33. Akbarnia BA, Ogilvie JW, Hammerberg KW. Debate: degenerative scoliosis: to operate or not to operate. Spine. 2006;31(19 Suppl):S195–201.
34. Vaccaro AR, Ball ST. Indications for instrumentation in degenerative lumbar spinal disorders. Orthopedics. 2000;23(3):260–71. ; quiz 72-3
35. Carreon LY, Puno RM, Dimar 2nd JR, Glassman SD, Johnson JR. Perioperative complications of posterior lumbar decompression and arthrodesis in older adults. J Bone Joint Surg Am. 2003;85-A(11):2089–92.
36. Epstein JA, Epstein BS, Jones MD. Symptomatic lumbar scoliosis with degenerative changes in the elderly. Spine. 1979;4(6):542–7.
37. Fessler RG, O'Toole JE, Eichholz KM, Perez-Cruet MJ. The development of minimally invasive spine surgery. Neurosurg Clin N Am. 2006;17(4):401–9.
38. Glassman SD, Bridwell K, Dimar JR, Horton W, Berven S, Schwab F. The impact of positive sagittal balance in adult spinal deformity. Spine. 2005;30(18):2024–9.
39. Hsieh PC, Koski TR, O'Shaughnessy BA, Sugrue P, Salehi S, Ondra S, et al. Anterior lumbar interbody fusion in comparison with transforaminal lumbar interbody fusion: implications for the restoration of foraminal height, local disc angle, lumbar lordosis, and sagittal balance. J Neurosurg Spine. 2007;7(4): 379–86.
40. Ozgur BM, Aryan HE, Pimenta L, Taylor WR. Extreme Lateral Interbody Fusion (XLIF): a novel surgical technique for anterior lumbar interbody fusion. Spine J. 2006;6(4):435–43.
41. Dakwar E, Cardona RF, Smith DA, Uribe JS. Early outcomes and safety of the minimally invasive, lateral retroperitoneal transpsoas approach for adult degenerative scoliosis. Neurosurg Focus. 2010;28(3):E8.
42. Cho KJ, Kim KT, Kim WJ, Lee SH, Jung JH, Kim YT, et al. Pedicle subtraction osteotomy in elderly patients with degenerative sagittal imbalance. Spine. 2013;38(24):E1561–6.
43. Turner JD, Akbarnia BA, Eastlack RK, Bagheri R, Nguyen S, Pimenta L, et al. Radiographic outcomes of anterior column realignment for adult sagittal plane deformity: a multicenter analysis. Eur Spine J. 2015;24(Suppl 3):427–32.
44. Manwaring JC, Bach K, Ahmadian AA, Deukmedjian AR, Smith DA, Uribe JS. Management of sagittal balance in adult spinal deformity with minimally invasive anterolateral lumbar interbody fusion: a preliminary radiographic study. J Neurosurg Spine. 2014;20(5):515–22.
45. German JW, Adamo MA, Hoppenot RG, Blossom JH, Nagle HA. Perioperative results following lumbar discectomy: comparison of minimally invasive discectomy and standard microdiscectomy. Neurosurg Focus. 2008;25(2):E20.
46. Anand N, Baron EM, Thaiyananthan G, Khalsa K, Goldstein TB. Minimally invasive multilevel percutaneous correction and fusion for adult lumbar degenerative scoliosis: a technique and feasibility study. J Spinal Disord Tech. 2008;21(7):459–67.
47. Anand N, Rosemann R, Khalsa B, Baron EM. Mid-term to long-term clinical and functional outcomes of minimally invasive correction and fusion for adults with scoliosis. Neurosurg Focus. 2010;28(3):E6.
48. Benglis DM, Elhammady MS, Levi AD, Vanni S. Minimally invasive anterolateral approaches for the treatment of back pain and adult degenerative deformity. Neurosurgery. 2008;63(3 Suppl):191–6.
49. Isaacs RE, Hyde J, Goodrich JA, Rodgers WB, Phillips FM. A prospective, nonrandomized, multicenter evaluation of extreme lateral interbody fusion for the treatment of adult degenerative scoliosis: perioperative outcomes and complications. Spine. 2010;35(26 Suppl):S322–30.
50. Tormenti MJ, Maserati MB, Bonfield CM, Okonkwo DO, Kanter AS. Complications and radiographic correction in adult scoliosis following combined transpsoas extreme lateral interbody fusion and posterior pedicle screw instrumentation. Neurosurg Focus. 2010;28(3):E7.

第 12 章　成人腰椎侧凸的微创技术

Todd D. Vogel, Junichi Ohya, Praveen V. Mummaneni

引　言

在过去 20 年中，脊柱微创（minimally invasive spinal，MIS）手术作为传统开放手术的替代技术，已受到广泛关注。微创腰椎融合技术在减少失血、减轻术后腰痛和缩短住院时间方面具有优势[1]。Foley 于 2003 年首次描述应用管状通道牵开器，行微创经椎间孔腰椎椎间融合术（minimally invasive surgery for transforaminal lumbar interbody fusion，MIS-TLIF）[2]。随后的改进包括应用可扩张管状通道牵开器的微创方法，允许在直视下置入螺钉[3]。在本章节中，我们将对患者的选择、手术技术、与开放手术的比较，以及 MIS-TLIF 的并发症做一综述。

患者的选择

MIS-TLIF 的手术适应证

MIS-TLIF 是通过单一入路实现 360° 融合的很好的手术选择。植骨和椎间融合器通过后外侧椎间孔入路放置到椎间隙并辅以椎弓根螺钉固定。MIS-TLIF 的手术适应证包括轻度的腰椎滑脱症（Meyerding 分度Ⅰ度或Ⅱ度）、椎间盘源性腰痛、伴有明显机械性背痛的复发性腰椎间盘突出症、椎间盘髓核摘除术后椎间隙塌陷伴神经间孔狭窄和根性痛、复发性腰椎间盘突出症、假关节的治疗、椎板切除术后继发后凸畸形，以及伴有冠状面和（或）矢状面失平衡的脊柱畸形[3-4]。相对禁忌证包括单节段椎间盘疾病引起的神经根病变不伴机械性腰痛或不稳定症状、脊椎骨髓炎 / 椎间盘炎、严重的中央椎管狭窄、超过 3 个节段的脊柱融合术、融合节段的 Cobb 角超过 20° 以及严重的骨质疏松症[3]（表 12.1）。对于不伴有腰痛或腰椎不稳的根性痛患者，适合单纯减压治疗，不需要进行脊柱融合。对于伴有脊椎骨髓炎 / 椎间盘炎的患者，可能需要行开放清创术。对于严重的多节段狭窄的患者，更适于开放后路减压手术。对于不伴有不稳定或畸形的背部疼痛患者，行多节段脊柱融合术（超过 2 个节段）可能效果欠佳。脊柱侧凸患者可以考虑行多节段 MIS-TLIF 治疗，但这在技术层面挑战较大，通常需要由经验丰富的外科医师才能完成。患有骨质疏松症的患者具有发生假关节的风险，因此需要在行微创融合术之前改善患者的骨密度。

经椎间孔入路（MIS 和开放）置入椎间融合器具有很多优点。在椎间融合器放置的同侧可以对神经根进行直接减压。通过 Kambin 三角放置融合器，通常不需要对硬膜囊或出行神经根进行牵拉。然而后路腰椎椎间融合术（PLIF）通常需要在放置椎间融合器时牵拉硬膜囊，被横向牵拉的神经根有可能发生损伤。前路腰椎椎间融合术（ALIF）和侧方腰椎椎间融合术（LLIF）是

表 12.1 应用 MIS-TLIF 的适应证和相对禁忌证

适应证	轻度腰椎滑脱症 椎间盘源性腰痛 伴有明显机械性背痛的复发性腰椎间盘突出症 椎间盘髓核摘除术后椎间隙塌陷伴神经间孔狭窄和根性痛 假关节的治疗 复发性椎间盘突出症（3 次或以上），伴有神经根性病变（伴或不伴有背痛） 治疗椎板切除术后继发后凸畸形 治疗伴有冠状面 / 矢状面失平衡的腰椎畸形
相对禁忌证	单节段椎间盘疾病引起的神经根病变不伴机械性腰痛或腰椎不稳 脊椎骨髓炎 / 椎间盘炎 严重的中央椎管狭窄 超过 3 个节段的脊柱融合术 融合节段的 Cobb 角超过 20° 严重的骨质疏松症

实现椎间融合和神经根间接减压的另一种方式。然而，这些方式可能需要经皮螺钉进行额外的固定和（或）额外的减压手术，需要改变患者的体位或者进行分期手术，延长整个手术时间。MIS-TLIF 的缺点包括通过 Kambin 三角放置的椎间融合器有尺寸的限制。放置椎间融合器时，通过椎弓根螺钉的撑开，外科医生可以放置更大号的椎间融合器。新的椎间融合技术包括可扩张的椎间融合器和可旋转的椎间融合器，这些新技术可以允许放置更合适的椎间融合器，而不受限于 Kambin 三角的大小。尽管可以通过 MIS-TLIF 来解决多节段病变，但对于严重中央椎管狭窄而言，需要进行多节段脊柱融合，开放的 TLIF 手术能够减少手术时间，因此是更好的选择。此外，通过微创的方法难以充分减压严重椎管狭窄者的对侧椎间孔，发生硬膜或神经根损伤的风险较高。

成人脊柱畸形

随着人口的老龄化，成人脊柱畸形（ASD）的发病率呈上升趋势，造成了严重的健康问题，导致残疾。传统的开放脊柱畸形矫形手术有术中失血较多、围术期的并发症发生率相对较高、住院时间较长和伴有明显的疼痛等问题。为减少这些手术并发症，微创手术矫形开始应用于脊柱畸形的治疗。微创技术在矢状面和冠状面的矫形能力方面有一定的限制。微创脊柱畸形（minimally invasive spinal deformity，MISDEF）手术策略图[5]可以指导何时选择微创技术治疗 ASD 患者（图 12.1）。该策略图在其当前版本之前经历了多次修改。它从 6 个治疗方案修订为 3 个方案，以降低复杂性，增加观察者内和观察者间的可信度。该算法是由 11 名经过培训的脊柱外科医生在 Delphi 方法的基础上研发的。Ⅰ型是通过微创或小切口保护肌肉开放式单纯减压术或 MIS 融合单一滑脱节段而不考虑侧凸顶点位于哪个节段。内固定可以通过经皮技术或通过可扩张的通道来放置。Ⅱ型需要行侧凸顶点或整个主弯冠状面 Cobb 角的 MIS 或小切口减压和椎间融合。Ⅲ型需要传统的开放手术方法，涉及截骨术和（或）延长融合节段至胸椎。Ⅰ型患者的 SVA 小于 6 cm，PT 小于 25°，LL-PI 差值小于 10°，侧方滑移小于 6 mm 以及冠状面 Cobb 角小于 20°，该类型患者适合行 MIS-TLIF 单节段融合。Ⅱ型患者 SVA 小于 6 cm，PT 小于 25°，LL-PI 差值 10°~30°，侧方滑移大于 6 mm，胸椎后凸小于 60° 和（或）冠状面 Cobb 角大于 20°。此外，SVA 大于 6 cm 的柔韧性良好的侧凸，仰卧时 SVA 可矫正至小于 6 cm 也包括在这一组中。这些Ⅱ型患者适合于在侧凸顶点或沿整个侧凸冠状面 Cobb 角进行多节段减压和融合。椎间融合可由多次 MIS-TLIF 完成。Ⅲ型患者的 SVA 大于 6 cm，且仰卧位不能矫正，PT > 25°，LL-PI 偏差大于 30° 和 / 或胸椎后凸超过 60°。Ⅲ型患者不能用 MIS 技术矫形，因为这些患者通常需要广泛的开放后路截骨

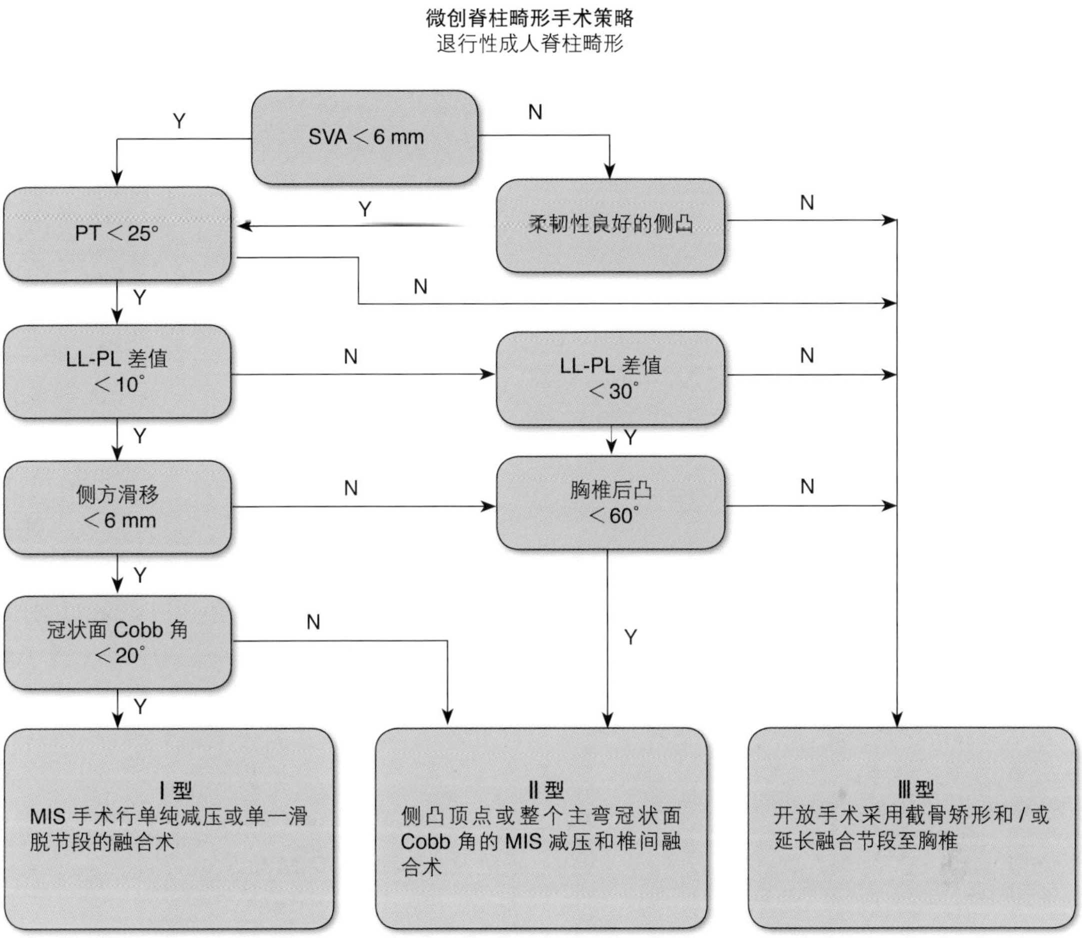

微创脊柱畸形手术策略
退行性成人脊柱畸形

SVA＜6 mm
Y
N
PT＜25°
柔韧性良好的侧凸
Y
N
N
Y
LL-PL 差值
＜10°
N
LL-PL 差值
＜30°
N
Y
Y
侧方滑移
＜6 mm
N
胸椎后凸
＜60°
N
Y
冠状面 Cobb 角
＜20°
N
Y
Y

Ⅰ型
MIS 手术行单纯减压或单一滑脱节段的融合术

Ⅱ型
侧凸顶点或整个主弯冠状面 Cobb 角的 MIS 减压和椎间融合术

Ⅲ型
开放手术采用截骨矫形和 / 或延长融合节段至胸椎

图 12.1　微创脊柱畸形（MISDEF）手术策略可指导何时选择微创技术。Y，是；N，不是

矫形。

技　术

患者体位

患者良好的手术体位是 MIS-TLIF 成功的关键。我们更喜欢让患者俯卧于 Wilson 架上，并将其与可透射线的 Jackson 手术台相连。Wilson 架的使用使我们在椎间融合操作过程中能够通过“增大脊柱弯曲”的方式最大限度地进入椎间隙。在椎间融合器置入后，Wilson 架可以“减少脊柱弯曲”，在最终置入内固定棒之前使腰椎前凸变得最大。在铺无菌巾之前，我们常规拍摄患者正位（anterior-posterior，AP）和侧位透视图像，以确认包括椎弓根在内的脊柱的骨性解剖结构，并确认手术可以安全完成（图 12.2）。对于 L4-5 节段融合，我们保持手术台平行于地面。然而，对于 L5-S1 的病例，我们通常将手术台定位在 20° ~ 30° 反 Trendelenburg 的位置，使得外科医生可以通过垂直于地面的方向来更方便地观察 L5-S1

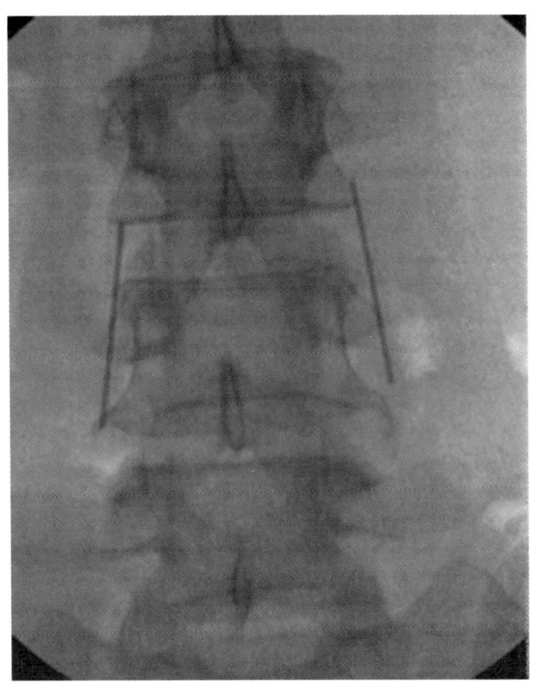

图 12.2 铺无菌巾之前，在 L4 和 L5 处通过正位 X 线标记椎弓根的外侧缘。在患者准备手术之前，在皮肤上做好标记并移除标记针

椎间隙。

椎弓根螺钉置入

椎弓根螺钉可以通过经皮技术或通过微创通道技术来放置。经皮技术利用正位和侧位透视来显示椎弓根。在椎弓根侧方稍偏上的位置切开皮肤，Jamshidi 针在与骨性结构接触时，应被放置在椎弓根的上缘和外缘交界部位。在正位透视下，Jamshidi 针逐渐向椎弓根的内侧壁移动。然后侧位像确认 Jamshidi 针的深度。如果 Jamshidi 针到达椎体后缘深度时，在正位图像上没有触及椎弓根内侧边界，则可以继续向前进针 2 cm 到达椎体内。通过 Jamshidi 针置入导针，然后移除 Jamshidi 针。随后行椎弓根攻丝，置入椎弓根螺钉并透视检查导针，以确保导针没有被带入到椎体的更深部位。

另一种方法是微创通道技术。在逐级的扩张器管剥离椎旁肌后，将管状通道牵开器放置在准备融合的关节突关节间隙上。然后，管状通道牵开器可以在头侧和尾侧方向上进行扩张以显露横突。确定椎弓根入点（横突和关节突外侧的交界点），并用高速磨钻或骨锥去掉皮质骨（图 12.3）。直视下并在侧位透视的辅助下，行椎弓根钉道的开孔与攻丝，以获得与椎体上终板平行的轨迹（图 12.4）。我们通常先置入对侧螺钉，然后行同侧椎弓根攻丝。放置椎弓根标记，通过管状通道牵开器完成关节突切除、椎间盘切除和椎间融合器的置入。移除椎弓根标记，在椎间操作完成、放置椎间融合器之后，置入同侧椎弓根螺钉（图 12.5）。

椎间融合和植骨融合材料

通过管状通道进行减压和椎间融合。交替使用 1/4 英寸骨刀、骨槌或高速磨钻、

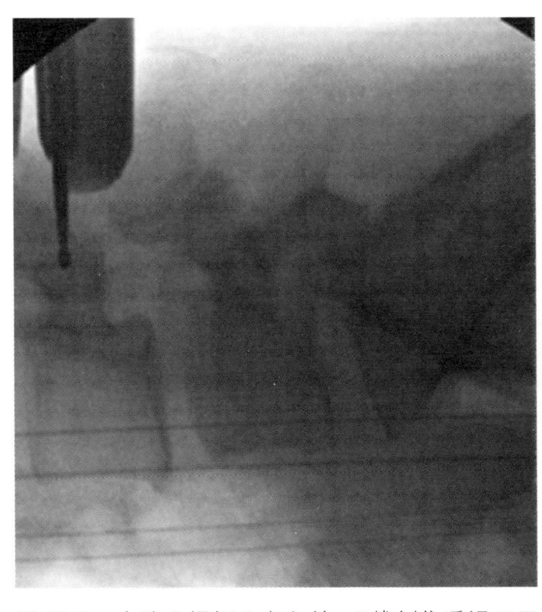

图 12.3 在建立螺钉入点之前，X 线侧位透视下用高速磨钻钻头确定入点

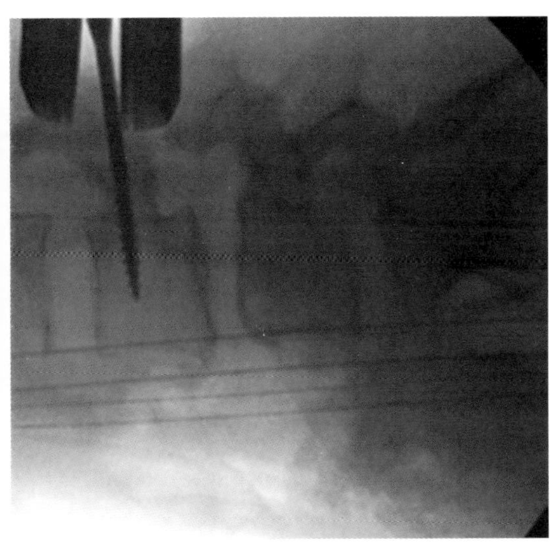

图 12.4　首先用开路器做出一个钉道，然后在 X 线侧位透视引导下进行攻丝，确保随后的攻丝方向与终板保持平行

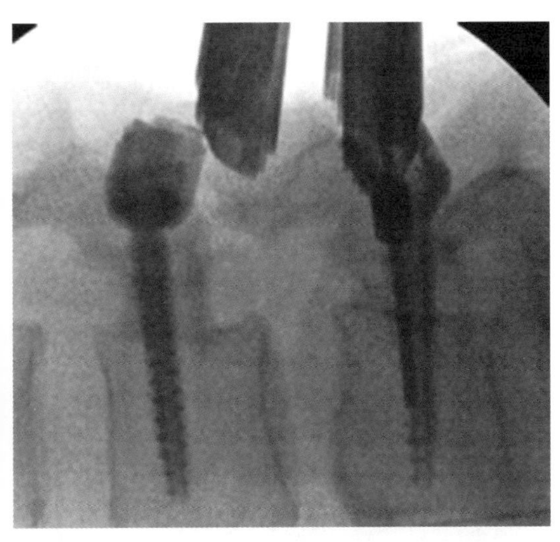

图 12.5　侧位透视 X 线显示对侧椎弓根螺钉与同侧上方椎弓根螺钉位置良好。在下方同侧椎弓根处制作钉道、探查四壁、攻丝，在放置椎弓根螺钉定位针前再次探查钉道四壁，之后再开始减压切除同侧关节突

Kerrison 咬钳完成同侧整个关节突的切除。切除的关节突的骨质可作为自体植骨融合材料。随后，修整咬除的骨质，将其作为椎间的自体移植骨材料。直视下确认出行神经根、硬膜囊外侧缘与下位椎弓根上缘，以确认 Kambin 三角。在 Kambin 三角的边界内辨认椎间盘。用双极电凝处理覆盖于椎间盘表面的硬膜外静脉。用 15 号刀片锐性切开椎间盘，注意不要损伤出行神经根或硬膜囊。通过交替使用终板刮刀和垂体咬钳，零碎地切除椎间盘组织。用锉刀和刮匙去除纤维环，以显露终板皮质。通过漏斗在椎间隙行自体骨植骨。然后再补充自体髂骨植骨材料或同种异体骨移植材料。通过侧位透视确定椎间融合器的大小并将其放置在椎间隙内。通过正侧位透视确认其位置合适后再松开引导器（图 12.6）。

如果为了减压需行微创的椎板切除术，我们通常在椎间隙操作完成后进行。置入同侧椎弓根螺钉并通过透视确认其位置。通过 Wilson 架“减少弯曲”来最大程度获得腰椎前凸。上棒后用锁定螺母最终锁紧椎弓根螺钉。

在使用 MIS-TLIF 技术矫正脊柱畸形时，我们通常会在侧凸的凹侧行关节突切除，这通常是出现侧隐窝狭窄和椎间孔狭窄的那一侧。关节突切除后可以松解侧凸的凹侧，从

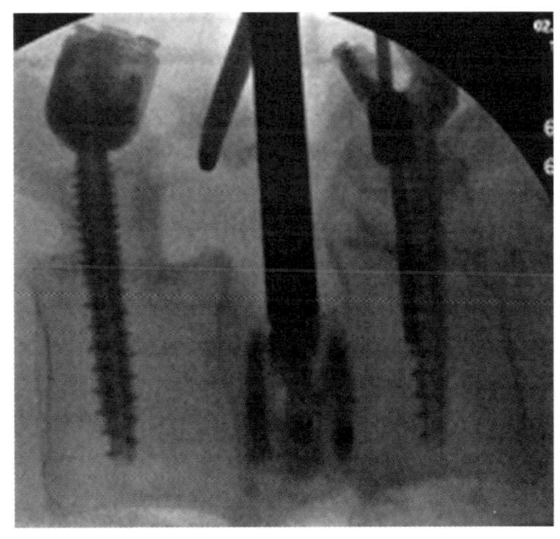

图 12.6　通过透视最终确认椎间融合器的放置位置。椎间融合器位置偏前更为有利。需注意，在确认最终位置之前不能松开引导器

而使脊柱冠状面畸形得到矫正。矢状面的矫形则是通过重建脊柱前柱的高度来完成。椎间融合器通常放置在椎体中心位置，但我们偶尔会将植入物放置在椎间隙的凹侧以增加矫形能力。凹侧螺钉撑开可能有助于置入较大的植入物并矫正冠状面的侧凸。在 MIS-TLIF 技术中，在最终锁紧螺母之前行螺钉撑开和加压是否可以取得与 Smith-Petersen 截骨一样的矫形能力，这点尚未有相关的研究来证实。

MIS-TLIF 对比开放 TLIF

手术时间、预计失血量、住院时间、射线照射

Dhall 等报道，微创通道辅助 TLIF 相比于传统的单节段开放式 TLIF 能够缩短手术时间 [1]。Khan 等的 meta 分析表明，与开放技术相比，手术时间并没有显著减少 [6]。多项研究显示，与开放技术相比，MIS-TLIF 可显著减少失血量和缩短住院时间 [6-8]。然而，使用 MIS 技术增加了患者和外科医生的辐射照射 [9]。在 Khan 等的 meta 分析中，融合率没有发现显著差异 [6]。

并发症的预防和处理

脑脊液漏

避免硬脊膜撕裂的一个关键是推迟硬脊膜的显露，直到椎间融合放置完成后再去暴露硬脊膜。在椎间盘切除过程中，我们应当注意保护硬膜囊的外侧，避免出行神经根损伤。椎板峡部开始的时候可以先保留，作为出行神经根的骨性保护结构。当用螺母将棒连接在椎弓根螺钉上时，在暴露的硬脊膜上覆盖棉片进行保护。

因为术野显露有限和操作空间较小，在 MIS-TLIF 病例中发生脑脊液漏时难以对硬膜进行修补。如果发生硬膜撕裂，可以尝试用一块肌肉紧密缝合，并在渗漏部位注射纤维蛋白胶。如果不能通过修复缝合来达到满意的硬膜破口的封闭，那就需要考虑放置腰椎蛛网膜下腔引流。因为 MIS-TLIF 术后潜在伤口死腔较小，它具有预防较大的假性脊膜膨出发生的优点。因此，在我们中心常规不需要在发生硬脊膜损伤后将 MIS 技术转为大的开放性手术。

神经根损伤

应该避免过度的神经牵拉，因为它可能导致神经根炎或神经损伤。尽管罕见，但少数患者仍可出现巨大的出行神经根或联合神经根占据整个椎间孔的情况，这些解剖变异可引起神经根活动度受限，使得进入椎间隙变得非常困难。对于这部分患者，我们更倾向后外侧融合结合随后的前路腰椎椎间融合术，或者通过对侧入路行 TLIF。

内植物位置不良

通过微创管状牵开器放置内植物（包括椎弓根螺钉和椎间融合器）时，外科医生的手术视野和方向受限。由于肉眼能看到的解剖标志非常有限，因此需要充分理解透视下的解剖结构。我们倾向于使用透视来确定椎弓根螺钉的入点和方向。通过透视来确定置入椎间融合器最终的大小和放置深度。正位和侧位透视的结合是检查内植物位置的一种很好的方法。有时候，我们在闭合伤口之前通过术中可移动式 CT 扫描来确认螺钉和植入物的位置（特别是伴有旋转畸形的病例）。

结　论

MIS-TLIF 是外科医生可选的一种很实用的手术技术。它具有以下优点，即在适应证选择合适的病例中可以减少失血量和缩短住院时间。通常情况下，MIS-TLIF 可用于单节段或双节段的腰椎滑脱患者的手术（最常见的应用）。该技术也可用于部分脊柱畸形矫形的患者，这部分患者可以用 MISDEF 策略图作为指导。

（李子全 译　余可谊 审校）

参考文献

1. Dhall SS, Wang MY, Mummaneni PV. Clinical and radiographic comparison of mini-open transforaminal lumbar interbody fusion with open transforaminal lumbar interbody fusion in 42 patients with long-term follow-up. J Neurosurg Spine. 2008;9(6):560–5.
2. Foley KT, Holly LT, Schwender JD. Minimally invasive lumbar fusion. Spine. 2003;28(15 Suppl):S26–35.
3. Mummaneni PV, Rodts GE. The mini-open transforaminal lumbar interbody fusion. Neursorugery. 2005;57(4 Suppl):256–61.
4. Holly LT, Schwender JD, Rouben DP, Foley KT. Minimally invasive transforaminal lumbar interbody fusion: indications, technique, and complications. Neurosurg Focus. 2006;20(3):E6.
5. Mummaneni PV, Shaffrey CI, Lenke LG, Park P, Wang MY, La Maraca F, et al. The minimally invasive spinal deformity surgery algorithm: a reproducible rational framework for decision making in minimally invasive spinal deformity surgery. Neurosurg Focus. 2014;36(5):E6:1–7.
6. Khan NR, Clark AJ, Lee SL, Venable GT, Rossi NB, Foley KT. Surgical outcomes for minimally invasive vs open transforaminal lumbar interbody fusion: an updated systematic review and meta-analysis. Neurosurgery. 2015;77(6):847–74.
7. Peng CW, Yue WM, Poh SY, Yeo W, Tan SB. Clinical and radiological outcomes of minimally invasive versus open transforaminal lumbar interbody fusion. Spine. 2009;34(13):1385–9.
8. Schizas C, Tzinieris N, Tsiridis E, Kosmopoulos V. Minimally invasive versus open transforaminal lumbar interbody fusion: evaluating initial experience. Int Orthop. 2009;33(6):1683–8.
9. Lee KH, Yue WM, Yeo W, Soeharno H, Tan SB. Clinical and radiological outcomes of open versus minimally invasive transforaminal lumbar interbody fusion. Eur Spine J. 2012;21(11):2265–70.

第13章　前柱松解术治疗成人脊柱侧凸

Gregory M. Mundis Jr, Pooria Hosseini

引　言

重建脊柱骨盆稳定性及恢复脊柱矢状位的平衡直接关系到手术后的临床效果，这已经在成人脊柱畸形手术中健康相关生活质量（health-related quality of life，HRQOL）数据的研究中得到证实。Glassman 等[1]认为在成人脊柱畸形手术中即使轻微的改变了脊柱矢状位力线，也能改变 HRQOL。此外，他们还认为脊柱矢状位失平衡及脊柱后凸是患者腰椎不能承受之痛，会导致患者症状的严重程度呈线性增加[3]。Lafage 等报道患者自我反馈的功能障碍会随着脊柱矢状位正失衡的增加和骨盆后倾增加而变得更加恶化。排除手术技术的约束，脊柱畸形矢状位重建的标准包括：PT＜20°，SVA＜50 mm，T1SPI＜0，LL = PI ± 10°[2, 4]。然而，最近国际脊柱研究小组（ISSG）的 Lafage 等[5]在一项研究中发现脊柱骨盆的序列随年龄的改变而变化。所以，矫形手术改变脊柱序列的目标应考虑到年龄情况，特别是年轻患者更需要严格的序列重建目标。

局限性的后凸畸形可使用传统的后路截骨术治疗，从后柱截骨术（posterior column osteotomies，PCO）到三柱截骨术（three-column osteotomies，3CO），例如经椎弓根截骨术（pedicle subtraction osteotomy，PSO）及脊椎全切术（vertebral column resection，VCR）。虽然这些技术有效地矫正了侧凸畸形，但也带来显著的问题，包括手术时间长、神经并发症及较大的失血量[6-8]，结果表明，在这些常规手术中截骨的范围是这些并发症高发生率的决定性因素（28% 发生于 PCO，61% 发生于 VCR）[9]。

为了解决常规技术带来的高并发症，因此发明了腰椎侧路融合术（LLIF）。侧路融合术已经被报道可以有效治疗多种脊柱疾病，包括脊柱畸形，其可以减少并发症及手术时间[10-11]。Rodgers 等[12]报道使用微创技术（MIS）可以有效地治疗脊柱疾病且不需要考虑年龄因素。微创技术可以成功治疗老年患者，使其疼痛症状，活动情况及生活质量都有显著改善。

目前使用 LLIF 技术可以很好地进入脊柱前柱及中柱区域，利用前纵韧带张力及阻挡以避免椎间移植物前移位。但是，如果考虑需要进行前柱松解（anterior column release，ACR）植入超大前凸角度的融合器以矫正脊柱矢状面畸形，前纵韧带及前方纤维环却是前柱撑开、矢状位重建及畸形矫正的主要障碍。在这种情况下前纵韧带的松解及纤维环的切除是非常必要的[6]。

适应证

第一次融合手术后出现的交界处后凸畸形是前柱松解手术的最常见适应证。然而，目前也有文献认为进行性加重的矢状面畸形、椎体不稳、局部畸形节段的位移以及生活质量的下降也是 ACR 较为少见的适应证[6]。

禁忌证及局限性

根据作者的经验，ACR 技术只能应用在具有良好解剖条件的脊柱矢状面畸形患者中。凡有血管畸形、腹膜后感染、纤维化或曾经行前路脊柱手术及腹膜后手术患者并不是特别适合 ACR 手术。另外，在椎间盘间隙表现僵硬的脊柱畸形患者也是相对禁忌证。同理，如果后路融合很坚强，同样需要在行 ACR 之前先行后路截骨治疗。

因此，我们强烈推荐只有在脊柱畸形治疗上有丰富经验，并熟练掌握脊柱侧入路技术的医生使用这一技术。

手术技术

从 2005 年开始第一例 ACR 手术以来，ACR 技术经历了飞速的发展。新的工具、新的牵开器使得这个技术变得更安全和更可行。在这一节中我们将详细说明。

行 ACR 手术前，无论是否行前纵韧带松解术都必须评估脊柱目标间隙的柔韧度。这种评估通常应用全长脊柱站立位片及仰卧过伸侧位片（在畸形顶点放置一个衬垫形成支点）来完成。通过 MRI 或 CT 脊髓造影评估手术解剖，了解椎体前血管结构的位置和腰大肌及腰椎神经丛解剖是非常重要的。

手术体位为标准侧卧位，并进行体表透视定位。为了降低腰大肌及相关神经结构的张力，应尽量避免过度弯曲手术床。为了防止牵开器向前滑移，牵开器应固定在后部纤维环上。侧路牵开器最佳的固定位置应为病变椎间盘的后 1/4。为了分离前纵韧带及椎体前部组织的区域，使用定制的器械，包括可以适应椎体前缘曲度的特制弯曲形牵开器，小心地分离椎体前部组织（图 13.1）。然后进行椎间盘完整切除，包括同侧及对侧的纤维环。为了能置入适度的植入物，切除的椎间盘前后缘要足够宽。作者发现如果术中需要置入宽度为 22 mm 的植入物，椎间隙前后缘暴露的宽度至少需要 24 mm。在前纵韧带切除之前，前路撑开器放置在腹部大血管及椎体之间，而不用担心切除前纵韧带之后撑开器不慎掉进椎间隙内。沿着前方撑开器的轨迹用尖刀切掉前纵韧带及纤维环。将绞刀植入椎间隙内予确认前纵韧带已充分松解。若前纵韧带松解不完全、对侧或后方纤维环未完全切除，就会出现撑开测试时张力较大。若椎间隙不能自由活动，表示前纵韧带并未完全松解，需再次评估及再次进行椎间盘切除术，而不能直接进行试模测试。当椎间盘切除彻底后，再进行连续的试模测试，直到能达到放置预期的（术前计划）植入物尺寸。随后将适当的植骨材料填充融合器并植入椎间隙，辅助以挡板防止植入物前移。这个挡板在测试试模的时候也很有用。正侧位透视以确保植入物在适当的位置上。需要注意的是，必须保证 X 线影像的精确性，因为松解过程中可能导致椎体序列的变化。为了防止融合器的移动，可在融合器的侧缘固定一两颗螺丝至椎体上。

在手术过程中，我们强烈建议防止牵开器在腰大肌之间过度撑开。侧方融合中前柱松解部分需增加手术时间 10～20 分钟。因此，必须注意腰大肌的撑开总时间及其撑开幅度。所以作者建议撑开 20 分钟时，适当暂停 1～2 分钟。在这段时间里应把牵开器松开，以释放腰大肌神经张力。此外，牵开器应该限制过度牵开，仅需牵开至能完成 ACR 手术即可。在植入物置入的准备过程中，牵开器头尾两端牵开尽可能小，只需能显露清楚椎间隙空间即可，并在试模及放置

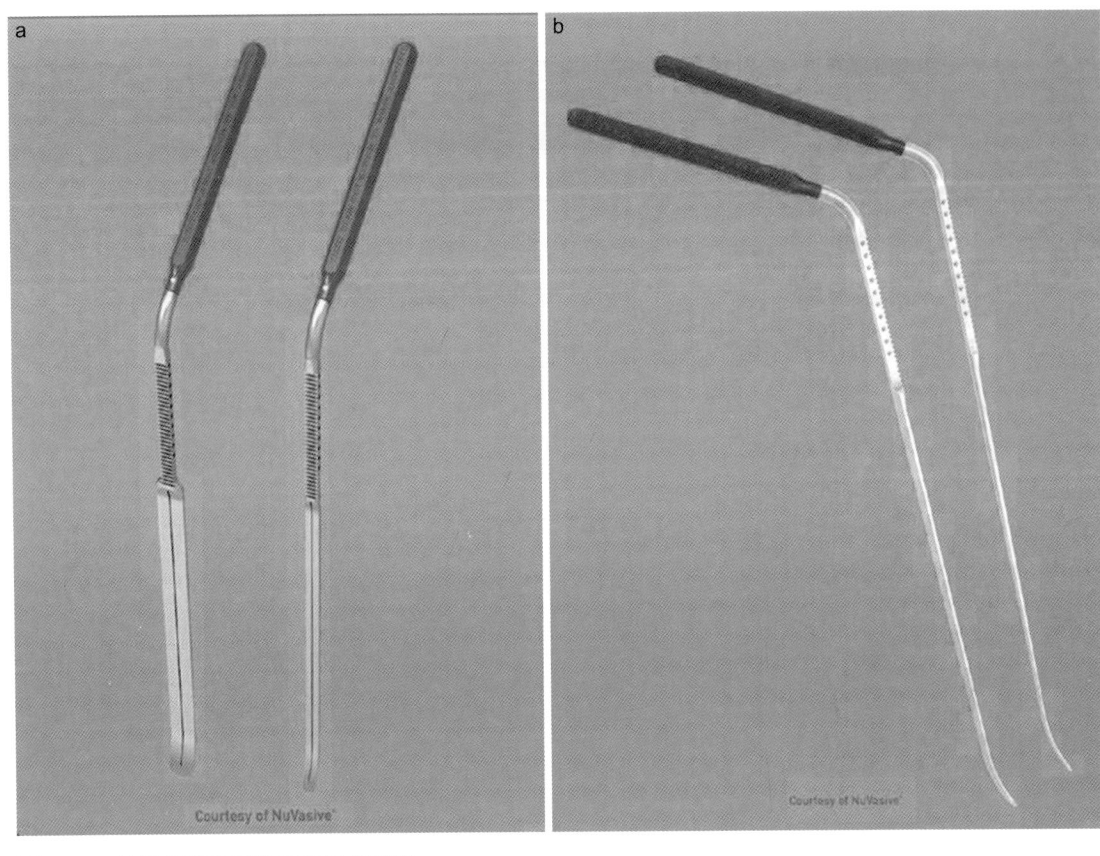

图 13.1　前纵韧带牵开器前面及侧面观

植入物时临时撑开。

最后，在我们医院中，有一种特别的神经检测系统——Neurovision（Nuvasive, San Diego）可以用来减少神经系统并发症。这个神经检测系统可以提供定向反馈及自由运行的 EMG，由此来指导扩张器及牵开器的放置，并能直接识别手术区域附近的神经结构 [6]。此外，我们建议同时使用 MEP 及 SSEP 监测，以检测手术过程中的任何改变（图 13.2、13.3）。

优势

ACR 术中的平均估计失血量显著低于传统的后路技术。Akbarni 等曾报道 ACR 和后路手术术中的出血量分别为 111 ml 和 1484 ml，相比之下，PSO 的出血量则为 2 ~ 3 L。已有报道 PSO 术后局部后凸畸形的节段性矫正在 24° ~ 34° 之间。Akbarnia 等 [6] 报道单个运动节段矫正平均度数为 28°，与 PSO 手术效果相当，辅助后路手术（PSO 或不行 PSO）的总体矫正度数为 37°。

并发症

虽然微创 ACR 的发展是为了减少畸形矫正手术并发症的同时维持手术目标，但它有自己特定的并发症。Akbarnia 等 [6] 报道在他们的系列研究中，并发症发生率高达 47%，而且均为神经系统并发症，以 3 个

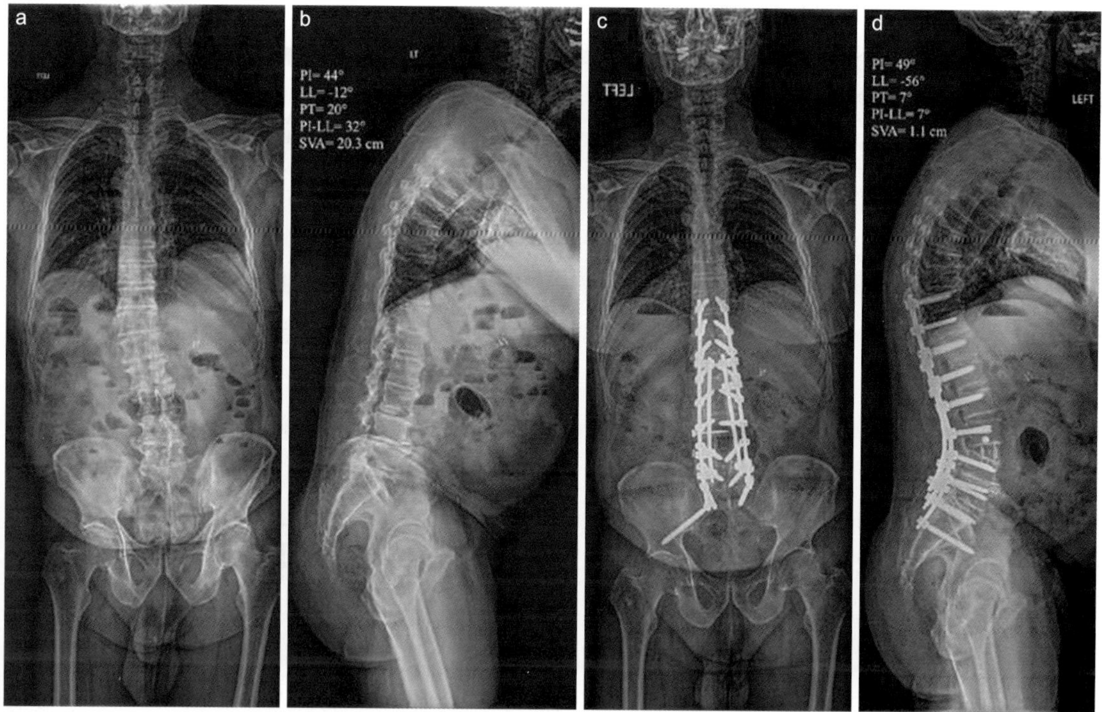

图 13.2 （a，b）58 岁男性退行性平背畸形术前正、侧位片。20 年前行 L4–S1 融合术，但是没有内固定。PI=44°，LL=–12°，PT=20°，SVA=20.3 cm；（c，d）行 L3–4 前柱松解 +L3/4 后柱截骨融合内固定术术后正侧位片。LL=–56°，PT=7°，SVA=1.1 cm

月为界分为次要并发症或主要并发症亚组。在 Murray 等的另一项研究 [16] 中显示，9/47（19%）的病例出现 ACR 相关并发症，其中 8 例为髂腰肌无力，1 例逆行性射精。在该研究中，没有报道与 ACR 手术有关的血管、内脏或手术部位感染的并发症。另外，Murray 等通过修正 Auerbach 等的并发症分类，将脊柱畸形手术并发症分为四大类：主要医疗并发症、主要手术相关并发症、次要医疗并发症和次要手术相关并发症（表 13.1）。

Berjano 等 [18] 在 11 个记录病例中，报道了两个主要的并发症，包括肠穿孔和后路伤口术后早期感染需行清创术。下面是作者在自己的手术中经历的一些 ACR 相关并发症。

神经并发症

神经系统损伤是这项技术的主要关注点之一。神经系统并发症可分为主要的和次要的并发症。次要的并发症包括术后 1 个月内持续性的腹股沟、髂腹下、生殖股神经、股外侧皮神经或前皮神经分布区域的短暂性感觉迟钝或感觉异常，这些情况可在手术后 3 个月内缓解或消失。手术相关的副作用定义为术后立即出现的这些并发症中的任何一种，并在 1 个月内缓解或消失。主要的神经系统并发症定义为术后超过 3 个月，需要手术翻修的持续性神经根病、感觉异常和感觉迟钝，而不是与入路相关的非特定神经根的神经损伤，或者超过 1 月的术后持续性髂腰肌无力。运动功能受损主要表现在术后股

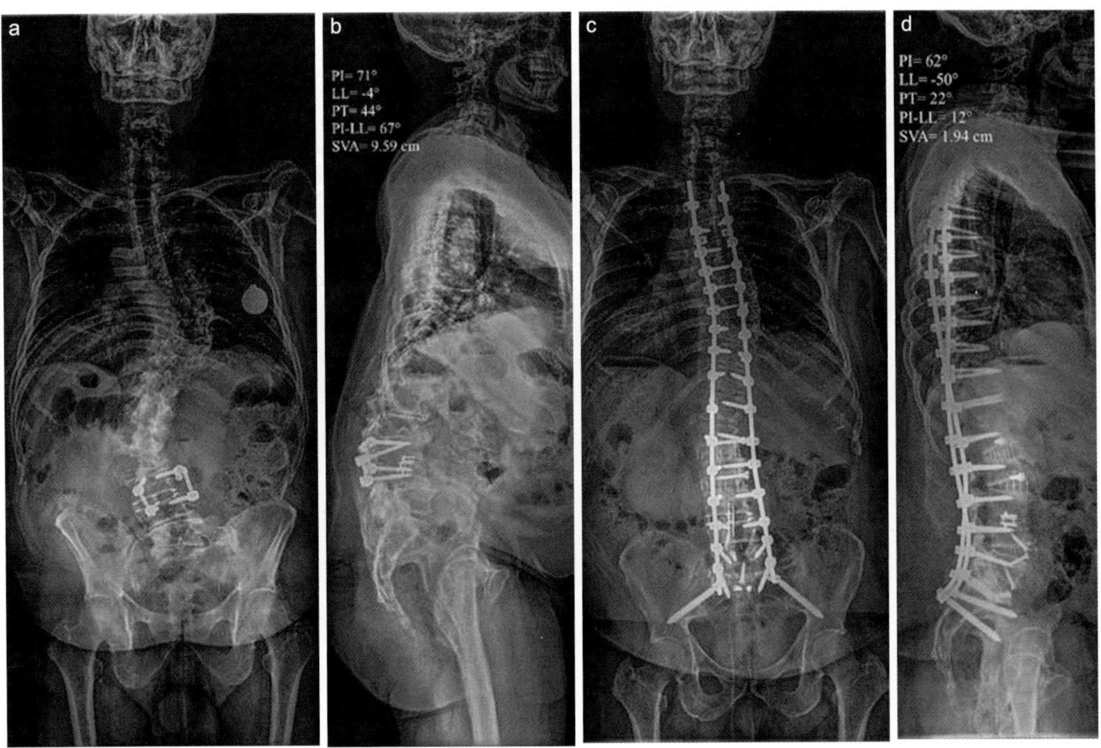

图 13.3 （a，b）64 岁男性特发性脊柱侧凸和腰椎后凸畸形，既往行 L3-4 融合内固定术，目前正、侧位片提示植骨不融合。PI=71°，LL=-4°，PT=44°，SVA=9.59 cm；（c，d）术后正、侧位片，L4-5、L5-S1 行前柱松解前方入路椎间融合，L1-2 和 L2-3 行前柱松解侧方入路椎间融合，以及 T4- 髂骨后路融合内固定术。PI=62°，LL=-50°，PT=22°，SVA=1.94 cm

四头肌、髂腰肌和胫骨前肌群活动减退。但是很难确定是否为手术的某一操作导致神经受损，因为许多手术操作包含多节段的椎间融合以及单一节段的 ACR。尽管谨慎使用术中神经监测，神经系统并发症仍然可能发生，这需要一个完整的患者检查资料，包括使用 CT 和 MRI 排查椎管狭窄或继发于矢状面重构后的结构异常（包括椎间孔狭窄）。大多数原来有神经功能受损的患者在治疗过程中发现功能改善[6]。大部分发表的数据是多年前的前柱松解手术的经验总结。我们目前的做法包括几个严格的流程，对患者的术后恢复控制更有把握。这包括牵开器使用时间不超过 20 分钟，而不需要 2 分钟的休息；对牵开器的后挡片进行连续的 EMG 触发测试；最小限度甚至不折叠手术床；术后引流以及术中使用类固醇药物。

血管损伤

以血管损伤为主的血管并发症，如果不立即采取行动，可能会危及生命，这在术中可以发生在任何前方软组织分离的时候。先前有报道称[19]使用前路手术去除前方植入物时血管损伤发生率较高[19]。已经有报道指出髂动脉撕裂是前柱松解手术中血管损伤的一个例子[6]。在术中，如果担心血管损伤的可能性，应立即将可疑出血部位进行填充止血。另外需要注意的是应该确定出血是静脉还是动脉。如果是静脉的话，那么破损处应该填充可以留置并不需要去除的材料，例如

表格 13.1　脊柱畸形手术并发症的分类

围术期并发症	后期并发症
主要医疗并发症	
深静脉血栓形成 肺栓塞 胸腔积液 呼吸衰竭 严重高血压 视力下降 脑血管意外 心脏骤停 / 心肌梗死 死亡 其他心肺并发症	脑血管意外 心肌梗死 深静脉血栓形成 肺栓塞 肺炎
主要手术相关并发症	
主要运动功能丧失 其他主要神经功能丧失 血管损伤 内脏损伤 深部组织感染	持续运动功能丧失 其他主要神经功能丧失 深部组织感染 内固定失败或者交界性失败
次要医疗并发症	
心肺相关次要并发症 非脊柱部位的感染	
次要手术相关并发症	
脑脊液漏 大腿前侧麻木 其他感觉障碍 其他次要功能障碍 浅部组织感染 椎体骨折	内固定失败但是脊柱序列良好 大腿前侧持续麻木 次要神经功能障碍 脑脊液漏 浅表组织感染 血肿

Auerbach 等 [17] 分型改良版

纤维、明胶海绵和凝血酶以及液体明胶。一旦出血得到控制，应仔细检查手术部位，并综合考虑是否需要中止手术。如果填充后出血仍然存在，应立即咨询血管外科医生，以确定是否需要进行主要血管的修复与支架置入。常见受损的血管包括节段动脉和静脉（特别是牵开器不知不觉地移位的情况下）、上行的髂腰静脉（左侧入路的情况下）、髂总静脉（动脉发生更少）、腔静脉和主动脉。术前规划对避免并发症至关重要，应仔细根据 MRI 和其他可用的影像学资料进行术前评估。这项技术的开展最好要保证医院有血管外科医生，如果需要会诊，应该毫不犹豫地寻求他们的帮助。尽管血管损伤非常罕见，作者建议一些措施来避免出现术中血管的相关并发症：在你进行手术的前一天，告知血管外科医生你手术中需要的操作步骤；术中要备有足够的已打开随时可用的止血材料（凝血酶、浸泡在凝血酶的明胶海绵、液体明胶和纤维），并提供足够多的备用止血用品，并且准备好扩大的手术区域，包括脐前方以需要延长切口用于修复血管手术。

交感神经功能障碍

对手术部位附近的交感神经丛的任何损伤都可能会出现伴随着下肢温度和排汗障碍改变为主的交感神经功能障碍。交感神经损伤根据术中手术节段和手术器械的不同而不同。由于副交感神经纤维对血管无明显舒张作用，可能会导致足部皮肤温度显著升高 [20]。在现有文献的基础上，两足之间超过一个标准差的温度差应视为病理表现 [21]。下腹交感神经丛损伤可导致逆行性射精、阳痿甚至神经源性阴茎异常 [22-24]。交感神经紊乱的其他表现包括下肢感觉迟钝、变色和肿胀 [22, 24]。然而，健康相关生活质量（HRQOL）结果显示对照组和交感神经紊乱的患者组并没有显著差异 [25]。据文献报道，部分患者术后交感神经丛损伤趋于自愈性，然而，几乎没有关于恢复所需时间的可靠记载，这个恢复时间在 3 周到 1 年之间不等 [22-24]。

不完全的前纵韧带切除和终板骨折

如果前纵韧带和纤维环切除不完整，放置一个过度前凸的融合器于椎间隙内，容易导致相应间隙终板骨折和融合器下沉。在手术试模过程中需要进行反复确认。在术中插入试模过程中不应有任何阻力。如果插入试模过程中有阻力或被推挤至前方，那么很可能是因为松解不完全。为避免椎间融合器移位和终板骨折，建议重新检查前柱是否完全松解。不完全切除的常见区域包括纤维环的对侧的前外侧角落和后方纤维环。有时在分离和减压的过程中需要向后方进行以达到打开对称的椎间隙。

结 论

作者认为，前柱松解技术可以作为一种创伤性较小的矢状面畸形矫正的替代方法。与后路手术技术相比，微创前柱松解手术具有相似的矫正能力和相似的并发症发生率。我们认为经验丰富的手术医生应用前柱松解技术治疗脊柱畸形，不仅微创，可以为局部性后凸畸形和邻近节段畸形的患者提供令人满意的结果。随着技术的成熟和手术的可重复性，我们相信它会变得更加有用，并且会更多地将前柱松解技术整合到脊柱畸形外科医生的实践中。前柱松解技术是一种相对较新的技术，发表的文献有限，可能需要多中心合作才能回答围绕此技术的许多问题。

（易红蕾 译 夏 虹 审校）

参考文献

1. Glassman SD, Bridwell K, Dimar JR, Horton W, Berven S, Schwab F. The impact of positive sagittal balance in adult spinal deformity. Spine. 2005;30(18):2024–9.
2. Djurasovic M, Glassman SD. Correlation of radiographic and clinical findings in spinal deformities. Neurosurg Clin N Am. 2007;18(2):223–7.
3. Lafage V, Schwab F, Patel A, Hawkinson N, Farcy JP. Pelvic tilt and truncal inclination: two key radiographic parameters in the setting of adults with spinal deformity. Spine. 2009;34(17):E599–606.
4. Schwab F, Patel A, Ungar B, Farcy JP, Lafage V. Adult spinal deformity-postoperative standing imbalance: how much can you tolerate? An overview of key parameters in assessing alignment and planning corrective surgery. Spine. 2010;35(25):2224–31.
5. Lafage R, Schwab F, Challier V, Henry JK, Gum J, Smith J, et al. Defining spino-pelvic alignment thresholds: should operative goals in adult spinal deformity surgery account for age? Spine. 2016;41(1):62–8.
6. Akbarnia BA, Mundis Jr GM, Moazzaz P, Kabirian N, Bagheri R, Eastlack RK, et al. Anterior column realignment (ACR) for focal kyphotic spinal deformity using a lateral transpsoas approach and ALL release. J Spinal Disord Tech. 2014;27(1):29–39.
7. Dorward IG, Lenke LG. Osteotomies in the posterior-only treatment of complex adult spinal deformity: a comparative review. Neurosurg Focus. 2010;28(3):E4.
8. Hyun SJ, Rhim SC. Clinical outcomes and complications after pedicle subtraction osteotomy for fixed sagittal imbalance patients: a long-term follow-up data. J Korean Neurosurg Soc. 2010;47(2):95–101.
9. Smith JS, Sansur CA, Donaldson 3rd WF, Perra JH, Mudiyam R, Choma TJ, et al. Short-term morbidity and mortality associated with correction of thoracolumbar fixed sagittal plane deformity: a report from the Scoliosis Research Society Morbidity and Mortality Committee. Spine. 2011;36(12):958–64.
10. Dakwar E, Cardona RF, Smith DA, Uribe JS. Early outcomes and safety of the minimally invasive, lateral retroperitoneal transpsoas approach for adult degenerative scoliosis. Neurosurg Focus. 2010;28(3):E8.
11. Mundis GM, Akbarnia BA, Phillips FM. Adult deformity correction through minimally invasive lateral approach techniques. Spine. 2010;35(26 Suppl):S312–21.
12. Rodgers WB, Gerber EJ, Rodgers JA. Lumbar fusion in octogenarians: the promise of minimally invasive surgery. Spine. 2010;35(26 Suppl):S355–60.
13. Baldus CR, Bridwell KH, Lenke LG, Okubadejo GO. Can we safely reduce blood loss during lumbar pedicle subtraction osteotomy procedures using tranexamic acid or aprotinin? A comparative study with controls. Spine. 2010;35(2):235–9.
14. Bridwell KH, Lewis SJ, Rinella A, Lenke LG, Baldus C, Blanke K. Pedicle subtraction osteotomy for the treatment of fixed sagittal imbalance. Surgical technique. J Bone Joint Surg Am. 2004;86-A(Suppl 1):44–50.
15. Lafage V, Schwab F, Vira S, Hart R, Burton D, Smith JS, et al. Does vertebral level of pedicle subtraction osteotomy correlate with degree of spinopelvic parameter correction? J Neurosurg Spine. 2011;14(2):184–91.
16. Murray G, Beckman J, Bach K, Smith DA, Dakwar E, Uribe JS. Complications and neurological deficits following minimally invasive anterior column release for adult spinal deformity: a retrospective study. Eur Spine J. 2015;24(Suppl 3):397–404.
17. Auerbach JD, Lenke LG, Bridwell KH, Sehn JK, Milby AH, Bumpass D, et al. Major complications and comparison between 3-column osteotomy techniques in 105 consecutive spinal deformity procedures. Spine. 2012;37(14):1198–210.
18. Berjano P, Cecchinato R, Sinigaglia A, Damilano M, Ismael MF, Martini C, et al. Anterior column realignment from a lateral approach for the treatment of severe sagittal imbalance: a retrospective radiographic study. Eur Spine J. 2015;24(Suppl 3):433–8.
19. Nguyen HV, Akbarnia BA, van Dam BE, Raiszadeh

K, Bagheri R, Canale S, et al. Anterior exposure of the spine for removal of lumbar interbody devices and implants. Spine. 2006;31(21):2449–53.
20. Samudrala S, Khoo LT, Rhim SC, Fessler RG. Complications during anterior surgery of the lumbar spine: an anatomically based study and review. Neurosurg Focus. 1999;7(6):e9.
21. Uematsu S, Jankel WR, Edwin DH, Kim W, Kozikowski J, Rosenbaum A, et al. Quantification of thermal asymmetry. Part 2: application in low-back pain and sciatica. J Neurosurg. 1988;69(4):556–61.
22. Kang BU, Choi WC, Lee SH, Jeon SH, Park JD, Maeng DH, et al. An analysis of general surgery-related complications in a series of 412 minilaparotomic anterior lumbosacral procedures. J Neurosurg Spine. 2009;10(1):60–5.
23. Neumayer C, Panhofer P, Zacherl J, Bischof G. Effect of endoscopic thoracic sympathetic block on plantar hyperhidrosis. Arch Surg. 2005;140(7):676–80. ; discussion 80
24. Rajaraman V, Vingan R, Roth P, Heary RF, Conklin L, Jacobs GB. Visceral and vascular complications resulting from anterior lumbar interbody fusion. J Neurosurg. 1999;91(1 Suppl):60–4
25. Schulte TL, Adolphs B, Oberdiek D, Osada N, Liljenqvist U, Filler TJ, et al. Approach-related lesions of the sympathetic chain in anterior correction and instrumentation of idiopathic scoliosis. Eur Spine J. 2010;19(9):1558–68.

第 14 章 成人腰椎侧凸患者手术矫形中的前柱支撑

Ashish Patel，Federico Girardi，Han Jo Kim

引 言

成人脊柱畸形患者的手术矫形中，尤其是胸腰段中长节段固定融合时，经常会使用前柱支撑 [1]。前柱支撑可以为椎间隙提供直接支撑以对抗轴向压力和屈曲力矩，提升骨融合率，同时在该节段改善患者的冠状面和矢状面序列 [2]。另外，结构性的椎间支撑还可以减少棒和螺钉 - 骨界面之间的张力，增加融合的概率。

此前，前柱支撑多用于需要单节段或多节段脊柱矫形融合的患者 [3]。然而近来的一些多中心前瞻性研究发现，脊柱外科医生在进行脊柱矫形时越来越多地选择单纯后路手术和三柱截骨 [4-5]，而单纯后路手术患者使用前柱支撑仅仅为了保留下段腰椎的活动节段。随着微创侧方入路手术的不断开展，多节段椎体间融合对于脊柱矫形的效果又重新开始得到广泛关注，但目前对这一手术策略仅有少数文献报道 [6-7]。理论上讲，多节段椎间融合可以通过部分节段矫形，降低截骨的概率和内固定的机械应力，大号的椎间融合器也增加了椎体间的稳定性。椎间盘切除和彻底的终板处理可以增加融合率，以达到最好的临床效果。早期关于多节段侧方椎间植骨的报道表明，与后路手术相比，尽管冠状面的矫形效果类似，但是在没有进行其他的矫形操作如前纵韧带（Anterior longitudinal ligament，ALL）横断时，矢状面的矫形效果往往无法令人满意 [8]。

成人脊柱畸形患者术中是否进行前方支撑，以及前方支撑的决策和方法是由多种因素共同决定的。椎间融合器可以通过前路、后路或前后路联合手术来完成植入。文献报道椎间融合器可以重建椎间隙的高度，对于狭窄的椎间孔提供间接减压，改善局部矢状面序列平衡 [9-11]。在脊柱的过渡区假关节发生率较高，尤其是胸腰交界区和腰骶交界区。前柱支撑在腰骶交界区可以提高局部的机械稳定性，减少微动，提高了椎间融合率。

成人脊柱畸形的前方支撑有历史文献支持，目前已经进行了一些改进。本章主要概述在成人脊柱畸形的手术治疗中对于使用前方支撑的一些观点。主要包括使用的适应证、手术入路和移植物材料的选择，同时对矫形结果和并发症相关的文献也进行了回顾。

适应证

成人脊柱畸形的手术矫形目标包括通过使用内固定器械恢复患者的矢状面和冠状面平衡，并对受到压迫的神经进行减压。在达到这些目标的同时，脊柱外科医生希望可以融合尽可能少的脊柱节段，最大限度地保留融合节段上下的活动椎体，减少胸腰椎长节段融合相关的并发症。成人脊柱畸形的前方支撑最常用于腰骶交界处。融合至骶骨的明确指征包括腰骶交界区畸形、L5-S1 节段的高度退变以及腰骶部不稳定。如果融合节段选择过短，则可能引发逐渐进展的矢状和/或冠状面失代偿，以及在 L5-S1 节段出现进行性椎间盘退变和不稳定导致的神经压迫。当患者不存在 L5-S1 的畸形和不稳定，即椎间盘被认为是“健康的”时，可以考虑不融合 L5-S1 节段。但是在选择不融合腰骶交界区时需要慎重考虑。

Edward 等[12]开展了一项研究，试图回答在成人脊柱畸形手术中，存在“健康的”L5-S1 椎间盘时是否需要融合到腰骶交界区的问题。他们在配对队列研究中报道了患者的影像学和临床功能结果。该研究共纳入 40 例患者（L5：*n*=28 例；S1：*n*=12 例）。两组患者的年龄、吸烟史、术前 SVA、融合节段数以及 L5-S1 椎间盘的状态均匹配。在 L5 融合组的 28 例患者中，25% 的患者 L5-S1 椎间盘“无退变”，75% 的患者为轻度退变，没有患者存在 L5-S1 椎间盘的重度退变。术后平均随访时间 4.8 年，67% 的患者（18/28）L5-S1 椎间盘发生了进一步的退变（52% 中度，15% 重度）。实际上有 4 名患者在随访期间接受骶骨融合术。相比保持健康 L5–S1 椎间盘患者，严重退变的患者会出现进行性和更为严重的 SVA 改变。但是融合到骶骨的患者比融合到 L5 患者的并发症更多，这些并发症包括更高的假关节发生率（42% *vs.* 4%）以及医学并发症如深静脉血栓（deep vein thrombosis，DVT）、肺栓塞、术后感染、急性呼吸窘迫综合征（acute respiratory disease syndrome，ARDS）（33% *vs.* 0%）等。两组患者的临床功能评分（SRS-24）无显著差异。由此可见，融合到腰骶交界区手术操作更复杂，手术和医疗并发症的发生率更高。对于那些具有“健康的”L5-S1 椎间盘的患者，如果能实现矢状面的合理重建，并且在术前评估中没有出现诸如畸形、椎间盘退变或不稳定等危险因素，那么融合到 L5 是更合理的手术策略。早期的研究表明，成人脊柱侧凸矫正术后 L5-S1 椎间盘进行性退变伴有 SVA 的增大可能增加有症状患者进行翻修手术的概率。

在该团队的后续研究中[13]，31 名融合到 L5 的患者在平均随访 9.8 年后进行了评估。将患者分为两组，即末次随访保持“健康的”L5-S1 椎间盘患者组及出现严重椎间盘退变患者组（subsequent advanced disc degeneration，SAD）。两组患者的术前和术后参数均无显著差异，而在末次随访时，SAD 组患者的矢状面失衡率（术后 SVA 进展＞5 cm）显著增加，翻修率明显高于对照组，临床疗效也更差。患者出现严重椎间盘退变的危险因素包括上端固定椎（upper instrumented vertebra，UIV）延至上胸段（72%：T1-T7 UIV，*vs.* 28%：T8-T12）、患者行前后路联合手术（87%：A/P *vs.* 45%：单纯后路）。该研究为胸腰椎融合手术时保留健康的 L5-S1 运动节段提供了有用的参考信息。如果在有内固定基础上融合节段延伸到上胸椎，或行前后路联合手术进行融合，则认为下端融合椎选择 S1 比选择 L5 更合适，可以降低继发的椎间盘退变、矢状面失代偿以及翻修手术的概率。

确定远端融合节段后，接下来需要考虑内固定材料的植入策略。放置前方支撑融合器的重要优势在于可以提高椎间融合率，尤其是 L5-S1 节段；同时可以重建椎间孔的高度，间接解除受压神经根的压迫；还可以通过后路撑开或抱紧椎弓根螺钉，恢复患者局部的冠状面和矢状面序列平衡。根据成人脊柱畸形矫形手术的整体和局部目标可以确定需要单节段还是多节段的前柱支撑。而融合器的植入则根据不同的目标节段，可以有不同的选择。以下的章节将对这部分内容进行讨论。

手术入路的选择

腰骶交界区椎间融合器植入方式的选择（前路还是后路）是由多种因素共同决定的，包括畸形的僵硬程度、是否是翻修手术、成功融合的可能性、脊柱矫形的目标以及患者的一般健康状态等[12]。成人脊柱畸形患者单纯后路矫形手术开展越来越多[4]，更加易于操作的前方入路也可以作为一个参考。

前方入路手术

下腰椎的前路手术的完成可以有多种选择。一般情况下，患者术前 CT 或 MRI 可以确定 L4-5 和 L5-S1 椎间盘前方的血管分布，使用前路正中或旁正中切口可以减少对于血管的损伤。根据大静脉的可移动性和动脉血管的分布情况可以确定手术切口的位置，通常位于患者左侧。术前透视可以确定目标节段的定位是否准确。采用左侧旁正中切口时，在距离中线 3 ~ 4 cm 的位置做一长度为 4 ~ 5 cm 的切口。钝性分离腹直肌前筋膜，与切口分开，腹直肌牵向内侧，分离腹横筋膜可以进入腹膜后。通过钝性分离来清扫腹膜后脂肪的内侧，同时保证腰大肌、输尿管、大血管都分离清楚。输尿管牵向内侧，小心移动血管，同时将骶前小动脉结扎，此时可进入到 L5-S1 椎间隙。

前方入路手术的优点包括增加对椎间盘的操作空间，从而可以进行更彻底的椎间盘切除和终板处理。前纵韧带和纤维环的切除可将目标节段充分松解，以适应大而宽的椎间植骨。较大的植骨块对于椎间隙和椎间孔高度的恢复效果好，同时相比后路植入的较小植骨块可以提供更稳定的融合。前路腰椎椎体间融合术（anterior lumbar interbody fusion，ALIF）额外的一个优点是，当使用骨生长因子（bone growth factors，BMPs）促进椎间融合时，可以保留后方纤维环作为椎间隙和神经之间的结构屏障。此外，前路融合可以减少后路植骨融合所需要的关节突切除的量，同时不同直径和高度的椎间融合器可以影响局部矢状面序列的重建。目前新的前凸钛笼的前凸角度可达到 30°，可以局部恢复患者的腰椎前凸。目前有很多研究比较了不同手术入路椎间融合的融合率及矢状面重建效果。相比经椎间孔腰椎椎间融合术（transforaminal lumbar interbody fusion，TLIF）和侧方腰椎椎间融合术（lateral lumbar interbody fusion，LLIF）而言，ALIF 重建腰椎前凸的效果优于前两者。一项回顾性研究[14]纳入了 32 例 ALIF 手术患者和 25 例 TLIF 手术患者，发现 ALIF 可以增加椎间孔的高度高达 18.5%，同时局部腰椎前凸平均增加了 8.3°，整体腰椎前凸平均增加了 6.2°。相比而言，TLIF 组患者椎间孔高度平均降低了 0.4%，局部腰椎前凸降低了 0.1°，整体腰椎前凸降低了 2.1°。这些结果也被后续的研究者证实，从而认为 ALIF 手术可以更加简单地植入融合器，同时可以改善患者的腰椎前凸[15]。

前路手术的缺点包括需要专门进行前路暴露的医生、有血管损伤的可能以及可发生逆行性射精[16-17]。此外，在需要后路固定融合的患者中，ALIF 增加了患者的手术时间和失血量，延长恢复时间，导致再住院风险增加。

后方入路手术

在腰椎后路椎体间融合可以通过后路腰椎椎间融合术（PLIF）或 TLIF 完成。两种方法都采用标准的后侧正中入路。TLIF 可以从椎体更加侧方进入椎间隙，以减少对硬膜囊和神经根的牵拉。TLIF 允许从脊髓圆锥的下方，从单侧进入后方椎体间完成植骨融合。这样操作可以避免双侧硬膜外剥离，尤其是在翻修手术病例中。最初，复杂的技术要求限制了它的使用。随着器械的不断改进，椎体间植骨和同种异体骨移植物的发展，后路手术的开展也越来越多[18]。后路椎体间融合手术在成人脊柱畸形中很受欢迎，后路手术减少了手术时间，同时还可以避免前路手术的潜在并发症（图 14.1、14.2）。然而，也有文献指出，ALIF 可以更好地保持或恢复腰椎前凸。在一项比较 ALIF 和 TLIF 两种治疗技术的 meta 分析中，发现 TLIF 可能导致后凸的发生。为了达到

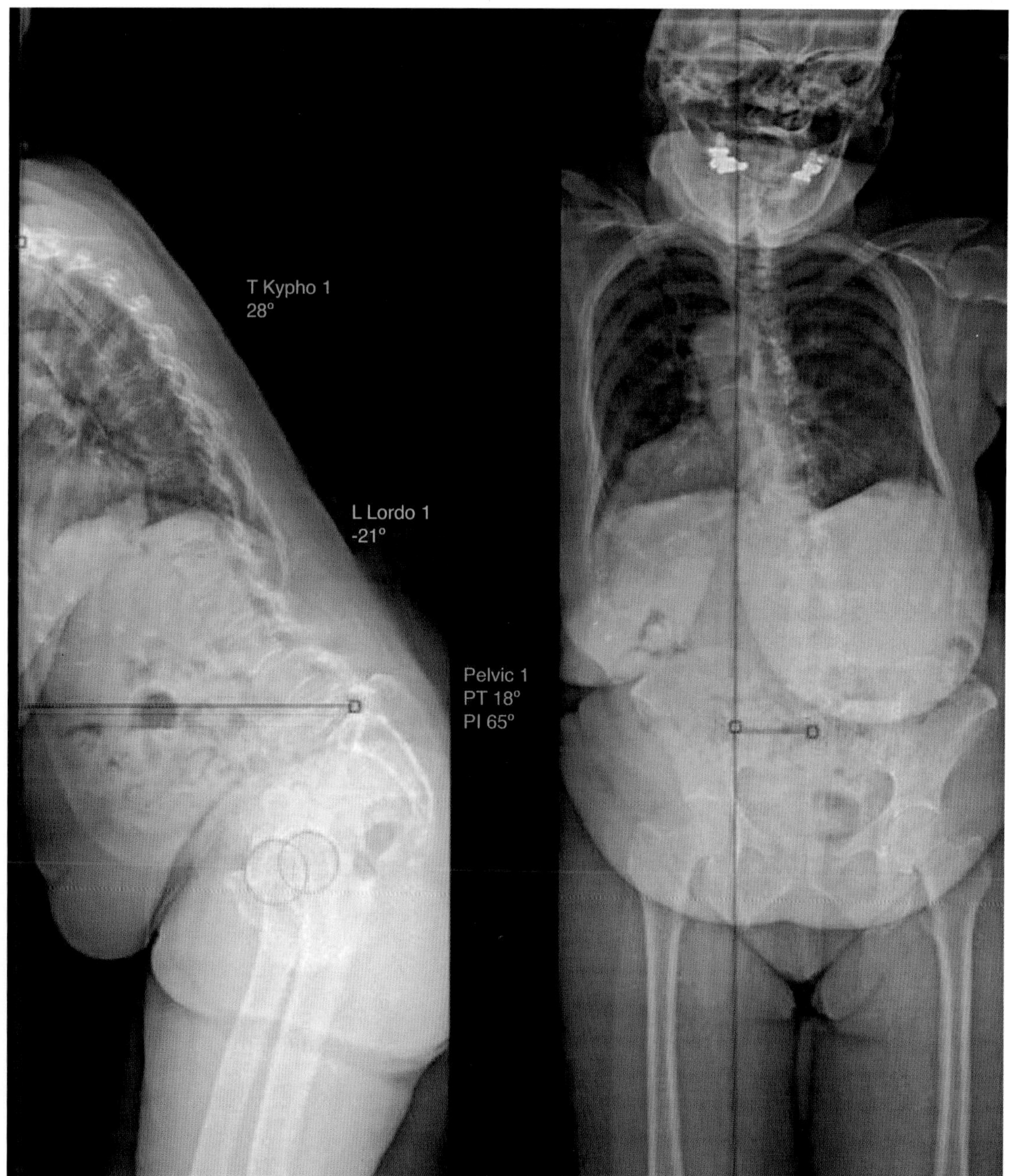

图 14.1　患者术前 X 线片提示存在严重的腰椎前凸丢失及躯干前倾、较大的 PI-LL 不匹配

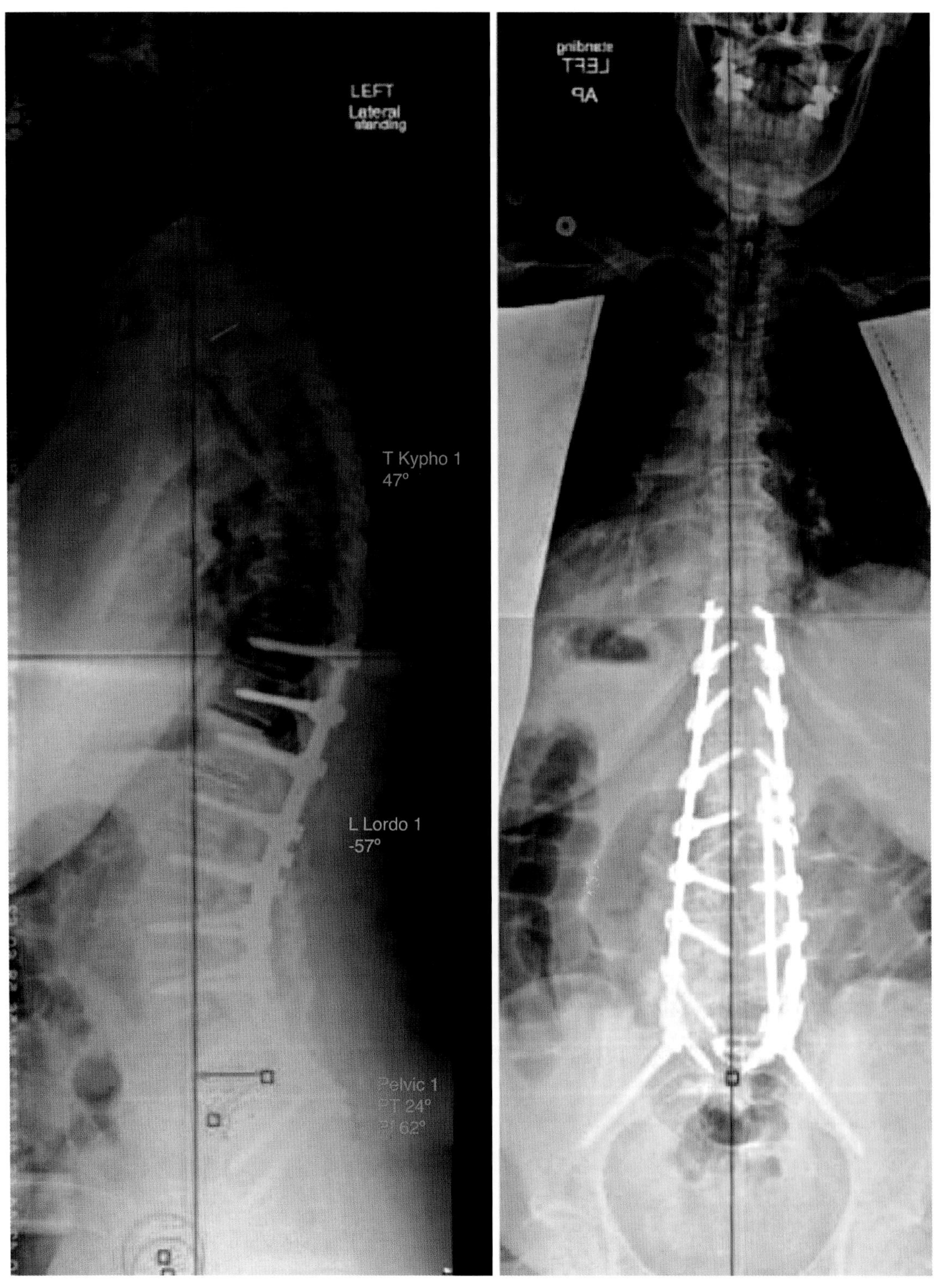

图 14.2 患者术后 X 线片示冠状面和矢状面均得到有效改善。融合节段 T10 到髂骨，L5-S1 节段行 TLIF

矢状面最理想的恢复，改善腰椎前凸，应尽可能向前植入椎间融合器和植骨块。该位置位于椎体的瞬时旋转轴（instantaneous axis of rotation，IAR）的前方以有效恢复该区域的腰椎前凸。如果 IAR 前方没有作为屈曲支点的植骨块则很难实现局部腰椎前凸的恢复。TLIF 的另外一个局限是对侧关节突关节韧带复合体通常保持完整，而完整的小关节将影响椎间盘压缩，从而影响腰椎前凸的重建。因此在矢状面序列失平衡时，可在行 TLIF 手术的同时，使用 Smith-Petersen 截骨术（Smith-Petersen osteotomy，SPO）咬除双侧关节突复合体。采用椎间盘间隙压缩和截骨闭合，每个节段可以恢复 5°～7° 的腰椎前凸。因此，在使用 TLIF 恢复腰椎前凸时，应尽可能将植骨块放置在相对 IAR 尽可能靠前的位置，同时考虑切除对侧的小关节以增加 IAR 后方压缩的程度[19]。

椎间融合良好是非常重要的，在进行 ALIF 或 TLIF/PLIF 时，椎间隙的准备过程是存在潜在差异的。在一项前瞻性多中心研究中，Fritzell 等[16]将随访 6 年的 201 例患者随机分为三组：1 组，后路融合且无内固定；2 组，后路融合加内固定；3 组，后路融合 +PLIF 或 ALIF 椎体间植骨。一位独立的放射科医师对融合率进行了评估，各组的融合率分别为 72%、87% 和 91%。使用 ALIF 或 PLIF 方法植入椎间融合器实现 360° 融合可以显著提高 1 个或 2 个节段腰椎手术的融合率。椎间盘切除术和带植骨块椎间融合器的放置增大了融合接触面积，可以获得更为坚固的椎体间融合，而 ALIF 和 PLIF 患者的融合率之间无差异。其他的研究报道也证实了这一结果[19]。由于椎间融合器可以提高腰椎节段融合率，目前学术界关注的焦点已经从移植物的选择转移到如何保留和增加腰椎前凸。

PLIF/TLIF 和 ALIF 的一般并发症主要与手术入路相关。Phan 等[19]发表的一项 meta 分析报道了 ALIF 与 TLIF 的并发症。与 TLIF 组相比，ALIF 组患者硬脊膜损伤发生率显著降低（3.8% *vs* 0.4%；*P* =0.05）。两组患者神经并发症的发生率无显著差异（6.8% *vs* 7.9%；*P* =1.00），可能与后方减压操作有直接关系。ALIF 组患者血管损伤发生率更高（2.6% *vs* 0%；*P* = 0.04）。此外，两组患者术后感染率（4.9% *vs* 4.3%；*P* =0.89）、移植物异位（2.4% *vs* 1.8%；*P* =0.80）及椎弓根螺钉移位（7.7% *vs* 6.8%；*P* =0.20）的发生率均无显著差异。

侧方手术入路

随着手术器械和相关技术的发展，越来越多的侧方腰椎椎间融合术（LLIF）得以开展，替代了传统的前后路联合手术，实现多节段椎间融合器和植骨块的植入（图 14.3、14.4 和 14.5）。由于切口较小、使用专门的拉钩和手术器械，这类手术通常被归类为微创手术（MIS），。该技术可以改善冠状面 Cobb 角和腰椎前凸，同时恢复或重建椎间隙和椎间孔的高度[20-21]。LLIF 作为一种脊柱矫形手术技术，公认的优点是：①椎间融合器与后路内固定材料联合，可以对脊柱的前、中、后三柱提供更为均匀的生物力学支持；②更宽的椎间融合器利用了骨突环的优势（终板最坚硬的部分）；③使用更大表面积的椎间融合器，融合器内可以放置更多的促进融合生物材料。LLIF 的缺点包括：①血管损伤（发生率＜1%）[8, 22]；②术后即刻大腿疼痛、麻木（发生率 19%～40%）；③术后出现腰部麻木无力，（发生率 10%～55%）。其他研究也报道了患者术后逐渐出现的大腿感觉障碍和腰部肌肉无力（术后 1 年随访，发生率＜5%），但也有永久性的神经功能损伤患者[20-21, 23]。

Manwaring 等[24]对比了在退变性脊柱畸形患者中，使用 LLIF 技术的同时行或

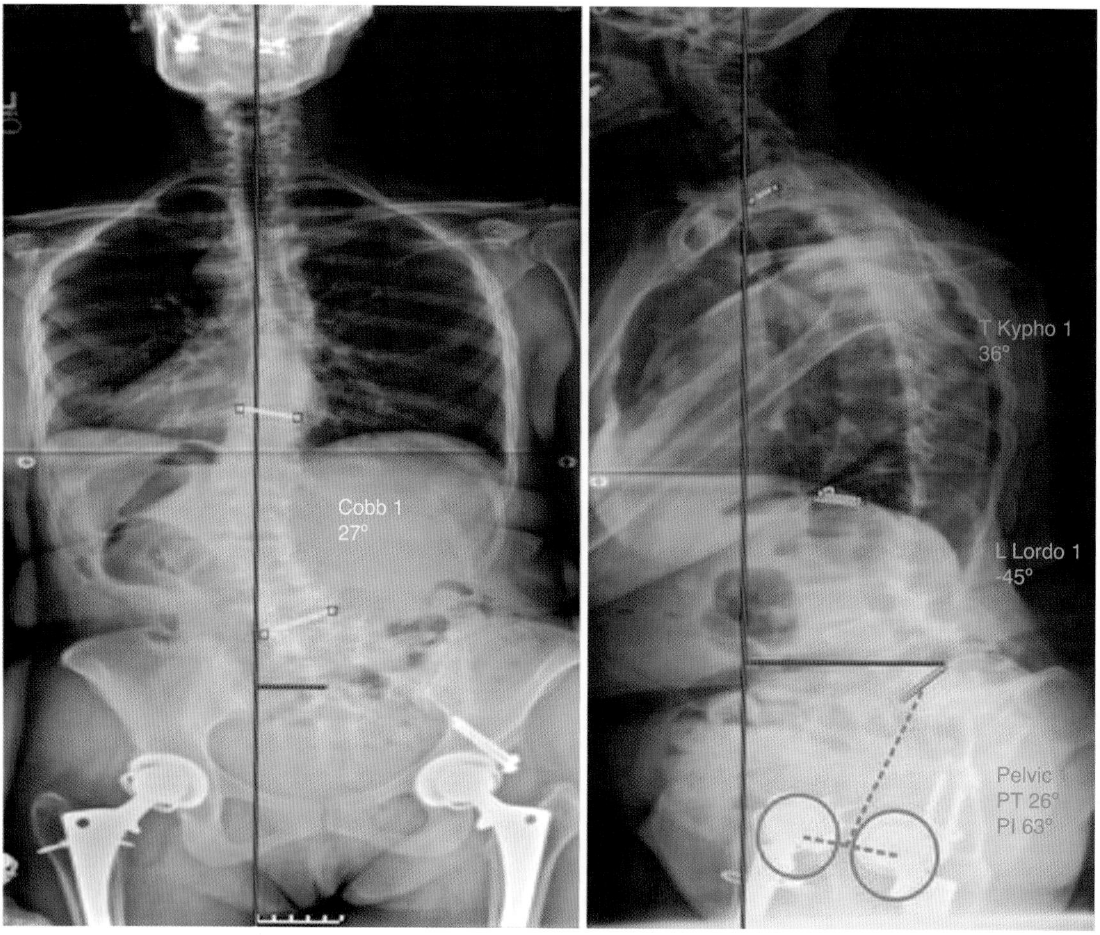

图 14.3　退变性脊柱侧凸患者术前影像学资料，存在冠状面和矢状面失平衡（case provided by Federico Girardi MD）

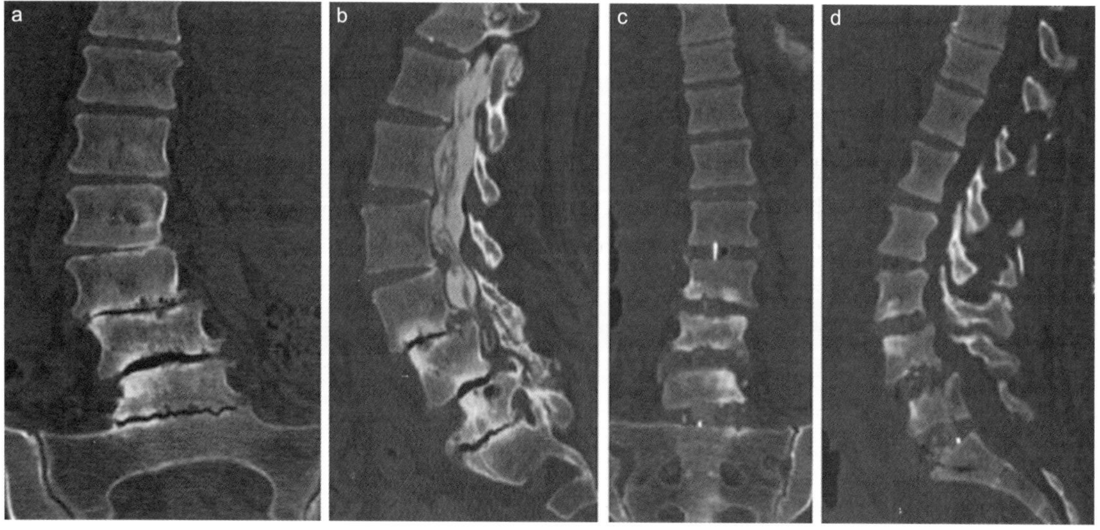

图 14.4　（a，b）术前 CT 重建可见明显的小关节强直和中央型椎管狭窄；（c，d）术后行 L2-5 多节段 LLIF 和 L5-S1 ALIF 术后，重建椎间盘高度，矫正冠状面畸形

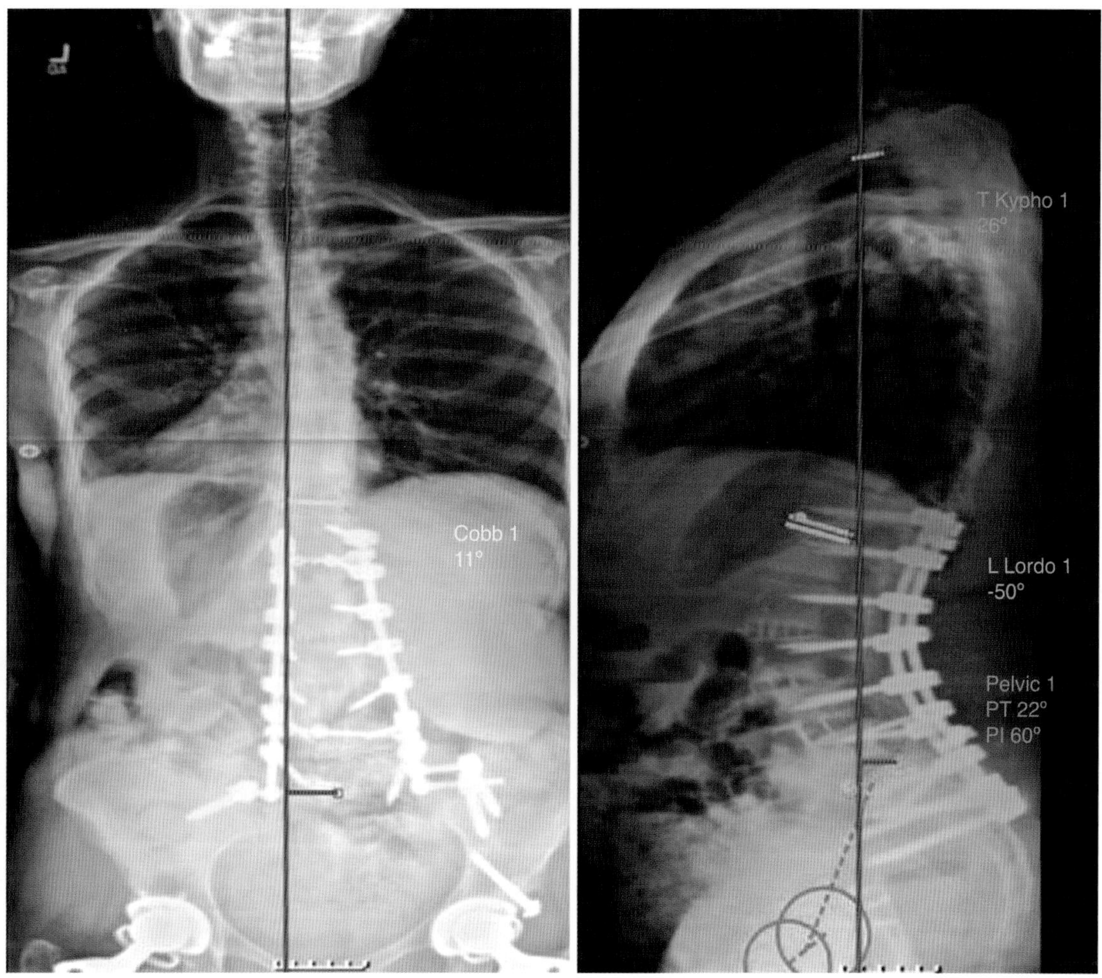

图 14.5　患者术后全脊柱正、侧位片，冠状面矫形明显，矢状面改善程度有限

不行前柱重建（ACR- 前纵韧带松解）的矫形效果。主要分析了患者一期手术（多节段 LLIF 融合（伴或不伴有前纵韧带松解））以及二期手术（后路融合内固定）术后的影像学结果。共有 36 名患者纳入研究。非 ACR 组患者平均接受 LLIF 节段数为 4.2 个，ACR 组患者 LLIF 节段数为 3.4 个（平均每位患者有 1.7 个节段接受了 ACR）。非 ACR 组患者在一期手术后，冠状面 Cobb 角显著改善（28.9° 到 16.9°）。二期手术后，SVA 出现轻微改善（2.5 cm 到 1.6 cm）。然而，无论是从术前到一期手术，还是从一期手术到终末随访，其他矢状面参数均无显著改善：前凸角（43.7° 到 45.5° 到 45.9°），SVA（2.3 cm 到 2.9 cm 到 3.8 cm），PT（24.9° 到 27.2° 到 28.6°）。而 ACR 组患者中，二期手术后冠状面 Cobb 角（24.8° 到 9.7°）、SVA（8.3° 到 3.5°）、节段腰椎前凸（2.4° 到 14.4°）和区域腰椎前凸（36.5° 到 53.4°）均较术前有显著改善。因此作者得出结论，单纯使用多节段 LLIF 可以改善节段性、区域性及整体的矢状面平衡，但改善程度有限。而 ACR 技术则可以允许植入更大接触面积、更大前凸角的融合器，可以更大程度改

善患者的矢状面序列。作者认为 ACR 技术对于患者矢状面序列的影响可类似于 Smith-Petersen 截骨术。每一个 ACR 节段平均可以重建腰椎前凸 10°，恢复 SVA 约 3.1 cm。

最初的报道表明，LLIF 加 ACR 可以作为脊柱矫形手术的重要组成部分。目前的争议主要集中在通过多节段前路椎体间融合导致的前柱延长与后路截骨（SPO、PSO 及 VCR）导致的后柱缩短之间的影响。需要进一步的研究定义 LLIF 技术的适应证，同时需要保证该技术的安全性及手术疗效。

椎体间融合器的选择

近年来，前柱植骨来源主要包括三皮质髂嵴骨、异体骨以及微粒骨片等[25]。椎间融合器的优势主要包括可以提供特定的撑开程度、即刻的稳定性和轴向支持。目前，有各种各样设计的椎间融合器和材料可供选择用于脊柱矫形的前柱支撑[26]，其形状包括圆形和锥形，以及有或没有曲率的矩形。具有双凸面的融合器可以增加与终板的接触面积，可以承受更大的负荷。而与较大的融合器相比，后路植入较小的融合器可以减少关节突切除范围，减少对神经根的牵拉。最近有研究者提出，过度前凸的融合器可以在前纵韧带充分松解的基础上有效重建矢状面序列。

椎间融合的材料可以是多种多样的。使用金属融合器有三个缺点，包括融合器下沉至邻近椎体的潜在可能、放射学成像中融合情况评估困难以及材料的刚度不理想。钛合金的刚度可以减少对骨移植物的机械应力，可能会延迟应力诱导的骨融合。聚醚醚酮（PEEK）是一种合适的、生物组织相容性良好的结构性材料，目前已被广泛接受。PEEK 是一种结构强度类似于皮质骨的聚合物，同时射线可透过 PEEK，对于影像学评估椎间融合情况提供了便利。理想的前柱支撑结构应提供最大限度的接触面积；提供足够的结构支持，直到骨融合发生；以及较小的沉降和应力遮挡，和更大的骨融合面积。

融合器的初始稳定性是术后即刻的重要考虑因素。每个类型都有其独特的优点和缺点，但实现稳定、牢固的融合仍然是首要目标。

钛合金

使用 Harms 钛融合器进行前柱支撑有诸多的优势，与同种异体骨移植使用不会带来疾病的传播；这一类融合器可以有不同直径和高度；同时与 PEEK 内植物相比，钛合金融合器拥有更大的内部空间，可以在植入前填入更多的骨块。与同种异体骨移植物相比，钛融合器可以更好地与椎体终板结合，使植入物更安全和稳定地完成植入。钛融合器的杨氏模量约为 110 GPa，而松质骨的杨氏模量为 12 ~ 20 GPa。由于刚度相差很大，这些刚性融合器可能会导致放置在融合器内的移植骨出现应力遮挡[27]。较薄的外形和高模量的组合，也可能增加融合器沉降的可能。Eck 等对前柱结构使用钛合金融合器融合的患者进行了回顾性研究，没有发现融合器的迁移、脱落或疲劳。椎间盘内植入融合器的患者中，有 33% 的患者发生了融合器的沉降（＞2 mm），而采用椎体次全切除后植入的融合器中 47% 发生了沉降。也就是说，矢状面矫正丢失情况并不严重。发生沉降患者矫正丢失为 4°，未发生沉降的患者矫正丢失为 2°。植入融合器时需注意保护椎体终板，因此融合器的沉降被认为是交错植入上下终板[28]。碳纤维、钛纤维网和螺纹钛合金融合器是近来流行的移植物。由于在放射学检查时，金属成像的模糊性导致在影像学资料上无法准确评估融合率，因此金属融合器需要尽量减少使用。可以使用 X 线平片和 CT 评估术后的融合状态，而金属植入物的散射可能影响两种影像学技术的有效性。

聚醚醚酮（PEEK）/ 碳化纤维

近年来，越来越多的外科医生在选择植入物时，开始青睐聚醚醚酮（PEEK）和碳纤维合金的融合器。这类融合器可以有各种各样的形状和尺寸。聚醚醚酮的生物力学优势为 PEEK 的杨氏模量为 3.6 GPa，相比钛合金（110 GPa）更接近皮质骨（12 ~ 20 GPa）。这一生物力学特性可以允许植入物和骨块在椎间隙更均匀地分布载荷，从而形成更有利于融合的局部环境。Vadapalli 等 [27] 的一项有限元分析发现，硬度较小的材料，如 PEEK，仍然可以提供与钛合金融合器相似的初始稳定性，同时还可以最大限度地降低沉降的风险。PEEK 的另一个优点体现在融合评估。钛融合器可能影响融合程度的影像学评估，而 PEEK 在影像学上无法显影，因此可以更清晰地评估椎体间的融合情况（图 14.6）。

虽然与钛合金相比，PEEK 植入物具有一些潜在的优势，然而仅有很少的资料证明 PEEK 完全优于钛合金。Schimmel 等 [29] 最近报道了用 PEEK 融合器治疗的患者出现的不良放射学结果。95 名接受 ALIF 手术，使用 PEEK 进行椎间融合的患者中，有 24% 的患者在术后 CT 扫描评估中可见明显的假关节形成，需要进行翻修手术 [30]。融合率降低的一个可能原因是 PEEK 的生物惰性。PEEK 具有少量的表面亲水基团，只能提供有限的细胞黏附。在钛合金融合器或 PEEK 融合器的动物模型中，扫描电镜显示，钛等离子体处理的融合器表面与骨表面接触比例最大（42%），而只有 12% 的 PEEK 表面与骨表面接触 [31]。一些研究也证实了这一发现，其可能对融合成功率有直接影响。一项回顾性分析比较了接受 TLIF 手术的患者分别使用钛合金融合器或 PEEK 融合器，术后 1 年融合率（使用 CT 评估）分别为 96% 和 64%。术后 24 个月时，钛合金组融合率升高到 100%，而 PEEK 组融合率提高到 76%。

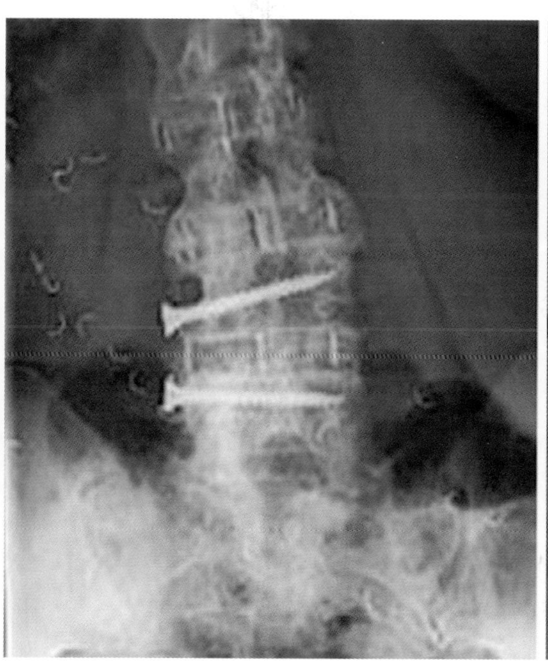

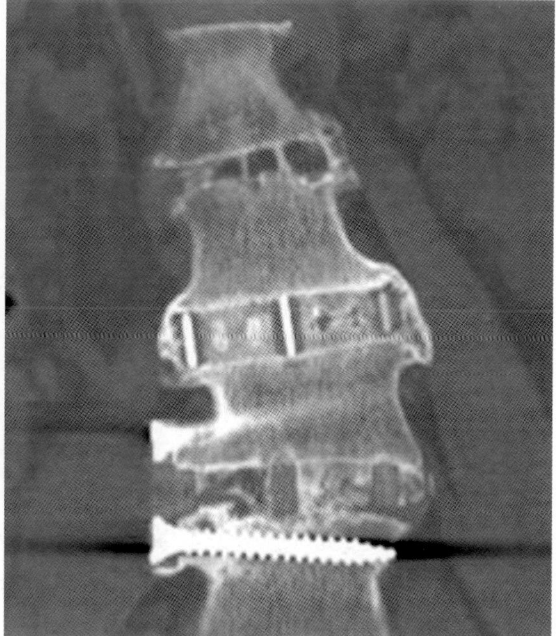

图 14.6　CT 平扫可见 PEEK 融合器间的骨融合

术后24个月时，两组患者中融合器沉降分别发生了8例（钛合金组，35%）和7例（PEEK组，28%），无统计学差异。尽管使用PEEK材料时融合成功率受到质疑，但也有大量的文献报道PEEK材料的融合率优于其他植骨材料[32]。

结　论

前柱支撑是对于成人脊柱畸形患者的手术策略的有益补充。由于腰骶交界区假关节发生率较高，在现代矫形理念中，行后路融合矫形手术时通常包括了髂骨固定以及1～2个节段的椎体间支撑。使用联合手术入路时，前柱支撑可以使用单一或多种不同的方法。前柱支撑的优势包括可以提供直接的机械稳定性、抵抗轴向压缩和弯曲的力矩，提高融合率，并且可以有效改善患者的冠状面和矢状面失平衡。不同的手术方案其融合率和临床疗效均无显著差异。使用TLIF或PLIF时，腰椎前凸的维持或重建是值得关注的挑战，但二者的优点是单一手术入路，可以一期手术实现。前路或侧方手术入路，尤其是前纵韧带切除，可以最大程度重建患者的矢状面平衡。植入物的选择是多种多样的，可以基于不同的患者和不同的手术策略选择不同材料、大小及形状的植入物。钛合金和PEEK是目前最常用的两种植入物材料，每种材料均有各自的优缺点。两种材料都在文献报道中可见良好的融合率，其最重要的目标还是成功的局部融合。

（闫　鹏 译　朱　锋 审校）

参考文献

1. Eck KR, Bridwell KH, Ungacta FF, Lapp MA, Lenke LG, Riew KD. Mesh cages for spinal deformity in adults. Clin Orthop Relat Res. 2002;394:92–7.
2. Dorward IG, Lenke LG, Bridwell KH, et al. Transforaminal versus anterior lumbar interbody fusion in long deformity constructs. Spine (Phila Pa 1976). 2013;38(12):E755–62. doi:10.1097/BRS.0b013e31828d6ca3.
3. Boachie-Adjei O, Charles G, Cunningham ME. Partially overlapping limited anterior and posterior instrumentation for adult thoracolumbar and lumbar scoliosis: a description of novel spinal instrumentation, “the hybrid technique”. HSS J. 2007;3(1):93–8. doi:10.1007/s11420-006-9038-8.
4. Good CR, Lenke LG, Bridwell KH, et al. Can posterior-only surgery provide similar radiographic and clinical results as combined anterior (thoracotomy/thoracoabdominal)/posterior approaches for adult scoliosis? Spine (Phila Pa 1976). 2010;35(2):210–8. doi:10.1097/BRS.0b013e3181c91163.
5. Schwab FJ, Hawkinson N, Lafage V, et al. Risk factors for major peri-operative complications in adult spinal deformity surgery: a multi-center review of 953 consecutive patients. Eur Spine J. 2012;21(12):2603–10. doi:10.1007/s00586-012-2370-4.
6. Mummaneni PV, Tu T-H, Ziewacz JE, Akinbo OC, Deviren V, Mundis GM. The role of minimally invasive techniques in the treatment of adult spinal deformity. Neurosurg Clin N Am. 2013;24(2):231–48. doi:10.1016/j.nec.2012.12.004.
7. Anand N, Baron EM. Minimally invasive approaches for the correction of adult spinal deformity. Eur Spine J. 2013;22(SUPPL.2):232–41. doi:10.1007/s00586-012-2344-6.
8. Akbarnia BA, Mundis GM, Moazzaz P, et al. Anterior column realignment (ACR) for focal kyphotic spinal deformity using a lateral transpsoas approach and ALL release. J Spinal Disord Tech. 2014;27(1):29–39. doi:10.1097/BSD.0b013e318287bdc1.
9. Gödde S, Fritsch E, Dienst M, Kohn D. Influence of cage geometry on sagittal alignment in instrumented posterior lumbar interbody fusion. Spine (Phila Pa 1976). 2003;28(15):1693–9. doi:10.1097/01.BRS.0000083167.78853.D5.
10. Malham GM, Ellis NJ, Parker RM, et al. Maintenance of segmental lordosis and disc height in standalone and instrumented Extreme Lateral Interbody Fusion (XLIF). J Spinal Disord Tech. 2014;61(03):1. doi:10.1097/BSD.0b013e3182aa4c94.
11. Ozgur BM, Aryan HE, Pimenta L, Taylor WR. Extreme Lateral Interbody Fusion (XLIF): a novel surgical technique for anterior lumbar interbody fusion. Spine J. 2006;6(4):435–43. doi:10.1016/j.spinee.2005.08.012.
12. Edwards CC, Bridwell KH, Patel A, Rinella AS, Berra A, Lenke LG. Long adult deformity fusions to L5 and the sacrum. A matched cohort analysis. Spine (Phila Pa 1976). 2004;29(18):1996–2005. doi:10.1097/01.brs.0000138272.54896.33.
13. Kuhns CA, Bridwell KH, Lenke LG, et al. Thoracolumbar deformity arthrodesis stopping at L5. Spine (Phila Pa 1976). 2007;32(24):2771–6. doi:10.1097/BRS.0b013e31815a7ece.
14. Hsieh PC, Koski TR, O’Shaughnessy BA, et al. Anterior lumbar interbody fusion in comparison with transforaminal lumbar interbody fusion: implications for the restoration of foraminal height, local disc angle, lumbar

lordosis, and sagittal balance. J Neurosurg Spine. 2007;7(4):379–86. doi:10.3171/spi.2007.7.4.379.
15. Sembrano JN, Yson SC, Horazdovsky RD, Santos ERG, Polly DW. Radiographic comparison of lateral lumbar interbody fusion versus traditional fusion approaches: analysis of sagittal contour change. Int J Spine Surg. 2015;9:16. doi:10.14444/2016.
16. Fritzell P, Hagg O, Wessberg P, Nordwall A. Chronic low back pain and fusion: a comparison of three surgical techniques – a prospective multicenter randomized study from the Swedish Lumbar Spine Study Group. Spine (Phila Pa 1976). 2002;27(11):1131–41. doi:10.1097/00007632-200206010-00002.
17. Sasso RC, Best NM, Mummaneni PV, Reilly TM, Hussain SM. Analysis of operative complications in a series of 471 anterior lumbar interbody fusion procedures. Spine (Phila Pa 1976). 2005;30(6):670–4. doi:10.1097/01.brs.0000155423.18218.75.
18. Chrastil J, Patel AA. Complications associated with posterior and transforaminal lumbar interbody fusion. J Am Acad Orthop Surg. 2012;20(5):283–91. doi:10.5435/JAAOS-20-05-283.
19. Phan K, Thayaparan GK, Mobbs RJ. Anterior lumbar interbody fusion versus transforaminal lumbar interbody fusion – systematic review and meta-analysis. Br J Neurosurg. 2015;29:705–11. doi:10.3109/02688697.2015.1036838.
20. Le TV, Burkett CJ, Deukmedjian AR, Uribe JS. Postoperative lumbar plexus injury following lumbar retroperitoneal transpsoas minimally invasive lateral interbody fusion. Spine (Phila Pa 1976). 2012;38(1):1. doi:10.1097/BRS.0b013e318278417c.
21. Lykissas MG, Aichmair A, Hughes AP, et al. Nerve injury after lateral lumbar interbody fusion: a review of 919 treated levels with identification of risk factors. Spine J. 2013;14(5):749–58. doi:10.1016/j.spinee.2013.06.066.
22. Rodgers WB, Gerber EJ, Patterson J. Intraoperative and early postoperative complications in extreme lateral interbody fusion: an analysis of 600 cases. Spine (Phila Pa 1976). 2011;36(1):26–32. doi:10.1097/BRS.0b013e3181e1040a.
23. Pumberger M, Hughes AP, Huang RR, Sama AA, Cammisa FP, Girardi FP. Neurologic deficit following lateral lumbar interbody fusion. Eur Spine J. 2012;21:1192–9. doi:10.1007/s00586-011-2087-9.
24. Manwaring JC, Bach K, Ahmadian AA, Deukmedjian AR, Smith DA, Uribe JS. Management of sagittal balance in adult spinal deformity with minimally invasive anterolateral lumbar interbody fusion: a preliminary radiographic study. J Neurosurg Spine. 2014;20(5):515–22. doi:10.3171/2014.2.SPINE1347.
25. Buttermann GR, Glazer PA, Hu SS, Bradford DS. Revision of failed lumbar fusions. A comparison of anterior autograft and allograft. Spine (Phila Pa 1976). 1997;22(23):2748–55. http://www.ncbi.nlm.nih.gov/pubmed/9431609
26. Vadapalli S, Robon M, Biyani A, Sairyo K, Khandha A, Goel VK. Effect of lumbar interbody cage geometry on construct stability: a cadaveric study. Spine (Phila Pa 1976). 2006;31(19):2189–94. doi:10.1097/01.brs.0000232720.23748.ce.
27. Vadapalli S, Sairyo K, Goel VK, et al. Biomechanical rationale for using polyetheretherketone (PEEK) spacers for lumbar interbody fusion-A finite element study. Spine (Phila Pa 1976). 2006;31(26):E992–8. doi:10.1097/01.brs.0000250177.84168.ba.
28. Eck KR, Lenke LG, Bridwell KH, Gilula LA, Lashgari CJ, Riew KD. Radiographic assessment of anterior titanium mesh cages. J Spinal Disord. 2000;13(6):501–9. ; discussion 510 doi:10.1097/00002517-200012000-00006.
29. Schimmel JJP, Poeschmann MS, Horsting PP, Schönfeld DHW, van Limbeek J, Pavlov PW. PEEK cages in lumbar fusion: mid-term clinical outcome and radiological fusion. Clin Spine Surg. 2016;29(5):E252–8. doi:10.1097/BSD.0b013e31826eaf74.
30. Nemoto O, Asazuma T, Yato Y, Imabayashi H, Yasuoka H, Fujikawa A. Comparison of fusion rates following transforaminal lumbar interbody fusion using polyetheretherketone cages or titanium cages with transpedicular instrumentation. Eur Spine J. 2014;23:2150–5. doi:10.1007/s00586-014-3466-9.
31. Pelletier M, Cordaro N, Lau A, Walsh WR. PEEK versus Ti interbody fusion devices. J Spinal Disord Tech. 2012:1. doi:10.1097/BSD.0b013e31826851a4.
32. Chen Y, Wang X, Lu X, et al. Comparison of titanium and polyetheretherketone (PEEK) cages in the surgical treatment of multilevel cervical spondylotic myelopathy: a prospective, randomized, control study with over 7-year follow-up. Eur Spine J. 2013;22(7):1539–46. doi:10.1007/s00586-013-2772-y.

第 15 章　成人腰椎侧凸矫形中的松解和截骨治疗选择

Munish C. Gupta, Sachin Gupta

引　言

临床上成人腰椎侧凸在成人脊柱畸形病例中很常见，接受手术治疗的成人腰椎侧凸病例也越来越多。其原因主要在于两个方面，首先，随着年龄的增长和寿命的延长，更多的患者寻求更加有效的方法来治疗腰椎侧凸相关的腰背痛和下肢痛；其次，越来越多的训练有素的脊柱外科医生有能力通过手术的方式帮助患者解决病痛。

退行性腰椎畸形根据诊断不同通常分为两类：成人特发性脊柱侧凸（adult idiopathic scoliosis）和成人退变性脊柱侧凸（adult degenerative scoliosis）。前者是指在青少年时期即患有脊柱侧凸，但当时仅仅观察或者接受了支具治疗。随着时间的推移，脊柱畸形逐渐发生了进展或者原发畸形未进展而是出现了其他相关的退行性改变从而需要手术干预。这类患者通常在 40 岁左右开始出现症状，初始症状多为腰背痛，其腰段脊柱旋转明显，侧凸角度一般不超过 60°。成人腰椎侧凸的另一个主要类型是成人退变性脊柱侧凸或称新发的脊柱侧凸。这类患者在青春期通常没有明显脊柱畸形，腰椎侧凸伴随着腰椎退变逐渐出现。起初，多数学者认为骨质疏松症是退变性脊柱侧凸主要始动因素。但是近年来主流观点认为其发生和发展更多是源于椎间隙和小关节退变导致的局部不稳定，继而出现侧方滑移和旋转。最早出现退变的往往是 L3-4 或 L4-5 节段，然后引发相邻节段出现连锁反应，从而引起腰椎侧凸。退变性脊柱侧凸患者通常 60 岁之后开始发病，侧凸角度平均在 30° 左右，同时不伴有严重的椎体旋转。一般来讲，此类患者都存在多节段的腰椎管狭窄，以 L3-4 和 L4-5 最为常见，同时伴有神经性间歇性跛行或腰椎神经根刺激症状。这两类腰椎畸形的手术治疗均需要术者进行全面精确的术前评估并谨慎制订术前计划。

成人腰椎侧凸手术计划之初就必须有一个明确的预期目标。这类患者需要通过改善冠状面和矢状面的脊柱序列以实现脊柱平衡而不是完全地矫正畸形。冠状面畸形的矫形目的是恢复头部、胸部和骨盆的平衡并适当矫正侧凸。实际上腰椎的冠状面畸形一般并不需要完全矫正，对于这类患者来说，局部外观的完美矫形往往不是最主要的医疗诉求。近年来，对于矢状面平衡的研究取得了很多重要的进展，矢状面畸形与疼痛以及健康相关生存质量调查问卷评分之间的相关性似乎更高 [1-2]。在腰椎侧凸的矫形过程中，应该将更多注意力放在恢复足够的腰椎前凸上。腰椎前凸的度数和骨盆入射角（pelvic incidence，PI）呈正相关，对于某一个具体病例来讲，PI 一般是固定不变的数值。PI 值越大，就越需要更大的腰椎前凸来进行匹配。处理最为困难的平背畸形一般是指腰椎侧凸涉及多个椎体，腰椎前凸丢失，腰段脊柱僵硬变直。平背畸形的患者往往只能通过施行经椎弓根的三柱截骨术（pedicle subtraction osteotomy，PSO）才能恢复正常的姿势。

成人脊柱畸形手术面临的挑战

成人脊柱畸形的手术治疗面临着诸多挑战。最大的挑战在于和青少年特发性脊柱侧凸患者相比，成人畸形的脊柱更加僵硬。无论是前方的椎间盘还是后方的小关节其柔韧性均更差。伴随着椎间盘退行性疾病的进展，椎间隙变窄，活动度变差。发生退变的节段会出现局部骨质增生，随着时间的推移，增生的骨赘会逐渐跨过椎间隙形成骨桥。小关节往往也出现增生甚至硬化。一般来讲，这种情况下只有术者在术中通过彻底切除纤维环、摘除髓核并撑开椎间隙才能实现椎间隙的完全松解，继而实现脊柱畸形的矫正。椎间隙松解对于冠状面和矢状面序列的改善都有帮助。后方小关节切除也能够增加脊柱的柔韧性从而获得更理想的节段矫形。在过去几年，前方椎间隙松解手术受到了一定关注，除了标准的前方入路之外，越来越多的医生还开始尝试微创的侧方入路手术。目前看来，尽管经椎间孔腰椎融合术（TLIF）和膨胀式椎间融合器的技术已经有了长足的进步，但是经由腰椎前路植入内植物来恢复下腰椎的前凸，继而实现坚强融合这一手术方式还是具有难以取代的优势。前路松解的重要前提是椎体骨量储备足以满足撑开的操作。置于椎间隙的内植物穿过椎体终板下沉到椎体内是非常难以处理的并发症。骨量减少与骨质疏松情况下，无论是椎间隙撑开还是内植物放置都难以避免破坏椎体终板。

骨量减少与骨质疏松在这类患者中非常常见。骨量的不足使医生无法通过螺钉有效地对脊柱进行矫形操作，钉骨界面的把持力严重不足。如果没能对脊柱进行充分松解，脊柱内固定相关操作的结果很可能会使内植物松动或在椎体内或椎弓根的骨质内移位。越来越多骨密度检查 T 值少于 2.5 的患者开始接受重组甲状旁腺激素治疗以改善骨密度。患者至少需要先接受 3 个月的特立帕肽治疗，同时该药物需要坚持使用到至少术后 1 年。在成人脊柱畸形手术治疗中，迄今为止还没有甲状旁腺激素治疗相关的随机对照研究来指导术前和术后的治疗。近端和远端交界性后凸是成人脊柱畸形患者手术治疗后常见的并发症。脊柱固定融合节段近端出现并发症的一个重要原因就是骨质疏松或骨质减少。

一旦施行了矫形，面临的下一个问题就是如何保证实现坚强的融合。和青少年患者相比，此类患者术后骨不连或者假关节形成的比例更高，融合所需时间也更长。因此不同于青少年患者，这种情况下植入的内固定需要更长时间提供并维持矫形效力，也需要更强的对抗疲劳断裂能力。有研究发现，成人脊柱矫形术后假关节的发生率高达 17%[3-4]。其中 58% 的假关节发生在胸腰交界处，另有 25% 发生在腰骶段。此外，很大一部分假关节病例只有在术后 3 年以上才能被证实。在术后 3 年之内能够确定诊断的假关节只占总数的 58%，其余病例的确诊往往需要更长时间，其中 20% 的病例在术后第 3 和第 4 年被诊断，最后的 23% 假关节病例的确诊是在术后的 5 ~ 10 年。正是由于成人腰椎术后假关节的发生率居高不下，过去一段时间内越来越多的医生开始尝试前路腰椎融合术。近年来，后路松解和截骨技术的进步使外科医生对前路松解不再依赖，骨形态发生蛋白（BMP）的临床广泛应用也使得外科医生无须仅仅为了获得更好融合而进行前路手术。据报道，和单纯的自体骨移植相比，应用 BMP 后假关节的发生率降到了 6.4% 以下 [5-6]。

腰椎侧凸的矢状面畸形

描述成人脊柱畸形的程度和节段最常使用的方法是脊柱侧凸研究学会（SRS）和Schwab分型。SRS Schwab分型的第一部分是主弯的界定[7-8]。冠状面主弯分为4种，包括胸弯（T）、腰弯（L）、胸腰双弯（D）以及没有明显冠状面畸形（N）。矢状面修正型是该分型系统最重要的组成部分。第一个修正参数是PI-LL，PI和LL之间的差值越大，此修正参数就越大，0～10°记为0，10°～20°之间记为中度，大于20°记为显著。第二个修正参数是代表矢状面整体平衡的SVA，矢状面整体失衡越严重，该数值就越大，小于4 cm记为0，4～9.5 cm之间记为中度，大于9.5 cm记为显著。第三个矢状面修正参数是PT，PT代表了骶骨相对于股骨头的位置以及骨盆旋转代偿的状况。PT是一个非常重要的参数，因为它反映的是脊柱和连接下肢的骨盆之间的关系。对于高PT骨盆旋后的患者而言，仅仅髋关节过伸可能不足以维持躯干平衡，必须同时膝关节屈曲才能使平背畸形获得足够的代偿从而维持向前直视的姿势。如图15.1所示，患者高PT，骨盆后旋，腰椎的矢状面畸形较重。

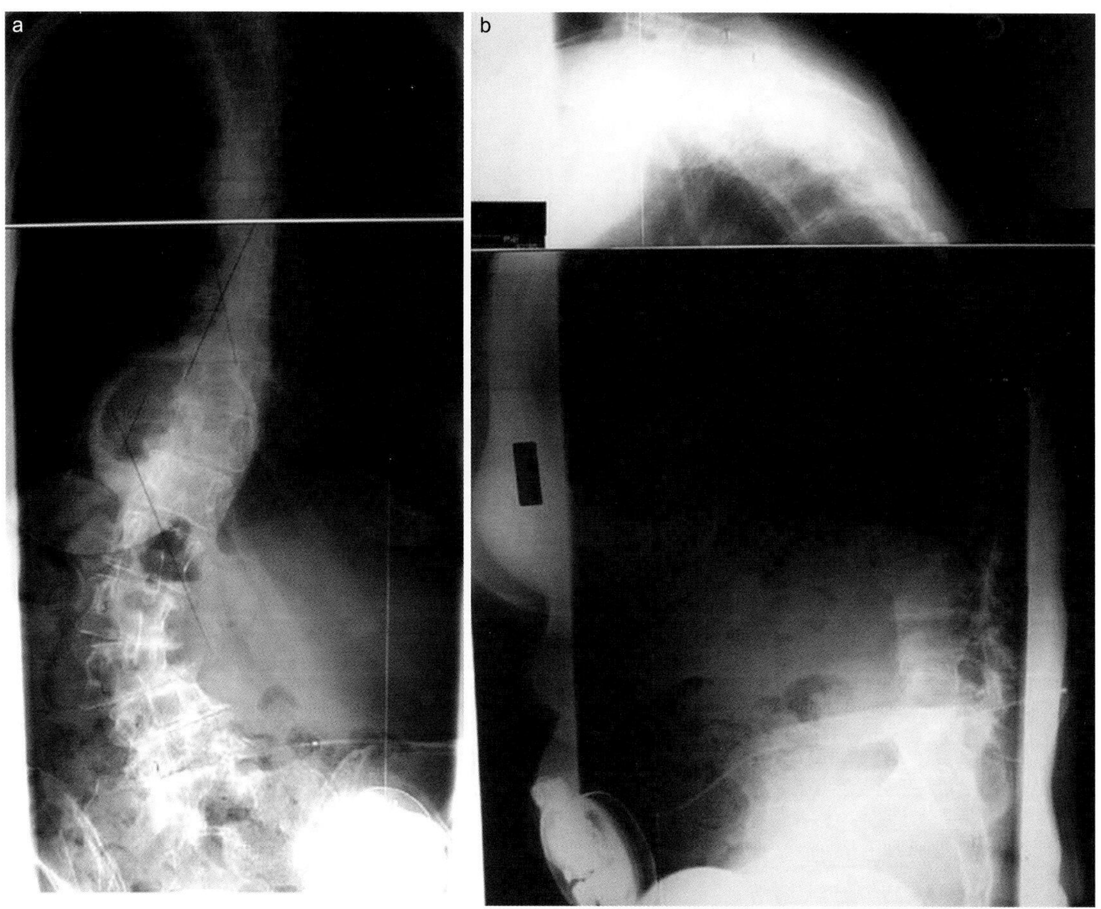

图15.1 （a）一例腰椎侧凸患者的冠状位CT重建，可见椎间隙塌陷，增生的骨赘在相邻间隙形成骨桥。（b）典型退行性脊柱侧凸的放射影像学表现。按照Schwab分型，该患者为腰段主弯，分型为L。PI-LL重度不匹配记为+++，SVA严重前移记为+++，PT明显增大记为+++

该患者所有的矢状面修正参数均明显高于正常：PI 和 LL 严重不匹配，整体矢状面平衡参数 SVA 值很大，高 PT 值提示骨盆明显旋转。尽管腰椎侧凸不是很严重，但是矢状面修正参数的高度异常使此例脊柱畸形的治疗变得非常棘手。

施行腰椎侧凸手术矫正必须考虑矢状面平衡。纠正矢状面失衡可能需要的手术操作包括椎间盘的处理、后方的松解以及 Smith-Petersen 截骨。矢状面重建的目标应该是使得重力线穿过或者落在股骨头的后方，尽可能恢复腰椎前凸使其与 PI 的差值小于 10°，PT 接近 20°。对于高龄患者而言，矢状面畸形不一定需要矫正到完美的程度，因为有时候高龄患者的 SVA 正常状态下就大于正常人群。很多学者对这一领域进行了深入的研究，矫形的最终目标应该是将矢状面参数调整至与该年龄段相应的脊柱骨盆参数相符。

笔者个人的经验是通过腰椎的矢状面平衡情况判定是否需要进行前路手术。如果存在明显的胸腰段或者腰椎后凸，在后路手术之前一般需要先行前路松解。具体到某一个病例，重点关注恢复足够的腰椎前凸以匹配 PI。一般来讲单纯后路手术难以完全纠正腰段或胸腰段后凸。对椎间盘的处理，无论是选择侧路手术、经椎间孔腰椎椎间融合术（TLIF）还是后路腰椎椎间融合术（PLIF）都有利于腰椎后凸的纠正。

腰椎侧凸的矫形策略

鉴于前文所述的各种原因，成人腰椎侧凸的矫形非常具有挑战性。对于腰椎畸形的评估和处理有多种不同的策略和方法。

后路松解

单一后路的松解和截骨术包括一系列的操作流程。后路松解术最早由 Shufflebarger 报道，当时称为广泛后路松解 [9-10]。他介绍的标准术式是同一天内完成后路 - 前路 - 再后路手术。第一步是后路手术，包括切除黄韧带和棘突间韧带以及切除部分小关节以实现经关节突的松解，松解完成后植入椎弓根螺钉。第二步是经前方入路腰椎多节段椎间盘切除，椎间盘和终板处理完毕后撑开椎间隙，植入 Harms 椎间融合器。第三步继续后路手术连接双侧最终固定棒，后方加压恢复腰椎前凸并矫正侧凸。上述后 - 前 - 后一期手术现在临床上已经不再经常使用。大多数畸形病例通过单一后路或者前 - 后路、侧 - 后路联合手术就可以达到满意的矫形效果。

后方小关节切除

后路松解的内容包括棘间韧带、部分棘突和椎板以及整个关节突的切除。最早报道的这类手术是通过经关节突的截骨对融合的脊柱进行松解，即所谓的 Smith-Petersen 截骨（如图 15.2a，b 所示）。这种松解术如果用于椎间隙动度和柔韧性较好的脊柱，可称为 Ponte 截骨。这种截骨方式提供了更充分的后路松解、直接的神经减压并且能够实现后柱的短缩。每个截骨节段能够获得 5° ~ 10° 的前凸改善。该术式有利于纠正腰椎冠状面畸形的同时恢复腰椎前凸。如果椎间隙活动度较差或者已经融合，此时单纯后路的关节突切除松解手术可能就不会获得满意的矫形效果，需要联合使用其他入路的松解术。

后路椎间松解

经后方入路椎体间融合的术式种类繁

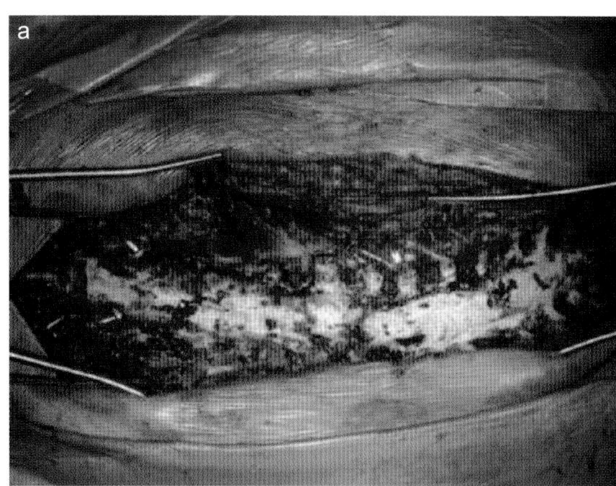

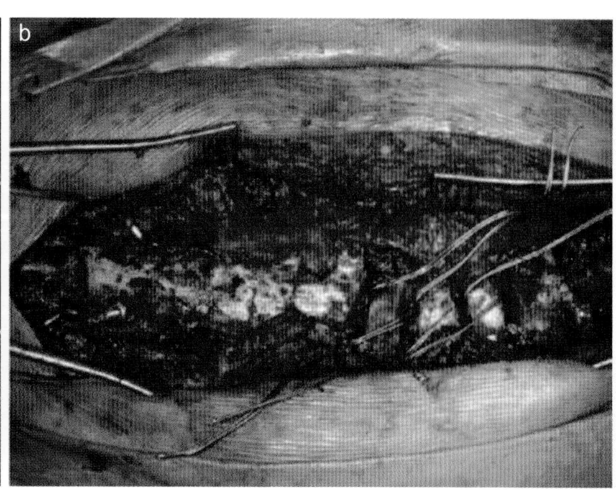

图 15.2 （a）术中照片可见脊柱已发生融合。（b）通过 Smith-Petersen 截骨进行畸形矫正。完成矫形之前可见截骨线穿过双侧横突和椎管。术中照片显示术前脊柱已融合

多。最早用于多节段增加脊柱活动度的术式是后路腰椎椎间融合术（PLIF）。椎间盘彻底清理后，经由后方置入腰椎融合器，在提供稳定的同时恢复腰椎前凸。PLIF 术中双侧均可以放置椎间融合器。近年来，TLIF 手术得到越来越广泛的临床应用。和 PLIF 手术不同，TLIF 手术椎间融合器的置入只能从一侧完成。TLIF 手术所用的椎间融合器形状接近“月牙”状，需要尽可能地将其置于椎体前方以利于恢复腰椎前凸。理论上 PLIF 手术过程中对神经根的牵拉会更多，术中神经损伤的可能性也更大。当然双侧椎间隙松解可能对脊柱柔韧性的改善帮助更大。TLIF 技术的难度在于在不切除纤维环的前提下能获得更大程度的椎间隙撑开。如果纤维环弹力较好，通过 TLIF 就能够实现理想的畸形改善。反之，如果纤维环弹性较差或是发生了明显的纤维化，椎间隙松解就难以达到满意的程度，无法完成足够的撑开以恢复前凸。此外，终板的处理和椎间内植物的放置也需要特别注意，椎间融合器下沉有时候和终板的过度破坏有关。Cho 等报道了一组经 TLIF 行后路融合的病例，发现 42% 的患者术后出现了矢状面的失代偿 [11]。术前的矢状面失衡和高 PI 是术后矢状面失代偿的重要危险因素。该研究还发现固定到远端会出现更多的并发症，包括假关节形成和腰骶交界区内固定失败。据文献报道，影像学结果证实联合髂骨固定并不能对 S1 螺钉形成有效的保护 [11]。还有很多学者在文章中指出尽管恢复矢状面正常序列至关重要，但是仅仅通过 TLIF 手术是难以完全实现的 [12]。

侧方松解

临床医生发明了多种不同的侧方微创入路手术方式。其中常用的有两种基本入路。第一种需要在腰大肌内进行逐级撑开以到达椎间盘位置。该入路需要将一个特殊的扩张套筒置于操作椎间隙水平，然后在腰大肌内谨慎地逐渐扩张牵开器，为了避免腰丛的损伤，放置和撑开牵开器时需要使用神经监护 [13-15]。第二种入路是从腰大肌的前方到达椎间隙 [16]。这种微创入路的目的是将腰丛损伤的风险降到最低。侧方微创入路手术也有一定的风险。如果终板处理不适当或者内植物损伤椎体终板的话，椎间融合器就有下沉到椎体内的风险。腰丛位于腰大肌内，因此有一定的术中损伤风险。目前有腰丛压迫

引起疼痛和大腿近端无力的相关报道。一般建议牵开器不要撑开太大，同时尽量缩短牵开器在腰大肌内对腰丛的刺激时间。为防止神经损伤，强烈建议使用神经监护，特别是在腰大肌内做撑开操作的时候。

前方松解后方融合

经胸腹联合入路或者腰椎入路行前方松解已经使用了几十年。胸腹联合入路多用于胸腰段畸形的治疗。胸腰段侧凸合并后凸的病例宜行前路松解、椎间盘切除和椎间融合术。胸腹联合入路术中需要将膈向下推挤。该入路创伤较大，术后需要放置胸腔引流管，还需要关闭膈、胸腔以及腹部肌肉。患者对腰椎前方入路的耐受性要好得多，至少不需要术后放置胸腔引流管。腰椎前路松解可以通过斜切口、旁正中切口、耻骨联合切口或者正中切口完成。目前腰椎前路手术仍然非常广泛地应用于下腰椎的节段松解。由于可以使用前凸更大的椎间融合器，完成纤维环的椎间盘的广泛切除，前路手术能够获得更多的前凸改善。腰椎前路手术时经常需要同时联合后路的松解、内固定和融合术。在矫正腰骶段的局部弯以及度数较大的僵硬性侧凸时，前后路联合手术具有很强的矫形效力。此外，前路椎间盘切除、椎间融合术能够实现更可靠的融合。椎间隙的前方是良好的植骨床，但是这部分的骨性终板刮除时可能会伴有大量出血，同时放置于该部位的椎间融合器会承受更大的压缩应力。和后外侧横突间融合相比，前方入路椎间隙上下终板之间实现融合所需的距离更短。图 15.3 为一例接受了前方松解、后方松解以及后路固定融合术治疗的腰椎后凸病例，前路松解对于将腰椎后凸矫正至前凸有很大的帮助。

前路手术并非没有缺点。施行前后路联合手术毫无疑问会增加手术时间，增加手术切口也会相应地增加并发症的发生率。某些情况下，前后路手术会分两期进行，但这又会增加患者的住院天数。经腹入路可能会遗留慢性疼痛，腹壁的虚弱也可能导致腹部假疝的形成。血管损伤的并发症也偶有发生，这种损伤一般出现在显露过程中。尽管血管损伤可以术中修复，但是却可能形成隐患导致远期并发症的出现。前路手术特别是前后路联合手术中，静脉血栓和肺栓塞的发生率相对也比较高。

经椎弓根截骨

经椎弓根截骨（PSO）最早用于强直性脊柱炎后凸的治疗，以达到短缩中柱和后柱的目的。腰段使用这种截骨方式是为了获得更理想的腰椎前凸。一般来说，要想完成脊柱中后柱的完全短缩，后方的主要结构包括小关节、椎板和椎弓根都应该去除。前柱高度应予以保留，这样就能够实现椎体的楔形截骨从而恢复腰椎前凸。通过弧顶两侧的不对称截骨，经椎弓根截骨也可以用于腰椎侧凸的矫形。使用这种后路三柱截骨的手术方式常常可以避免前后路联合手术。经椎弓根截骨当然也伴随着相当的手术风险。术中出血、神经损伤、假关节形成和内固定失败的风险较常规手术均明显增加。Buchowski 等报道他们的一组经椎弓根截骨病例中神经损伤的概率高达 11%[17]。神经损伤主要源自骨结构切除不足导致截骨面合拢后对硬膜和神经根形成压迫。中柱和后柱短缩时所致硬膜皱缩也是神经损伤的可能原因之一。

Smith 等 [18-19] 报道断棒和假关节形成也是经椎弓根截骨常见的并发症。一些医生使用的卫星棒技术似乎可以有效地防止早期断棒 [20-21]。其原因主要在于以下三点：首先，无需将固定棒在经椎弓根截骨平面进行过度的折弯。其次，截骨区域的局部应力由 4 根

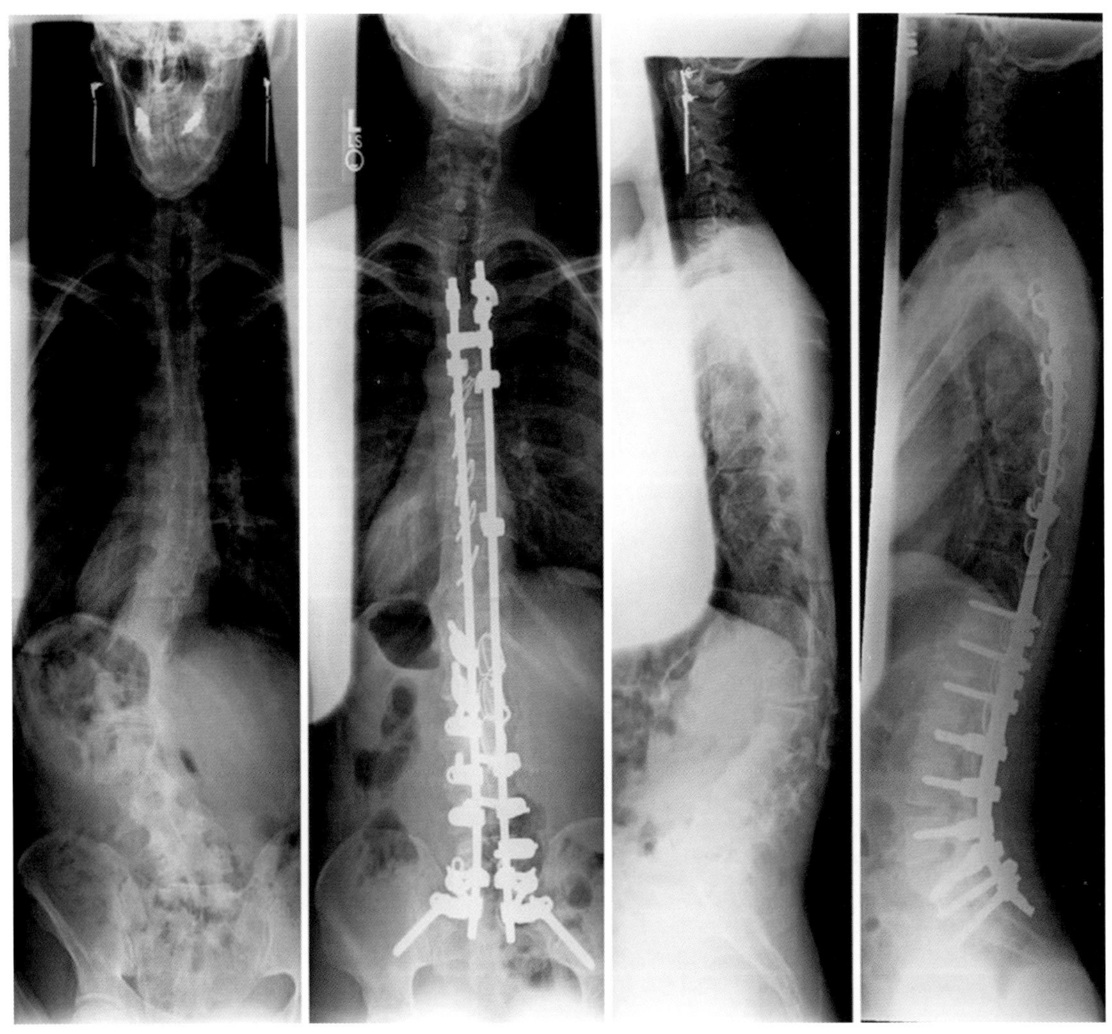

图 15.3　该病例显示通过前路松解融合结合后路松解融合的方法，将术前的腰椎后凸矫正至理想的腰椎前凸

连接棒共同承受。最后，在弧顶区域两根长棒折弯程度小于两根短棒，这样也降低了长棒承受的应力。

笔者倾向于在施行经椎弓根截骨之前先进行后方广泛的椎板切除，注意需要去除截骨区近端椎体的椎板，截骨区远端椎体也需要行半月形椎板减压。这种广泛的椎板减压有利于避免截骨面闭合后残余骨质和软组织对神经造成压迫。开始经椎弓根截骨之前必须准确判定 6 个椎弓根和 4 根相关的神经根的位置。神经根通常沿椎体侧方向外走行（图 15.4a, b）。

尽管初次手术和翻修手术均可以使用经椎弓根截骨，但是笔者还是更倾向将之用于腰椎侧凸已行融合治疗，但腰椎前凸仍欠佳的患者[22]。截骨面的闭合主要依靠上下椎弓根钉。在脊柱后方结构、椎弓根、椎体侧壁和椎体后壁切除完成后，也可以使用调整手术床的方法来帮助截骨面合拢。进行椎体和椎弓根截除时应注意保留部分椎弓根的内侧壁以保护神经根。然后进行椎弓根的完整切除继而去除椎体后壁。使用 2 枚临时固定

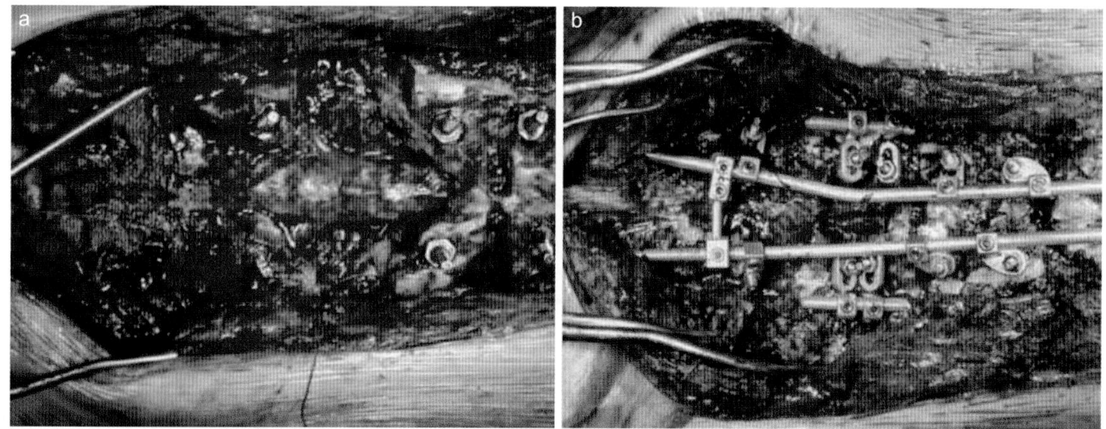

图 15.4 （a）术中照片显示行经椎弓根截骨之前椎板减压需要达到的范围。同时术中必须清晰地显露 6 个椎弓根和 4 根神经根。（b）截骨完成后上下两组椎弓根螺钉彼此靠近，通过短棒进行连接。单独放置长棒且不与短棒相连构成卫星棒固定系统

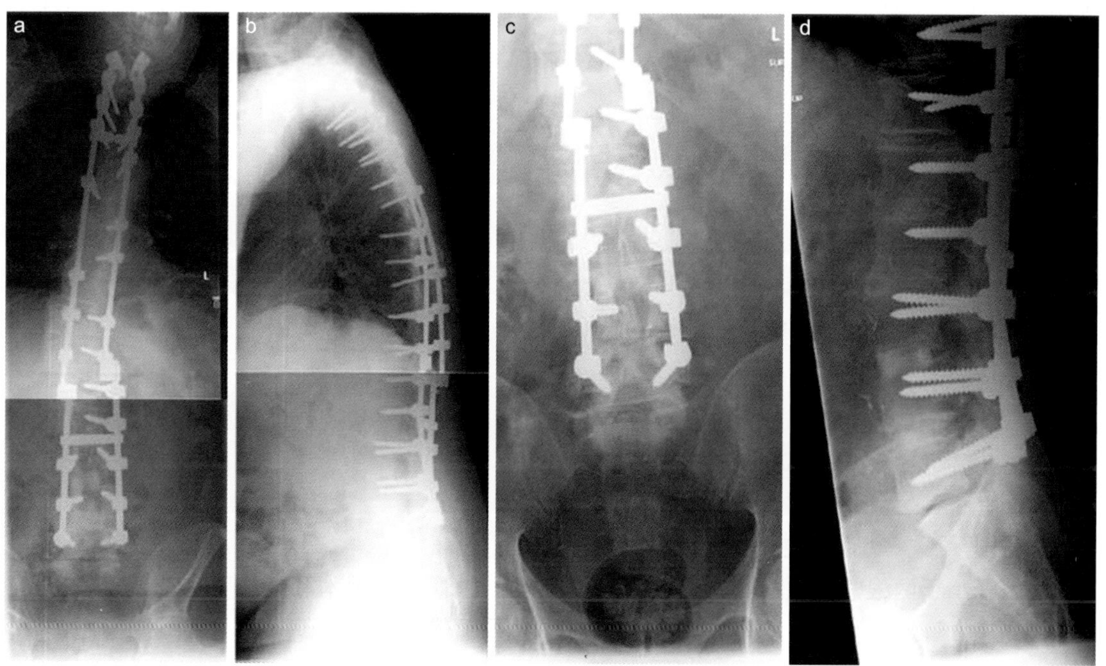

图 15.5 （a）一位 64 岁严重腰背痛患者，无法站立和行走，曾行前后路 T1–L5 融合。（b）腰椎融合但缺少前凸，患者由于行 L5–S1 椎间盘切除导致 L5–S1 的椎间盘退变

短棒来控制截骨面的合拢并避免发生移位。

之后连接 2 根长连接棒，但是不与 2 根短棒进行连接。2 根短棒称为卫星棒。该技术无需将长棒在前凸的弧顶部位进行过大的折弯以实现腰椎矫形。事实上避免过度折弯可以显著降低断棒的风险。截骨完成后双侧短棒的固定可以有效地控制截骨区域，使其在置入双侧长棒时不会发生分离[23]。在经椎弓根截骨的近端和远端，也可以通过后路松解和关节突切除来获得更多的脊柱矫形能力。如果使用双棒技术，矫形效果一般只能来自经椎弓根截骨区域，其余节段即使松解后也很难实现矫形效果，原因可能在于在置入连接棒时，三柱截骨区域活动度最大。极端情况下，通过经椎弓根截骨获得的脊柱矫形效果会被上下相邻节段抵消，从而降低了腰椎矫形效力。

如果临床医生积累了丰富的经椎弓根截骨手术相关经验，该术式不仅仅可以用于矢状面畸形的矫正，也可以用于冠状面和矢状面混合畸形的治疗。图 15.5 所示成人脊柱侧凸患者手术病例中，使用了经椎弓根截骨来恢复腰椎前凸，改善整体平衡。

总 结

对于腰椎侧凸的矫形而言，前路椎间融合术仍然是非常有用的手段。恢复腰椎前凸和矢状面平衡至关重要。和单一后路的脊柱松解相比，前路纤维环切除、椎间盘摘除和终板撑开操作要容易得多。对于不是特别严重的腰椎畸形病例，经椎间孔入路椎间融合术和侧方入路椎间融合术有很大的帮助。尽管经椎弓根截骨也可以用于治疗初次手术的病例，但是其初衷是用于翻修手术以矫正融合于异常位置的腰椎侧凸。

（郭继东 译 李 利 审校）

参考文献

1. Glassman SD, Bridwell K, Dimar JR, et al. The impact of positive sagittal balance in adult spinal deformity. Spine (Phila Pa 1976). 2005;30(18):2024–9.
2. Glassman SD, Berven S, Bridwell K, et al. Correlation of radiographic parameters and clinical symptoms in adult scoliosis. Spine (Phila Pa 1976). 2005;30(6):682–8.
3. Kim YJ, Bridwell KH, Lenke LG, et al. Pseudarthrosis in adult spinal deformity following multisegmental instrumentation and arthrodesis. J Bone Joint Surg Am. 2006;88(4):721–8.
4. Kim YJ, Bridwell KH, Lenke LG, et al. Pseudarthrosis in long adult spinal deformity instrumentation and fusion to the sacrum: prevalence and risk factor analysis of 144 cases. Spine (Phila Pa 1976). 2006;31(20):2329–36.
5. Kim HJ, Buchowski JM, Zebala LP, et al. RhBMP-2 is superior to iliac crest bone graft for long fusions to the sacrum in adult spinal deformity: 4- to 14-year follow-up. Spine (Phila Pa 1976). 2013;38(14):1209–15.
6. Maeda T, Buchowski JM, Kim YJ, et al. Long adult spinal deformity fusion to the sacrum using rhBMP-2 versus autogenous iliac crest bone graft. Spine (Phila Pa 1976). 2009;34(20):2205–12.
7. Schwab F, Ungar B, Blondel B, et al. Scoliosis Research Society-Schwab adult spinal deformity classification: a validation study. Spine (Phila Pa 1976). 2012;37(12):1077–82.
8. Smith JS, Klineberg E, Schwab F, et al. Change in classification grade by the SRS-Schwab Adult Spinal Deformity Classification predicts impact on health-related quality of life measures: prospective analysis of operative and nonoperative treatment. Spine (Phila Pa 1976). 2013;38(19):1663–71.
9. Shufflebarger HL, Clark CE. Effect of wide posterior release on correction in adolescent idiopathic scoliosis. J Pediatr Orthop B. 1998;7(2):117–23.
10. Shufflebarger HL, Geck MJ, Clark CE. The posterior approach for lumbar and thoracolumbar adolescent idiopathic scoliosis: posterior shortening and pedicle screws. Spine (Phila Pa 1976) 2004;29(3):269–76; discussion 76.
11. Cho KJ, Suk SI, Park SR, et al. Risk factors of sagittal decompensation after long posterior instrumentation and fusion for degenerative lumbar scoliosis. Spine (Phila Pa 1976). 2010;35(17):1595–601.
12. Crandall DG, Revella J. Transforaminal lumbar interbody fusion versus anterior lumbar interbody fusion as an adjunct to posterior instrumented correction of degenerative lumbar scoliosis: three year clinical and radiographic outcomes. Spine (Phila Pa 1976). 2009;34(20):2126–33.
13. Lykissas MG, Aichmair A, Hughes AP, et al. Nerve injury after lateral lumbar interbody fusion: a review of 919 treated levels with identification of risk factors. Spine J. 2014;14(5):749–58.
14. Ahmadian A, Deukmedjian AR, Abel N, et al. Analysis of lumbar plexopathies and nerve injury

after lateral retroperitoneal transpsoas approach: diagnostic standardization. J Neurosurg Spine. 2013;18(3):289–97.
15. Grimm BD, Leas DP, Poletti SC, Johnson 2nd DR. Postoperative complications within the first year after extreme lateral interbody fusion: experience of the first 108 patients. Clin Spine Surg. 2016;29(3):E151–6.
16. Mehren C, Mayer HM, Zandanell C, et al. The oblique anterolateral approach to the lumbar spine provides access to the lumbar spine with few early complications. Clin Orthop Relat Res. 2016;474(9):2020–7.
17. Buchowski JM, Bridwell KH, Lenke LG, et al. Neurologic complications of lumbar pedicle subtraction osteotomy: a 10-year assessment. Spine (Phila Pa 1976). 2007;32(20):2245–52.
18. Smith JS, Shaffrey CI, Ames CP, et al. Assessment of symptomatic rod fracture after posterior instrumented fusion for adult spinal deformity. Neurosurgery. 2012;71(4):862–7.
19. Smith JS, Shaffrey E, Klineberg E, et al. Prospective multicenter assessment of risk factors for rod fracture following surgery for adult spinal deformity. J Neurosurg Spine. 2014;21(6):994–1003.
20. Gupta MC. Reducing rod breakage and nonunion in pedicle subtraction osteotomy: the importance of rod number and configuration in 264 patients with two-year follow-up. Scoliosis Research Society Annual Meeting; September 30–October 3; Minneapolis, 2015.
21. Gupta S, Eksi MS D-JBACDVGM. Paper #182: four rods prevent rod breakage and pseudarthrosis in pedicle subtraction osteotomies. 21st international meeting on advanced spine techniques, July 19, Valencia, 2014.
22. Gupta MC, Ferrero E, Mundis G, et al. Pedicle subtraction osteotomy in the revision versus primary adult spinal deformity patient: is there a difference in correction and complications? Spine (Phila Pa 1976). 2015;40(22):E1169–75.
23. Patel R, Khan SN, McMains MC, Gupta M. Technique for lumbar pedicle subtraction osteotomy for sagittal plane deformity in revision. Am J Orthop (Belle Mead NJ). 2015;44(6):261–4.

第 16 章　成人腰椎侧凸远端固定的适应证选择和手术技术

Tina Raman, Khaled Kebaish

引　言

尽管腰骶部脊柱内固定装置和技术有了巨大的改进和提高，术后内固定失败和假关节形成仍是脊柱外科医生面临的挑战之一[1-3]。文献报道在单纯 L5-S1 融合术腰骶部内固定术后假关节发生率为 10%，在 2 个节段融合术假关节发生率为 20%，而在成人脊柱畸形的长节段融合假关节发生率则高达 72%[2-3]。研究表明成人脊柱畸形术后假关节形成将严重影响患者的预后，因此对于脊柱外科医生来说如何明确诊断和预防此类并发症十分重要[4-5]。脊柱外科医生通过不断改进脊柱内固定和手术技术，同时提升对腰骶部解剖结构的认识来提高成人脊柱畸形术后腰骶椎融合率。骶椎骨质较差、解剖结构复杂以及其独特的生物力学特征是造成该部位手术困难的主要原因。

骨盆与股骨头的关系对于骨盆的平衡很重要。就这一点来说，对于融合至骨盆的病例，必须仔细测量骨盆入射角、骨盆倾斜角和骶骨倾斜角。恢复脊柱矢状面序列非常重要，既往研究也证实矢状面平衡与患者满意度和自觉疗效高度相关[6]。

融合至骶骨的远端固定选择有 S1 椎弓根钉（单皮质、双皮质或三皮质）、S2 螺钉和髂骨翼螺钉。内固定物止于骶骨时，包括 S1 椎弓根钉和骶骨螺钉，都有较高的失败率[7-8]。长节段内固定融合手术的远端若只用 S1 椎弓根螺钉固定，其螺钉应力和骶骨骨折的风险最大，而这种高应力只能依靠对髂骨进行额外固定而下降[9]。同时，额外的骨盆固定也能降低 S1 螺钉的屈伸力矩[10]。但是，在长节段内固定融合手术的远端应用 S1 和 S2 螺钉或者 S1 和髂骨翼螺钉联合并没有显著提升生物力学的稳定性或者降低假关节形成率[9, 11]。

McCord 等报道在髂骨固定中使用长的锚定螺钉能起到最有效的骶骨骨盆生物力学固定，因为锚定螺钉的瞬时力臂能很好地向脊柱前方和侧方伸展[12]。各类成人脊柱畸形手术报道了不同的脊柱骨盆固定技术，也获得了不同的效果。目前，最常用的骶骨骨盆固定技术是髂骨螺钉技术和 S2- 髂骨螺钉技术。远端固定到骨盆已经被证实能够提供更好的生物力学稳定性，减少假关节形成率，从而减少螺钉的拔出[12–15]。只有生物力学稳定性好、可操作性强、并发症发生率低的内固定技术才能够获得良好的临床治疗效果。本章我们将探讨传统和新兴的远端内固定技术以及它们的适应证和治疗效果。

远端内固定的历史

Harrington 先于 Luque 等首次报道了一种单独用于腰骶部的内固定技术[16]。20 世纪 60 年代，Paul Harrington 发明了一种脊柱内固定系统，该系统将棒有限地固定于横突或椎

板进行脊柱撑开 [16]。这种内固定系统简化了手术操作，但是其应用于腰骶部时会出现很多问题。既往研究报道其平背畸形和腰椎前凸丢失的发生率较高，假关节形成率则高达 40%，尾端骶骨钩的移位率高达 26%[17-18]。

20 世纪 70 年代，Edward Luque 改良了 Harrington 的骨盆固定技术，采用多点固定并用椎板下钢丝对 L 形棒进行固定 [18]。这种节段性内固定结构降低了矫形的撑开力，因此减少了平背畸形的发生率，增加了对矢状面平衡的矫正效果。但是，这种结构缺乏生物力学上的抗扭转稳定性和限制腰骶部运动的能力 [18-20]。

在 1976 年，Ben Allen 和 Ron Ferguson 发明了 Galveston 技术，这项技术减少了以往很多腰骶部内固定相关的并发症 [21]。Galveston 技术将一根长的预弯棒通过髂后上棘的后上部植入双侧髂骨内外侧板之间，并延伸至坐骨上部（图 16.1）。与以往的技术相比，这种在髂骨内外侧板之间置棒的技术可增加腰骶部的稳定性，并显著降低了假关节形成率（7%）[22]。

20 世纪 80 年代，Cotrel-Dubousset 系统的发明极大地推进了骶骨骨盆内固定技术，该系统混合使用近端椎板钩和远端弓根螺钉 [15, 23]。这是第一个联合使用椎板钩和椎弓根螺钉的系统，能够带来更加坚强的固定效果。将骶骨椎弓根钉和 / 或髂骨翼螺钉作为最远端的固定，在治疗成人腰骶部脊柱畸形中控制力较差 [24]。研究表明，此类内固定的假关节发生率为 33%，内固定相关并发症发生率为 70% [8]。

髂骨螺钉内固定的应用使 Galveston 技术相关的一些技术难点得到了解决。髂骨固定时可放置完全或部分螺纹的髂骨螺钉，通过单轴或多轴连接装置与腰椎的纵向棒相连接（图 16.2）。该系统具有组合性的优点，并且易于植入内固定，可在每侧放置多于一个髂骨螺钉，并且可在已植骨的部位植入螺钉 [18]。当受到较强应力时，髂骨螺钉比 Galveston 髂骨棒更坚强 3 倍 [24]。

S2 髂骨置钉技术（S2A alar iliac，S2AI）是由约翰·霍普金斯大学开发的，并且在需要骶骨固定的成人和儿童患者中已经

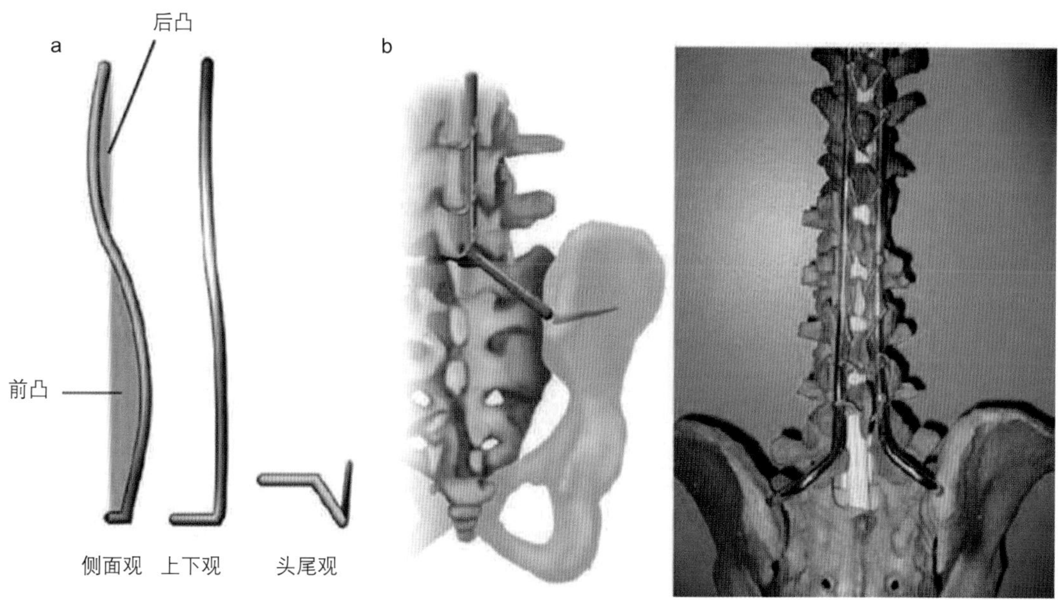

图 16.1　（a）预弯的 L 棒。（b，c）Galveston 棒植入髂骨的示意和模型图

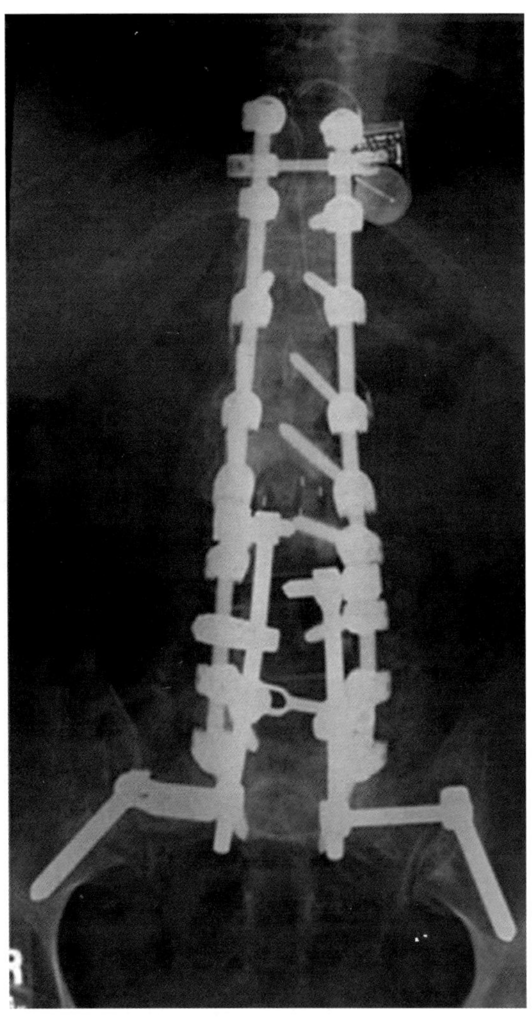

图 16.2　应用髂骨螺钉和连接装置的 x 线片

被广泛采用。S2AI 螺钉的进钉点与 S1 椎弓根螺钉进钉点共平面，并且是可重复操作的（图 16.3、16.4、16.5）。因为 S2AI 螺钉进钉点比髂后上棘深 15 mm，内固定凸出明显改善是该技术的另一个主要优势[25-26]。该技术还允许使用单棒连接，而无须使用复杂的连接器。我们机构的研究报道了这项技术在成人和儿童患者中的 2 年随访结果，并发症发生率低于传统髂骨螺钉技术（52 例患者中只有 1 例在 2 年时需要取出内固定）[27]。

解　剖

骶骨是两侧骨盆连接的关键部分，同时对骨盆环的稳定起着重要作用。它由 5 个融合的椎骨以及与宽厚骶骨相融合的横突组成。女性 S1 前后径为 47 mm，S2 降低至 28 mm，同样，男性由 50 mm 减小至 31 mm[28]。腰骶部是从高活动度节段向僵硬节段的过渡区，骶骨和骨盆可被视为一个整体运动单元。作用于该区域的内植物应力包括轴向载荷、剪应力和扭转力[29]。在该区域进行固定的另一个挑战是位于骶骨腹侧的重要解剖结构，包括：髂内动脉和静脉，骶正中动脉和静脉，交感神经链，腰骶干和结肠[30]。

生物力学原则

为了更好地理解骶骨骨盆固定的特殊生物力学优势，掌握相关的生物力学原则是必要的。McCord 等使用小牛的腰骶脊柱模型定义了弯曲杠杆臂的向前旋转中心概念[12]。他们描述旋转中心位于 L5-S1 椎间隙的中柱（图 16.4）。内植物向旋转中心前部延伸，内植物的刚度增加。

O'Brien 等将骶骨骨盆划分为三个不同的区域：1 区包括 S1 椎体和髂骨翼的头侧缘；2 区包括骶骨下缘、S2 以及延伸到尾骨尖端的区域；3 区包括髂骨[31]。3 区的固定强度和刚度最大，因为该区域可以使内植物延伸至旋转中心的前方（图 16.5）。

骨盆固定的适应证

若 S1 螺钉的应力超出其承受范围，那么可以考虑利用骨盆固定。仅通过骶骨螺钉不能获得足够的固定效果，术后将发生难以

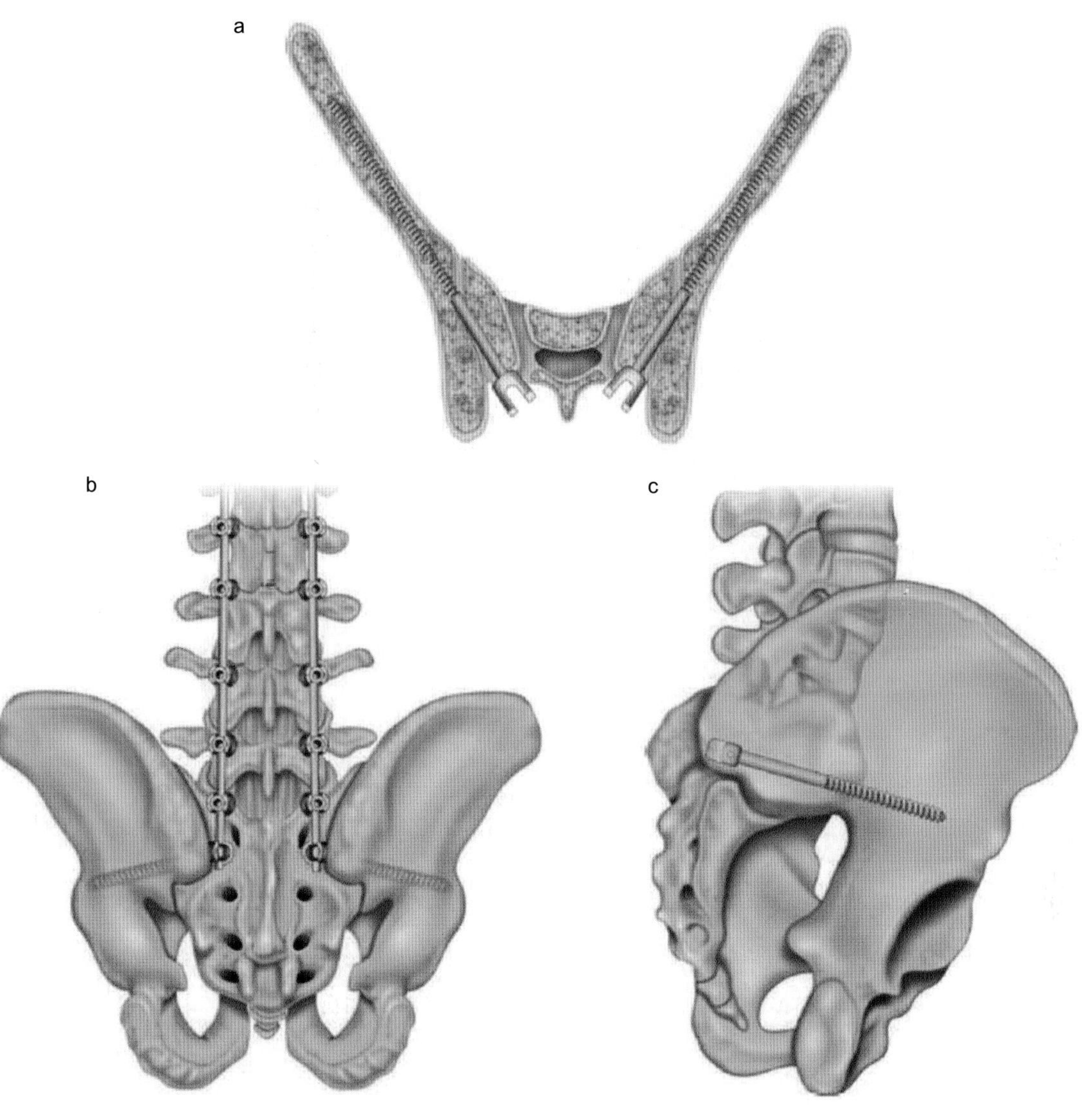

图 16.3　S2AI 螺钉钉道的示意图：a 横断面，b 冠状面，c 矢状面

接受的高内固定松动率、假关节形成率和手术失败率。针对这一点，骨盆固定的主要目标是确保内固定结构具有稳固的基础，从而更好地矫正畸形，维持关节固定。这对于术前和术后存在矢状面失衡、骨盆入射角（PI）减腰椎前凸角（LL）的差值（PI-LL）不匹配的患者以及老年患者、骨质疏松患者尤为重要。

高度滑脱

骨盆固定的主要适应证之一为高度腰骶部滑脱（Meyerding Ⅲ或Ⅳ级）。对于高度的腰椎滑脱，为恢复脊柱骨盆矢状面序列而产生的腰骶后凸角减小可能会造成较高的力学相关并发症发生率，这是由于腰骶交界处较大的剪切力引起的。在生物力学上，将内固

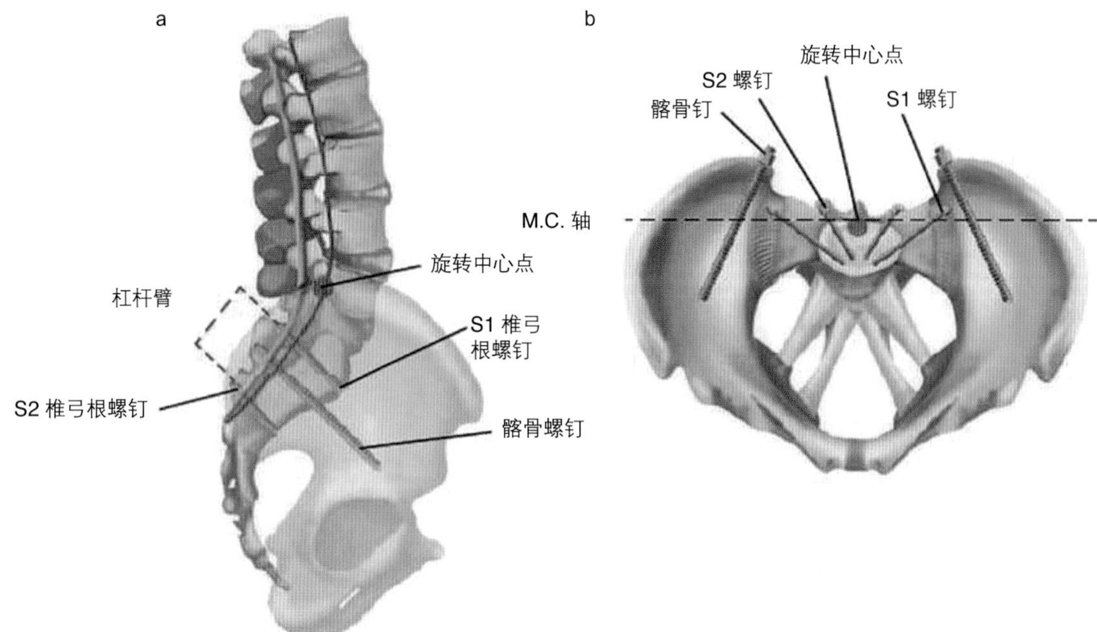

图 16.4 腰骶前屈轴的描述。矢状面（a）和轴向（b）视图

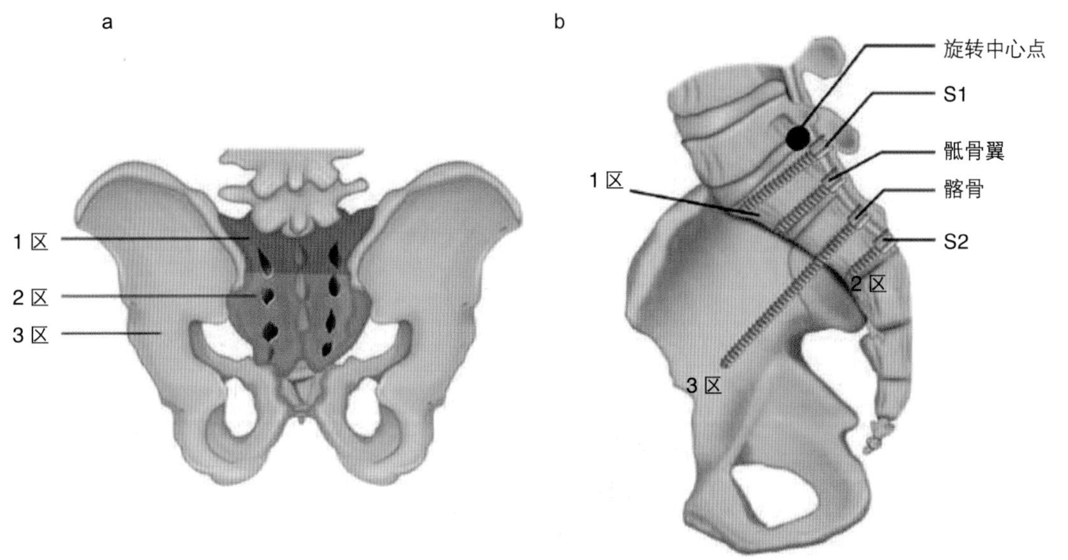

图 16.5 （a）O'Brien 等定义的骶骨固定区域冠状面（1 区、2 区和 3 区）;（b）与 O'Brien 等描述的三区域相关的骶髂关节固定技术的矢状图和由 McCord 等描述的向前旋转中心[12]

定延伸至骨盆有助于抵消为矫正高度滑脱所施加的悬臂力 [32]。

固定至骶骨的长节段融合

骨盆固定的一个常见适应证是成人脊柱畸形的长节段融合，尤其是在骶骨固定失败时，需要联合骨盆内固定。历史上，长节段手术一直备受争议。一些外科医生认为固定至 L2 为长节段手术，而另一些医生则认为长节段融合需跨越胸腰交界区 [18, 33-35]。根据我们的经验，对于大多数成人脊柱畸形患者来说，向近端延伸至 L2 或更高会在腰骶交界处形成较大的生物力学应力，从而需要进行骨盆固定。

其他可能需要进行骨盆固定的疾病包括麻痹性脊柱后凸畸形和神经肌肉型脊柱后凸畸形以及先天性脊柱侧凸。腰骶部畸形往往需要进行骨盆固定以抵消施加在内固定上的应力，从而维持畸形矫正效果。

当内固定止于腰椎远端时可能出现邻近节段冠状面失平衡或矢状面后凸畸形。因此，多位学者主张将长节段脊柱融合术延长到骨盆，并行前路 L5-S1 椎间融合术进行强化，以防止平背综合征的出现 [36-38]。在翻修手术中，S1 螺钉松动并在 L5-S1 结合处存在假关节是延长融合并进行骨盆固定的另一指征。

腰骶部的退行性脊柱畸形是行骶髂融合术的常见适应证，包括 L5 倾斜、成人退变性脊柱侧凸、翻修减压手术和椎板切除术后平背综合征。随着L5 S1 节段的进一步退变，这些情况会引起腰骶不稳，对内固定结构产生巨大的生物力学应力。在此类脊柱畸形患者中，延长融合至骨盆是实现和维持矫形的先决条件 [39]。

截骨矫形术

在成人脊柱畸形中，应用截骨术进行冠状面和矢状面矫形是进行骶骨骨盆固定的适应证。在重建腰椎前凸时，三柱截骨术或后柱截骨术可能需要延长融合至骨盆以维持矫正效果。我们的建议是在截骨部位远端至少需要 6 个固定点。然而，如果使用双侧骨盆固定，远端 4 点固定可能就足以防止在腰骶联合处产生过度运动和假关节。

其他适应证

其他适应证包括骨质疏松性或外伤性骨折的长节段固定。我们中心的一名 52 岁女性患者，合并严重骨质疏松，因退变性脊柱侧凸行后路 L3 至 S1 融合，术后 6 个月发生骶骨骨折和矢状面失衡。我们的方法是取出所有内固定，为获得充分的把持力，在 L3 至 S1 上使用更大直径的双皮质椎弓根螺钉。然后我们进行双侧 S2AI 螺钉固定，并进行骶骨截骨术，实现了矢状面与交界区的矫正（图 16.6）

在所有这些情况中，骶骨骨盆固定的目的是在达到骨性融合前，部分卸载施加在 S1 和 / 或 S2 螺钉的应力，从而防止固定失败和畸形进展。在治疗骶骨不完全骨折进行长节段融合时十分棘手。作者认为，坚强的椎弓根内固定是预防内固定失败最好的措施，同时也可作为脆性骨折的治疗方式选择 [34]。创伤性下腰椎或骶骨骨折伴脊柱骨盆分离同样需要行脊柱骨盆固定——提供能够承重的稳定的机械性结构。

在病理学上若存在骶骨破坏，也需应用骨盆固定。例如肿瘤、感染或骶骨骨折导致的脊柱骨盆分离。骶髂关节在从中轴骨到下肢的负荷传递中起着至关重要的作用，因此对于 S1 椎间孔以上切除和全骶骨切除术，应考虑脊柱骨盆的稳定性。如果不能保留进行椎弓根螺钉内固定的骶椎椎弓根结构，可以选择从 L5 横突骨移植桥接至骶骨或行前路 L5-S1 椎间融合加强远端支撑 [40]。

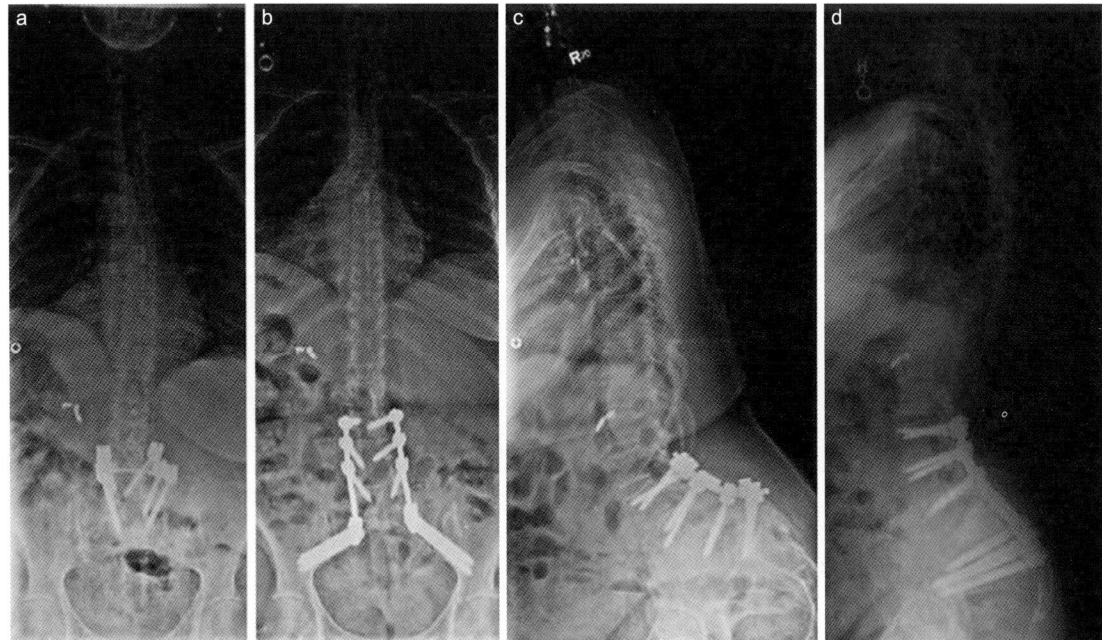

图 16.6　52 岁女性，行 L3–S1 融合术后发生 S1 骨折，（a，c）术前 X 线片；（b，d）翻修术后 X 线片，进行了骶骨截骨术和双侧双 S2AI 螺钉内固定

骶骨骨盆固定的选择

S1 三皮质椎弓根螺钉

在长节段固定结构远端若仅应用 S1 螺钉固定其失败率可高达 44%[8, 15]。在远端进行骶骨融合中起关键作用的因素包括螺钉的长度和直径，以及三皮质椎弓根螺钉。研究证实骨密度（BMD）与螺钉固定强度之间存在密切关系[41]。骶骨发育不全或骨质疏松、螺钉的方向不正确或深度不足都将导致 S1 椎弓根螺钉的失败。

S1 椎弓根螺钉植入的方法有双皮质固定法（骶骨进钉点皮质和 S1 上终板或骶骨前缘皮质）和三皮质固定法（骶骨岬顶点和骶骨后方皮质）。三皮质技术螺钉朝向内侧骶岬方向，从而锚定骶骨背侧皮质、前方皮质和上终板皮质（图 16.7）。因此这种技术

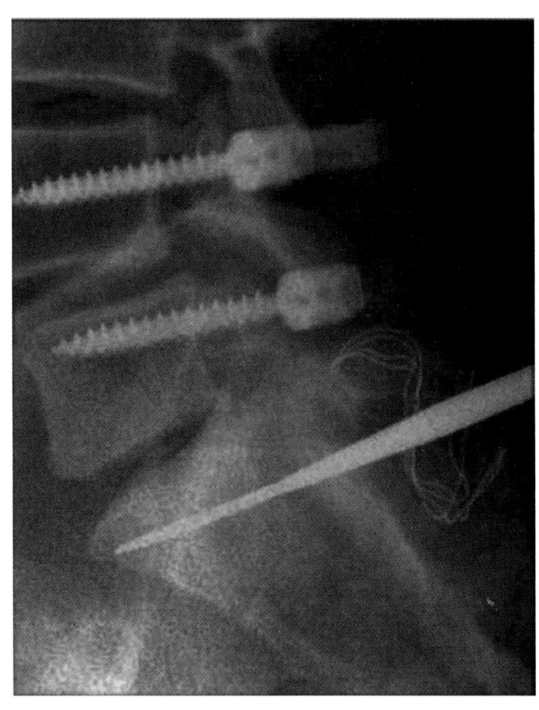

图 16.7　术中侧位 X 线片显示 S1 三皮质螺钉椎弓根探子的位置

提供了三个可能的固定点。研究已经证实了三皮质较双皮质 S1 螺钉具有更好的生物力学优势，通过三皮质螺钉钉道植入更长的螺钉，较平行于 S1 终板植入的双皮质螺钉的植入力矩加倍 [42]。因此该技术可以提高螺钉抗拔出强度和应力载荷，这在骨质疏松患者中尤为重要。

S1 和 S2 椎弓根螺钉

虽然 S1 和 S2 椎弓根螺钉的联合应用比单独使用 S1 螺钉更坚强，但 S2 椎弓根螺钉仍保留在腰骶中轴点背侧，限制了其对腰骶骨结构整体强度的影响 [12]。因此，S2 螺钉几乎没有增加腰椎骶髂关节结构的整体生物力学强度。Zindrick 等注意到与其他骶骨螺钉相比，内倾的 S2 螺钉抗拔出强度最差，而将螺钉以 45° 的外展角植入到髂骨翼或内倾植入至 S1 椎弓根中则能够提供最坚强的力学稳定 [11]。

骶骨翼螺钉

骶骨翼螺钉位于骶骨前外侧皮质骨内，外展角 30° ~ 45°[30]。其钉道的安全区狭窄，有可能伤及腰骶干、髂内静脉和骶髂关节。螺钉长度平均为 38 mm（30° 外展角）和 44 mm（45° 外展角）[30]。在进行长节段融合至骶骨时，应用这类螺钉的临床结果不理想，假关节形成率较高 [8]。

S2 椎弓根螺钉和骶骨翼锚定

S1 椎弓根螺钉的潜在帮手是 S2 椎弓根螺钉或骶骨翼螺钉。与 S1 椎弓根螺钉一样，S2 椎弓根螺钉位于脊柱骨盆旋转中心的远端，从生物力学的角度来看，这并不增加螺钉的抗拔出力和抗负荷能力 [12]。

骶骨翼螺钉在 S1 和 S2 背侧椎间孔之间植入，以 45° 的外展角度植入进行双皮质固定。在尸体研究中已经证明，这种由内向外的钉道安全区是非常狭小的。此安全区位于外侧骶骨翼的前方 15 mm × 25 mm 区域 [43]。穿透骶骨翼前方皮质可能会对邻近的 L5 神经根造成伤害。

与单纯应用 S1 椎弓根螺钉相比，增加骶骨翼螺钉固定提高了骶骨螺钉的结构强度和抗拔出力，但是在腰骶交界处使用 S1 椎弓根螺钉和 S2 椎弓根螺钉或者仅将骶骨翼螺钉用于远端固定，其假关节的发生率仍非常高 [8]。

髂骨螺钉

髂骨螺钉发展和应用的初衷是为了寻找一个简单的固定到骨盆的方法，同时能避免棒的松动和近端螺钉拔出等 Galveston 技术带来的相关并发症。髂骨钉棒结构为腰骶椎提供了额外的固定点。

长固定结构的基底部应用双侧 S1 髂骨钉可提高融合率 [14, 24]。通过显露髂后上棘以识别髂骨螺钉的进钉点。为减少钉头外露，进钉点在髂后上棘深部进入髂骨翼内侧皮质。固定于骨盆上的髂骨螺钉可为近端固定提供坚强的底座。

显露髂骨翼后，可利用 Cobb 角辅助显露髂骨外板，以帮助确定螺钉轨道，尾侧成角 20° ~ 45°，外展角 30° ~ 45°。用椎弓根探子开辟钉道，方向瞄准坐骨切迹的前方，置钉前用球头探针确定钉道骨质的完整性（图 16.8）。

生物力学研究表明髂骨螺钉固定技术比 Galveston 技术的棒固定具有更大的抗载荷能力和近 3 倍的抗拔出力 [9, 44]。此外，髂骨固定在腰骶前屈旋转中心的前方提供锚定点，这在患者进行前屈运动时有助于增加稳定性。髂骨螺钉的模块化组合也避免了 Galveston 技术所需的复杂的弯棒操作。

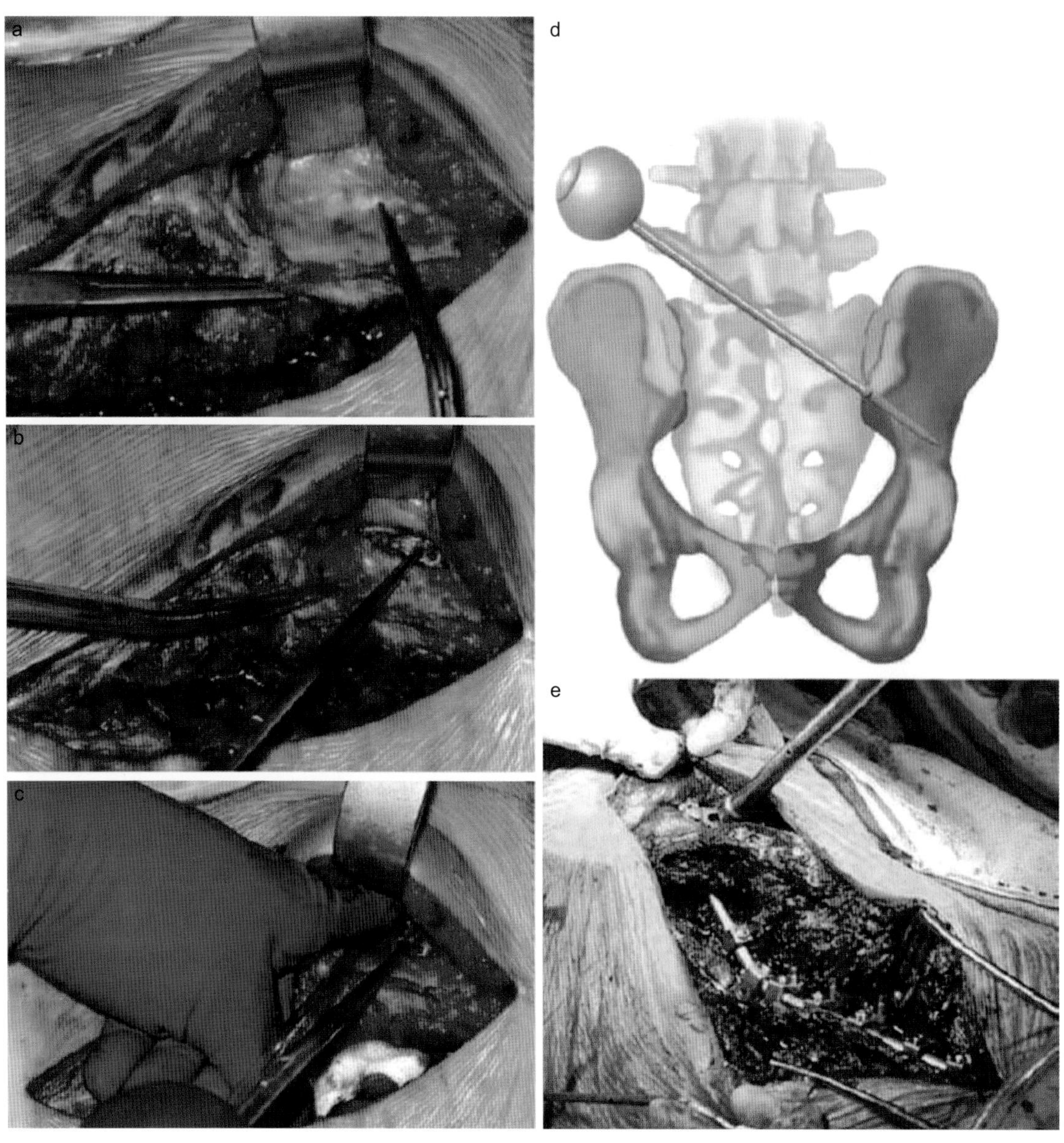

图 16.8 （a）沿正中切口显露至髂后上棘以植入髂骨螺钉，钳子标记的是髂后上棘。（b）髂骨板上的椎弓根探子，方向朝向坐骨切迹的前方。（c）将手指置于坐骨大切迹，以引导椎弓根探子的方向。（d）髂骨螺钉轨道示意图。（e）用连接器将髂骨螺钉连接到主体结构上（b，c，e：来自 Moshirfar 等 [49]）

髂骨螺钉固定时可以选择全螺纹或部分螺纹的螺钉，通过单轴或多轴连接器等装置与固定于腰椎的纵向棒进行连接。当然，在 S1 螺钉和髂骨螺钉之间使用侧方连接器也会增加内固定松动和内固定失败的可能性。

植入髂骨螺钉时需要显露髂后上棘，这会增加术中出血。相关的其他并发症还有感染，这可能与软组织解剖有关。研究表明，髂骨固定的患者感染率约为 4% [6]。目前还没有关于髂骨螺钉植入后导致坐骨大切迹周围血管神经损伤的报道，但是必须注意避免对臀上动脉和坐骨神经造成损伤。另一个更常见的问题是髂骨螺钉或棒周围出现透亮影，也称为“晕圈征”[6, 45]。据报道，透亮影的出现与髂骨螺钉微动有关，迄今还没有研究表明腰骶部连接处的透亮影或“晕圈征”和融合率有关。髂骨螺钉钉头的突出也是术后并发症之　，尤其对于较瘦的患者和神经肌肉型脊柱畸形患儿。

骶髂螺钉

骶髂螺钉植入时需显露至髂后上棘外侧。将探针于髂后上棘的头侧和前方植入，进钉点在髂嵴下方 1 cm 处，穿过骨盆的内侧皮质至 S1 椎弓根和 S1 前方皮质，不穿透前方皮质。螺钉位于骶髂关节的背侧。该系统由 1 根骶髂螺钉、1 个连接器和 1 根纵向棒组成，螺钉轨道垂直于抗拔出拉力方向。此外，3 或 4 皮质层固定增加了螺钉的抗拔出力[46]。

螺钉松动或拔出是其潜在的并发症。此外，该手术需要广泛切除髂后上棘和髂骨，并可能需要切除骶髂韧带——骶髂关节稳定的关键结构。研究表明，骶髂螺钉固定的失败率为 28%。尽管大多数研究报道骶髂固定的融合率超过了 90%，但掌握此项技术具有较陡峭的学习曲线，同时可能导致盆腔结构损伤等严重并发症，如直肠和血管损伤。

S2 髂骨（S2AI）螺钉

S2AI 螺钉是由约翰 · 霍普金斯大学开发的一种技术，也是我们倾向选择的技术。S2AI 螺钉通过骶骨翼植入髂骨。S2AI 螺钉是在完成近端内固定后再植入，包括 S1 螺钉。螺钉的进钉点位于 S1 和 S2 椎间孔外侧缘连线的中点（图 16.9）。螺钉的角度大约是外展 40° 和尾倾 20°，贯穿骶骨翼最宽的部分和距坐骨切迹 20 ~ 25 mm 处最厚的部分。螺钉穿过骶髂关节的纤维部分。应

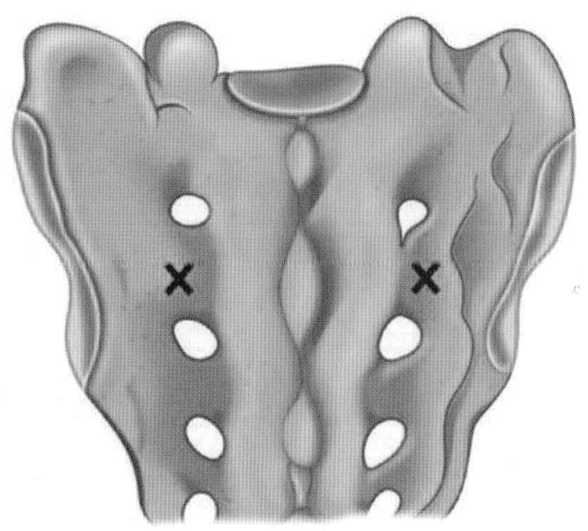

图 16.9　螺钉进钉点位于 S1 和 S2 椎间孔外侧缘连线的中点

用 2.5 mm 的钻头（骨质较密可用 3.2 mm 钻头）穿过骶骨翼和骶髂关节进入髂骨；在大多数患者中，钉道平均深度为 40 mm（图 16.10）。可以用 C 臂正位透视确认钻头的位置。一旦钻头超过骶髂关节接缝处 10 ~ 15 mm 时，可根据泪滴影确认钻头的位置以及远端髂骨的内侧、外侧和下皮层。通过转动 C 臂大约 30°、尾倾大约 30°，使髂前下棘和髂后上棘重叠以获得泪滴图像（图 16.11）。由于 S2AI 螺钉和椎弓根螺钉的位置共线，所以不需要额外的侧方连接器。

这种技术的钉道比传统髂骨螺钉的更长，但在皮肤下的深度大于 1.5 cm[26]。此外，较大的倾斜角也使螺钉不易被拔出。因固定点与其他脊柱固定点是共线的，因此不需要连接装置。S2AI 螺钉的长度和宽度比其他髂骨螺钉更大，因此即使在骨质疏松的情况下也能矫正骨盆倾斜。

经骶骨翼至髂骨的骨盆固定方式可以植入较长的螺钉（达 110 mm）至旋转中心的前方。此外，因螺钉经坐骨大切迹上方，此处为髂骨最坚强的部分，可以使用最大直径的螺钉，提供了非常坚强的骨盆固定。避免

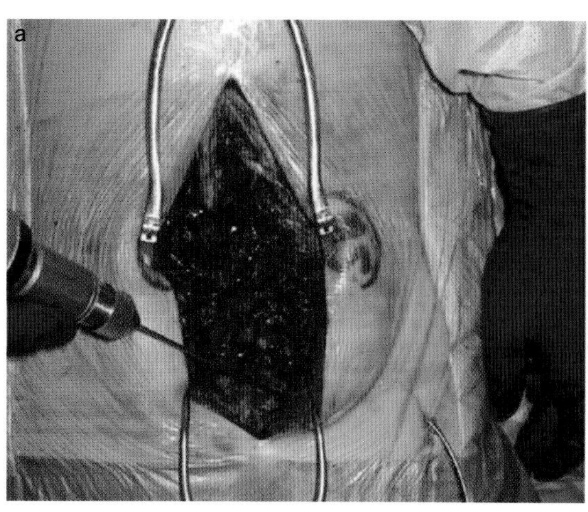

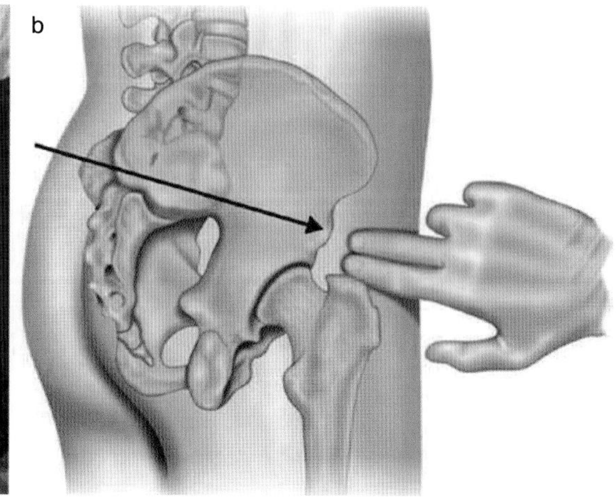

图 16.10 术中照片显示 S2AI 螺钉的电钻朝向大转子尖端（a），术者的另一只手触及髂前下棘（b）

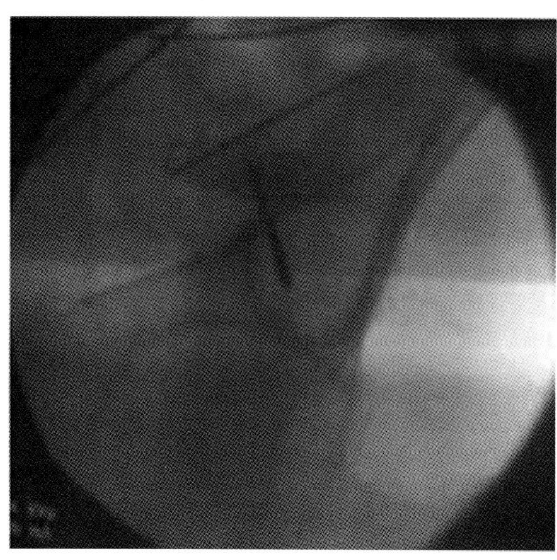

图 16.11 通过转动 C 臂大约 30°、尾倾大约 30°，获得泪滴图像

内固定突出是这项技术的主要优势之一，因为进钉点比髂后上棘更深 15 mm[26]。

我们的研究表明，采用 S2AI 螺钉固定的患者感染率较低（0 ~ 4%），融合率大于 90%。这些结果可信度较高，与其他机构的髂骨螺钉内固定相比，S2AI 技术能显著降低感染率、翻修率和内固定松动率[27, 47-48]。根据影像学和临床检查，S2AI 螺钉在 2 年时间内对骶髂关节无明显影响。然而，S2AI 螺钉对骶髂关节的长期影响仍是未知的，需要更长时间的随访研究。

总 结

在成人脊柱畸形手术中，在腰骶交界处进行内固定曾经是一个较大的挑战，但随着技术的革新和脊柱手术器械的发展，腰骶内固定失败率显著降低。在长节段固定至骶骨、高度滑脱、腰椎截骨进行冠状面和矢状面矫形、骨盆倾斜、骶骨肿瘤切除术后重建、骶骨骨折和需要进行腰骶融合的骨质疏松患者中，应该考虑进行骶骨骨盆内固定。

（潘爱星 译 海 涌 审校）

参考文献

1. Kornblatt MD, Casey MP, Jacobs RR. Internal fixation in lumbosacral spine fusion: a biomechanical and clinical study. Clin Orthop. 1986;203:141–50.
2. Ogilvie JW, Schendel M. Comparison of lumbosacral fixation devices. Clin Orthop. 1986;203:120–5.
3. Cleveland M, Bosworth DM, Thompson FR. Pseudarthrosis in the lumbosacral spine. J Bone Joint Surg Am. 1948;30A:302–12.
4. Klineberg E, Gupta M, McCarthy I. Detection of pseudarthrosis in adult spinal: the use of health-related quality-of-life outcomes to predict pseudar-

throsis. Clin Spine Surg. 2016;29(8):318–22.
5. Kim YJ, Bridwell KH, Lenke LG. Pseudarthrosis in long adult spinal deformity instrumentation and fusion to the sacrum: prevalence and risk factor analysis of 144 cases. Spine. 2006;31(20):2329–36.
6. Glassman SD, Bridwell K, Dimar JR, et al. The impact of positive sagittal balance in adult spinal deformity. Spine (Phila Pa 1976). 2005;30(18): 2024–9.
7. Kuklo TR, Bridwell KH, Lewis SJ. Minimum 2-year analysis of sacropelvic fixation and L5–S1 fusion using S1 and iliac screws. Spine. 2001;26(18):1976–83.
8. Devlin VJ, Boachie-Adjei O, Bradford DS, Ogilvie JW, Transfeldt EE. Treatment of adult spinal deformity with fusion to the sacrum using CD instrumentation. J Spinal Disord. 1991;4:1–14.
9. Lebwohl NH, Cunningham BW, Dmitriev A. Biomechanical comparison of lumbosacral fixation techniques in a Calf spine model. Spine. 2002;27(21):2312–20.
10. Alegre G, Gupta MC, Bay B. S1 screw bending moment with posterior spinal instrumentation across the lumbosacral junction after unilateral iliac crest harvest. Spine. 2001;26(18):1950–5.
11. Zindrick MR, Wiltse LL, Widell EH. A biomechanical study of intrapeduncular screw fixation in the lumbosacral spine. Clin Orthop Relat Res. 1986;203:99–112.
12. McCord DH, Cunningham BW, Shono Y, et al. Biomechanical analysis of lumbosacral fixation. Spine 1992;17:S235–43.
13. Tsuchiya K, Bridwell KH, Kuklo TR. Minimum 5-year analysis of L5–S1 fusion using sacropelvic fixation (bilateral S1 and iliac screws) for spinal deformity. Spine. 2006;31(3):303–8.
14. Farcy JP, Rawlins BA, Glassman SD. Technique and results of fixation to the sacrum with iliosacral screws. Spine. 1992;17(6 Suppl):S190–5.
15. Camp JF, Caudle R, Ashmun RD, Roach J. Immediate complications of Cotrel-Dubousset instrumentation to the sacro-pelvis. A clinical and biomechanical study. Spine. 1990;15(9):932–41.
16. Harrington PR. Treatment of scoliosis: correction and internal fixation by spine instrumentation. J Bone Joint Surg Am. 1962;44:591–610.
17. Balderston RA, Winter RB, Moe JH, Bradford DS, Lonstein JE. Fusion to the sacrum for nonparalytic scoliosis in the adult. Spine. 1986;11:824–9.
18. Devlin VJ, Asher MA. Biomechanics and surgical principles of long fusions to the sacrum. Spine. 1996;10:515–44.
19. Luque ER. Segmental spinal instrumentation for correction of scoliosis. Clin Orthop Relat Res. 1982; 163:192–8.
20. Ogilvie JW, Schendel M. Comparison of lumbosacral fixation devices. Clin Orthop Relat Res. 1986;203:120–5.
21. Allen Jr BL, Ferguson RL. The Galveston technique of pelvic fixation with L-rod instrumentation of the spine. Spine. 1984;9:388–94.
22. Boachie-Adjei O, Dendrinos GK, Ogilvie JW, Bradford DS. Management of adult spinal deformity with combined anterior-posterior arthrodesis and Luque Galveston instrumentation. J Spinal Disord. 1991;4:131–41.
23. Cotrel Y, Dubousset J. New segmental posterior instrumentation of the spine. Orthop Trans. 1985;9:118.
24. Ghanem IB, Draoui MM. Iliosacral screw fixation for pelvic obliquity in neuromuscular scoliosis. A long-term follow-up study. Spine. 1997;22:1722–9.
25. O'Brien JR, Yu WD, Bhatnagar R, et al. An anatomic study of the S2 iliac technique for lumbopelvic screw placement. Spine (Phila Pa 1976). 2009;34:E439–42.
26. Chang TL, Sponseller PD, Kebaish KM, et al. Low profile pelvic fixation. Anatomic parameters for sacral alar-iliac fixation versus traditional iliac fixation. Spine (Phila Pa 1976). 2009;34:436–40.
27. Sponseller PD, Zimmerman RM, Ko PS. Low profile pelvic fixation with the sacral alar iliac technique in the pediatric population improves results at two-year minimum follow-up. Spine. 2010;35(20):1887–92.
28. Asher MA, Strippgen WE. Anthropometric studies of the human sacrum relating to dorsal transsacral implant designs. Clin Orthop Relat Res. 1986;203:58–62.
29. Glazer PA, Colliou O, Lotz JC. Biomechanical analysis of lumbosacral fixation. Spine (Phila Pa 1976). 1996;21:1211–22. OpenUrl.
30. Mirkovic S, Abitbol JJ, Steinman J. Anatomic consideration for sacral screw placement. Spine. 1991;16(6 Suppl):S289–94.
31. O'Brien MF. Sacropelvic fixation in spinal deformity. In: DeWald RL, editor. Spinal deformities: the comprehensive text. New York: Thieme; 2003. p. 601–14.
32. Potter BK, Kuklo TR, O'Brien MF. Sacro-iliac fixation for treatment of high-grade spondylolisthesis. Sem Spine Surg. 2004;16:119–25.
33. Kostuik JP. Treatment of scoliosis in the adult thoracolumbar spine with special reference to fusion to the sacrum. Orthop Clin North Am. 1988;19:371–81.
34. Klineberg E, Mchenry T, Bellabarba C, Wagner T, Chapman J. Sacral insufficiency fractures caudal to instrumented posterior lumbosacral arthrodesis. Spine. 2008;33(16):1806–11.
35. Kostuik JP, Errico TJ, Gleason TF. Techniques of internal fixation for degenerative conditions of the lumbar spine. Clin Orthop Relat Res. 1986;203:219–31.
36. Edwards CC, Bridwell KH, Patel A. Long adult deformity fusions to L5 and the sacrum. A matched cohort analysis. Spine. 2004;29:1996–2005.
37. Kostuik JP, Musha Y. Extension to the sacrum of previous adolescent scoliosis fusions in adult life. Clin Orthop Relat Res. 1999;364:53–60.
38. Cho KJ, Suk SI, Park SR. Arthrodesis to L5 versus S1 in long instrumentation and fusion for degenerative lumbar scoliosis. Eur Spine J. 2009;18:531–7.
39. Kebaish KM. Sacropelvic fixation: techniques and complications. Spine (Phila Pa 1976). 2010;35:2245–51.
40. Gokaslan ZL, Romsdahl MM, Kroll SS. Total sacrectomy and Galveston L-rod reconstruction for malignant neoplasms. Technical note. J Neurosurg. 1997;87:781–7.
41. Zheng Y, Lu WW, Zhu Q. Diagnostics variation in bone mineral density of the sacrum in young adults and its significance for sacral fixation. Spine. 2000;25(3):353–7.
42. Lehman RA, Kuklo TR, Belmont PJ. Advantage of

pedicle screw fixation directed into the apex of the sacral promontory over bicortical fixation: a biomechanical analysis. Spine. 2002;27:806–11.
43. Kuklo TR, Pichelmann MA. Anatomic Safe Zone for S2-Alar Screws: Paper #87. Spine: Affiliated Society Meeting Abstracts. Issue: Volume 10 Suppl 3, 23–26 Sept 2009, p. 114–5.
44. Schwend RM, Sluyters R, Najdzionek J. The pylon concept of pelvic anchorage for spinal instrumentation in the human cadaver. Spine. 2003;28:542–7.
45. Broom MJ, Banta JV, Renshaw TS. Spinal fusion augmented by luque-rod segmental instrumentation for neuromuscular scoliosis. J Bone Joint Surg Am. 1989;71:32–44.
46. Farcy JPC, Margulies JY. Iliosacral screw fixation. In: Margulies JY, Floman Y, Farcy JPC, Neuwirth MG, editors. Lumbosacral and spinopelvic fixation. Philadelphia: Lippincott Williams and Wilkins; 1996. p. 601–9.
47. Shabtai L1, Andras LM, Portman MJ. Sacral Alar Iliac (SAI) screws fail 75% less frequently than iliac screws in neuromuscular scoliosis. Pediatr Orthop. 2016 Jan 11 [ePub ahead of print].
48. Ilyas H, Place H, Puryear A. A comparison of early clinical and radiographic complications of iliac screw fixation versus S2 Alar Iliac (S2AI) fixation in the adult and pediatric populations. J Spinal Disord Tech. 2015;28(4):E199–205.
49. Moshirfar A, Rand FF, Sponseller PD, et al. Pelvic fixation in spine surgery. Historical overview, indications, biomechanical relevance, and current techniques. J Bone Joint Surg Am. 2005;87(Suppl 2):89–106.

第 17 章　近端交界性后凸与近端交界性失败的诊断及分类

Ngoc-Lam M. Nguyen, Christopher Y. Kong, Khaled M. Kebaish,
Michael M. Safaee, Christopher P. Ames, Robert A. Hart

引　言

椎弓根螺钉内固定系统已成为治疗成人脊柱畸形和不稳的基石，能够提供更坚强的内固定，更有效地矫正脊柱畸形及维持脊柱序列。然而，生物力学研究表明，内固定强度增加与邻近节段负荷增加有关[1-9]。近端交界区内固定强度增加会使近端脊柱易于受损，在某些情况下，会导致伴有各种不同的影像学及临床表现的近端交界区病变[10-12]。邻近节段退变（adjacent segment degeneration，ASD）是已被大量文献报道的、可以发生在胸腰椎或腰椎融合术后的一种现象[5-6, 13-24]。近端交界性后凸（proximal junctional kyphosis，PJK）是一种相对良性的交界区病变，主要通过影像学和轻微的症状来诊断[16, 19, 25-26]。另一方面，近端交界性失败（proximal junctional failure，PJF）是一种更严重的交界区病变，伴有机械性失败，且增加神经损害、畸形、疼痛以及翻修手术的风险[27-30]。PJF 对于老年骨密度下降患者具有更重要的临床意义。在骨强度降低人群中，应力负荷增加会导致邻近节段失败[5, 15, 31-32]。当 PJF 伴有临床症状时，治疗会变得复杂，通常需要截骨及延长内固定融合节段。近年来，有关 PJK 与 PJF 发生率、分类及防治的文献日益增加。

定义、流行病学及临床意义

近端交界性后凸

近端交界性后凸（PJK）主要是指发生在固定融合近端的一种症状轻微的脊柱后凸畸形[16,19,25,26]。对于 PJK 的精确定义，尚无共识。最初 Glattes 等将 PJK 定义为术后上端固定椎（uppermost instrumented vertebra，UIV）与 UIV 上方两个节段（UIV+2）在矢状位上的 Cobb 角至少大于术前测量值 10°[16]。Bridwell 等[33]和 O'Shaughnessey 等[34]选择 20° 作为定义 PJK 的临界值。最近，Helgeson 等[35]定义 PJK 为术后 UIV 与 UIV+1（而非 UIV+2）夹角增加 ≥ 15°。到目前为止，Glattes 对于 PJK 的定义似乎在文献中最为广泛应用（图 17.1）。

Sacramento-Dominguez 等[36]评估了使用 UIV+1 与 UIV+2 来测量 PJK 的可重复性。尽管他们证实这两种方法具有中等到非常高的组内及组间可信度，但仍无法确定哪一脊椎（UIV+1 或 UIV+2）是测量 PJK 更好的标志[36]。进一步研究表明，无论是否存在 PJF，在上胸椎或胸腰交界区，UIV 至 UIV+2 后凸的影像学测量均有高度可重复性[62]。

近端交界性失败

PJF 比 PJK 更为严重，越来越被认为是成人脊柱畸形术后翻修的最常见原因之一。它在某些情况下会导致翻修手术率、神经损害风险以及畸形、疼痛的发生率增加[27-30]。其他用来描述这一现象的术语包括“topping off 综合征”“近端交界区骨折”与“近端交界区急性塌陷”。这些术语强调了 PJF 相关的结构性失败及机械性不稳，以将这种更为严重的交界区病变（PJF）和相对更常见、更良性的 PJK 区分开来。PJF 翻修手术的预计费用是 77 432 美元，显示这种病变会造成巨大的临床和经济负担[18]。

PJF 伴随的结构性失败可以表现为椎体骨折、内植物拔出或断裂和 / 或后方骨 - 韧带复合体破坏[27,29]。PJF 的单一定义和分型系统尚在发展过程中。Yagi 等定义 PJF 为需要任何类型翻修手术的有症状的 PJK[37]。Hostin 等[29]和 Smith 等[30]定义急性 PJF 为

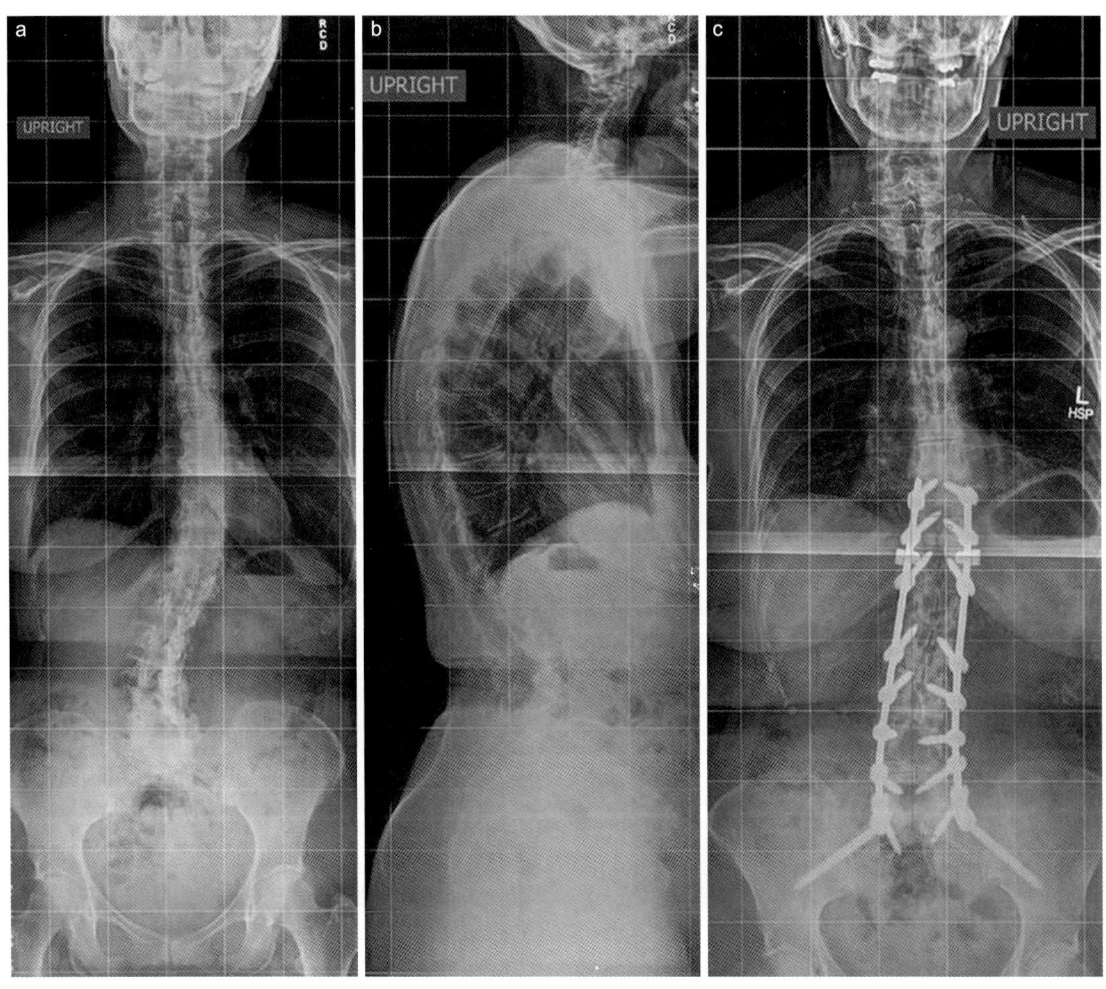

图 17.1 不伴机械性失败的近端交界性后凸。（a，b）术前正、侧位平片示腰椎退变性侧凸伴冠状面失衡及 L4-5 滑脱。骨盆入射角（PI）为 55°，腰椎前凸角（LL）为 66°。（c，d）术后正、侧位平片示融合节段为 T10 至骨盆。术后 PI-LL 在可接受范围（PI=55°，LL=64°）。平片同时显示近端邻近节段后凸。（e）特写侧位片示上固定椎（UIV）与上固定椎 +2（UIV+2）之间近端交界性后凸（PJK）为 18°，不伴内固定失败或椎体骨折。该患者 PJK 后无症状且正在保持影像学及临床随访

图 17.1 （续）

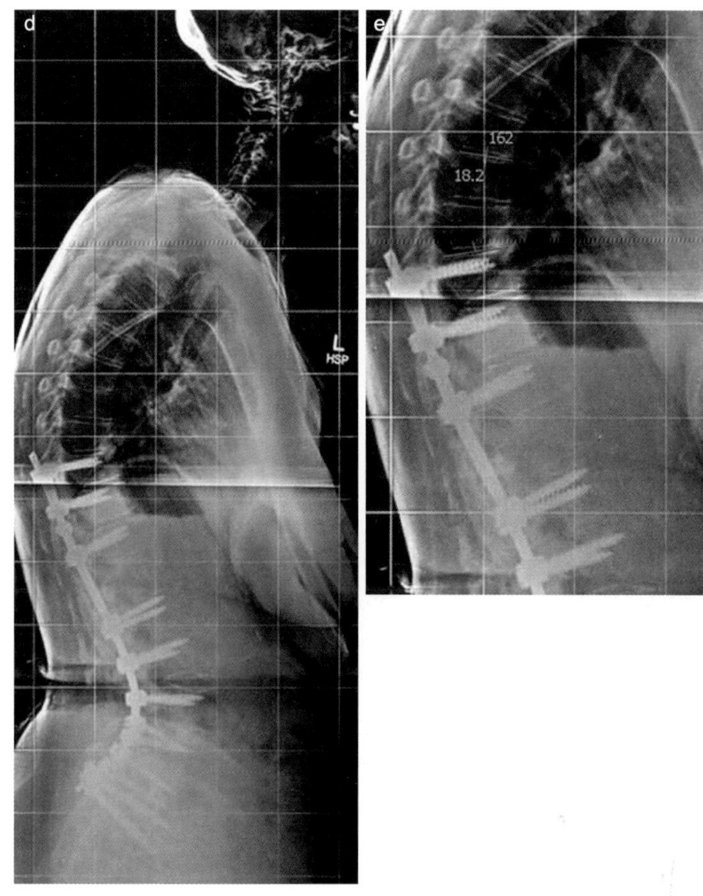

PJK ≥ 15°，伴 UIV 或 UIV+1 骨折、UIV 内固定失败或初次手术后 6 个月内需要延长内固定。Hart 等 [28] 定义 PJF 为术后 UIV 与 UIV+2 后凸角增加 ≥ 10°，并至少伴有以下特征之一：UIV 或 UIV+1 椎体骨折、后方骨 - 韧带复合体破坏或 UIV 内固定拔出（图 17.2）。

流行病学及临床意义

由于 PJK 和 PJF 多样化的定义，因此难以确定成人脊柱畸形术后这两种情况的发生率。不同作者报道脊柱畸形融合术后 PJK 发生率为 20% ~ 39%[16, 19, 38-41]。PJF 发生率较低，为 1.4% ~ 35%[29-30, 37]。

专家们对于 PJK 是否仅是一种影像学上的诊断，还是具有影响患者临床结局的潜在临床意义仍存在争论。大多数研究未表明 PJK 会降低临床疗效 [16, 19, 38-39, 41]。仅当用 20° 作为定义 PJK 的界值时，Bridwell 等报道 SRS-22 自我形象维度在有无 PJK 组之间有显著差异 [33]。在　项大型回顾性研究中，Kim 等同样报道了 PJK 患者疼痛率（29.4%）高于非 PJK 患者（0.9%），并且伴背痛的患者 PJK 发生率是无背痛患者的 12.5 倍 [42]。同样有证据表明 PJK 可为进展性的，其绝对值的增加（某些情况下表明结构性失败）和疼痛直接相关，且与功能负相关 [42-43]。

目前文献显示，将 PJK 和 PJF 作为两个不相关的事件可能过于简单了。相反，将

PJK 和 PJF 定义为近端交界区病变中两个不同的临床现象是更受支持的观点。随着 PJK 程度越发严重，患者可能会出现可被定义为 PJF 的结构性失败。这可能会伴随疼痛、神经损害、行走困难、矢状面失衡和社交障碍。尽管 PJK 患者可能早期无症状，Hart 等 [27] 报道近一半（47.4%）出现急性 PJF 的患者需要在初次手术 6 个月内行翻修手术。

危险因素

PJK 和 PJF 可能有多种病因，因为尚无研究阐明某单一因素可以有力地预测它们的发生。然而，一些 PJK 和 PJF 的主要危险因素已被报道。潜在可变的危险因素包括过度矫正 [30, 33, 45, 47-50]、前后路联合脊柱融合 [19, 33, 41,

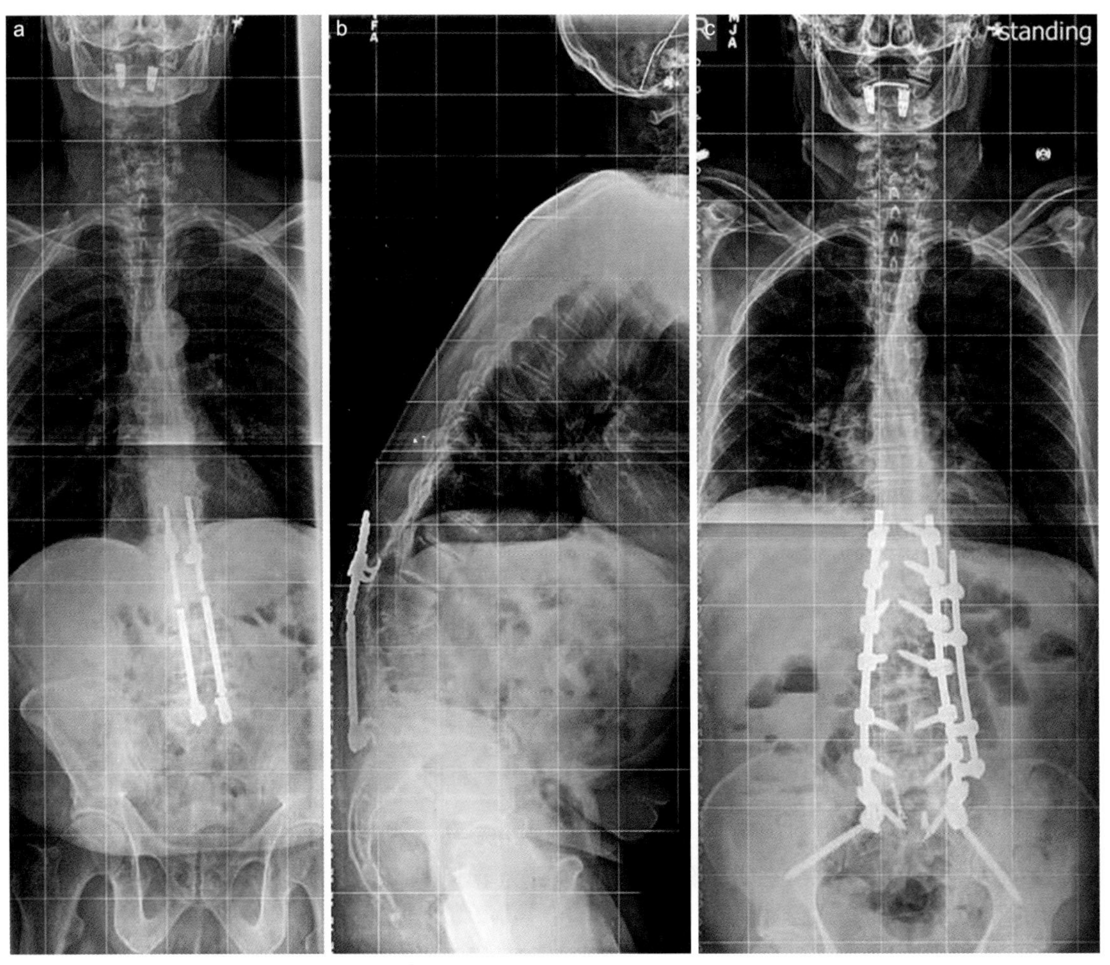

图 17.2　伴轻微症状的近端交界性失败（PJF）。（a，b）术前正、侧位平片示平背畸形和冠状面及矢状面整体失衡。术前 PI-LL 不匹配达 56°（PI=46°，LL= 后凸 10°）。（c，d）术后即刻正、侧位平片示 T11 至骨盆融合重建后脊柱序列改善。术后的 PI-LL 恢复至正常范围（PI=46°，LL=55°）。（e，f）末次随访全长及特写侧位片示近 PJF 的典型特征，包括上端融合椎压缩畸形及近端交界性后凸为 17°。该患者 PJF 后无症状，持续进行影像学及临床随访

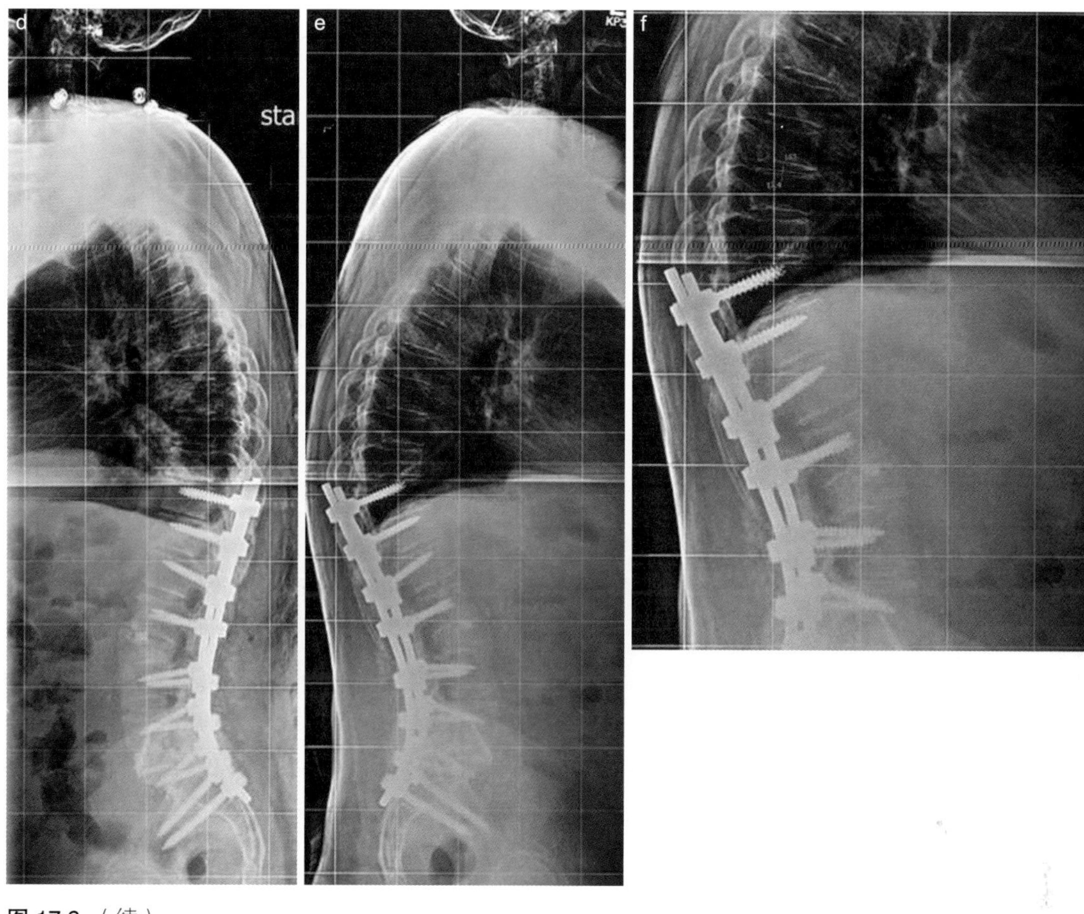

图 17.2 （续）

43, 51-52]、骶骨骨盆融合 [30, 34, 39-41, 43, 46] 和残留矢状面失衡 [53]。与 PJK 明确相关的不可变因素包括高龄（＞55 岁）[19, 22, 33, 47] 和严重术前矢状面失衡 [30, 41, 43-46, 50, 54-55]。其他报道较少的可能的危险因素包括低骨密度 [43]、伴合并症 [33] 及高 BMI[22, 33]。

关于 UIV 内固定种类、融合节段数或 UIV 位置是否影响 PJK 发生率仍存在争议。文献关于近端钩、钢丝或椎弓根螺钉的使用是否能显著影响 PJK 发生率的报道并不一致 [35, 39, 44-46, 51]。研究表明，融合节段过多或过少均为 PJK 的危险因素 [33-34]。类似地，UIV 在上胸椎或下胸椎均有可能和 PJK 相关 [26, 33, 52]。

失败原因与分类

失败原因

鉴于胸椎后凸增加发生率为 20%～40%，且老年人更常见，一些作者认为 PJK 是畸形复发和/或增龄自然进程，而非术后并发症。这种主张有以下事实支持：许多与 PJK 发生发展相关的影像学特征在正常增龄过程的后凸自然史中也可见到，如骨量减少、关节突退变、椎间盘高度丢失与楔形变，以及脊椎压缩畸形 [16, 56]。PJK 可能有多种病因，包括医源性力学环境改变和邻近节段手术损伤、畸形进展及自然增龄过程。事实上，一些研究表明后方软组织张力带的手术破坏、内固定强度及矫形力可能是 PJK 重要的致病机制 [24, 26, 35, 41, 56-58]。

与 PJK 不同，急性结构性损伤似乎是 PJF 的潜在病理学特点，大多发生在术后早期，尽管有时也可以表现为一种持续数月至数年之久的进行性畸形 [18, 22, 24, 28-29]。Hostin 等的研究表明 [29]，骨折是失败最常见的原因（47%），其次是软组织破坏（44%）。他们报道大约 9% 的 PJF 是由于外伤和螺钉拔出。这种失败原因的多样性导致了 PJF 临床表现严重程度的不同。邻近节段骨折半脱位及脱位同样也是 PJF 可能的机制 [22, 24, 29, 56, 59]。Hostin 等 [29] 的研究还表明，当 UIV 终止于胸腰段时，椎体骨折是导致失败最常见的原因；而当 UIV 终止于上胸椎时，软组织破坏及不伴骨折或内固定失败的半脱位是更常见的失败原因 [29]。

分类

一些研究已提出了 PJK 和 PJF 的分型标准 [27, 37, 41, 60]。Yagi 等最初在 2011 年提出了 PJK 分型标准，之后于 2014 年修正了该分型 [37, 41]。尽管他们的修订分型系统简单易行，但缺乏预测信息，难以指导治疗方法的选择。理想的分型系统应既能指导治疗，又能提供关于病变严重程度的信息。近年来，Hart[60] 及国际脊柱研究学组（ISSG）提出了包含 6 个重要的评估 PJK/PKF 严重程度及治疗方法指标的近端交界性后凸严重程度量表（Proximal Junctional Kyphosis Severity Scale，PJKSS）。PJKSS 已被发现与健康相关生活质量（health-related quality of life，HRQOL）结局评分及翻修手术密切相关 [61]。此量表的可重复性与可靠性也被证实 [62]（表 17.1）。

表 17.1 Hart-ISSG PJK 严重程度评分量表（PJKSS）

指标	限定	严重程度评分
神经损害	无	0
	根性痛	2
	脊髓病 / 运动损害	4
局部疼痛	无	0
	VAS ≤ 4	1
	VAS ≥ 5	3
内固定问题	无	0
	内固定部分失败	1
	内固定突出	1
	内固定完全失败	2
后凸变化 / 后方韧带复合体完整性	0 ~ 10°	0
	10° ~ 20°	1
	＞ 20°	2
	后方韧带复合体损伤	2
UIV/UIV+1 骨折	无	0
	压缩性骨折	1
	爆裂性 /Chance 骨折	2
	移位	3
UIV 节段	胸腰交界区	0
	上胸椎	1

VAS，视觉模拟评分；PLC，后方韧带复合体；UIV，上固定椎

评估与术前规划

评估

未能识别、区分 PJF 与 PJK 而未能采取合适的治疗策略将增加患者神经损害的风险。与 PJK 患者不同，PJF 患者可能有神经功能损害。尽管疼痛可能很明显，但一些患者可能缺乏其他主诉 [18, 22, 24, 27, 29]。体格检查时，应关注患者步态、姿势，并与之前比

较。应评估是否有后凸畸形、内固定近端交界区压痛、内固定突出造成皮肤隆起等。如有相关表现，应将感染考虑至鉴别诊断中，并应采取合适的血液检查（血常规、红细胞沉降率、C 反应蛋白）。应进行全面的神经功能检查，以评估是否有肌肉痉挛。站立位全长正、侧位 X 线片，以及必要时进一步的影像学检查，例如 CT、MRI 对于有症状患者的全面评估是必要的。

术前规划

当计划行翻修手术时，全面的病史采集、体格检查以及影像学评估是必要的。36 英寸全长站立位正、侧位片可以用来精确评估节段性及整体脊柱参数。将股骨头纳入视野，可以用来测量脊柱骨盆参数。除此之外，借助于支持物拍摄的卧位过伸侧位片可以评估后凸柔韧性。术前 CT 及冠矢状面重建有助于发现是否存在前方关节强直、脊椎骨折及内固定断裂或拔出。CT 对于确定是否存在脊椎融合以及是否需要截骨也有价值。怀疑有神经组织受压时，应行 MRI 或 CT 脊髓造影。若之前 6 个月内未检查骨密度，应检查骨密度。择期翻修手术前，如果条件允许，应用特立帕肽治疗骨质疏松或骨软化，以降低二次失败风险。如果手术更急迫，则可以术后再开始药物治疗。

治疗理念

目前，尚无标准共识指导外科医生确定哪类 PJK 患者行翻修术后获益更大。总的来说，无症状患者采取安慰、教育及密切观察的方法（图 17.1、17.2）。相反，伴有明显症状且畸形及不稳更严重的患者应考虑翻修手术。一些作者建议对于伴后柱破坏的患者，即使无症状，也应翻修，因为此类患者畸形进展及神经损伤风险高 [19, 43]。

Hart 等 [27] 研究报道约 47% 的 PJF 患者在初次手术后 6 个月内会行翻修手术。这些作者同时阐明了一些可能影响外科医生作出对 PJF 行翻修手术建议的因素，包括：创伤引起的 PJF、后凸严重、前后路联合手术、女性及高 SVA[27]。有趣的是，失败原因（软组织或骨性损伤）、年龄与 BMI、融合节段及 UIV 位置并不与行翻修手术在统计学上显著相关 [27]。Smith 等 [30] 还发现一些其他影响翻修手术决定的因素，包括内固定失败、不受控的疼痛、神经损害及脊髓病（图 17.3）。值得关注的是，他们同时报道，翻修率随 UIV 位置不同而存在差异。在他们纳入的患者人群中，当 UIV 位于腰椎或下胸椎时，翻修率显著增加 [30]。

总的来说，如果脊柱柔韧性好，延长融合节段至上一稳定椎（减压或不减压）即可，不需截骨即可获得整体平衡。然而，若融合节段以上的脊柱僵硬且后凸畸形严重，可能需要截骨。Smith-Petersen 截骨或 Ponte 截骨对于椎间盘柔软且无前柱强直的病例通常是足够的。三柱截骨，例如经椎弓根椎体截骨或全脊椎切除适用于严重僵硬性畸形或由于前方脊髓压迫而致神经损害的病例（图 17.4）。当存在明显前柱缺损（＞50% 骨丢失）或为获得更大矢状面矫正及提高融合率时，应采用前方椎体间融合（图 17.5）。Yagi 等 [37] 近来报道翻修术后在新的 UIV 处出现了 48% 的 PJK/PJF 复发率。在这些复发 PJK/PJF 患者中，82% 的患者需要再次翻修手术，这突出了通过翻修术采取预防性措施以减少复发风险的重要性。

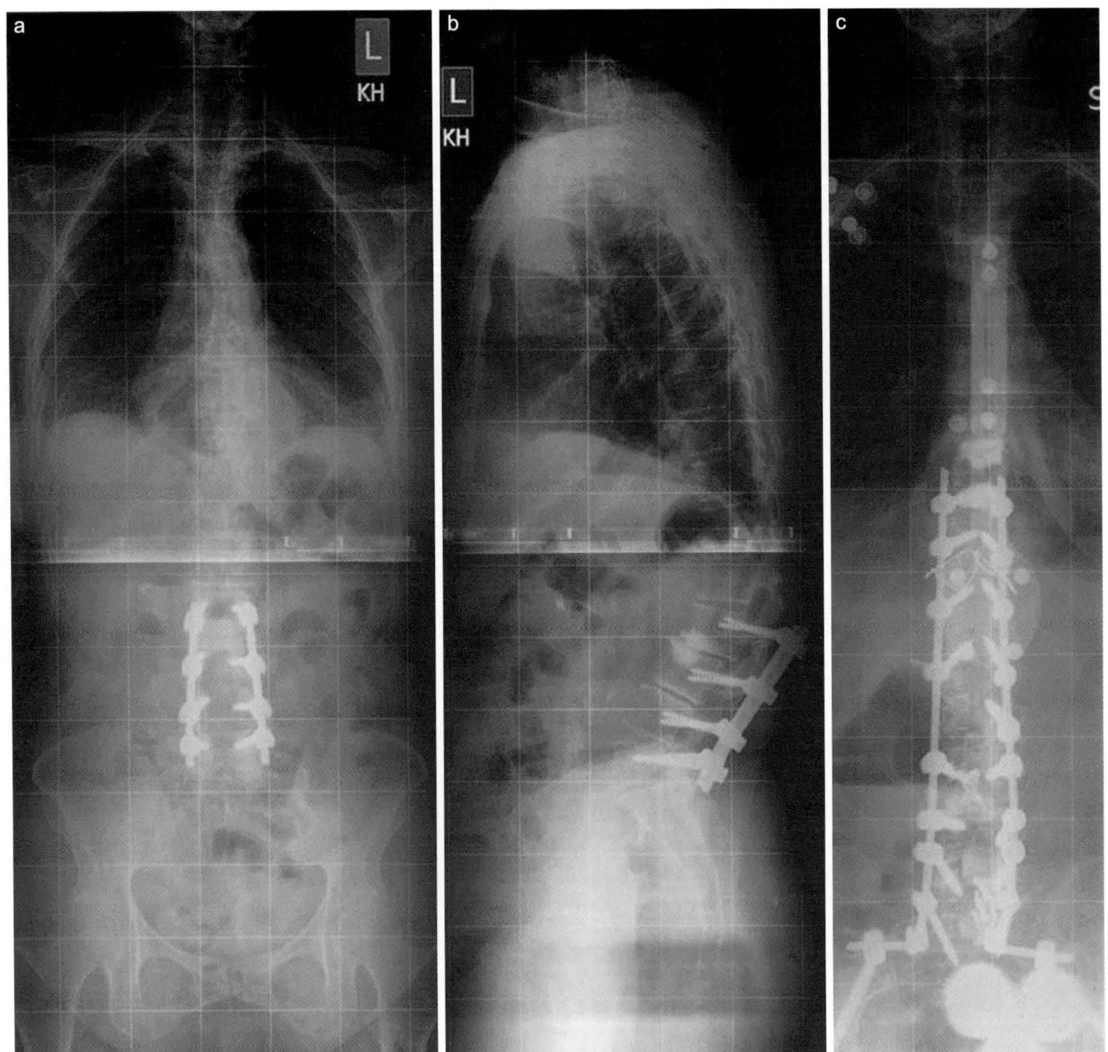

图 17.3　伴神经损害的 PJF。(a，b) 术前正、侧位片示医源性平背畸形及胸腰椎后凸。术前 PI-LL 不匹配达 62°(PI=42°，LL= 后凸 20°)。(c，d) 术后即刻正、侧位片示腰椎融合节段延长，并进行预防性 UIV 及 UIV+1 椎体成形内固定。术后 PI-LL 差值有所改善 (PI=42°，LL=65°)。因为 PI 较小，故将 LL 矫正至比 PI=LL ± 9° 更大的度数。(e)术后 5 周侧位片示交界性后凸增加至 35° 且伴有潜在前脱位。(f) CT 示 T10 双侧椎弓根骨折。该患者伴脊髓损伤及脊髓病症状及体征，行翻修手术，延长固定融合节段至上胸椎。(g，h) 严重近端交界性失败伴骨折 / 半脱位及脊髓病翻修术后正、侧位片

图 17.3 （续）

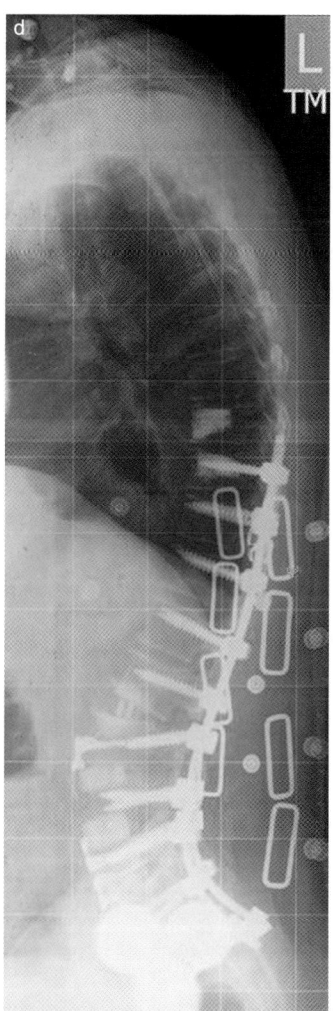

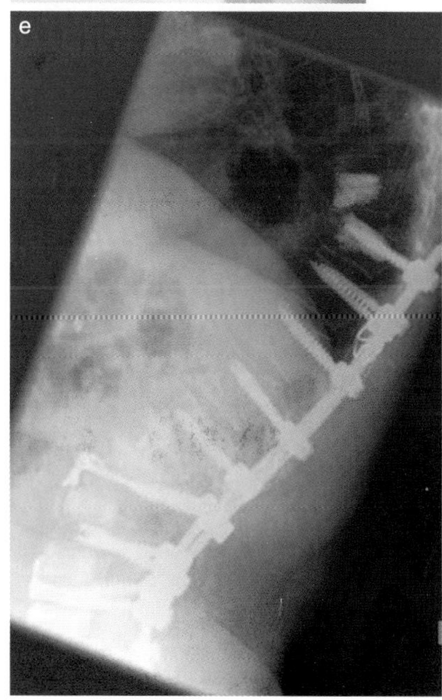

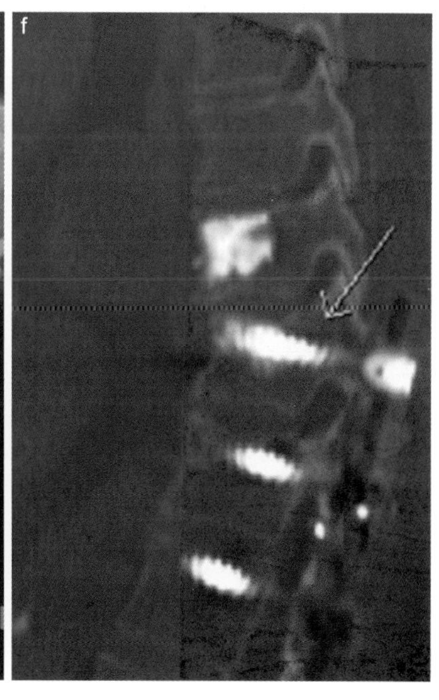

图 17.3（续）

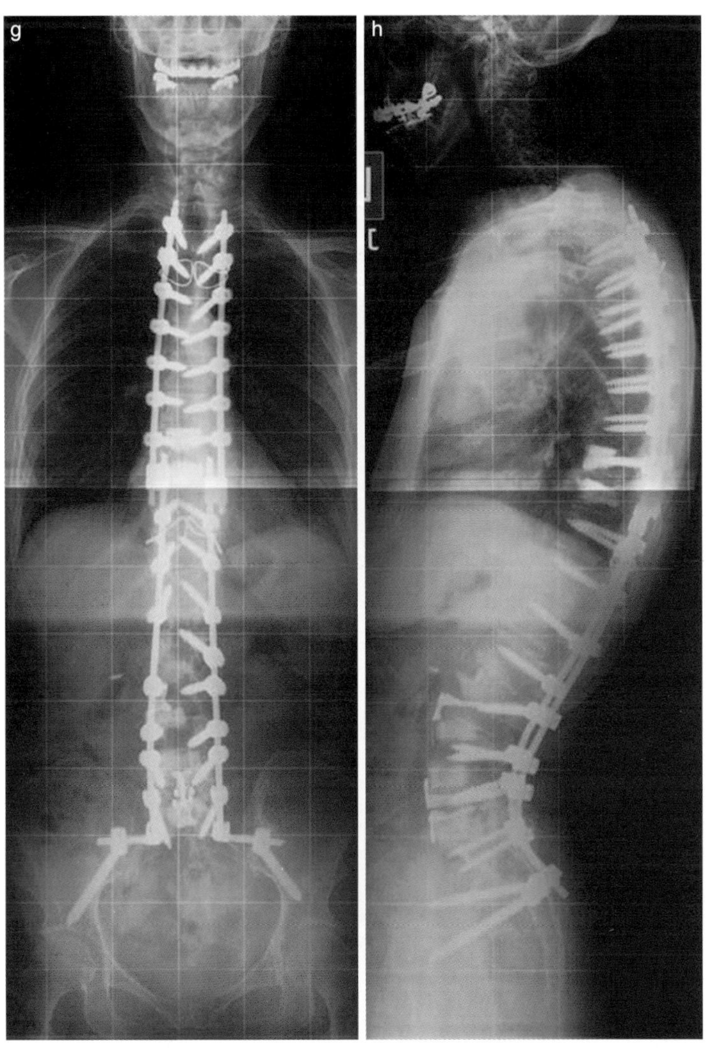

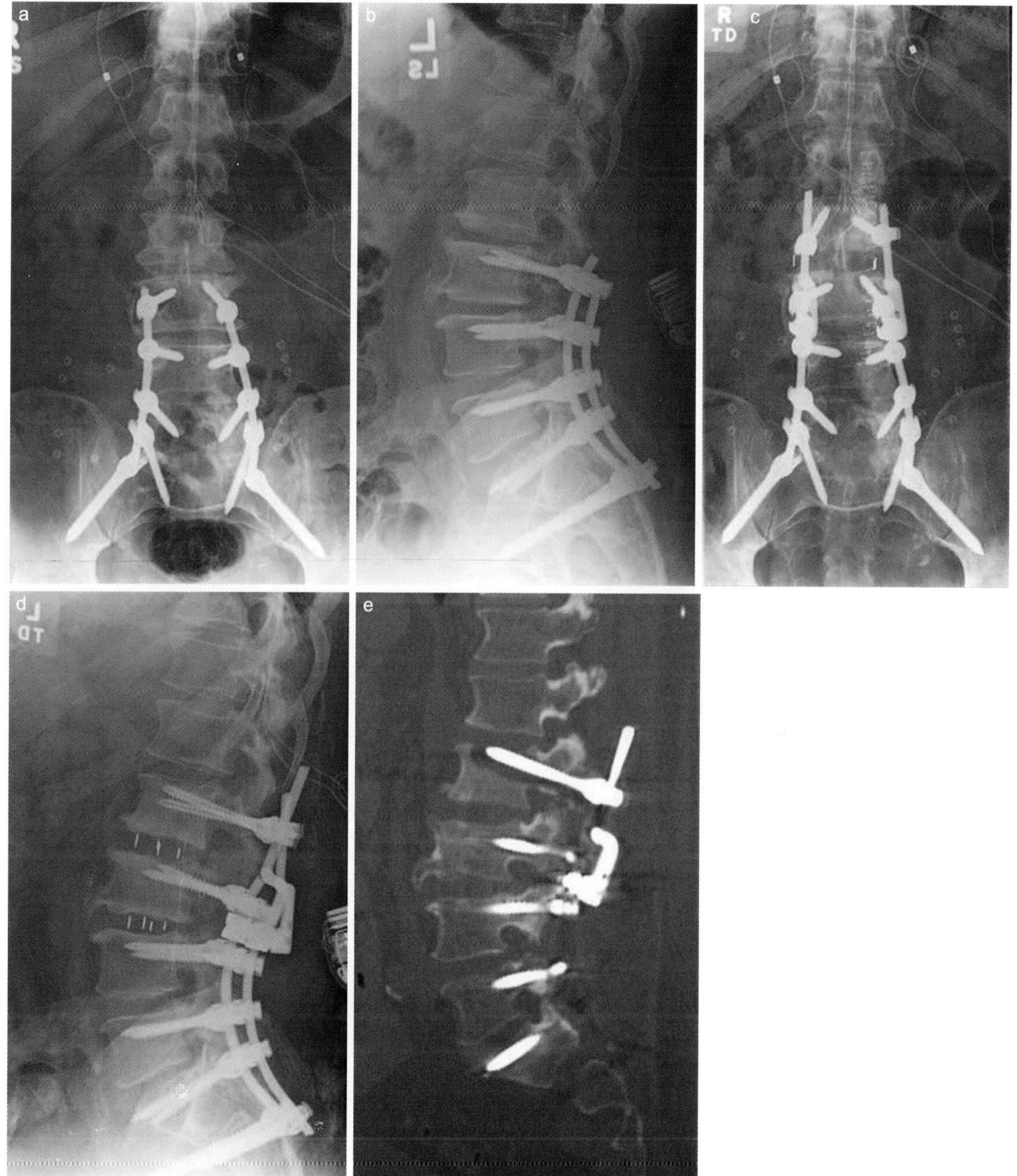

图 17.4　伴切口感染的慢性 PJF 治疗。(a，b) 正、侧位平片示 L3 至骨盆融合内固定伴螺钉松动及内固定顶部松动。(c，d) 正、侧位平片示翻修手术延长融合节段至 L2，同时行 L2-3 及 L3-4 XLIF。(e) 术后 CT 示 L2 右侧螺钉断裂及继发于术后深部感染及骨髓炎的螺钉周围骨溶解。(f-i) 平片及 CT 示再次翻修手术，L2 PSO 及内固定融合延长至 T10。此第三次术后 PI-LL 差值为 14°(PI=68°，LL=82°)。该患者不断发生近端交界性失败伴 T10 骨折及骨溶解、螺钉断裂及胸段脊髓病。术后 LL 相对已存在的高 PI 来说太大，这可能是该病例发生 PJF 的原因。在我们中心，由同一外科医生对其进行了以上三次手术。(j，k) 术后正、侧位片示 T10 椎体切除，T9-T11 椎间融合器放置及融合，后路内固定融合延长至 T3(由高年资医生完成)。该患者仍应用终身抑菌抗生素

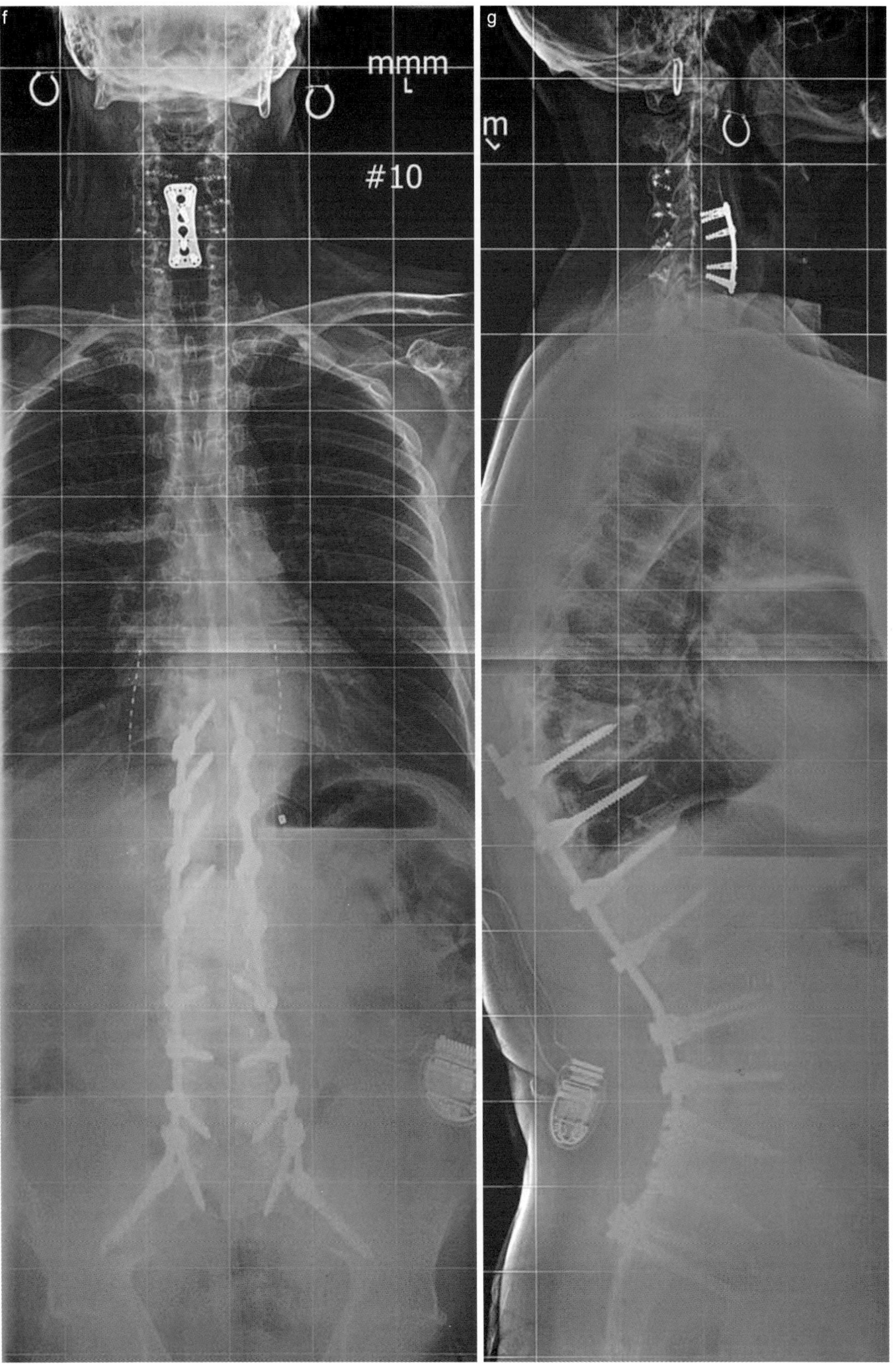

图 17.4 （续）

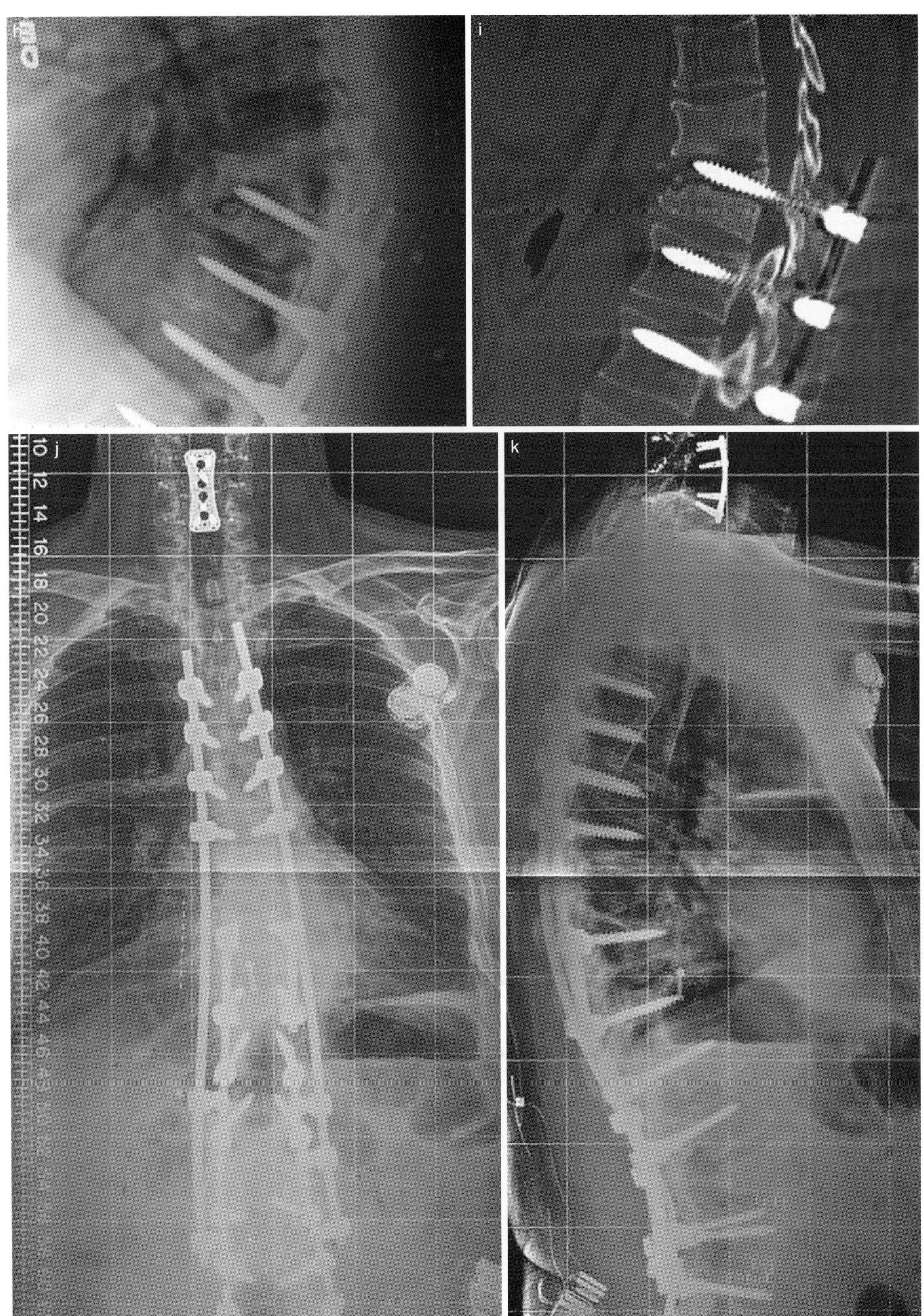

图 17.4 （续）

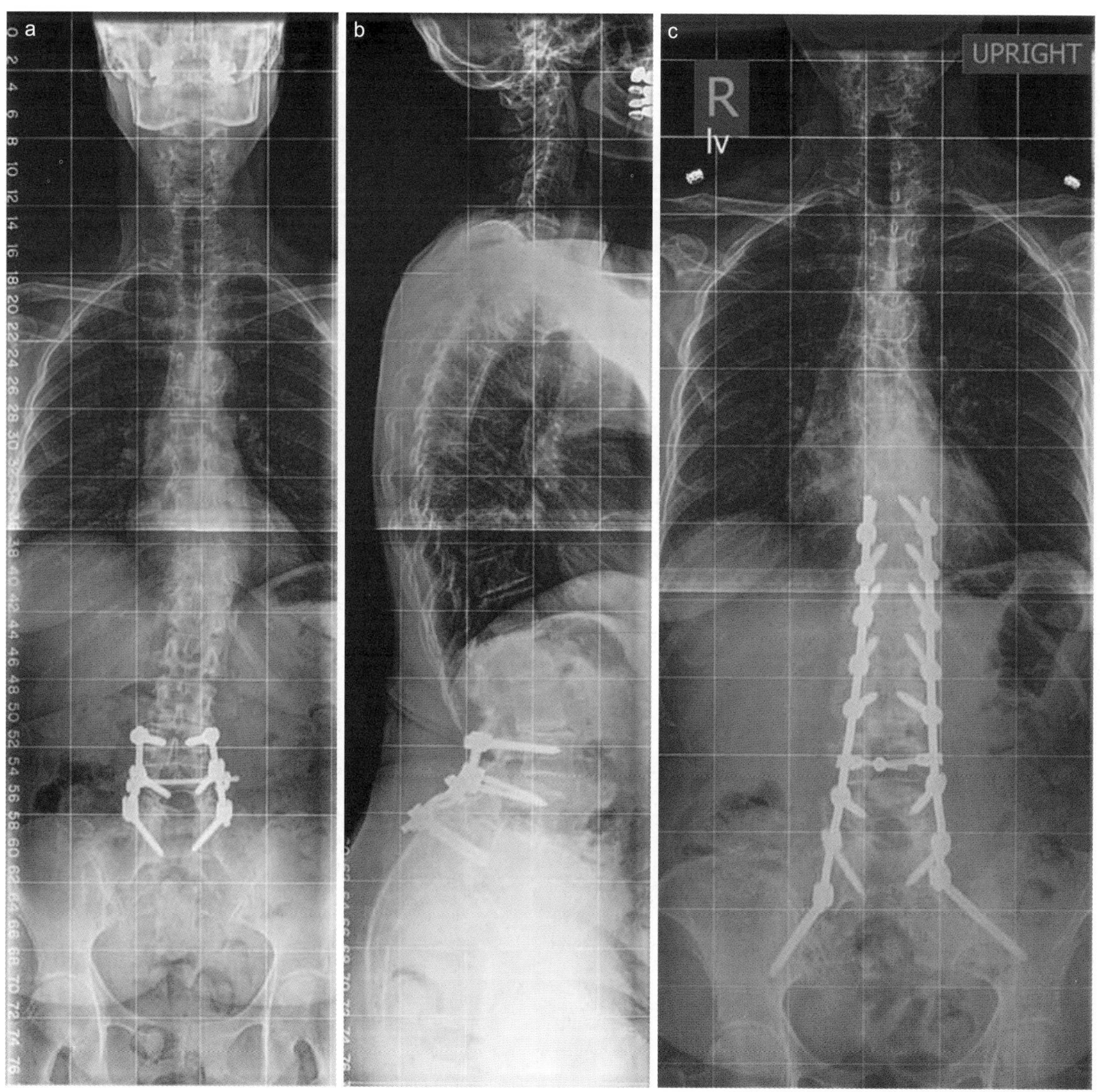

图 17.5　伴邻近节段退变性疾病及狭窄的慢性 PJF 治疗。（a，b）术前正、侧位平片示因重度滑脱而行的 L3–S1 融合。患者因邻近节段病变导致的 L2–3 狭窄及 L3–4 不融合出现症状及不稳。术前 PI–LL 差值在可接受范围内（PI=69°，LL= 后凸 60°）。（c，d）术后即刻正、侧位平片示翻修手术取出内固定及 T10 至骨盆融合内固定。PI–LL 差值按预计保持不变（PI=69°，LL=62°）。PI 较高，因此将 LL 控制小于 PI，且保持在 PI=LL ± 9° 范围内。（e，f）2 年随访示近端交界性失败伴 T9 压缩性骨折，后凸约 30°。（g，h）MRI 及 CT 示 T8/9 及 T9/10 狭窄且 T9 椎体严重骨破坏。该患者伴严重背痛但无脊髓病。（i，j）翻修手术后平片示 T9 椎体切除，T8 椎体次全切，融合器置入及延长融合节段至 T4，并采用四棒内固定

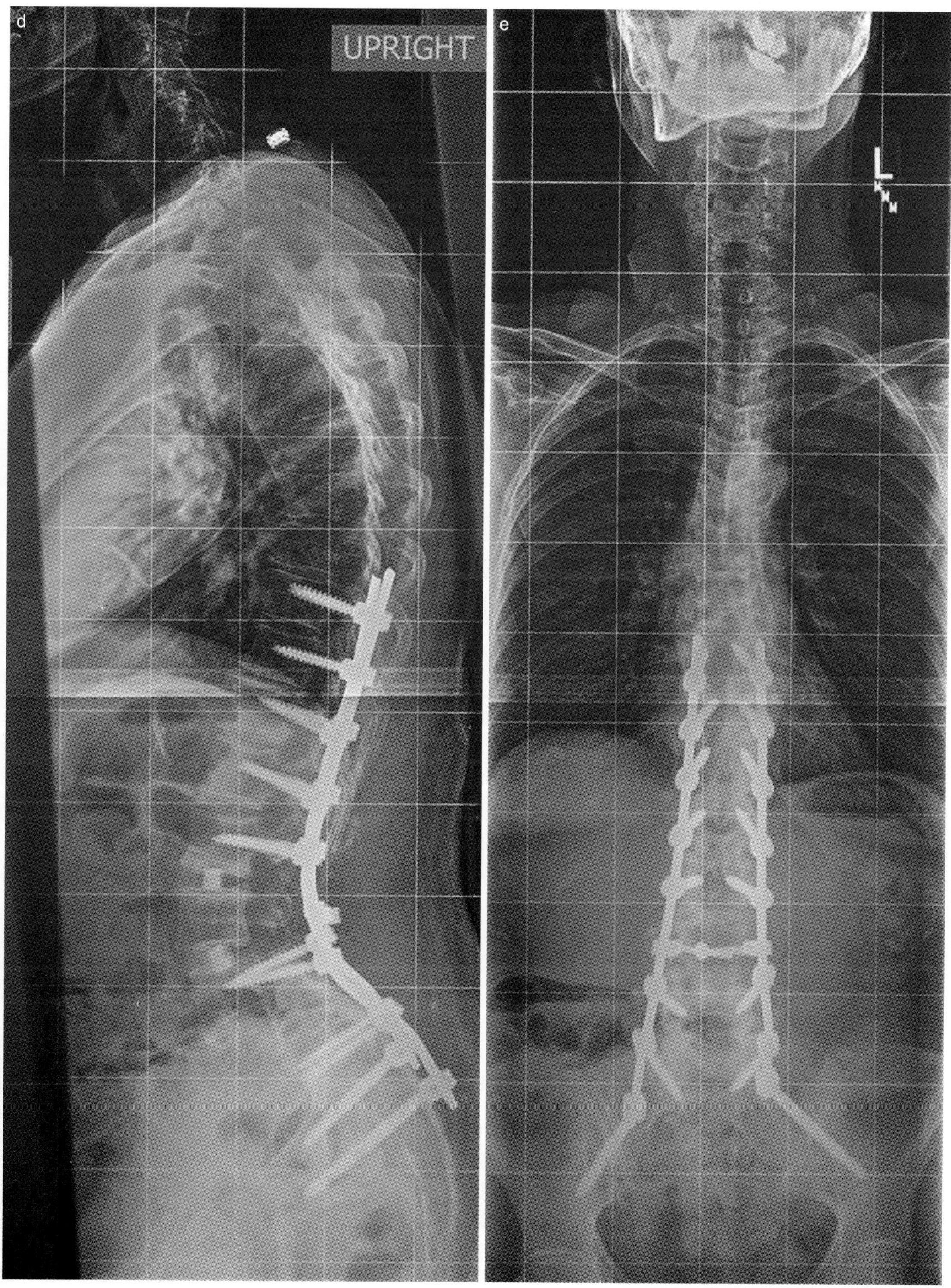

图 17.5 （续）

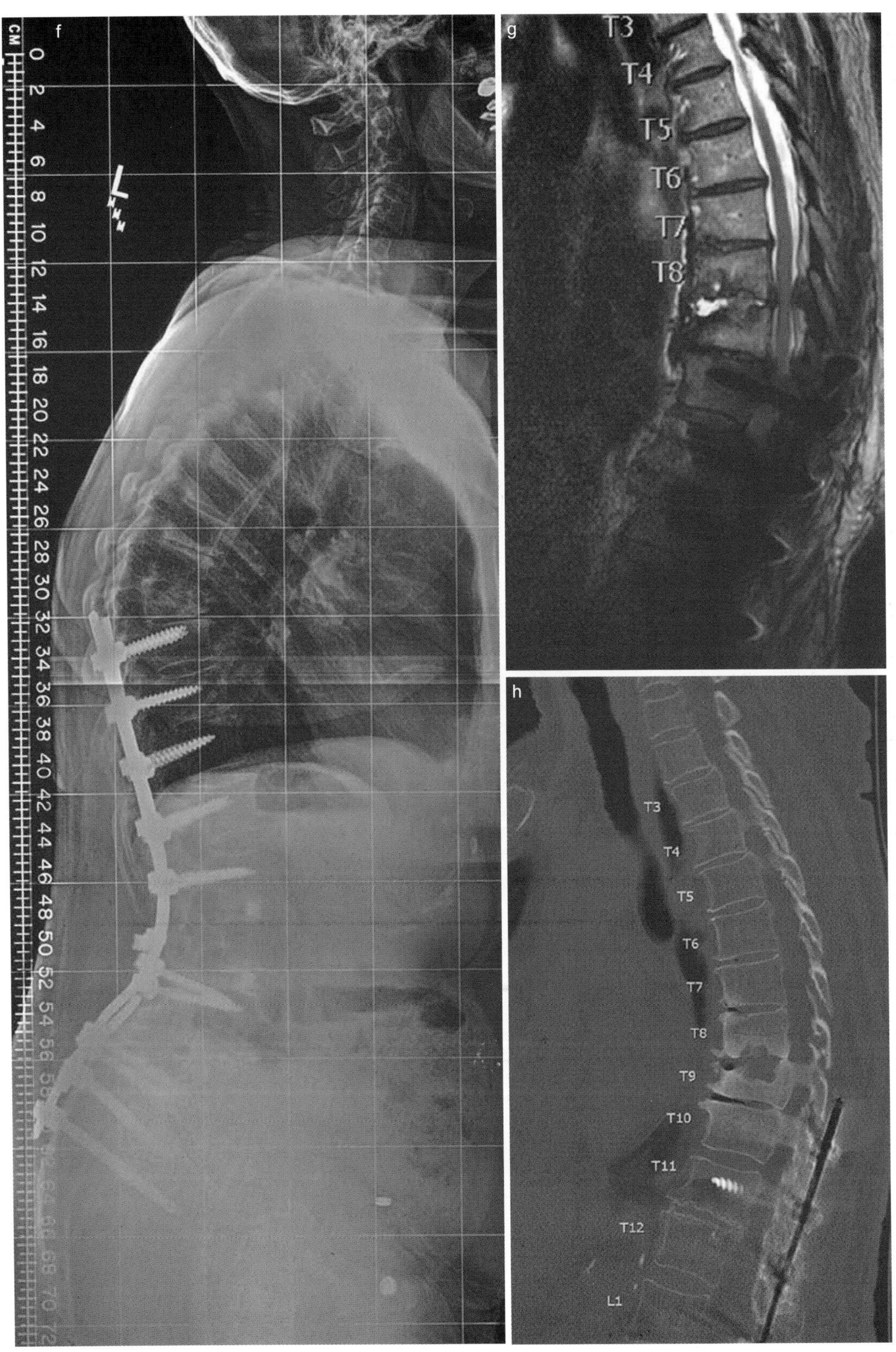

图 17.5 （续）

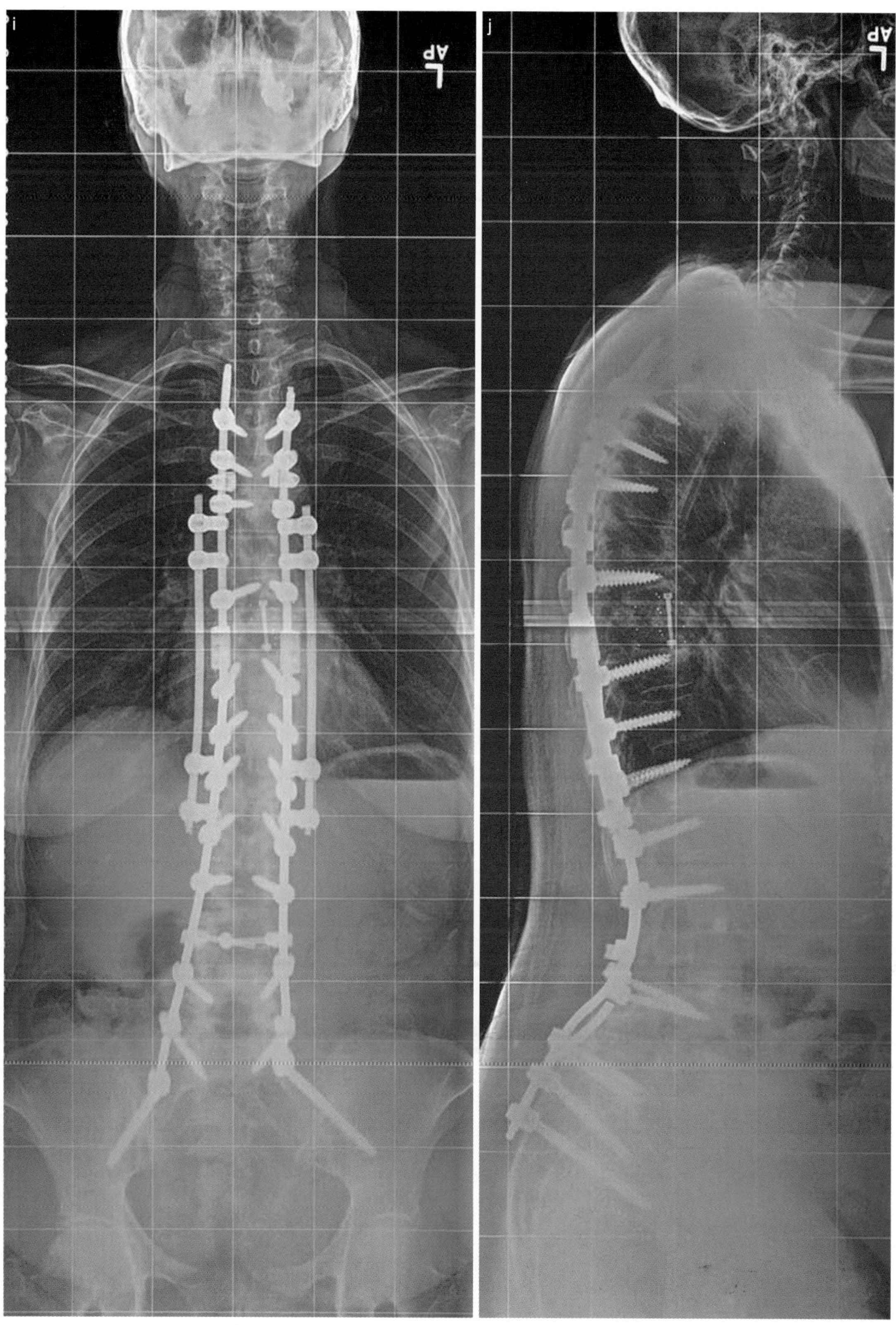

图 17.5 （续）

总 结

手术技术及科学的进步已使成人脊柱畸形的治疗发生了重大变革。能够进行更大的恢复脊柱整体平衡的手术同时也带来了 PJK 及 PJF 此类新的并发症。脊柱外科医生已开始逐渐达成 PJK/PJF 定义、分型及病理生理特点的共识。然而，此类问题的危险因素及防治策略仍未完全阐明。虽然 PJK 通常是无症状的影像学表现，但是 PJF 是一更严重的邻近节段病变，会导致严重的临床、心理及经济问题，常需要翻修手术及近端内固定融合的延长。为降低这类具有挑战性的并发症的发生率及影响，对 PJK 及 PJF 进行持续的研究是必要的。

（黄季晨 译 钱邦平 审校）

参考文献

1. Bastian L, Lange U, Knop C, Tusch G, Blauth M. Evaluation of the mobility of adjacent segments after posterior thoracolumbar fixation: a biomechanical study. Eur Spine J. 2001;10(4):295–300.
2. Chow DH, Luk KD, Evans JH, Leong JC. Effects of short anterior lumbar interbody fusion on biomechanics of neighboring unfused segments. Spine. 1996;21(5):549–55.
3. Ha KY, Schendel MJ, Lewis JL, Ogilvie JW. Effect of immobilization and configuration on lumbar adjacent-segment biomechanics. J Spinal Disord. 1993;6(2):99–105.
4. Lee CK, Langrana NA. Lumbosacral spinal fusion. A biomechanical study. Spine. 1984;9(6):574–81.
5. Park P, Garton HJ, Gala VC, Hoff JT, McGillicuddy JE. Adjacent segment disease after lumbar or lumbosacral fusion: review of the literature. Spine. 2004;29(17):1938–44.
6. Shono Y, Kaneda K, Abumi K, McAfee PC, Cunningham BW. Stability of posterior spinal instrumentation and its effects on adjacent motion segments in the lumbosacral spine. Spine. 1998;23(14):1550–8.
7. Untch C, Liu Q, Hart R. Segmental motion adjacent to an instrumented lumbar fusion: the effect of extension of fusion to the sacrum. Spine. 2004;29(21):2376–81.
8. Yang SW, Langrana NA, Lee CK. Biomechanics of lumbosacral spinal fusion in combined compression-torsion loads. Spine. 1986;11(9):937–41.
9. Yoganandan N, Pintar F, Maiman DJ, Reinartz J, Sances Jr A, Larson SJ, Cusick JF. Kinematics of the lumbar spine following pedicle screw plate fixation. Spine. 1993;18(4):504–12.
10. Javedan SP, Dickman CA. Cause of adjacent-segment disease after spinal fusion. Lancet. 1999;354(9178):530–1.
11. Kasliwal MK, Shaffrey CI, Lenke LG, Dettori JR, Ely CG, Smith JS. Frequency, risk factors, and treatment of distal adjacent segment pathology after long thoracolumbar fusion: a systematic review. Spine. 2012;37(22 Suppl):S165–79.
12. Kraemer P, Fehlings MG, Hashimoto R, Lee MJ, Anderson PA, Chapman JR, Raich A, Norvell DC. A systematic review of definitions and classification systems of adjacent segment pathology. Spine. 2012;37(22 Suppl):S31–9.
13. Aota Y, Kumano K, Hirabayashi S. Postfusion instability at the adjacent segments after rigid pedicle screw fixation for degenerative lumbar spinal disorders. J Spinal Disord. 1995;8(6):464–73.
14. DeWald CJ, Stanley T. Instrumentation-related complications of multilevel fusions for adult spinal deformity patients over age 65: surgical considerations and treatment options in patients with poor bone quality. Spine. 2006;31(19 Suppl):S144–51.
15. Etebar S, Cahill DW. Risk factors for adjacent-segment failure following lumbar fixation with rigid instrumentation for degenerative instability. J Neurosurg. 1999;90(2 Suppl):163–9.
16. Glattes RC, Bridwell KH, Lenke LG, Kim YJ, Rinella A, Edwards 2nd C. Proximal junctional kyphosis in adult spinal deformity following long instrumented posterior spinal fusion: incidence, outcomes, and risk factor analysis. Spine. 2005;30(14):1643–9.
17. Hambly MF, Wiltse LL, Raghavan N, Schneiderman G, Koenig C. The transition zone above a lumbosacral fusion. Spine. 1998;23(16):1785–92.
18. Hart RA, Prendergast MA, Roberts WG, Nesbit GM, Barnwell SL. Proximal junctional acute collapse cranial to multi-level lumbar fusion: a cost analysis of prophylactic vertebral augmentation. Spine J. 2008;8(6):875–81.
19. Kim YJ, Bridwell KH, Lenke LG, Glattes CR, Rhim S, Cheh G. Proximal junctional kyphosis in adult spinal deformity after segmental posterior spinal instrumentation and fusion: minimum five-year follow-up. Spine. 2008;33(20):2179–84.
20. Kim YJ, Bridwell KH, Lenke LG, Rhim S, Cheh G. Sagittal thoracic decompensation following long adult lumbar spinal instrumentation and fusion to L5 or S1: causes, prevalence, and risk factor analysis. Spine. 2006;31(20):2359–66.
21. Lee CK. Accelerated degeneration of the segment adjacent to a lumbar fusion. Spine. 1988;13(3):375–7.
22. O'Leary PT, Bridwell KH, Lenke LG, Good CR, Pichelmann MA, Buchowski JM, Kim YJ, Flynn J. Risk factors and outcomes for catastrophic failures at the top of long pedicle screw constructs: a matched cohort analysis performed at a single center. Spine. 2009;34(20):2134–9.

23. Schlegel JD, Smith JA, Schleusener RL. Lumbar motion segment pathology adjacent to thoracolumbar, lumbar, and lumbosacral fusions. Spine. 1996;21(8):970–81.
24. Watanabe K, Lenke LG, Bridwell KH, Kim YJ, Koester L, Hensley M. Proximal junctional vertebral fracture in adults after spinal deformity surgery using pedicle screw constructs: analysis of morphological features. Spine. 2010;35(2):138–45.
25. Cho SK, Shin JI, Kim YJ. Proximal junctional kyphosis following adult spinal deformity surgery. Eur Spine J. 2014;23(12):2726–36.
26. Denis F, Sun EC, Winter RB. Incidence and risk factors for proximal and distal junctional kyphosis following surgical treatment for Scheuermann kyphosis: minimum five-year follow-up. Spine. 2009;34(20):E729–34.
27. Hart R, McCarthy I, O'Brien M, Bess S, Line B, Adjei OB, Burton D, Gupta M, Ames C, Deviren V, Kebaish K, Shaffrey C, Wood K, Hostin R. International Spine Study G. Identification of decision criteria for revision surgery among patients with proximal junctional failure after surgical treatment of spinal deformity. Spine. 2013;38(19):E1223–7.
28. Hart RA, McCarthy I, Ames CP, Shaffrey CI, Hamilton DK, Hostin R. Proximal junctional kyphosis and proximal junctional failure. Neurosurg Clin N Am. 2013;24(2):213–8.
29. Hostin R, McCarthy I, O'Brien M, Bess S, Line B, Boachie-Adjei O, Burton D, Gupta M, Ames C, Deviren V, Kebaish K, Shaffrey C, Wood K, Hart R, International Spine Study G. Incidence, mode, and location of acute proximal junctional failures after surgical treatment of adult spinal deformity. Spine. 2013;38(12):1008–15.
30. Smith MW, Annis P, Lawrence BD, Daubs MD, Brodke DS. Acute proximal junctional failure in patients with preoperative sagittal imbalance. Spine J. 2015;15(10):2142–8.
31. Simmons ED, Huckell CB, Zheng Y. Proximal kyphosis "topping off syndrome" and retrolisthesis secondary to multilevel lumbar fusion in the elderly patients. Spine J. 4(5):S114.
32. Toyone T, Ozawa T, Kamikawa K, Watanabe A, Matsuki K, Yamashita T, Shiboi R, Takeuchi M, Wada Y, Inada K, Aoki Y, Inoue G, Ohtori S, Tanaka T. Subsequent vertebral fractures following spinal fusion surgery for degenerative lumbar disease: a mean ten-year follow-up. Spine. 2010;35(21):1915–8.
33. Bridwell KH, Lenke LG, Cho SK, Pahys JM, Zebala LP, Dorward IG, Cho W, Baldus C, Hill BW, Kang MM. Proximal junctional kyphosis in primary adult deformity surgery: evaluation of 20 degrees as a critical angle. Neurosurgery. 2013;72(6):899–906.
34. O'Shaughnessy BA, Bridwell KH, Lenke LG, Cho W, Baldus C, Chang MS, Auerbach JD, Crawford CH. Does a long-fusion "T3-sacrum" portend a worse outcome than a short-fusion "T10-sacrum" in primary surgery for adult scoliosis? Spine. 2012;37(10):884–90.
35. Helgeson MD, Shah SA, Newton PO, Clements 3rd DH, Betz RR, Marks MC, Bastrom T, Harms Study G. Evaluation of proximal junctional kyphosis in adolescent idiopathic scoliosis following pedicle screw, hook, or hybrid instrumentation. Spine. 2010;35(2):177–81.
36. Sacramento-Dominguez C, Vayas-Diez R, Coll-Mesa L, Parrilla AP, Machado-Calvo M, Pinilla JA, Sosa AJ, Lopez GL. Reproducibility measuring the angle of proximal junctional kyphosis using the first or the second vertebra above the upper instrumented vertebrae in patients surgically treated for scoliosis. Spine. 2009;34(25):2787–91.
37. Yagi M, Rahm M, Gaines R, Maziad A, Ross T, Kim HJ, Kebaish K, Boachie-Adjei O, Complex Spine Study G. Characterization and surgical outcomes of proximal junctional failure in surgically treated patients with adult spinal deformity. Spine. 2014;39(10):E607–14.
38. Hyun SJ, Rhim SC. Clinical outcomes and complications after pedicle subtraction osteotomy for fixed sagittal imbalance patients: a long-term follow-up data. J Korean Neurosurg Soc. 2010;47(2):95–101.
39. Kim HJ, Lenke LG, Shaffrey CI, Van Alstyne EM, Skelly AC. Proximal junctional kyphosis as a distinct form of adjacent segment pathology after spinal deformity surgery: a systematic review. Spine. 2012;37(22 Suppl):S144–64.
40. Mendoza-Lattes S, Ries Z, Gao Y, Weinstein SL. Proximal junctional kyphosis in adult reconstructive spine surgery results from incomplete restoration of the lumbar lordosis relative to the magnitude of the thoracic kyphosis. The Iowa Orthop J. 2011;31:199–206.
41. Yagi M, Akilah KB, Boachie-Adjei O. Incidence, risk factors and classification of proximal junctional kyphosis: surgical outcomes review of adult idiopathic scoliosis. Spine. 2011;36(1):E60–8.
42. Kim HJ, Bridwell KH, Lenke LG, Park MS, Ahmad A, Song KS, Piyaskulkaew C, Hershman S, Fogelson J, Mesfin A. Proximal junctional kyphosis results in inferior SRS pain subscores in adult deformity patients. Spine. 2013;38(11):896–901.
43. Yagi M, King AB, Boachie-Adjei O. Incidence, risk factors, and natural course of proximal junctional kyphosis: surgical outcomes review of adult idiopathic scoliosis. Minimum 5 years of follow-up. Spine. 2012;37(17):1479–89.
44. Kim YJ, Bridwell KH, Lenke LG, Kim J, Cho SK. Proximal junctional kyphosis in adolescent idiopathic scoliosis following segmental posterior spinal instrumentation and fusion: minimum 5-year follow-up. Spine. 2005;30(18):2045–50.
45. Kim YJ, Lenke LG, Bridwell KH, Kim J, Cho SK, Cheh G, Yoon J. Proximal junctional kyphosis in adolescent idiopathic scoliosis after 3 different types of posterior segmental spinal instrumentation and fusions: incidence and risk factor analysis of 410 cases. Spine. 2007;32(24):2731–8.
46. Wang J, Zhao Y, Shen B, Wang C, Li M. Risk factor analysis of proximal junctional kyphosis after posterior fusion in patients with idiopathic scoliosis. Injury. 2010;41(4):415–20.

47. Kim HJ, Bridwell KH, Lenke LG, Park MS, Song KS, Piyaskulkaew C, Chuntarapas T. Patients with proximal junctional kyphosis requiring revision surgery have higher postoperative lumbar lordosis and larger sagittal balance corrections. Spine. 2014;39(9):E576–80.
48. Lonner BS, Newton P, Betz R, Scharf C, O'Brien M, Sponseller P, Lenke L, Crawford A, Lowe T, Letko L, Harms J, Shufflebarger H. Operative management of Scheuermann's kyphosis in 78 patients: radiographic outcomes, complications, and technique. Spine. 2007;32(24):2644–52.
49. Lowe TG, Kasten MD. An analysis of sagittal curves and balance after Cotrel-Dubousset instrumentation for kyphosis secondary to Scheuermann's disease. A review of 32 patients. Spine. 1994;19(15):1680–5.
50. Maruo K, Ha Y, Inoue S, Samuel S, Okada E, Hu SS, Deviren V, Burch S, William S, Ames CP, Mummaneni PV, Chou D, Berven SH. Predictive factors for proximal junctional kyphosis in long fusions to the sacrum in adult spinal deformity. Spine. 2013;38(23):E1469–76.
51. Cammarata M, Aubin CE, Wang X, Mac-Thiong JM. Biomechanical risk factors for proximal junctional kyphosis: a detailed numerical analysis of surgical instrumentation variables. Spine. 2014;39(8):E500–7.
52. Kim HJ, Yagi M, Nyugen J, Cunningham ME, Boachie-Adjei O. Combined anterior-posterior surgery is the most important risk factor for developing proximal junctional kyphosis in idiopathic scoliosis. Clin Orthop Relat Res. 2012;470(6):1633–9.
53. Bjerke-Kroll B, Saiyed R, Cheung Z, Shifflett G, Sheha E, Cunningam M. Postsurgical predictors of proximal junctional kyphosis in adolescent idiopathic scoliosis. Spine J. 2015;15(10):S148.
54. Blondel B, Schwab F, Ungar B, Smith J, Bridwell K, Glassman S, Shaffrey C, Farcy JP, Lafage V. Impact of magnitude and percentage of global sagittal plane correction on health-related quality of life at 2-years follow-up. Neurosurgery. 2012;71(2):341–8. ; discussion 8.
55. Lee GA, Betz RR, Clements 3rd DH, Huss GK. Proximal kyphosis after posterior spinal fusion in patients with idiopathic scoliosis. Spine. 1999;24(8):795–9.
56. Arlet V, Aebi M. Junctional spinal disorders in operated adult spinal deformities: present understanding and future perspectives. Eur Spine J. 2013;22(Suppl 2):S276–95.
57. Hollenbeck SM, Glattes RC, Asher MA, Lai SM, Burton DC. The prevalence of increased proximal junctional flexion following posterior instrumentation and arthrodesis for adolescent idiopathic scoliosis. Spine. 2008;33(15):1675–81.
58. Rhee JM, Bridwell KH, Won DS, Lenke LG, Chotigavanichaya C, Hanson DS. Sagittal plane analysis of adolescent idiopathic scoliosis: the effect of anterior versus posterior instrumentation. Spine. 2002;27(21):2350–6.
59. Ha Y, Maruo K, Racine L, Schairer WW, Hu SS, Deviren V, Burch S, Tay B, Chou D, Mummaneni PV, Ames CP, Berven SH. Proximal junctional kyphosis and clinical outcomes in adult spinal deformity surgery with fusion from the thoracic spine to the sacrum: a comparison of proximal and distal upper instrumented vertebrae. J Neurosurg Spine. 2013;19(3):360–9.
60. Lau D, Clark AJ, Scheer JK, Daubs MD, Coe JD, Paonessa KJ, LaGrone MO, Kasten MD, Amaral RA, Trobisch PD, Lee JH, Fabris-Monterumici D, Anand N, Cree AK, Hart RA, Hey LA, Ames CP, Committee SRSASD. Proximal junctional kyphosis and failure after spinal deformity surgery: a systematic review of the literature as a background to classification development. Spine. 2014;39(25):2093–102.
61. Lau D, Funao H, Clark AJ, Nicholls F, Smith J, Bess S, Shaffrey C, Schwab FJ, Lafage V, Deviren V, Hart R, Kebaish KM, Ames CP, International Spine Study G. The clinical correlation of the hart-ISSG proximal junctional kyphosis severity scale with health-related quality-of-life outcomes and need for revision surgery. Spine. 2016;41(3):213–23.
62. Rastegar F, Contag A, Daniels A, Hiratzka J, Lin C, Chang J, Than K, Raslan A, Kong C, Nguyen N, Hostin R, Hart R. Proximal junctional kyphosis: inter- and intra-observer reliability in adult spinal deformity. Presented at the Lumbar Spine Research Society, Chicago, IL April 14–15, 2016.

第 18 章　近端交界性后凸的预防策略

Michael M. Safaee, Taemin Oh, Ngoc-Lam M. Nguyen,
Christopher Y. Kong, Robert A. Hart, Christopher P. Ames

引　言

近端交界性后凸（proximal junctional kyphosis, PJK）是成人脊柱畸形（adult spinal deformity, ASD）行脊柱后路矫形融合内固定术后常见的并发症。PJK 现象通常被定义为上端固定椎（upper-instrumented vertebra, UIV）及其上方椎体之间出现的异常后凸畸形。后凸畸形的角度测量为：UIV 下终板平行线与 UIV 上方第二个椎体（UIV+2）上终板平行线之间的夹角。

回顾文献，PJK 的诊断标准仍存在一定争议。有学者认为 PJK 仅需影像学诊断，无须考虑患者的临床症状；也有学者认为 PJK 的诊断需要考虑患者的神经损害、局部疼痛、生活质量下降以至于需要翻修手术等多种临床特点，并称之为近端交界性失败（proximal junctional failure，PJF）[1-2]。尽管如此，PJK 的影像学诊断标准目前已达成共识：术后近端交界角较术前增加 10°～20° [3-4]。然而，仅仅通过影像学去诊断 PJK 还是存在较大争议，尤其是较大手术患者（如全椎体切除术），其近端未固定节段术后往往会出现相应的代偿性改变，逐渐加重近端交界角的度数 [5-6]。

病　因

文献报道 PJK 的发病率在 17%～39%[3, 7-12]，大多数病例发生在手术后相对较早的时期（2/3 发生在手术后的前 3 个月内，80% 发生在手术后的 18 个月内）[7, 13]。导致 PJK 发生的因素很多：与年龄相关的椎间盘的退变性疾病、后方韧带复合体（posterior ligamentous complex, PLC）的破坏、椎体的骨折、内固定失败、邻近小关节的损伤等都被认为与其发生相关 [1, 3, 14-16]。具体来说，PJK 的术前危险因素包括：患者年龄 [10, 17-19]、术前矢状位的畸形严重程度 [7-8, 13, 20-23]。PJK 的术中危险因素包括：椎弓根螺钉的植入位置 [4, 13, 21, 23]、术中后凸畸形的过度矫正 [13, 21, 23]、后方椎体解剖结构的破坏 [17-18, 20-21]、下端固定椎固定到了下腰椎或骶骨 [7-9, 11, 13, 24]。PJF 与 PJK 的病理基础是不同的，PJF 多由术后早期的急性损伤引起，或是术后数月到数年的慢性进展性的畸形发展而来。Hostin 等发现近端椎体骨折是最常见的 PJF 发生的病因（47%），其次是软组织破坏（44%），剩下的 9% 的患者是由于创伤导致的螺钉拔出 [25]。本文作者也发现当 UIV 位于胸腰椎交界处时，PJF 的发生更多的是因为椎体骨折；当 UIV 位于上胸椎区域时，PJF 的发生更多的是因为软组织破坏。不管病因是什么，由 PJF 和 PJK 引起的翻修手术会给患者带来严重的损害，并带来巨大的经济负担，所以针对 PJK/PJF 的新型预防策略很重要。

预防策略

ASD 翻修手术花费巨大，每位患者估计需要增加额外的 100 000 ~ 170 000 美元的医疗费用 [26-27]。通常导致翻修手术的病因包括：感染、持续或逐渐加重的畸形、假关节、植入物失败等 [28-29]。预防 PJK/PJF 可以减少 ASD 手术的花费，减少手术的并发症。尽管文献中还没有明确的预防方法，但多篇文献已报道椎体成形术 [30-31] 和近端应用固定钩 [4, 21, 32] 都可有效降低 PJK 的发生率。其他 PJK 预防策略包括：对所有局部后凸角大于 5° 的椎体进行融合，安装移行棒，保护 UIV 附近软组织，应用弹性更大的合金金属棒，术中达到最佳的矢状位平衡等 [3, 14, 20, 22, 33-34]。探究合适的 PJK 预防策略有待进一步深入研究。目前，降低 PJK/PJF 发生率的主要措施包括：UIV 附近的软组织保护，选择合适的 UIV，恢复良好的脊柱 - 骨盆参数，适度的近端预弯棒，运用椎体成形术，局部韧带的加强等。

软组织保护

UIV 附近的软组织破坏是 PJK 发生的危险因素 [34]。保护棘间韧带、棘上韧带、上方邻近的小关节及关节囊可有效降低 PJK/PJF 的发生风险 [14, 34]。理想的方案是手术中尽量避免暴露和破坏邻近节段的软组织，但对于已经多次手术的患者，再好的解剖技巧及内固定置入技术都不能更多地保护到已萎缩及退变的软组织。

近端预弯棒

在长节段矫形融合固定中，近端螺钉处安装未预弯的固定棒，可能在近端交界区产生螺钉外拔的预载应力，加速邻近组织退变。我们推荐在近端固定区小心仔细地原位预弯棒，尽可能确保在近端两个节段处固定棒与螺钉的 U 型凹槽完全贴合；理想状态是上螺帽固定时基本无阻力。

UIV 选择和固定钩使用

尽管每个节段都有可能发生 PJK，合理地选择 UIV 仍很重要。有趣的是，胸椎的高度后凸是公认的导致 PJK/PJF 的危险因素，需要在外科手术计划中特别关注 [7-8, 13, 20-23, 35-37]。因而，在胸椎严重后凸畸形的患者中，扩展手术融合固定节段到上胸椎，可以减少术后出现 PJK/PJF 的风险，并且能够更好地重建合适的矢状面序列。在固定到上胸椎的病例中，近端固定椎内固定失败的主要原因是韧带的疲劳退变，已有文献报道利用横突钩固定可减少 PJK 的发生。脊柱固定钩系统可减少局部骨膜下剥离的范围，从而更好地保护局部的肌肉及小关节，同时具备动态固定的优点，减少 UIV 的应力 [4, 23, 38]。数篇文献比较了 UIV 采用钩固定和椎弓根螺钉固定的 PJK 发生率，两者分别是 0 ~ 30% 和 30% ~ 35% [4, 23]，采用钩系统的 PJK 发生率显著降低。同时，在青少年特发性脊柱侧凸患者中，结论也是一致的，UIV 处采用固定钩或钩与螺钉混合固定，PJK 的发生率下降 [4, 21, 23]。在成人人群中的数据证据尚不充分。Cammarata 等纳入 6 例成人脊柱模型，进行生物力学实验，他们发现近端应用渐变直径的固定棒和固定钩可以有效地减少近端应力，而该生物力学应力在 PJK/PJF 的发病机制中具有重要作用。尽管应力显著下降，但其临床效益仍然有限[34]。目前的临床证据存在一定争议，但减少局部的骨膜下剥离，保护邻近的小关节，减少生物力学应力，都是潜在的预防 PJK 的措施，需要进行更多的研究[3, 12, 18, 24, 32]。

恢复骨盆－脊柱参数

Schwab 等研究证实矫形手术中矫正骨盆入射角（pelvic incidence，PI）与腰椎前凸角（lumbar lordosis，LL）之间的不匹配很重要，应该达到两者之间角度差在 10° 以内（PI=LL ± 9）[39]。恢复 PI 与 LL 的匹配已经是 ASD 手术的中心原则之一。应该注意到至少有两种情况会出现 PI 与 LL 的关系偏离上述等式：①患者 PI 较大（大于 70°），仅需要较小的 LL；②患者 PI 较小（小于 40°），需要较大的 LL。第二种 PI 与 LL 偏离正常 PI-LL 关系式的情况大多数发生在老年人群中。国际脊柱研究学组发现老年人的骨盆 - 脊柱参数（例如：PT，PI–LL 不匹配，SVA）的基线水平显著高于年轻人。因而，专家们呼吁在制订最佳的术后骨盆 - 脊柱参数的时候，需要考虑到患者的年龄因素[40]。调整术后矢状面序列符合年龄匹配的脊柱 - 骨盆参数，避免过分严格地匹配 PI 与 LL 之间的等式关系，可以减少过度矫正或者矫正不足后续发展为 PJK/PJF 的风险。

椎体成形术

椎体成形术的操作包括：计划节段椎体椎弓根通道的建立，应用富含凝血酶的止血基质堵塞静脉通道，减少骨水泥栓塞的风险，然后逐渐缓慢地注射骨水泥。这种技术对于 UIV 位于胸腰椎交界处时的效果最好，因为该 UIV 节段易发生骨折并导致内固定失败。对尸体模型进行生物力学研究证明椎体成形术是成功的。在 Kebaish 等的一项研究中，对 UIV 及 UIV 上方一个椎体（UIV+1）进行预防性的椎体成形术可有效降低长节段固定后的近端交界性骨折的发生率[30]。Kayanja 等用骨水泥增强多达 3 个椎体，评估其对术后内固定系统的刚度和强度的影响[41]，他们的结果表明内固定结构的完整性取决于骨密度，因此，推测椎体成形术应在骨折风险最高的椎体上进行。另一项临床研究中，Hart 等报道在 UIV 及 UIV+1 两个椎体节段进行预防性椎体成形术，不仅降低了 PJF 的发生率，也减少了翻修手术带来的经济花费[31]。尽管如此，椎体成形术仍有一定的局限性，因为该手术会限制椎间盘附近的血供，从而加速椎间盘的退变[42]；此外，该手术改变了脊柱的力学负荷，增加了相邻节段椎体骨折的风险[43-44]。

预防性肋骨固定

Hart 等最先介绍了在 UIV+1 节段进行不做融合的预防性肋骨固定技术[2, 45]。在这种技术发展的早期，应用垂直可撑开钛肋（vertical expandable prosthetic titanium rib，VEPTR）的固定钩固定在 UIV+1 的肋骨后内段。手术时需要在 UIV+1 的肋骨后内段做两个独立的纵向切口（大约各需要 3 cm），骨膜下环形暴露肋骨，仔细操作，避免损伤胸膜，然后应用 VEPTR 固定钩环绕固定在暴露好的肋骨上，在软组织下方将固定钩用连接器固定至两侧钛棒上。第 2 篇报道这种技术的文献则使用椎板下钢丝代替 VEPTR 固定钩。最近，有文献报道使用椎板下钩代替 VEPTR 固定钩（图 18.1）。初期研究表明此项技术可有效降低 PJF 发生风险[46]。

韧带加强

由于脊柱后方韧带复合体的破坏在PJK/PJF的病理形成机制中具有重要作用，因此加强脊柱后方张力带技术可带来积极的效果。韧带增强的主要目的是为内固定系统的近端提供更多的应力支持（如：UIV及UIV上下各一个椎体区域），减少交界区的应力，从而达到加强韧带复合体的效果。技术细节展示在图18.2，临床病例展示在图18.3。使用高速磨钻，分别在UIV+1、UIV及UIV下方一个椎体（UIV–1）的棘突中部钻孔，应用椎板下钢丝对称穿过这些孔，通过两边拉紧，施加预定的张力，并固定在两侧的固定棒上。术中可完整保留小关节，不增加手术时间及术中出血量。这种技术有效地在韧带加强的节段形成了一个张力带，并加强了

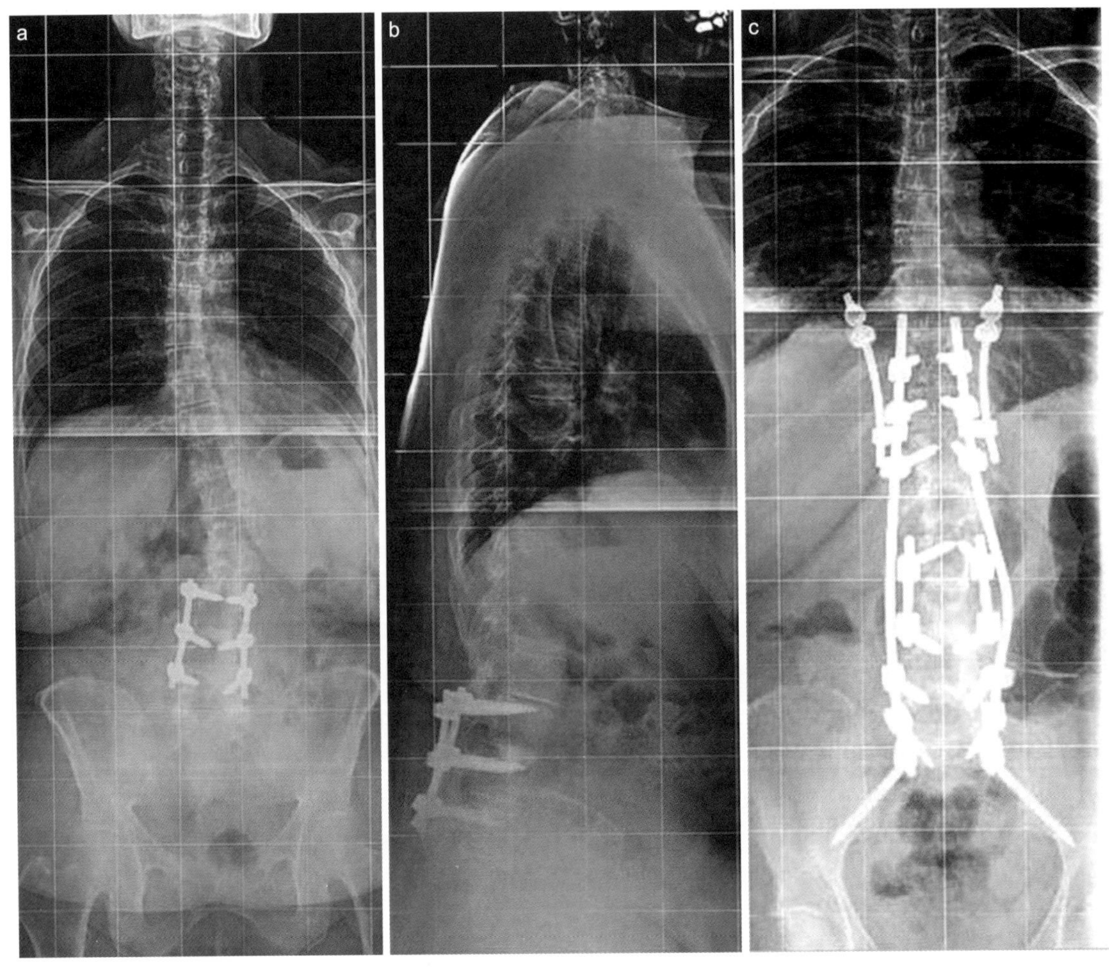

图18.1　PJK/PJF的预防方法：肋骨固定。（a，b）术前正侧位X线片显示医源性平背畸形，整体矢状面失平衡。术前的PI–LL不匹配达到25°（PI=50°，LL=25°）。（c，d）术后正侧位X线片显示：T10–骨盆融合固定，L3行PSO，四棒固定，术者使用椎板下钩（5.5mm椎板下固定钩）环抱UIV+1的肋骨固定，并通过连接器与中间的钛棒连接。术后PI–LL匹配（PI=50°，LL=58°）。（e）术中照片显示肋骨固定器械

图 18.1 （续）

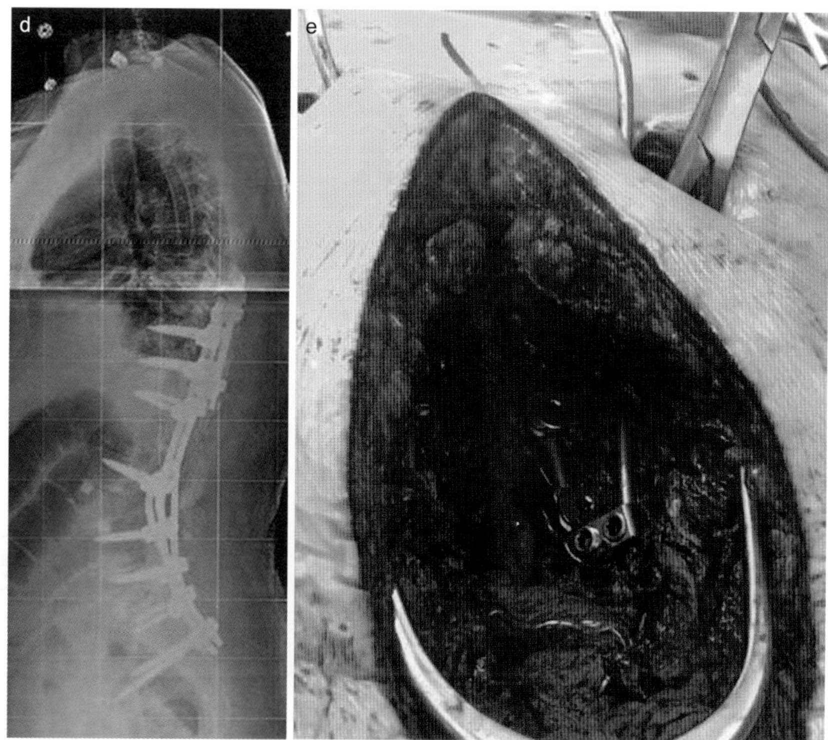

上段内固定系统的强度，在脊柱僵硬融合的节段与其上方可以活动的节段之间施加一个平滑过渡的力量。

典型病例

病例 1：67 岁老年女性，65 岁时发现脊柱侧凸伴严重下腰痛及大腿疼痛，合并 97° 的胸椎后凸畸形。手术方案为：T8 椎体切除术（vertebral column resection，VCR），融合节段为 C7- 骨盆。术后恢复良好，但术后 6 个月出现颈部疼痛、颈部沉重感、无力支撑头部。影像学提示 C7 出现 PJK/PJF，并伴随严重的颈椎矢状位畸形（图 18.4a，b）。随后进行翻修手术：上端融合到 C2，并进行 C7 经椎弓根截骨术（pedicle subtraction osteotomy，PSO）。术后恢复良好，畸形得到改善（图 18.4c，d）。

病例 2：58 岁老年女性，已经行多次脊柱融合手术，包括 T4-L4 的后路内固定融合。再次接受了 T2- 骨盆的后路内固定融合手术，并做了 L4/5、L5/S1 的经椎间孔椎间植骨融合术。术后 7 个月，出现严重背部疼痛，不能直立。影像学提示 PJK（图 18.5a，b）。翻修手术方案：T1- 骨盆后路内固定融合术，T4 的 VCR，及 T1-T3 椎间韧带加强手术。术后恢复良好，随访照片未发现内固定失败及 PJK 现象。

病例 3：71 岁老年女性，发现脊柱侧凸伴背部无力和大腿疼痛，术前影像学提示腰椎左弯，PI-LL 不匹配达 30°，L5/S1 一度滑脱，SVA 失衡达 7.4 cm（图 18.6a，b）。手术策略：T10- 骨盆后路内固定融合术，L1-S1 多节段一级截骨，同时在 T9-T10 行椎体成形术，T9-T11 行椎间韧带加强手术。

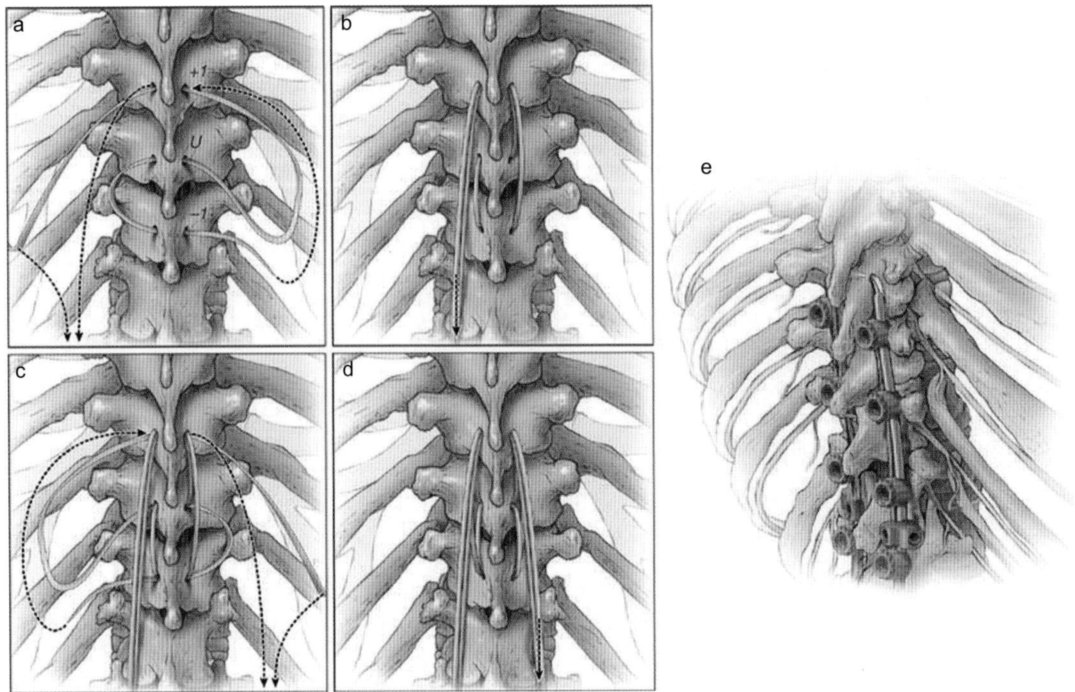

图 18.2 韧带加强。(a)使用一种细杆式磨钻，通过 UIV 及上 / 下各一个椎体棘突根部钻孔，用一条椎板下钢丝从一侧依次穿过 3 个椎体棘突钻孔的孔洞。(b) 将钢丝抽到一边。(c) 重复以上的方法，用另一条钢丝从另一侧穿入，抽到另一边。(d) 将钢丝抽紧以获得预定的张力。(e) 最后用连接器将钢丝固锁在两侧的固定棒上

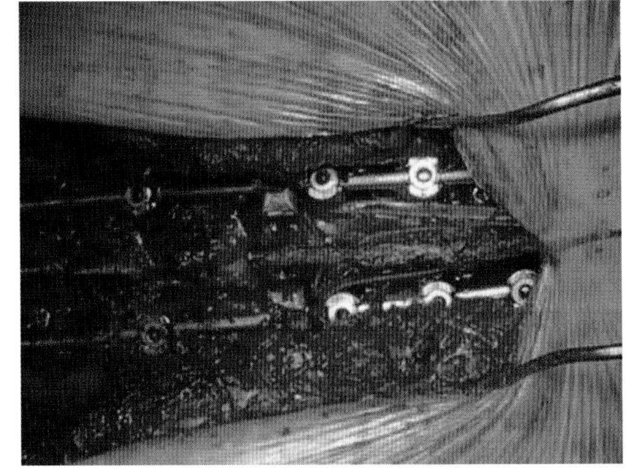

图 18.3 PJK/PJF 的预防方法：棘突间加强法。术中照片显示应用 Zimmer 通用钳做棘突固定装置。分别在 UIV 及上 / 下各一个椎体的棘突与椎板交接部钻孔，应将钳子上的张力带通过特定的编织方法经过钻好的骨洞使这 3 个椎体间产生一定的环绕张力。张力带收紧形成张力，将钳子分别固定在两侧的固定棒上，这样可以有效地形成功能性的脊柱后方张力带

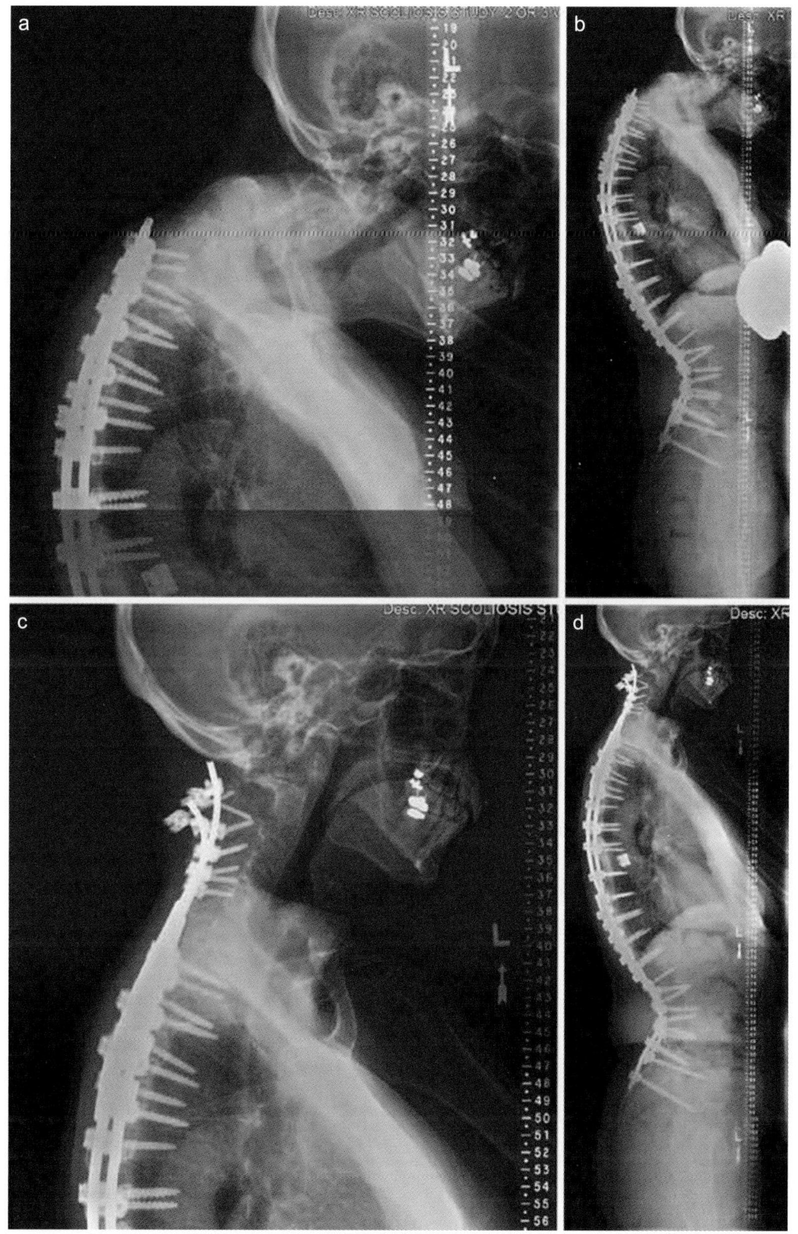

图 18.4　病例 1：PJK。(a) 颈椎侧位片及 (b) 站立位侧位片显示初次 C7- 骨盆后路融合内固定术后出现 PJK。(c，d) 翻修手术：近端扩大融合到 C2，并做 C7 PSO 以解决其症状并改善颈椎的畸形

超过术后 1 年的随访显示未出现 PJK 现象，无骨折或内固定失败 (图 18.6c，d)。

结　论

PJK 是成人脊柱畸形术后常见并发症。通过技术上的改良可降低 PJK 发生率，从

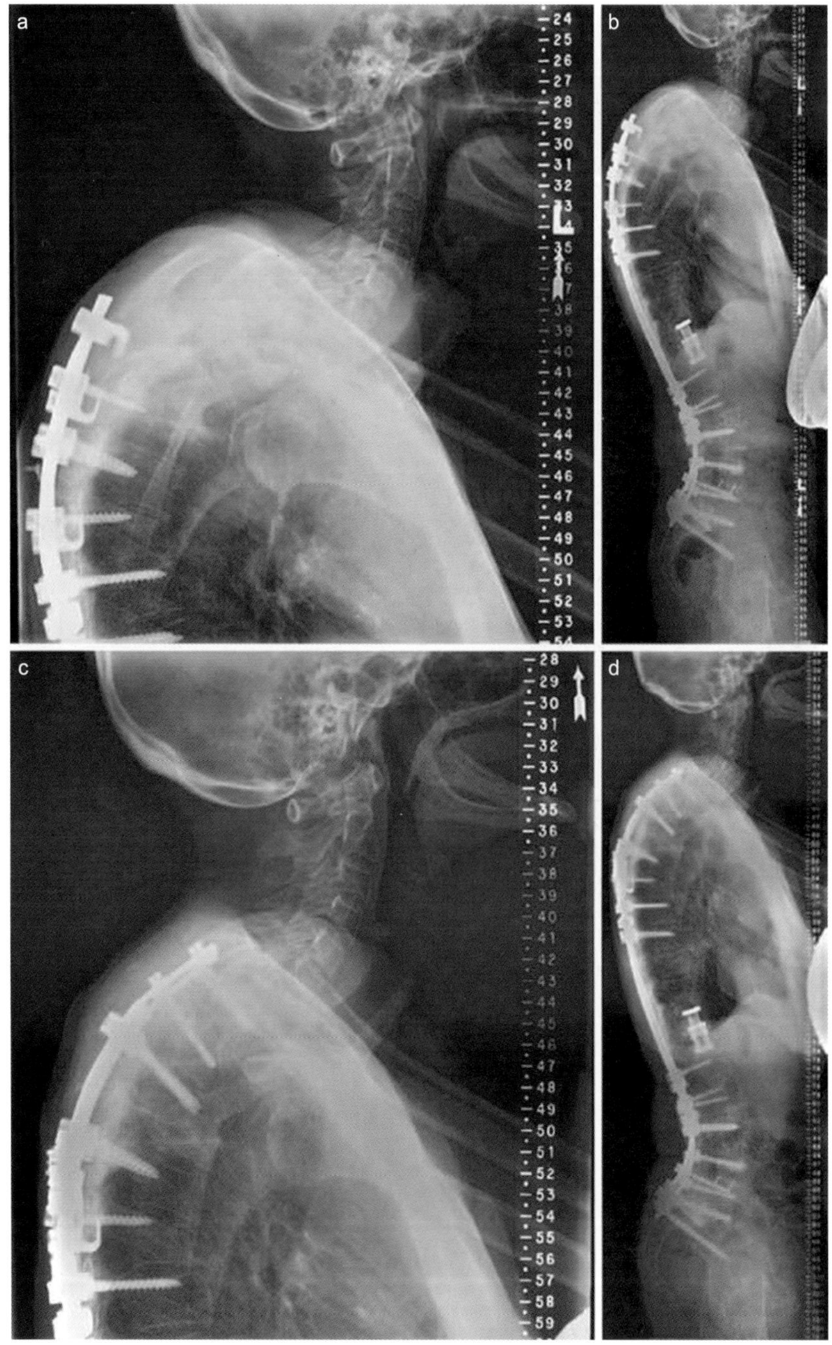

图 18.5　病例 2：PJK。（a）颈椎侧位片及（b）站立位侧位片显示前次 T2- 骨盆的后路融合内固定术后出现 PJK。（c，d）翻修手术：近端延伸融合到 T1，并做了 T4 的 VCR 及 T1-T3 的椎间韧带加强手术。末次随访未发现内固定失败，颈椎矢状面序列得到改善，症状解除

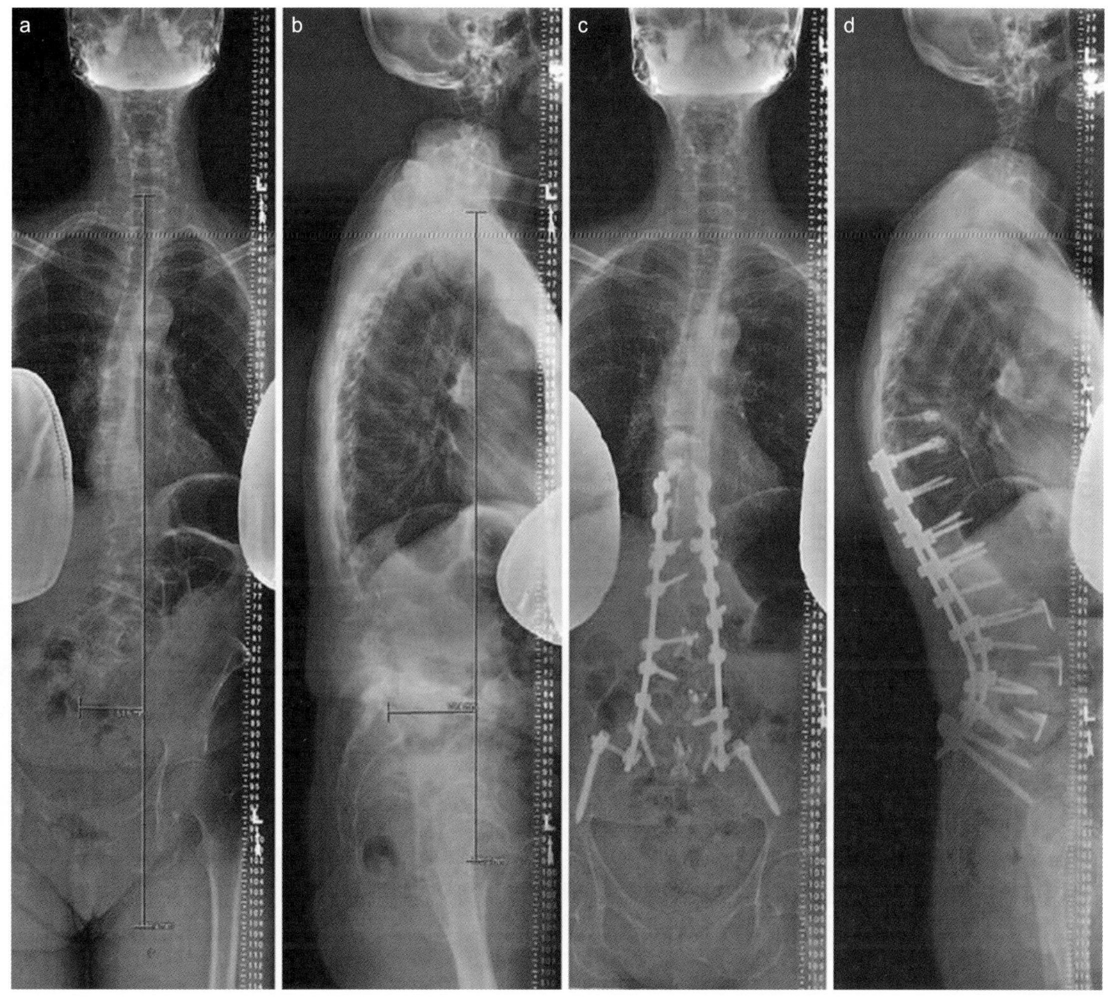

图 18.6　病例 3：PJK 的预防策略。(a，b) 71 岁老年女性，发现脊柱侧凸伴背部无力和大腿疼痛。术前 X 线片示腰椎左弯 47°，L5/S1 一度滑脱，SVA 失衡达 7.4cm。(c，d) 手术策略：T10- 骨盆后路内固定融合术，L1-S1 多节段一级截骨，同时在 T9-T10 行椎体成形术，T9-T11 行椎间韧带加强手术。超过术后 1 年的随访显示未出现 PJK 现象，无骨折或内固定失败

而减少首次矫形术后的并发症及由此需要翻修手术的经济费用。保护近端软组织、近端预弯棒、选择合适的 UIV、近端椎体行椎体成形术、近端固定钩的应用、近端韧带的加强等技术都可降低 PJK/PJF 的发生风险，在高风险的患者中应该考虑使用。此外，仍需要更多的前瞻性研究来准确评估这些预防策略及其效果。

（惠　华 译　郝定均 审校）

参考文献

1. McClendon Jr J, O'Shaughnessy BA, Sugrue PA, et al. Techniques for operative correction of proximal junctional kyphosis of the upper thoracic spine. Spine. 2012;37(4):292–303.
2. Hart RA, McCarthy I, Ames CP, Shaffrey CI, Hamilton DK, Hostin R. Proximal junctional kyphosis and proximal junctional failure. Neurosurg Clin N Am. 2013;24(2):213–8.
3. Glattes RC, Bridwell KH, Lenke LG, Kim YJ, Rinella A, Edwards C 2nd. Proximal junctional kyphosis in adult spinal deformity following long instrumented posterior spinal fusion: incidence, outcomes, and risk factor analysis. Spine 2005;30(14):1643–9.
4. Helgeson MD, Shah SA, Newton PO, et al. Evaluation of proximal junctional kyphosis in adolescent idiopathic scoliosis following pedicle screw, hook, or hybrid instrumentation. Spine. 2010;35(2):177–81.
5. Klineberg E, Schwab F, Ames C, et al. Acute reciprocal changes distant from the site of spinal osteotomies affect global postoperative alignment. Adv Orthop. 2011;2011:415946.
6. Lafage V, Ames C, Schwab F, et al. Changes in thoracic kyphosis negatively impact sagittal alignment after lumbar pedicle subtraction osteotomy: a comprehensive radiographic analysis. Spine. 2012;37(3):E180–7.
7. Yagi M, King AB, Boachie-Adjei O. Incidence, risk factors, and natural course of proximal junctional kyphosis: surgical outcomes review of adult idiopathic scoliosis. Minimum 5 years of follow-up. Spine. 2012;37(17):1479–89.
8. Yagi M, Akilah KB, Boachie-Adjei O. Incidence, risk factors and classification of proximal junctional kyphosis: surgical outcomes review of adult idiopathic scoliosis. Spine. 2011;36(1):E60–8.
9. Mendoza-Lattes S, Ries Z, Gao Y, Weinstein SL. Proximal junctional kyphosis in adult reconstructive spine surgery results from incomplete restoration of the lumbar lordosis relative to the magnitude of the thoracic kyphosis. Iowa Orthop J. 2011;31:199–206.
10. Kim YJ, Bridwell KH, Lenke LG, Glattes CR, Rhim S, Cheh G. Proximal junctional kyphosis in adult spinal deformity after segmental posterior spinal instrumentation and fusion: minimum five-year follow-up. Spine. 2008;33(20):2179–84.
11. Kim HJ, Yagi M, Nyugen J, Cunningham ME, Boachie-Adjei O. Combined anterior-posterior surgery is the most important risk factor for developing proximal junctional kyphosis in idiopathic scoliosis. Clin Orthop Relat Res. 2012;470(6):1633–9.
12. Kim HJ, Lenke LG, Shaffrey CI, Van Alstyne EM, Skelly AC. Proximal junctional kyphosis as a distinct form of adjacent segment pathology after spinal deformity surgery: a systematic review. Spine. 2012; 37(22 Suppl):S144–64.
13. Wang J, Zhao Y, Shen B, Wang C, Li M. Risk factor analysis of proximal junctional kyphosis after posterior fusion in patients with idiopathic scoliosis. Injury. 2010;41(4):415–20.
14. Arlet V, Aebi M. Junctional spinal disorders in operated adult spinal deformities: present understanding and future perspectives. Eur Spine J. 2013;22(Suppl 2):S276–95.
15. Anderson AL, McIff TE, Asher MA, Burton DC, Glattes RC. The effect of posterior thoracic spine anatomical structures on motion segment flexion stiffness. Spine. 2009;34(5):441–6.
16. Oxland TR, Panjabi MM, Southern EP, Duranceau JS. An anatomic basis for spinal instability: a porcine trauma model. J Orthop Res. 1991;9(3):452–62.
17. Kim HJ, Bridwell KH, Lenke LG, et al. Patients with proximal junctional kyphosis requiring revision surgery have higher postoperative lumbar lordosis and larger sagittal balance corrections. Spine. 2014;39(9):E576–80.
18. Bridwell KH, Lenke LG, Cho SK, et al. Proximal junctional kyphosis in primary adult deformity surgery: evaluation of 20 degrees as a critical angle. Neurosurgery. 2013;72(6):899–906.
19. O'Leary PT, Bridwell KH, Lenke LG, et al. Risk factors and outcomes for catastrophic failures at the top of long pedicle screw constructs: a matched cohort analysis performed at a single center. Spine. 2009;34(20):2134–9.
20. Maruo K, Ha Y, Inoue S, et al. Predictive factors for proximal junctional kyphosis in long fusions to the sacrum in adult spinal deformity. Spine. 2013;38(23): E1469–76.
21. Kim YJ, Lenke LG, Bridwell KH, et al. Proximal junctional kyphosis in adolescent idiopathic scoliosis after 3 different types of posterior segmental spinal instrumentation and fusions: incidence and risk factor analysis of 410 cases. Spine. 2007;32(24):2731–8.
22. Lee GA, Betz RR, Clements 3rd DH, Huss GK. Proximal kyphosis after posterior spinal fusion in patients with idiopathic scoliosis. Spine. 1999;24(8): 795–9.
23. Kim YJ, Bridwell KH, Lenke LG, Kim J, Cho SK. Proximal junctional kyphosis in adolescent idiopathic scoliosis following segmental posterior spinal instrumentation and fusion: minimum 5-year follow-up. Spine. 2005;30(18):2045–50.
24. O'Shaughnessy BA, Bridwell KH, Lenke LG, et al. Does a long-fusion "T3-sacrum" portend a worse outcome than a short-fusion "T10-sacrum" in primary surgery for adult scoliosis? Spine. 2012;37(10): 884–90.
25. Hostin R, McCarthy I, O'Brien M, et al. Incidence, mode, and location of acute proximal junctional failures after surgical treatment of adult spinal deformity. Spine. 2013;38(12):1008–15.
26. McCarthy IM, Hostin RA, Ames CP, et al. Total hospital costs of surgical treatment for adult spinal deformity: an extended follow-up study. Spine J. 2014; 14(10):2326–33.
27. Raman T, Kebaish KM, Skolasky RL, Nayar S. Cost-utility analysis of primary versus revision surgery for adult spinal deformity. Spine J. 2015;15(10):S160.
28. Pichelmann MA, Lenke LG, Bridwell KH, Good CR,

O'Leary PT, Sides BA. Revision rates following primary adult spinal deformity surgery: six hundred forty-three consecutive patients followed-up to twenty-two years postoperative. Spine. 2010;35(2):219–26.
29. Zhu F, Bao H, Liu Z, et al. Unanticipated revision surgery in adult spinal deformity: an experience with 815 cases at one institution. Spine. 2014;39(26 Spec No.):B36–44.
30. Kebaish KM, Martin CT, O'Brien JR, LaMotta IE, Voros GD, Belkoff SM. Use of vertebroplasty to prevent proximal junctional fractures in adult deformity surgery: a biomechanical cadaveric study. Spine J. 2013;13(12):1897–903.
31. Hart RA, Prendergast MA, Roberts WG, Nesbit GM, Barnwell SL. Proximal junctional acute collapse cranial to multi-level lumbar fusion: a cost analysis of prophylactic vertebral augmentation. Spine J. 2008; 8(6):875–81.
32. Hassanzadeh H, Gupta S, Jain A, El Dafrawy MH, Skolasky RL, Kebaish KM. Type of anchor at the proximal fusion level has a significant effect on the incidence of proximal junctional kyphosis and outcome in adults after long posterior spinal fusion. Spine Deformity. 2013;1(4):299–305.
33. Denis F, Sun EC, Winter RB. Incidence and risk factors for proximal and distal junctional kyphosis following surgical treatment for Scheuermann kyphosis: minimum five-year follow-up. Spine. 2009;34(20):E729–34.
34. Cammarata M, Aubin CE, Wang X, Mac-Thiong JM. Biomechanical risk factors for proximal junctional kyphosis: a detailed numerical analysis of surgical instrumentation variables. Spine. 2014;39(8):E500–7.
35. Hart R, Hostin R, McCarthy I, et al. International Spine Study Group. Age, sagittal deformity and operative correction are risk factors for proximal junctional failure following adult spinal deformity surgery. AAOS. Spine. 2012;12(9 Suppl):S38–9.
36. Lonner BS, Newton P, Betz R, et al. Operative management of Scheuermann's kyphosis in 78 patients: radiographic outcomes, complications, and technique. Spine. 2007;32(24):2644–52.
37. Smith MW, Annis P, Lawrence BD, Daubs MD, Brodke DS. Acute proximal junctional failure in patients with preoperative sagittal imbalance. Spine J. 2015;15(10):2142–8.
38. Kim HJ, Bridwell KH, Lenke LG, et al. Proximal junctional kyphosis results in inferior SRS pain subscores in adult deformity patients. Spine. 2013; 38(11):896–901.
39. Schwab F, Lafage V, Patel A, Farcy JP. Sagittal plane considerations and the pelvis in the adult patient. Spine. 2009;34(17):1828–33.
40. Lafage R, Schwab F, Challier V, et al. Defining spino-pelvic alignment thresholds: should operative goals in adult spinal deformity surgery account for age? Spine. 2016;41(1):62–8.
41. Kayanja MM, Schlenk R, Togawa D, Ferrara L, Lieberman I. The biomechanics of 1, 2, and 3 levels of vertebral augmentation with polymethylmethacrylate in multilevel spinal segments. Spine. 2006;31(7): 769–74.
42. Verlaan JJ, Oner FC, Slootweg PJ, Verbout AJ, Dhert WJ. Histologic changes after vertebroplasty. J Bone Joint Surg Am. 2004;86-A(6):1230–8.
43. Watanabe K, Lenke LG, Bridwell KH, Kim YJ, Koester L, Hensley M. Proximal junctional vertebral fracture in adults after spinal deformity surgery using pedicle screw constructs: analysis of morphological features. Spine. 2010;35(2):138–45.
44. Trout AT, Kallmes DF, Kaufmann TJ. New fractures after vertebroplasty: adjacent fractures occur significantly sooner. AJNR Am J Neuroradiol. 2006;27(1): 217–23.
45. Kawaguchi S, Hart R. Evaluation, prevention, and treatment of proximal junctional failure. In: Haid RW, Schwab FJ, Shaffrey CI, Youssef JA, editors. Global spinal alignment: principles, pathologies, and procedures. St. Louis: Quality Medical Publishing, Inc; 2015.
46. Mohamed A, Coburn E, Hamilton K, Hiratzka J, Hart R. Prophylactic rib fixation to prevent proximal junctional failure following instrumented posterior spinal fusion in adult spinal deformity. Presented at the American Academy of Orthopaedic Surgeons Annual Meeting, March 24–28, Las Vegas, 2015.

第 19 章　成人腰椎侧凸的术后并发症

Peter Christiansen, Michael LaBagnara, Durga Sure,
Christopher I. Shaffrey, Justin S. Smith

引　言

与任何其他手术相似，成人腰椎侧凸的手术治疗同样存在着发生术后并发症的风险，其对于患者和术者来说都是一种挑战。但是术后并发症的定义是什么？比如术中硬脊膜破裂后立即予以彻底修复，且没有产生进一步损害，这种情况是否应该被当做术后并发症？近来，已有相关文献将手术并发症分类，并尝试将其进一步细分为主要和次要并发症。本章将基于这一分类系统，分别对成人腰椎侧凸术后并发症的类型及其潜在影响进行讨论。

术后并发症的定义

术后并发症（后续简称并发症）是一个复杂的临床医学概念。Rampersaud 等 [26] 将“术后并发症”定义为“直接或间接由外科手术引起的，改变患者术后恢复预期的情况”。并发症的分类和分级在以往数据库的建立和结局研究中常常用到，但目前尚没有标准化的并发症报告系统建立。在表 19.1 中，根据成人脊柱畸形矫形医生学组的共识，我们将并发症分为主要和次要并发症 [10, 40]。分级综合反映了该种并发症对住院和康复周期、所需额外治疗的数量以及是否存在长期或永久病况的影响。任何需要再次手术的并发症都归类为主要并发症。当然，无论并发症的分类、分级如何，每种并发症都可以以其独特的方式影响术后结局。

并发症的发生率

了解不同并发症的发生率可以帮助术者做出正确的治疗决策并为患者提供恰当的治疗建议。既往很多研究报道了并发症的发生率，但大多数研究或仅限于回顾性数据收集，或研究样本有限，或将并发症仅作为研究的次要目的。近来数个研究团体尝试运用综合 meta 分析梳理这些海量的研究数据。但是，不可否认的是这些回顾性研究数据有其内在的偏倚性。

脊柱侧凸研究学会（Scoliosis Research Society，SRS）拥有全球最大的成人脊柱侧凸患者数据库。值得注意的是，该数据库是一个由 SRS 会员医生自发的以自我报告形式构建的并发症数据库，因此在很大程度上反映了大多数报道并发症发生率的下限。Sansur 等在回顾了 2004 年至 2007 年在该数据库提交的 4980 例行矫正手术治疗的成人脊柱侧凸病例后发现：（1）约 10.5%（521/4980）的患者经历了至少一次围术期主要并发症；（2）接受矫正手术治疗的成人脊柱侧凸患者总体死亡率为 0.3%。（3）最常见的并发症是硬脊膜误切（2.9%）、浅表或深层切口感染（2.4%）、植入物相关并发症（1.6%）、急性或迟发性神经功能受损（1.5%）、硬膜外或切口处血肿（0.6%）以

表 19.1　成人脊柱畸形术后并发症目录[10, 40]

并发症	主要并发症	次要并发症
感染	深部感染	浅表感染
	肺炎	尿路感染
	脓毒血症	梭状芽孢杆菌
植入物方面	椎板钩移位	横连移位
	椎间融合器断裂	椎间融合器下沉
	椎间融合器移位	植入物痛
	断棒	植入物体表凸起
	脱棒	螺钉位置不良
	断钉	椎弓根钉骨界面松动
		螺帽脱落
神经功能方面	肠道 / 膀胱功能减退	谵妄
	臂丛神经损伤	神经病变或感觉功能减退
	脑血管意外 / 卒中	神经根性疼痛
	神经根损伤引起无力	外周神经麻痹
	逆行性射精	
	脊髓完全损伤	
	脊髓不完全损伤	
	视觉功能减退 / 失明	
心肺功能方面	急性呼吸窘迫综合征	心律失常
	心搏骤停	凝血障碍
	充血性心力衰竭	胸腔积液
	深静脉血栓（DVT）	气胸
	心肌梗死	
	肺栓塞	
	气管导管重置	
	呼吸骤停	
胃肠道方面	消化道出血需手术治疗	消化道出血无需手术治疗
	胆囊炎需手术治疗	胆囊炎无需手术治疗
	肝衰竭	不完全性肠梗阻
	完全性肠梗阻	胰腺炎无需手术治疗
	胰腺炎需手术治疗	
	穿孔	
	肠系膜上动脉综合征	
影像学方面	远端 / 近端交界性后凸需手术处理	远端 / 近端交界性后凸无需手术处理
	假关节	矢状面失平衡
		冠状面失平衡
		邻近节段退变
		侧凸失代偿
		异位骨化

表 19.1 （续表）

并发症	主要并发症	次要并发症
肾脏方面	急性肾衰竭需透析治疗	急性肾衰竭需药物治疗
切口问题	切口裂开需二次手术缝合	血肿无需手术干预
	血肿伴神经损伤	切口渗血
	血肿，无神经功能障碍需要手术干预	切口裂开无需二次手术缝合处理
	切口疝	
手术操作相关	预计失血量＞4 L	硬脊膜撕裂
	术中海绵 / 器械遗留	固定失败（钩 / 钉）
	非计划的延长融合节段	植入物失败
	血管损伤	椎弓根骨折
	内脏损伤	后份结构骨折
	手术节段错误	椎体骨折
血管方面	血管损伤	凝血障碍
		静脉炎

及深静脉血栓 / 肺栓塞（0.4%）[27]。

Sciubba 等[30]对成人脊柱畸形的诊疗进行过一次全面的文献回顾研究，其分析了自 2000 年发表的 93 篇文章（81 篇为回顾性研究，12 篇为前瞻性研究），共包括了 11 692 名患者。纳入疾病谱并不仅限于脊柱侧凸，还包括成人退变性、特发性、神经肌源性、先天性、外伤性、感染相关性（如结核）、强直性、骨质疏松性以及医源性脊柱畸形。患者平均年龄 53.3 岁，平均手术失血量 2.1L。术后随访时间最少为 6 周，平均为 3.5 年。结果显示：（1）约 34.2% 的患者在围术期发生了并发症（18.5% 为主要并发症，15.7% 为次要并发症），20.5% 的患者出现长期并发症[30]。（2）并发症发生率总体与截骨方式相关，其中三柱截骨并发症发生率最高（66%），其次为“非三柱截骨”（45%）。三柱截骨中发生率最高的截骨方式为全椎体切除术（35%）。围术期最常见的并发症包括感染（3.2%）、呼吸系统并发症（2.1%）、内固定失败（1.3%）、失血过多（1.2%）。硬脊膜撕裂发生率在 3%，一过性的神经功能损害发生率在 1.5%（表 19.2）。最常见的长期并发症包括假关节（7.6%）、内固定失败（3.3%）、近端交界性后凸（PJK，2.9%）、邻近节段退变（2.7%）以及内固定不适（2.0%）（表 19.2）。总体的内固定相关以及影像学上的失败发生率为 20.5%[30]。

上述研究对象的多样性、随访时间的不一致性以及未将随后二次手术相关并发症纳入等因素导致并发症的发生率很可能被低估了。Smith 等使用驻点研究员标准化数据收集方法对来自 11 个中心共 291 例成人脊柱畸形患者进行长达 2 年的严格前瞻性研究，结果显示总体并发症发生率较之以往偏高[34]。该研究纳入标准包括最小程度的畸形，平均融合节段为 11.1 个，平均手术时间为 7.1 小时，出血为 1.9 L，其中 64% 的患者进行了截骨。结果显示 82 名患者（28.2%）需要至少一次的二次手术。69.8% 的患者至少发生了 1 项并发症。52.2% 的患者发生了至少 1 项围术期并发症（125 项主要并发症，145 项次要并发症，平均 0.93 项 / 人）。42.6% 的患者在术后 6 周发生至少 1 项并发症（137

表 19.2　成人脊柱畸形手术围术期主要并发症、次要并发症及术后长期并发症的发生率

围术期主要并发症 [30]	n（%）
全部主要并发症	1379（18.5）
神经损害（非暂时的、未完全恢复的、通过再次手术解决的或其他归入“主要并发症”中的）	322（3.1）
未特定指明而需要手术的	148（3.0）
伤口感染需要进行清创术和 / 或再手术的（尤其是深部感染）	232（2.4）
内固定 / 移植物失败需要翻修（断裂、移位或导致矫正不充分）	62（1.3）
失血过多	122（1.2）
未特定指明的肺部症状	43（0.9）
肺栓塞或大血管血栓形成	71（0.7）
呼吸窘迫综合征 / 呼吸衰竭	28（0.6）
肺炎 / 肺部感染	27（0.6）
血管损伤（术中）	22（0.5）
死亡	44（0.4）
硬膜外血肿	39（0.4）
伤口血肿或积液	38（0.4）
胸腔积液或气胸（需要干预）	15（0.3）
重新气管插管	15（0.3）
卒中	15（0.3）
椎体压缩性骨折	12（0.2）
败血症	23（0.2）
心肌梗死 / 心脏骤停	22（0.2）
螺钉误置可能导致的神经相关疼痛（需要再手术）	10（0.2）
充血性心力衰竭或未特定指明的心脏问题	9（0.2）
筋膜室综合征伴或不伴有休克（腹部或四肢）	7（0.1）
心肺（非胸膜积液）/ 全身系统症状	6（0.1）
视力改变	12（0.1）
椎弓根或椎板骨折（术中）	4（0.1）
伤口裂开需要手术	4（0.1）
瘘	3（0.1）
胃肠并发症（出血、缺血或其他）	3（0.1）
导管相关感染	3（0.1）
开胸术后综合征或其他疼痛相关问题	3（0.1）
L5-S1 椎间盘崩溃（围术期而非长期）	2（0.0）

表 19.2 （续表）

围术期主要并发症 [30]	n（%）
脑水肿	2（0.0）
腹部切口疝（再手术）	2（0.0）
导致疼痛的肋骨残端需要切除	2（0.0）
肾衰竭	2（0.0）
四肢缺血	1（0.0）
大量体液潴留	1（0.0）
多器官功能衰竭	1（0.0）
胰腺炎	1（0.0）
腹膜后血肿	1（0.0）
围术期次要并发症 [30]	**n（%）**
全部次要并发症	1215（15.7）
非特定指明的或其他的	302（3.1）
硬膜撕裂	292（3.0）
肠梗阻 / 胃肠并发症	101（2.1）
暂时性神经损害（足下垂、臂丛神经、腓神经麻痹、神经根病、马尾、部分脊髓损伤等）	148（1.5）
伤口感染（药物 / 外科干预）或浅表感染	99（1.0）
深静脉血栓	66（0.7）
尿路感染	32（0.7）
谵妄	28（0.6）
脑脊液漏	20（0.4）
心率失常或心动过速	15（0.3）
未特定指明的或混杂感染（例如酵母菌）	15（0.3）
胸腔积液	12（0.3）
气胸	11（0.2）
肺淤血	10（0.2）
血胸	7（0.2）
低血压	7（0.2）
其他术中并发症	7（0.2）
内固定失败（保守处理）	6（0.1）
未特定指明的肺部症状（简单处理后缓解）	6（0.1）
伤口愈合并发症（不需要手术）	6（0.1）
其他医源性损伤	4（0.1）
椎弓根破壁（内侧）	4（0.1）
手术部位半脱位或移位（术中）	3（0.1）

表 19.2 （续表）

围术期主要并发症[30]	n（%）
不明原因发热	2（0.0）
血肿、积液（无需手术）	2（0.0）
各种皮肤并发症	2（0.0）
保留引流管	2（0.0）
可逆的凝血功能障碍	2（0.0）
腕管激惹需要松解	1（0.0）
翻修（术中）	1（0.0）
有症状的胆结石	1（0.0）
血栓性静脉炎	1（0.0）
长期并发症	n（%）
全部长期并发症	1021（20.5）
假关节	337（7.6）
内固定 / 移植物失败（破裂、移位、螺钉松动或导致矢状面 / 冠状面失平衡）	295（3.3）
近端交界性后凸，尤其是需要延长固定的	119（2.9）
邻近节段退变	105（2.7）
有症状的螺钉 / 皮肤刺激 / 内固定突起 / 导致疼痛的移植物可能需要取出	80（2.0）
椎体压缩性骨折	33（0.8）
迟发性深部感染	18（0.5）
神经损害	8（0.2）
浅表伤口感染或其他伤口感染	7（0.2）
其他骨折（例如骶骨、骨盆）	5（0.1）
髂骨应力性骨折或骶髂关节退变	3（0.1）
未特定指明的翻修手术	3（0.1）
椎间盘突出	3（0.1）
深静脉血栓	2（0.1）
死亡	1（0.0）
听力丧失	1（0.0）
肺炎	1（0.0）

源自 Sciubba 等[30]。

项主要并发症，62 项次要并发症，平均 0.68 项 / 人），28.2%（82 例）的患者需要一次甚至多次再手术治疗，而在翻修手术过程中发生的并发症同样被纳入数据库[34]。

并发症分析

脊柱手术并发症评估方法不一致会导致并发症数据的高度不一致性[9]。随着脊柱畸形疗效评价标准化的快速发展，理解手术并发症对结果的影响有助于隔绝手术危险因素并为风险管理决策提供帮助。为了使标准化评估中获得的数据信息最大化，相关并发症报告的可靠性和一致性是十分必要的[22]。并发症需要从患者和手术者两方的视角来进行评估，因为即便是最普遍报道的并发症也往往与患者自身的感受几乎没有相关性[11]。即使患者出现了主要围术期并发症，早期的临床疗效评价中仍可表现为明显改善，但在随访 3～5 年后，这些并发症将对 ODI 和 SRS 评分造成显著影响[36]。因此，为了理解特定并发症对结果的影响，需要多维纵向的评估方法。

手术并发症

早期并发症

神经损伤

脊柱手术具有神经损害的潜在风险。医源性损伤是最受关注的脊柱手术并发症。这些损伤可引起新的神经根性疾病、运动 / 感觉功能受损或者瘫痪，损伤可发生于术中，也可发生于术后。损伤机制包括压迫、牵拉、撕裂、直接创伤或血管损伤。

在 ISSG 多中心前瞻性研究中[34]，Smith 等发现 27.8% 的患者发生过一次神经并发症，其中 12.7% 的患者发生过一次主要神经并发症，7.2% 的患者接受了至少部分与神经功能障碍相关的再手术。最常见的是神经根性疾病（8.9%）、运动障碍（4.8%）、感觉障碍（3.8%）和神经根受损（2.7%）[34]。

一项回顾性研究分析了 SRS 数据库中 5801 例接受手术治疗的脊柱侧凸患者，其中 107 例（1.84%）出现新的神经功能障碍：88 例（1.52%）神经根受损，15 例（0.26%）脊髓功能障碍和 4 例（0.07%）马尾综合征 [12]，大多数患者能够完全恢复（数据包括儿童脊柱侧凸）。52.9% 的神经根受损症状得到完全恢复，只有 1.7% 没有恢复。37.5% 的患者马尾综合征完全恢复，25% 的患者无明显改善。57.3% 新发脊髓功能障碍的患者完全恢复，6.1% 未能改善。亚组分析中，退行性侧凸患者出现新的神经功能障碍的概率最高（2.49%），其次为特发性脊柱侧凸（1.45%）和神经肌肉源性脊柱侧凸（1.03%）[12]。在所有回顾的 SRS 病例中，与新发神经功能障碍相关的因素包括翻修手术、融合及植入物的使用。

椎体旋转与合并退行性疾病使脊柱畸形患者的内固定置入即便对有经验的外科医生来说也具有一定的挑战性。如凹侧的椎弓根直径要更细一些（大约 25%）[20]。脊柱畸形越严重，椎弓根螺钉误置和椎弓根破壁的概率也越高 [49]。在没有进行大范围椎间孔减压的情况下，截骨面的加压闭合也会导致椎间孔狭窄及潜在的新症状。快速或过度的侧凸矫正可能导致脊髓张力增加。平均动脉灌注压不足（MAP $<$ 60 mmHg）可能会导致已经压缩或牵张的神经元发生缺血性损伤的风险增加，导致潜在的灾难性后果 [23]。值得注意的是，畸形矫正时诱发电位的变化对于识别和预防神经损伤是极其重要的。缓慢的、可控的矫正动作配合充足的动脉灌注可以使组织充分自我调节，并可能有助于减少新发神经功能障碍的发生。

硬膜损伤

在大多数研究中，脊柱侧凸患者硬膜损伤的发生率在 1%～4%，其中在 SRS 登记的退行性脊柱侧凸患者硬膜损伤的发生率为 2.2%[43]。在 ISSG 多中心前瞻性研究中 [34]，Smith 等报道硬膜撕裂发生率为 10.7%（31/291）。硬膜撕裂可能导致持续性脑脊液漏、假性脊膜膨出、脑膜炎、头痛和颅内 / 椎管内出血。小范围的脑脊液漏可以通过一期缝合修复。硬脑膜替代物、筋膜移植以及各种的胶体和同种异体移植物可以用来帮助修复更广泛的损伤。是否使用引流则高度取决于病例情况和外科医生的偏好。大多数研究认为翻修手术硬膜损伤的风险更大，而另外一部分研究则没有发现一期手术和翻修手术的硬膜损伤发生率有明显差异 [8]。

手术部位感染

感染是很多外科手术并发症发生的主要原因之一。在成人畸形手术患者中，46% 的再入院患者 [28] 和 14.5% 的翻修手术患者 [48] 都是感染导致的。手术部位感染导致住院时间平均延长 9.7 天，住院费用平均增加 20 842 美元 [4, 7]。既往报道的脊柱内固定手术部位感染发生率通常在 2%～4%[1, 4, 7]。深部感染是指筋膜下的感染；浅表感染是筋膜上感染，包括皮肤和皮下组织。在回顾性分析 SRS 数据库 5801 例成人脊柱侧凸手术患者资料的研究中，1.1% 的患者发生浅表感染，2.5% 发生深部感染（表 19.3）[37]。另外一项回顾性分析 SRS 数据库 108 419 例脊柱手术的研究显示，感染风险增加与移植物的使用（2.3% *vs.* 1.8%），脊柱融合（2.4% *vs.* 1.8%），以及翻修手术（3.3 % *vs.* 2.0 %）有关 [37]。由外科医生自主报告的 SRS 数据库中感染率显著低于美国外科医师协会全国质量改进项目（American College of Surgeons National Surgical Quality Improvement

表 19.3　脊柱侧凸患者的感染率（根据患者的年龄和脊柱侧凸的亚型进行分类）[37]

脊柱侧凸类型	患者例数	浅表感染（%）	深部感染（%）	总感染（%）
成人（＞21 岁）脊柱侧凸	5801	66（1.1）	146（2.5）	212（3.7）
神经肌源性脊柱侧凸	292	8（2.7）	18（6.2）	26（8.9）
外伤源性脊柱侧凸	30	0（0.0）	2（6.7）	2（6.7）
退变性脊柱侧凸	2533	31（1.2）	73（2.9）	104（4.1）
先天性脊柱侧凸	137	1（0.7）	4（2.9）	5（3.6）
特发性脊柱侧凸	2488	23（0.9）	46（1.8）	69（2.8）
其他	139	3（2.2）	2（1.4）	5（3.6）
未记录	182	0（0.0）	1（0.5）	1（0.5）

Program，ACS-NSQIP）数据库中的感染率（1.21% *vs.* 2.05%，$P<0.001$），在成人特发性脊柱侧凸人群中，这样的差异仍然存在显著性[42]。

虽然近一半的脊柱外科手术部位感染是多重感染造成的[1, 25]，革兰氏阳性菌感染的发生率总体稍高于革兰氏阴性菌（金黄色葡萄球菌 27%，耐甲氧西林金黄色葡萄球菌 17%，表皮葡萄球菌 31%，革兰氏阴性菌 30%[1]）。与手术部位感染相关的因素主要包括抗生素剂量不足、更长的手术时间 / 更多的固定节段、骨盆固定术以及输血[1, 25, 32, 48]。与手术部位感染发生率增加相关的潜在风险因素包括肥胖（BMI＞30 ~ 35）、吸烟、糖尿病 / 血清葡萄糖增高和耐甲氧西林金黄色葡萄球菌定植（表 19.4）[4]。

表 19.4　与脊柱手术部位感染相关的可变危险因素

肥胖，BMI＞30	吸烟
糖尿病	未达最佳抗生素使用时间
胸腰椎手术部位	手术部位感染病史
手术出血量大	剃刀修理毛发
过长的手术时间	2 名以上的住院医师参与

危险因素证据可修正表[4]

据报道，万古霉素药粉可预防浅表的、深部的和葡萄球菌感染[3, 5]，以及一些罕见的过敏性和无菌性积液的病例[21, 47]。虽然它的效用存在一些不确定性，但目前许多外科医生均尝试在局部使用万古霉素药粉来减少感染并发症。

重组人骨形态形成蛋白 -2（rh-BMP2）的使用，与前 / 后路联合胸腰段融合术后较高的深部伤口感染率相关（1.1% *vs.* 0.2%，$P<0.001$）。然而，同一研究结果显示在成人脊柱侧凸中，该发生率无显著差异（1.8% *vs.* 2.0%，P=0.9）[44]。因此，rh-BMP2 对感染的影响尚不明确。

由于脊柱稳定性依赖于内固定的存在，脊柱侧凸患者的手术部位感染是个巨大的挑战。如果能早期诊断并及时行清创处理，感染通常可以得到有效的控制（88.2% ~ 89.3%[2, 33]），而不需要行内固定取出。

出血 / 血肿

在国际脊柱研究学会（ISSG）多中心前瞻性研究当中[34]，Smith 等报道 8.9%（26/29）的患者预计失血量大于 4 L，该研究团队将失血量过大归为主要并发症。自体备血以保证术前充分血液备用有助于减少失血相关的并发症发生。多个团队研究了围术期服用阿司匹林对失血的影响及相关并发症。大多数研究发现服用阿司匹林后围术期失血有小幅增加，但是对术后结局似乎并不影响。Park 等研究证明一直服用阿司匹林（1297 ml，P=0.033）或术前 7 天停服阿司匹林（1298 ml，P=0.034）的患者相比没有服用阿司匹林（960 ml）的患者，两节段后路腰椎融合术的围术期失血显著增加[24]。然而，当不控制任何其他非甾类抗炎药使用这一变量后，结果则没有差异。鉴于阿司匹林不可逆转的药物机制，一些影响可能保持到甚至一周以后。Kang 等在一项对 38 例后路腰椎固定融合术患者术后情况的回顾性研究中，比较了没有服用阿司匹林和术前 7 天停服阿司匹林的患者[14]。患者的转归和术中失血没有差异，然而术前 7 天停服阿司匹林患者的伤口引流量（864 ml *vs.* 458 ml, $P<0.001$）和术后输血需求量（2.4 单位 *vs.* 1.6 单位，P=0.030）显著增加[14]。而对于装有心脏支架的患者来说，Cuellar 等发现围术期使用阿司匹林不显著增加患者的围术期失血、出血相关并发症、住院时间及再入院率[6]。

远期并发症

植入物相关及影像学并发症

植入物相关并发症（implant-related complications, IRC）和影像学并发症（radiographic-identified complications, RIC）通常是最常见的再手术原因。在 ISSG 多中心前瞻性研究中[34]，Smith 等报道了 24%（71/291）的患者需要再手术，主要是因为 RIC 和 / 或 IRC。随着外科学技术和植入物设计的不断提升，了解潜在的并发症对病例的选择和安全都至关重要。植入物相关并发症包括植入物断裂、误置、移位 / 松动、和疼痛 / 体表突出。影像学并发症包括近端交界性后凸、远端交界性后凸、假关节、邻近节段退变、矢状面失平衡、侧凸失代偿、异位骨化以及椎体骨折[41]。

表 19.5　246 名患者的植入物相关和影像学并发症[41]

并发症	例数	%
植入物相关		
钉棒断裂	16	47
植入物突出	5	14.70
植入物疼痛	4	11.70
螺钉断裂	3	8.80
螺钉松动	2	5.90
螺钉误置	2	5.90
植入物松动	2	5.90
总计	34	13.82
影像学		
近端交界性后凸	24	54.50
假关节	5	11.40
邻近节段退变	5	11.40
远端交界性后凸	5	11.40
矢状面失平衡	3	6.80
植入物失败	2	4.60
平背畸形	1	2.30
总计	45	18.29
总计（影像学 + 植入物相关并发症）	79	31.7

回顾来自 ISSG 脊柱侧凸超过 20° 的成人脊柱畸形患者，Soroceanu 等[41]报道 32%（78/246）的患者发生植入物相关或影像学并发症，其中 53% 需要接受再手术治疗（表 19.5）。钉棒断裂和 PJK 占所有并发症的一半以上（40/79）。相较于无并发症患者，这些患者表现为更高的 BMI、更多的合并症及既往有手术史。影像学相关并发症患者往往有更大的术前骨盆倾斜角（PT）、更大的骨盆入射角和腰椎前凸角（PI-LL）不匹配，以及更严重的矢状面失平衡[41]。

ISSG 的一项前瞻性研究发现，脊柱畸形手术患者钉棒断裂的总体发生率为 9%（18/200），平均发生在术后 14.7 个月[38]。在另一项 ISSG 多中心前瞻性研究中[34]，Smith

等报道了 13.7%（40/291）的手术患者在术后 2 年内出现矫形棒断裂（表 19.6）。其中行 PSO 截骨术的患者出现断棒的概率最高，术后 2 年内断棒率达 22%，未行 PSO 截骨的患者术后断棒发生率为 4.7%（图 19.1）[38]。其中约 66%（12/18）断棒患者有新发疼痛症状 [38]。研究表明断棒发生的危险因素包括：高龄，高 BMI，脊柱手术史，PSO 截骨操作，严重的术前矢状面脊柱骨盆失衡（SVA、PT 和 PI-LL 不匹配），及大幅度的矢状面脊柱骨盆失衡矫正（SVA 和 PI-LL 不匹配）[38]。

近年来，越来越多的植入物相关并发症研究以及旨在提供更优化的矢状面矫正方案的研究再次激起了学者的兴趣。如在三柱截骨部位使用多棒固定被证明可以显著降低植入物失败和假关节发生率 [13]。适当的脊柱矫正结合先进的腰骶固定技术及矢状面序列重建被报道可显著降低手术翻修率，提高临床疗效 [16]。影像学及植入物相关并发症的高翻修率激发了最佳影像学形态参数的发展，并广泛运用于患者的筛查和咨询 [15-18, 29, 39]。大量研究评估了与 PJK 和假关节发生相关的风险因素，这些风险因素包括截骨方式、融合节段过长、骶骨融合、胸廓成形术、支撑韧带断裂、高龄、高 BMI 和低骨密度。关于这些问题的综合讨论可以在第 3、5、9、16、17、18、19 和 22 章中找到。

表 19.6　291 例成人脊柱畸形手术 2 年以上随访植入物及影像学并发症发生率

并发症	次要并发症	主要并发症	需再次手术
植入物相关并发症 *n*（%）	14（4.8）	67（23）	32（11）
断棒	0	40（13.7）	15（5.2）
植入物突出	6（2.1）	5（1.7）	4（1.4）
植入物疼痛	2（0.7）	5（1.7）	5（1.7）
螺钉断裂		6（2.1）	1（0.3）
螺钉松动	4（1.4）	2（0.7）	1（0.3）
椎间融合器移位		3（1）	1（0.3）
椎弓根内壁破壁	1（0.3）	1（0.3）	1（0.3）
植入物失败		1（0.3）	1（0.3）
棒移位		1（0.3）	1（0.3）
螺钉移位		1（0.3）	1（0.3）
横连移位	1（0.3）		
内固定失败		1（0.3）	1（0.3）
椎板钩移位		1（0.3）	
影像学并发症 *n*（%）	29（10）	52（17.9）	39（13.4）
近端交界性后凸	18（6.2）	21（7.2）	18（6.2）
假关节		15（5.2）	10（3.4）
邻近节段退变	6（2.1）	4（1.4）	2（0.7）
冠状面失衡	4（1.4）	4（1.4）	4（1.4）
矢状面失衡	1（0.3）	4（1.4）	3（1）
远端交界性后凸		4（1.4）	2（0.7）

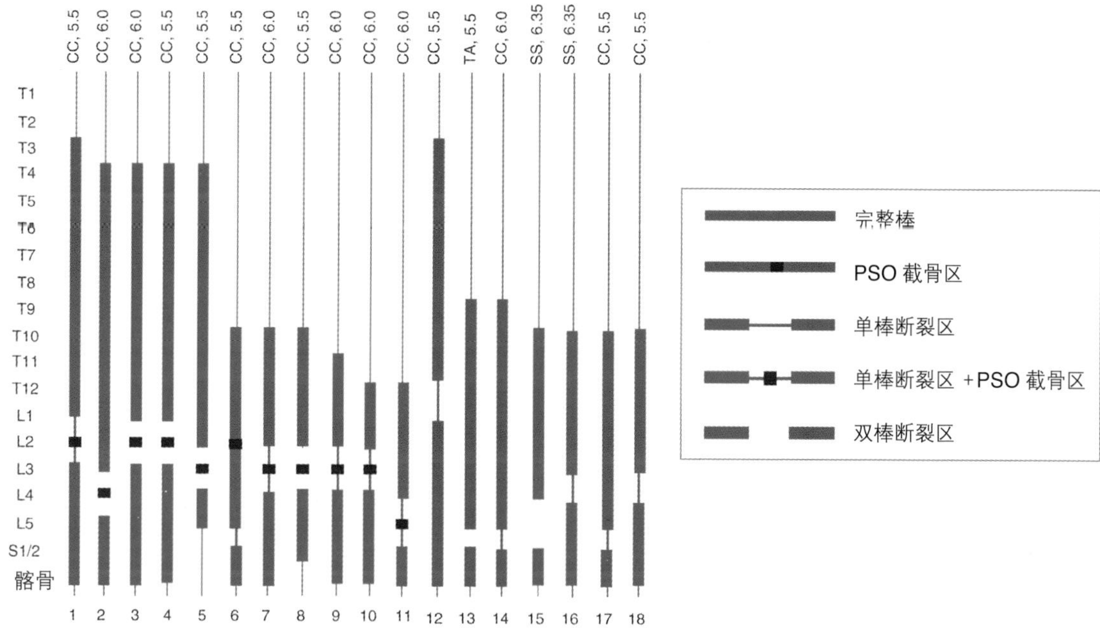

图 19.1　发生断棒的植入物结构特点 [38]

内科并发症

死亡

尽管脊柱畸形手术患者的死亡率很低，但出于对患者安全的考量，需要对与死亡相关的危险因素进行详细研究 [34]。Smith 等报道 339 名患者中 2 例术后 6 周内死亡（5.9‰）。回顾 2004—2007 年 SRS 数据库中 5801 例成人侧凸手术患者，术后 6 个星期内死亡病例共 20 例，总死亡率为每千人 3.5 人（所有成人病例为每千人 2.0 人）（表 19.7）[35]。该结论与 2009 – 2011 年的数据结果相当。呼吸道 / 肺、心脏疾病、败血症、卒中和术中失血是最常见的原因。更高的 ASA 评分、植入物的使用或融合手术也与死亡率正相关 [31, 35]。

通过全国住院患者样本库（National Inpatient Sample，NIS）回顾 11 982 例超过 4 个融合节段的成人脊柱侧凸手术病例，Worley 等分析了与死亡率上升相关的手术因素和合并症（表 19.8）[46]。报道结果显示总死亡率为 0.28%。对手术因素的回顾发现翻修手术和更多的融合节段与额外的死亡风险不相关，而年龄大于 65 岁死亡率则有明显上升风险（OR 3.49）。死亡风险在融合超过 9 个节段（OR 1.69）和翻修手术（OR 1.08）患者中是增加的 [46]。

心肺相关并发症

心肺相关并发症是绝大多数成人脊柱侧凸手术患者死亡的主要原因。心肺并发症的主因为心肌梗死和心力衰竭。因此全面准确的术前评估、心脏危险因素的评估和心脏疾病的快速识别和处理是必要的。非心脏手术术后发生心肌梗死与患者死亡的相关性高达 70%[45]。Sciubba 等 [30] 的一项回顾研究显示，2.1% 的死亡病例在之前发生了严重的肺部并发症。因此，在患者初诊时便采取措施将这些危险因素最小化是十分有必要的，如戒

表 19.7 按诊断分类的死亡原因[31, 35]

死亡原因	SRS 2004–2007		SRS 2009–2011	
	脊柱侧凸（26 421）	所有病例（107 996）	所有病例（50 553）	所有病例（87 161）
呼吸系统 / 肺部疾病	18	83	24	48
呼吸衰竭	6	23	6	13
肺栓塞		11	9	15
推定为肺栓塞	2	9	3	8
肺炎	2	9	3	5
误吸	2	9	2	5
急性呼吸窘迫综合征	2	3	1	2
其他 / 非特殊	4	19		
心源性疾病	8	41	19	32
衰竭 / 非特殊	4	8	9	12
心脏骤停	3	13	4	9
心肌梗死	16	6	11	
脓毒症	7	35	7	12
多器官衰竭		3	4	9
脑卒中	3	15	5	6
失血	5	8	7	7
其他	4	6	5	13
未知	3	6	3	3
总共	48	197	74	130
每千例死亡数	1.82	1.82	1.46	1.5

按新系统的诊断分类的死亡原因（2009–2011）[31]

烟、控制体重、康复训练、正确的药物和医疗治疗措施等。对于有心脏疾病风险的手术患者，围术期持续低剂量服用阿司匹林可能是一项合理的应对措施。一个严谨而经验丰富的医疗团队常常可以在围术期控制这类风险的发生。

胃肠道并发症

肠梗阻在外科手术后不少见，但如持续性存在很长时间则其将会变得很棘手。标准的治疗方案有助于减小胃肠道并发症的发生，而术后早期活动则是最有效的预防方法。

血管并发症

深静脉血栓（DVT）和其相关的肺栓塞是外科术后并发症和死亡的最普遍且明确的血管相关危险因素。在高危患者术前检查中常规使用多普勒超声予以评估，则可以极大地避免相关风险的发生。而对于围术期使用氨甲环酸和 6- 氨基己酸的风险和益处及其与增加血栓栓塞潜在风险的相关性在本书第 10 章有详细讨论。

表 19.8　有死亡危险因素的内科并发症 [46]

内科并发症	OR	下限 – 95 % CI	上限 – 95 % CI	*p* 值
肝疾病	36.09	16.16	80.59	＜0.0001
肺循环疾病	8.94	4.43	18.03	＜0.0001
病理性体重减轻	7.28	4.36	12.14	＜0.0001
慢性心力衰竭	5.67	3.3	9.73	＜0.0001
肾衰竭	5.51	2.57	11.82	＜0.0001
电解质失衡	4.63	3.15	6.81	＜0.0001
凝血功能障碍	2.32	1.44	3.76	0.0006
外周血管疾病	1.76	0.68	4.53	0.24
神经系统疾病	1.24	0.63	2.46	0.539
肥胖	0.74	0.29	1.94	0.545
慢性肺部疾病	0.32	0.16	0.64	0.001
糖尿病（伴 / 不伴并发症）	0.25	0.09	0.67	0.006
高血压（伴 / 不伴并发症）	0.15	0.09	0.23	＜0.0001
贫血（缺铁性）	0.11	0.04	0.28	＜0.0001

肾 / 泌尿系统并发症

尿路感染已成为成人脊柱侧凸术后最常见的并发症 [27]。尿路感染有可能导致菌血症和脓毒症。早期拔除导尿管有助于减少尿路感染的风险，但同时必须仔细权衡留置尿管的益处，如能够准确检测尿排出量，指导围术期补液，有效减少低血容量和肾衰竭的发生风险。

围术期急性肾衰竭可能是由于对低灌注导致的肾前性肾衰竭的管理不佳引起的。避免在围术期使用干扰肾素 - 血管紧张素通路的药物会显著降低这些风险。标准化监测尿量的护理程序和观察尿潴留是减少这些并发症的关键。

逆行性射精可在 4% 的脊柱融合术后患者中出现，主要与腰椎前路经腹腔入路相关。腰椎前入路过程中必须避免对腹下神经丛的伤害。该神经丛位于血管分叉前，接近腹膜。在经腹腔入路过程中，该神经丛往往会直接在腹膜下撕开。而经腹膜后途径则可以避开腹膜，从而降低该神经丛损伤风险。在手术操作中限制双极烧灼的使用也可以减少这一风险。

并发症的影响

成人腰椎侧凸的矫治集合了多种复杂和高技术要求的手术操作步骤，同时也伴随着较高的手术相关并发症风险。随着人口老龄化的发展，未来脊柱外科医生所面对的治疗人群将更具挑战性。有效控制手术相关并发症风险将是手术成功与否的关键一环。Sansur 等通过分析 2004–2007 年 SRS 数据库病例发现，成人患者在接受脊柱侧凸矫形手术后仅有 10.5%（521/4980）出现手术并发症 [27]。而 70 岁以上患者并发症发生率则高达 95%[19]。然而通过成人脊柱畸形多中心数据库病例的分析，Smith 等发现尽管围术期并发症发生率高达 71%，但与并发症发生率仅为 17% 的年轻人相比，老年人从脊柱畸形手术中获得的收益显著（图 19.2 和 19.3）[36]。

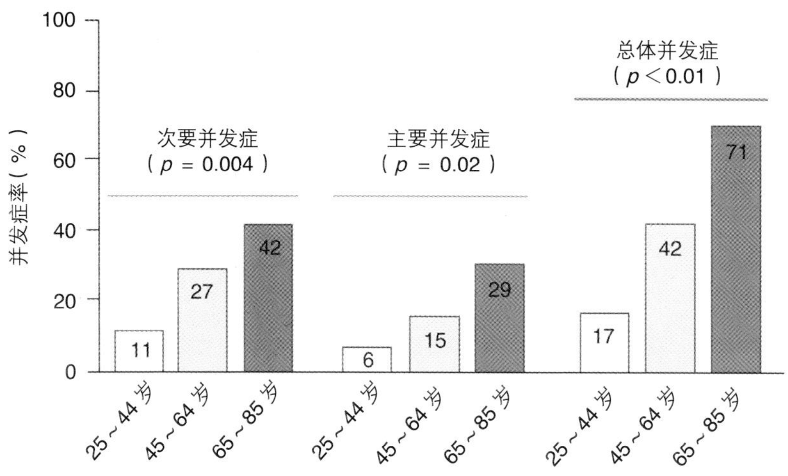

图 19.2 年龄层次分组的脊柱侧凸术后短期并发症发生率（成人脊柱畸形多中心数据库）

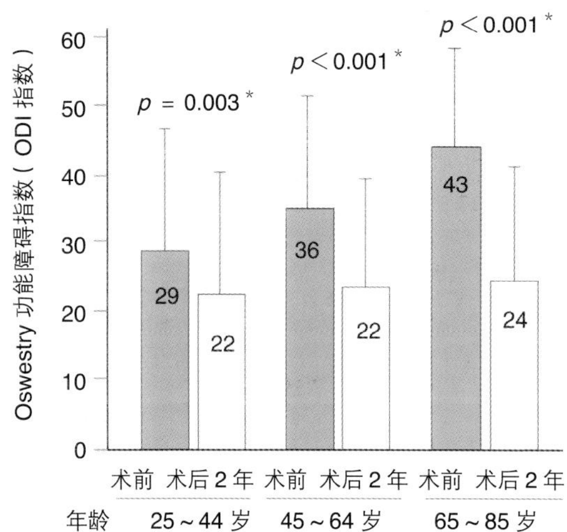

图 19.3 患者年龄与成人脊柱侧凸术后功能改善的关系。误差条表示标准偏差。* 配对 t 检验 *p* 值

还有研究显示，即使患者在围术期出现主要并发症，但手术治疗仍能使患者的早期临床疗效获得明显改善。

结 论

随着脊柱畸形疗效评价标准的快速发展，理解手术并发症对疗效的影响有助于避免手术风险，并为风险管理决策提供帮助。因此，为了理解特定并发症对疗效的影响，需要采取多维纵向的评估方法。

（闫 煌 译 朱泽章 审校）

参考文献

1. Abdul-Jabbar A, Berven SH, Hu SS, et al. Surgical site infections in spine surgery: identification of microbiologic and surgical characteristics in 239 cases. Spine. 2013;38:E1425–31.
2. Ahmed R, Greenlee JD, Traynelis VC. Preservation of spinal instrumentation after development of postoperative bacterial infections in patients undergoing spinal arthrodesis. J Spinal Disord Tech. 2012;25:299–302.
3. Bakhsheshian J, Dahdaleh NS, Lam SK, et al. The use of vancomycin powder in modern spine surgery: systematic review and meta-analysis of the clinical evidence. World Neurosurg. 2015;83:816–23.
4. Boody BS, Jenkins TJ, Hashmi SZ, et al. Surgical site infections in spinal surgery. J Spinal Disord Tech. 2015;28:352–62.
5. Chiang HY, Herwaldt LA, Blevins AE, et al. Effectiveness of local vancomycin powder to decrease surgical site infections: a meta-analysis. Spine J Off J N Am Spine Soc. 2014;14:397–407.
6. Cuellar JM, Petrizzo A, Vaswani R, et al. Does aspirin administration increase perioperative morbidity in patients with cardiac stents undergoing spinal surgery? Spine. 2015;40:629–35.
7. De Lissovoy G, Fraeman K, Hutchins V, et al. Surgical site infection: incidence and impact on hospital utilization and treatment costs. Am J Infect Control. 2009;37:387–97.
8. Diebo BG, Passias PG, Marascalchi BJ, et al. Primary

versus revision surgery in the setting of adult spinal deformity: a nationwide study on 10,912 patients. Spine. 2015;40:1674–80.

9. Fritzell P, Hagg O, Nordwall A, et al. Complications in lumbar fusion surgery for chronic low back pain: comparison of three surgical techniques used in a prospective randomized study. A report from the Swedish Lumbar Spine Study Group. Eur Spine J Official Publ Eur Spine Soc Eur Spinal Deform Soc Eur Sect Cerv Spine Res Soc. 2003;12:178–89.
10. Glassman SD, Hamill CL, Bridwell KH, et al. The impact of perioperative complications on clinical outcome in adult deformity surgery. Spine. 2007;32:2764–70.
11. Grob D, Mannion AF. The patient's perspective on complications after spine surgery. Eur Spine J Off Publ Eur Spine Soc Eur Spinal Deform Soc Eur Sect Cerv Spine Res Soc. 2009;18 Suppl 3:380–5.
12. Hamilton DK, Smith JS, Sansur CA, et al. Rates of new neurological deficit associated with spine surgery based on 108,419 procedures: a report of the scoliosis research society morbidity and mortality committee. Spine. 2011;36:1218–28.
13. Hyun SJ, Lenke LG, Kim YC, et al. Comparison of standard 2-rod constructs to multiple-rod constructs for fixation across 3-column spinal osteotomies. Spine. 2014;39:1899–904.
14. Kang SB, Cho KJ, Moon KH, et al. Does low-dose aspirin increase blood loss after spinal fusion surgery? Spine J Off J N Am Spine Soc. 2011;11:303–7.
15. Koller H, Meier O, Hitzl W. Criteria for successful correction of thoracolumbar/lumbar curves in AIS patients: results of risk model calculations using target outcomes and failure analysis. Eur Spine J Off Publ Eur Spine Soc Eur Spinal Deform Soc Eur Sect Cerv Spine Res Soc. 2014;23:2658–71.
16. Koller H, Pfanz C, Meier O, et al. Factors influencing radiographic and clinical outcomes in adult scoliosis surgery: a study of 448 European patients. Eur Spine J Off Publ Eur Spine Soc Eur Spinal Deform Soc Eur Sect Cerv Spine Res Soc. 2016;25(2):532–48.
17. Lafage V, Schwab F, Patel A, et al. Pelvic tilt and truncal inclination: two key radiographic parameters in the setting of adults with spinal deformity. Spine. 2009;34:E599–606.
18. Lau D FH, Clark AJ, Smith JS, Bess S, Shaffrey CI, et al. The clinical impact correlation of the Hart-ISSG proximal junctional kyphosis severity score (PJKSS) in 184 patients: HRQOL and prediction of need for revision surgery. Spine. 2016;41(3):213–23. In press.
19. Lonergan T, Place H, Taylor P. Acute complications following adult spinal deformity surgery in patients aged 70 years and older. J Spinal Disord Tech. Clin Spine Surg. 2016;29(8):314–7.
20. Makino T, Kaito T, Fujiwara H, et al. Morphometric analysis using multiplanar reconstructed CT of the lumbar pedicle in patients with degenerative lumbar scoliosis characterized by a Cobb angle of 30 degrees or greater. J Neurosurg Spine. 2012;17:256–62.
21. Mariappan R, Manninen P, Massicotte EM, et al. Circulatory collapse after topical application of vancomycin powder during spine surgery. J Neurosurg Spine. 2013;19:381–3.
22. Nasser R, Yadla S, Maltenfort MG, et al. Complications in spine surgery. J Neurosurg Spine. 2010;13:144–57.
23. Owen JH. The application of intraoperative monitoring during surgery for spinal deformity. Spine. 1999;24:2649–62.
24. Park HJ, Kwon KY, Woo JH. Comparison of blood loss according to use of aspirin in lumbar fusion patients. European Spine J Off Publ Eur Spine Soc Eur Spinal Deform Soc Eur Sect Cerv Spine Res Soc. 2014;23:1777–82.
25. Ramo BA, Roberts DW, Tuason D, et al. Surgical site infections after posterior spinal fusion for neuromuscular scoliosis: a thirty-year experience at a single institution. J Bone Joint Surg Am. 2014;96:2038–48.
26. Rampersaud YR, Moro ER, Neary MA, et al. Intraoperative adverse events and related postoperative complications in spine surgery: implications for enhancing patient safety founded on evidence-based protocols. Spine. 2006;31:1503–10.
27. Sansur CA, Smith JS, Coe JD, et al. Scoliosis research society morbidity and mortality of adult scoliosis surgery. Spine. 2011;36:E593–7.
28. Schairer WW, Carrer A, Deviren V, et al. Hospital readmission after spine fusion for adult spinal deformity. Spine. 2013;38:1681–9.
29. Schwab FJ, Blondel B, Bess S, et al. Radiographical spinopelvic parameters and disability in the setting of adult spinal deformity: a prospective multicenter analysis. Spine. 2013;38:E803–12.
30. Sciubba DM, Yurter A, Smith JS, et al. A comprehensive review of complication rates after surgery for adult deformity: a reference for informed consent. Spine Deform. 2015;3:575–94.
31. Shaffrey E, Smith JS, Lenke LG, et al. Defining rates and causes of mortality associated with spine surgery: comparison of 2 data collection approaches through the Scoliosis Research Society. Spine. 2014;39:579–86.
32. Shen J, Liang J, Yu H, et al. Risk factors for delayed infections after spinal fusion and instrumentation in patients with scoliosis. Clinical article. J Neurosurg Spine. 2014;21:648–52.
33. Sierra-Hoffman M, Jinadatha C, Carpenter JL, et al. Postoperative instrumented spine infections: a retrospective review. South Med J. 2010;103:25–30.
34. Smith JS, Klineberg E, Lafage V, Shaffrey CI, Schwab F, Lafage V, Hostin R, Mundis GM, Errico T, Kim HJ, Protopsaltis TS, Hamilton DK, Scheer JK, Soroceanu A, Kelly MP, Line B, Gupta M, Deviren V, Hart R, Burton D, Bess S, Ames CP, ISSG. Prospective multicenter assessment of perioperative and minimum two-year postoperative complication rates associated with adult spinal deformity surgery. J Neurosurg Spine. 2016;25:1–14.
35. Smith JS, Saulle D, Chen CJ, et al. Rates and causes of mortality associated with spine surgery based on 108,419 procedures: a review of the Scoliosis Research Society Morbidity and Mortality Database. Spine. 2012;37:1975–82.

36. Smith JS, Shaffrey CI, Glassman SD, et al. Risk-benefit assessment of surgery for adult scoliosis: an analysis based on patient age. Spine. 2011;36:817–24.
37. Smith JS, Shaffrey CI, Sansur CA, et al. Rates of infection after spine surgery based on 108,419 procedures: a report from the Scoliosis Research Society Morbidity and Mortality Committee. Spine. 2011;36:556–63.
38. Smith JS, Shaffrey E, Klineberg E, et al. Prospective multicenter assessment of risk factors for rod fracture following surgery for adult spinal deformity. J Neurosurg Spine. 2014;21:994–1003.
39. Smith JS, Singh M, Klineberg E, et al. Surgical treatment of pathological loss of lumbar lordosis (flatback) in patients with normal sagittal vertical axis achieves similar clinical improvement as surgical treatment of elevated sagittal vertical axis: clinical article. J Neurosurg Spine. 2014;21:160–70.
40. Soroceanu A, Burton DC, Diebo BG, et al. Impact of obesity on complications, infection, and patient-reported outcomes in adult spinal deformity surgery. J Neurosurg Spine. 2015:1–9.
41. Soroceanu A, Diebo BG, Burton D, et al. Radiographical and implant-related complications in adult spinal deformity surgery: incidence, patient risk factors, and impact on health-related quality of life. Spine. 2015;40:1414–21.
42. Webb ML, Lukasiewicz AM, Samuel AM, et al. Overall similar infection rates reported in the physician-reported Scoliosis Research Society Database and the Chart-abstracted American College of Surgeons National Surgical Quality Improvement Program Database. Spine (Phila Pa 1976). 2015;40:1431–5.
43. Williams BJ, Sansur CA, Smith JS, et al. Incidence of unintended durotomy in spine surgery based on 108,478 cases. Neurosurgery. 2011;68:117–23; discussion 123-114.
44. Williams BJ, Smith JS, Fu KM, et al. Does bone morphogenetic protein increase the incidence of perioperative complications in spinal fusion? perioperative complications in spinal fusion? A comparison of 55,862 cases of spinal fusion with and without bone morphogenetic protein. Spine. 2011;36:1685–91.
45. Williams FM, Bergin JD. Cardiac screening before noncardiac surgery. Surg Clin North Am. 2009;89: 747–62. vii
46. Worley N, Marascalchi B, Jalai CM, et al. Predictors of inpatient morbidity and mortality in adult spinal deformity surgery. Eur Spine J Off Publ Eur Spine Soc Eur Spinal Deform Soc Eur Sect Cerv Spine Res Soc. 2016;25(3):819–27.
47. Youssef JA, Orndorff DG, Scott MA, et al. Sterile seroma resulting from multilevel XLIF procedure as possible adverse effect of prophylactic vancomycin powder: a case report. Evid Based Spine Care J. 2014;5:127–33.
48. Zhu F, Bao H, Liu Z, et al. Unanticipated revision surgery in adult spinal deformity: an experience with 815 cases at one institution. Spine. 2014;39:B36–44.
49. Zhu F, Sun X, Qiao J, et al. Misplacement pattern of pedicle screws in pediatric patients with spinal deformity: a computed tomography study. J Spinal Disord Tech. 2014;27:431–5.

第 20 章　成人腰椎侧凸患者的围术期管理

Yashar Javidan, Rolando F. Roberto, Eric O. Klineberg

引　言

正如前面章节所强调的，成人脊柱畸形（ASD）需要重大手术干预。对于这类高级别手术，对细节的关注以及手术前后的计划尤为关键。脊柱外科医生必须有预见性地采取干预措施，使常见并发症的发生风险最小化。这一章节中，我们将根据文献报道或个人经验，阐述围术期干预措施，以最大程度避免并发症。

临床优化

相对较健康的人群通常并发症少，而且总体感染率低。导致感染率上升的个体危险因素包括 ASA 分级 ≥ 3、糖尿病、吸烟、慢性阻塞性肺病（chronic obstructive pulmonary disease，COPD）、肾功能障碍或衰竭、充血性心力衰竭（Congestive Heart Failure，CHF）、血清白蛋白＜30 g/L 的术前营养不良，以及术前有切口感染史。一旦发现危险因素，应立刻采取纠正方案，包括改善血糖的调控、戒烟、泌尿系抗感染和 / 或泌尿外科会诊、改善营养状况以及必要时围术期心内科和呼吸内科会诊。显然，如果临床并发症的发生风险超过了手术干预带来的效益，手术应当暂停或延期至患者临床优化后。表 20.1 为美国外科医师协会国家手术质量改善计划（American College of Surgeons National Surgical Quality Improvement Program，ACS NSQIP）数据库注册患者脊柱术后部分并发症及患病率情况汇总[1]。

一项从国家手术质量改善计划数据库中抽取约 3500 例脊柱重建手术患者的研究发现，并发症发生率将近 8%，其中包括 1% 的感染率（30 例为深部切口感染），0.3% 的死亡率（10 例死亡），以及 1% 的心脏并发症。另有 37 例出现静脉血栓栓塞（venous thromboembolism，VTE），而肺栓塞（pulmonary embolism，PE）的发生率为 0.4%。术后神经功能障碍发生率为 0.1%，且有 106 例（3%）患者需要二次手术。非常明显，手术并发症的发生率很高，因而减少并发症的措施以及知情同意告知应细致地执行[1]。表 20.1 汇总了脊柱手术的部分危险因素及其死亡率，或多种并发症，或多种主要并发症[1]。

对于既往明确有心脏病史的患者，例如心肌梗死或支架植入，我们常规请心脏专科会诊。如果高度怀疑患者存在心脏灌注不足，我们将进行多巴酚丁胺负荷超声心动图检查。如果发现有心脏的室壁运动异常及可逆性缺血，必要时进行心脏搭桥或支架植入手术来重建心脏的血运。如果重视程度不够，心脏灌注不足可能直到脊柱重建手术时都未能诊断，并可能出现术中的严重缺血。

表 20.1　术后并发症风险[1]

危险因素	研究中 3 475 例患者的占比（%）
死亡	10（0.3）
深部切口感染	30（1）
心肺并发症	28（1）
DVT	25（0.7）
肺栓塞	12（0.4）
脑血管意外	3（0.1）
术后神经功能损伤	5（0.15）
二次手术	106（3）

预防手术部位感染

理论上，手术时间越长，手术内固定的节段越多，术后感染风险就越高[2]。内植物密度越大，需要切开肌肉就越多，放置牵开器的时间也越长，引起组织坏死的程度就越高。即使是微创手术，也会发生表皮和切口的细菌再定植。然后定植菌群将会开始扩散增殖，它们来源于患者皮肤附属器，如皮脂腺、毛囊以及汗腺。即便是相对小的手术后，这些细菌也将随着时间发生再定植。皮肤消毒只能在有限的时间内消灭细菌的存在。因而有部分手术医生提倡在术中不同时间点重复消毒皮肤。不管如何，一旦手术时间超过 4 h，应该警惕发生细菌再定植[3]。

为了预防手术部位的感染，我们机构制定了一些治疗策略。对于患者群体，我们通过术前鼻腔的细菌培养结果判断患者是否携带耐甲氧西林金黄色葡萄球菌（methicillin-resistant Staphylococcus aureus，MRSA）。若患者的鼻腔 MRSA 培养阳性，我们使用百多邦（莫匹罗星）治疗。有文献报道对患者进行适当的鼻腔局部抗菌治疗，能降低术后手术部位感染（surgical site infection，SSI）风险[4]。

为了减少细菌定植皮肤，我们在术前 3 天开始使用葡萄糖酸氯己定皮肤湿巾进行局部皮肤消毒准备。术前皮肤消毒第一步是酒精，然后使用氯己定或者聚维酮碘消毒。我们在皮肤切开前 1 h 内静脉用广谱抗葡萄球菌抗生素（头孢唑啉或克林霉素），或在高风险患者手术中联合使用万古霉素。基于 MRSA 的高发病率，通过感染科医师的协助，我们完成了指南的制定。在手术决定性步骤结束、进行植骨之前，我们使用 4 L 稀释的聚维酮碘溶液（3% 重量 / 体积）冲洗后方的脊柱切口，并使用生理盐水冲洗干净。这减少了长时间开放切口中的细菌数量。接着在关闭切口前添加 1～2 g 的万古霉素粉末（根据切口大小而定）。通过以上步骤，我们把手术部位感染率进一步减少了超过 50%[5]。

疼痛管理

充分镇痛不仅极大地提升了患者体验和满意度，也是术后早期下地锻炼与早期康复的重要措施。此外，还与减少围术期并发症密切相关，如肠梗阻、栓塞事件，以及住院时间等。

各医疗机构间有效的镇痛方案各不相同，但是，对脊柱手术这一类患者，标准化的镇痛方案是保证围术期医疗质量的重中之重。由于长期慢性疼痛、阿片依赖以及需要个体化的疼痛管理制度，使得疼痛管理充满复杂性。建议在最复杂的患者的诊治过程中有熟练的疼痛管理团队参与。

对于慢性疼痛患者，所有镇痛药的使用均要记录在案，并转换成等量的静脉用吗啡剂量，标识在术前评估表中，以利于评估术中和术后的镇痛需求。对使用镇痛泵的患者要细心护理，镇痛泵的品牌、镇痛药的类型和剂量，都需要清楚标识。如果使用鞘内巴氯芬（intrathecal baclofen，ITB）镇痛泵，术前进行 CT 扫描可显示导管（catheter）放置的路径。患者通过镇痛泵接受阿片药物的量应当等同于术前镇痛药物的剂量。

手术医生尤其需要关注使用 ITB 镇痛泵的患者。突然停止鞘内巴氯芬镇痛可能导致危及生命的高热、意识改变以及严重肌肉强直，后者可能发展成致命的横纹肌溶解。治疗 IBT 戒断症状是按原路径及时恢复使用原来的药物 [6]。术者必须通过术前 CT 扫描仔细地研究导管的走行，设计手术切开路径，以避免切断导管。术中要备好导管修复包，一旦损伤能够马上修复。应提前告知设备代表做好准备，一旦发生这种情况时能够在场提供及时的帮助。

有效的疼痛管理方案可以分为术前、术中和术后阶段。

术前阶段

我们机构把以下的疼痛管理指南用于进行严重脊柱畸形手术的患者。术前根据患者的年龄调整阿片药物使用量：奥施康定 20 mg（＜70 岁），奥施康定 10 mg（70 ~ 80 岁），不使用奥施康定（＞80 岁）。同时加巴喷丁口服液 900 mg 和静脉用 1000 mg 泰诺也被采用。

加巴喷丁被证明能有效减轻脊柱术后疼痛和减少镇静剂的使用。有些研究证据显示，使用加巴喷丁后，术后最初 20 h 内额外的镇痛治疗可减少超过 40%[7-8]。也有证据显示使用加巴喷丁，术后恶心症状改善，呕吐 / 干呕症状减少，这可能是由于术后阿片类药物的使用减少或是因为加巴喷丁本身的止吐效应。我们在术后首次查房前，每晚睡前应用加巴喷丁 300 mg。

术中阶段

氯胺酮

阿片耐受的慢性疼痛患者的急性期疼痛管理通常很困难。

除了芬太尼、瑞芬太尼、舒芬太尼、盐酸二氢吗啡酮以及吗啡这些传统的阿片类药物，氯胺酮也应该被考虑作为伴有慢性疼痛的进行脊柱畸形手术患者的多模式镇痛的一部分。

在一项随机对照试验中，术中使用氯胺酮减少了伴有慢性疼痛的阿片耐受患者的脊柱术后阿片类药物的用量。术中使用氯胺酮的好处是不明显增加副作用。其作用机制类似于通过拮抗 N- 甲基 -D- 天门冬氨酸（N-methyl-D-aspartate，NMDA）受体减弱阿片药物的中枢敏化作用。氯胺酮也未表现出任何损害运动或感觉诱发电位的副作用。大多数方案推荐氯胺酮 0.5 mg/kg 注射，然后开始以 0.1 mg/(kg · h) 持续泵入 [8-9]。

美沙酮

近期研究证明在手术切开前，围术期一次注射美沙酮，可以有效地减少疼痛评分，并减少进行多节段复杂脊柱手术患者对阿片类药物的需求。这一类患者术后常经历持续的疼痛，建议使用长效阿片类药物如美沙酮，可以安全替代持续泵入短效阿片类药物。考虑到 NMDA 系统可能参与了阿片类耐受以及痛觉过敏的机制，Gottschalk 等认为美沙酮（同时具有阿片受体激动和 NMDA 受体拮抗作用）可能是这一类患者的最佳用药。该药物的使用时机和剂量分别是在阿片类耐受患者诱导完成后静脉用美沙酮（最大 0.2 mg/kg）[10]。

局部麻醉导管

另一种镇痛形式包括术中放置麻醉药释放导管，比如 On-Q® PainBuster®（I-Flow

Corp., Lake Forest, CA）。长效麻醉药物如罗哌卡因的释放可以控制和调节速率，并已有成功病例[11-12]。

术后阶段

术后疼痛管理制度包含了口服与静脉用阿片类药物，包括患者控制的（patient-controlled analgesic，PCA）镇痛泵或者护士控制的静脉用镇痛药，同时使用苯二氮䓬类治疗肌肉痉挛。

阿片耐受患者术后镇痛药物要进行个体化调整。除了我们给予的镇痛方案外，还需要通过计算患者的平均阿片药物用量，另外增加基础用药量。例如，对于一位术前平均口服 40 mg 羟考酮的患者，除了接受常规术后镇痛药物治疗外，还将口服等同原来羟考酮剂量的缓释药片。

刚做完手术患者的镇痛一般考虑使用 PCA 泵入二氢吗啡酮。对不能使用镇痛泵的患者，一般每 2 ~ 3 h 静脉注射二氢吗啡酮来镇痛，并根据其体重、年龄以及吗啡敏感性来调整药物增量（表 20.2）。

要常规使用解痉药物，且能有效控制肌肉痉挛。考虑到这类药物与阿片类药物合用时可能引起呼吸抑制的风险，对于耐受口服药物的患者，需要时可选择巴氯芬 5 ~ 10 mg 口服，每日 3 次，或每隔 8 ~ 12 h 替扎尼定 2 ~ 4 mg 口服。肌肉痉挛必要时可选择地西泮 1 ~ 2 mg IV，每日 3 次[13]。

因担心术后出血和假关节形成，脊柱融合术后使用 NSAID 药物在成年患者中不推荐。Glassman 于 1988 年发表的回顾性研究发现 NSAIDs 对于成年患者的术后融合有副作用，即接受静脉注射酮咯酸（痛力克）后不融合的现象增加[14]。

值得注意的是一些研究证明了儿童脊柱融合术后静脉用 NSAIDs 的有效性以及低并发症风险[15]。鉴于成年患者中的不确定效果，作者推荐避免在术后早期使用 NSAIDs，尤其是大剂量使用 NSAIDs[16]。

支　具

术后支具的使用缺乏证据以及临床试验研究。尽管许多矫形外科医生让他们的患者术后佩戴支具，但关于最适合的类型、持续时间以及制动的指征都存在着差异。对于成人脊柱畸形矫正手术，近端交界性后凸（proximal junctional kyphosis，PJK）以及近端交界性失败（proximal junctional failure，PJF）的发生率高，这是很值得关注的。所以有许多医生试图通过术后矫形器来保护患

表 20.2　ASD 患者的术后疼痛、饮食管理以及 VTE 预防策略（其中大部分都是本医疗机构 ASD 患者的术后治疗方案）

疼痛	饮食 / 肠道	VTE 预防
羟考酮 5 ~ 15 mg q3 h	开始时啜饮与冷土豆片	序贯加压装置（小腿 / 小腿 + 足）
羟考酮 10 mg × 4 次	咀嚼口香糖	依诺肝素 40 mg 术后 48 h
对乙酰氨基酚 1000 mg q6 h	排气后流食	出院后阿司匹林 81 mg QD × 3 周
加巴喷丁 300 mg QHS	多库酯钠 100 mg BID	2 个月内需要搭乘航班或需要特殊护理的患者： 依诺肝素 40 mg 术后 2 周，接着阿司匹林 325 mg QD × 4 周
	必要时：番泻叶，缓泻剂，镁乳	

者。但是，没有证据支持支具能影响 PJK 或者 PJF 的发生。将来的前瞻性临床研究有望评估术后支具使用的有效性。

理论上使用支具和制动的其他益处包括保护脊柱重建效果和增加融合概率、更好的疼痛控制以及改善切口愈合。许多医生也意识到支具对患者的心理效应，并常常为术后使用支具解释：支具可起到使患者“减慢”的作用，并提醒患者避免可能危害临床疗效的某些活动[17]。

我们机构的成年畸形患者都接受佩戴现成的 TLSO 支具。有些医生主张胸腰椎融合术后使用颈托以预防颈胸椎连接处出现后凸姿态。

处　置

对于接受重大脊柱手术（定义为融合节段≥6，手术时长≥6 h，和/或＞失血量超过自身血量 1/2）的患者，通常在术后即刻送到重症监护室（intensive care unit，ICU）中观察，但很少有需要留观超过 24 h 的情况。ICU 留观的时长受到许多因素的影响，如患者年龄、伴发疾病、手术时长、手术入路以及失血量。

重大脊柱手术需要长时间保持俯卧位以及有大量的体液转移，这可能导致术后气道水肿。ICU 留观的首要考虑是为了安全并由麻醉团队及时评估患者的拔管时机。以上这些受到患者的手术时长、失血量、体液和血液的需求，以及身体状态的影响。阿片类药物的使用也影响着呼吸动力并可能成为拔管的阻力因素。我们基本不让患者术后保持插管状态，但患者可能被安排在 ICU 中观察一晚，严格监测红细胞比容以及凝血因子。

在大量的液体交换后进行密切的血流动力学监测要求对心功能和尿量进行监测。其他监测的实验室指标包括乳酸、剩余碱以及红细胞比容，这有助于医生评估术后复苏情况。以上最好在经验丰富且设备精良的医院科室内完成，为复杂手术的患者提供诊疗。大多数的患者在术后第一天可转回普通病房。通常在术后第一天或者第二天，尽快地指导患者进行物理康复锻炼。

当患者出手术室去 ICU 时，手术团队和麻醉团队都需要与 ICU 团队进行严格的交接。在术后第一天，应评估患者高风险脊柱手术方面的固有并发症[18]：

- 卒中（意识状态检查以及全面的神经系统查体）
- 眼部并发症（眼睛的查体包括相对性视觉传入障碍“马库斯冈恩瞳孔”（Marcus-Gunn pupil）和视敏度以监测视神经炎）[19]
- 皮肤并发症（检查下巴、前额、胸、膝和足部的皮肤（排查长时间俯卧位导致的压疮））
- 骨筋膜室综合征（腹部和四肢查体以发现异常的张力及疼痛）
- 硬膜外血肿（进行性疼痛和神经功能减退）

随　访

脊柱外科医生和他们的复杂脊柱畸形患者之间的关系是长期的，密切的早期随访以及规律的长期随访均很重要。临床和影像学评估、追踪患者汇报的临床效果评分利于了解患者的个体化诊治需求，通常也是提升成人脊柱畸形患者诊治的关键。

我们机构中的患者在出院前会复查站立位脊柱全长片进行再次评估，并安排患者在术后 4～6 周、3 个月、6 个月，然后是 1、2、3 以及 5 年进行临床随访。术后首次复查将清洁检查切口情况，术后 3 个月复查脱掉支具。要怀着谨慎的态度怀疑晚期并发症，医生应警惕并密切关注新发的疼痛和/或全身中毒症状。假关节伴断棒是常见晚期并发症，尤其是复杂截骨术后[20]。早期及晚期并发症包括感染、PJK、PJF以及假关节形成将在后面章节中详细讨论。

晚期并发症

静脉血栓栓塞（VTE）是重大手术患者术后反复出现的并发症。VTE是包含两种状态的总称：深静脉血栓（deep vein thrombosis，DVT）和肺栓塞（pulmonary embolism，PE）。DVT是深静脉中形成的栓塞，且通常发生于大腿。PE是转移的血栓阻塞了肺部血管引起了心肺功能障碍甚至死亡。

病史中的静脉状态、凝血活化和内皮损伤三者联合被认为是始动因素。目前研究指出各种的危险因素，如年龄、性别、种族、手术术式、肥胖和吸烟均是VTE发生的危险因素。明确这些危险因素对于更好地对患者进行分类并实施正确的治疗方案非常重要[21-22]。

Glotzbecker等做的文献系统综述和基于较少数据的分析认为：在脊柱手术患者当中，脊柱术后DVT的发生率为2.1%。发生率受到如表20.3所示的不同预防措施的影响。

表20.3 个体化或联合主要预防方法后VTE风险[23]

干预措施	VTE发生率（%）
弹力袜（compression stockings，CS）	2.7
气动序贯加压装置（pneumatic sequential compression Device，PSCD）	4.6
联合CS与PSCD	1.3
药物预防	0.6
下腔静脉滤器	22

关于不同脊柱手术后有症状的血栓栓塞发生率情况，Platzer等进行的一项大型研究报道了有症状的血栓栓塞事件发生率为2.2%，平均确诊时间为17天。血栓栓塞并发症在腰椎手术以及前路脊柱手术中更常见[22]。

考虑到使用的风险低且一些证据显示能够降低包括脊柱手术在内的骨科手术后DVT和PE的发生率，我们机构中的所有患者在脊柱术后均使用气动序贯加压装置[24]（表20.3）。

药物预防

虽然许多医疗机构的择期脊柱手术不对血栓栓塞事件进行常规的药物预防，但是，对于重大脊柱手术后的高风险患者，特别是联合前/后路手术的患者，普遍推荐进行药物预防。

脊柱外科医生对高风险脊柱手术患者实施药物预防深静脉血栓的具体实践还存有差异。其主要原因是目前仍缺乏关于脊柱术后有症状的硬膜外血肿风险、PE、DVT以及药物预防方案的有效性和安全性的明确科学证据。

Glotzbecker等对将近100名脊柱外科医生进行关于药物预防的调查，大部分人报告术后48 h是开始药物预防的安全时间窗。然而其中也有巨大差异，有部分医生在术前即开始药物预防，而有些医生则从不进行。同时，有63%的医生声称这个决策是根据个人经验而不是文献的循证医学综述。大部分的手术医生（58%）选择低分子肝素（low-molecular-weight heparin，LMWH）作为首选药物。调查对象觉得临床相关的术后硬膜外血肿风险在1%～5%之间，而有29%的调查对象觉得风险低于1%[25]。

我们机构对成人脊柱畸形患者的个人危

险因素进行风险评估分层后，常规进行药物预防。准备行前 / 后路手术和既往有 VTE 病史的患者血栓栓塞事件风险升高，在术后 24 h 内即开始药物预防。药物的种类和使用时机由医生个人自行决定。不管是什么手术方式，根据美国胸科医师学会（American College of Chest Physician，ACCP）的指南（阿司匹林每日 325 mg）和健康系统指南（皮下注射低分子肝素，每日一次），均是在术后 24 ~ 48 h 开始用药。

强烈建议在成人脊柱畸形患者术后 24 ~ 48 h 的时间窗里开始低分子肝素治疗[26]。变化因素如患者活动度和引流量也会影响术后药物预防的决定。虽然出血与硬膜外血肿的总风险很难评估，但我们临床上几乎没有遇到严重的硬膜外血肿。这一风险似乎并不发生于预防用药的剂量时，但可见于治疗剂量的情况下。显然，对那些使用治疗剂量的患者应该在急症护理情况下密切监护。

肠梗阻

术后肠梗阻（postoperative ileus，POI）是重大脊柱手术后普遍面对的难题，可能导致严重的术后并发症、延长住院时间并增加医疗费用。有一些机制被认为在 POI 的发病过程中起着重要作用，包括交感神经反射、局部和系统性炎症介质以及广泛的交感神经功能亢进，还有其他的恶化效应，如阿片类药物使用和电解质紊乱。

对于 POI 虽然有几个潜在的治疗方案，但是在有效性方面的数据通常有限。治疗策略例如术前益生菌制剂、术前补充糖原、术前 COX-2 抑制剂、咀嚼口香糖以及给予大便软化剂和泻药被搭配着使用，虽然可能有一些益处，但是缺乏证据证明其独立有效性[27]。

胃肠动力药，如甲氧氯普胺，并未结论性地被认为能够减少 POI 的持续时间。虽然早期进食及早期下地活动也尚未被明确能够缩短 POI 持续时间，但是每一项措施似乎都有益处，并可能减少术后 POI 发生率，因而值得提倡。

阿片受体拮抗剂虽然在普外科手术文献中显示出减少术后肠梗阻的趋势，但是对其在骨科和脊柱疾病患者中的作用仍需要更多的研究支持，特别是对于已经阿片类药物耐受的患者。

在我们机构中，咀嚼口香糖被用作预防肠梗阻的措施。在普外科手术文献的研究中，咀嚼的作用能够刺激大脑迷走神经回路，导致胃肠道活动增强，并减少肠梗阻发生率[28]（表 20.2）。

有研究提出脊柱术后继发于急性结肠假性梗阻的肠梗阻患者，其对保守治疗无反应，却可能从新斯的明治疗中获益，能安全快速地达到结肠减压效果。该研究中的所有患者均有 Ogilvie 综合征（假性肠梗阻）的证据，且对保守治疗 24 h 后无效[29]。

结合多个疗法的多模式治疗方案可能合乎逻辑，但仍需要大样本随机试验的评估，对于新出现的疗法也是一样。

结　论

预防脊柱手术患者的术后并发症需要细致地筛选术前患者并做术前优化。这一步完成后，需要团队合作对手术和麻醉方案进行决策，并为术后和康复治疗做好准备。成功的 ASD 手术要求个体化治疗和围术期的许多缜密决策。在这一章节中，我们概括了文献报道与个人经验总结的干预措施，用于减少并发症和改善临床效果。

（叶灿华 译　陶惠人 审校）

参考文献

1. Schoenfeld AJ, Ochoa LM, Bader JO, Belmont PJ. Risk factors for immediate postoperative complications and mortality following spine surgery: a study of 3475 patients from the National Surgical Quality Improvement Program. J Bone Joint Surg Am. 2011;93(17):1577–82.
2. Olsen MA, Nepple JJ, Riew KD, Lenke LG, Bridwell KH, Mayfield J, Fraser VJ. Risk factors for surgical site infection following orthopaedic spinal operations. J Bone Joint Surg Am. 2008;90(1):62–9.
3. Gelalis ID, Arnaoutoglou CM, Politis AN, Batzaleksis NA, Katonis PG, Xenakis TA. Bacterial wound contamination during simple and complex spinal procedures. A prospective clinical study. Spine J. 2011; 11(11):1042–8.
4. Van Rijen MM, Bonten M, Wenzel RP, Kluytmans JA. Intranasal mupirocin for reduction of *Staphylococcus aureus* infections in surgical patients with nasal carriage: a systematic review. J Antimicrob Chemother. 2008;61(2):254–61.
5. Tomov M, Mitsunaga L, Durbin-Johnson B, Nallur D, Roberto R. Reducing surgical site infection in spinal surgery with betadine irrigation and intrawound vancomycin powder. Spine. 2015;40(7):491–9.
6. Coffey RJ, Edgar TS, Francisco GE, Graziani V, Meythaler JM, Ridgely PM, Sadiq SA, Turner MS. Abrupt withdrawal from intrathecal baclofen: recognition and management of a potentially life-threatening syndrome. Arch Phys Med Rehabil. 2002;83(6):735–41.
7. Yu L, Ran B, Li M, Shi Z. Gabapentin and pregabalin in the management of postoperative pain after lumbar spinal surgery: a systematic review and meta-analysis. Spine. 2013;38(22):1947–52.
8. Dunn LK, Durieux ME, Nemergut EC. Non-opioid analgesics: novel approaches to perioperative analgesia for major spine surgery. Best Pract Res Clin Anaesthesiol. 2016;30(1):79–89.
9. Loftus RW, Yeager MP, Clark JA, Brown JR, Abdu WA, Sengupta DK, Beach ML. Intraoperative ketamine reduces perioperative opiate consumption in opiate-dependent patients with chronic back pain undergoing back surgery. J Am Soc Anesth. 2010;113(3):639–46.
10. Gottschalk A, Durieux ME, Nemergut EC. Intraoperative methadone improves postoperative pain control in patients undergoing complex spine surgery. Anesth Analg. 2011;112(1):218–23.
11. Ross PA, Smith BM, Tolo VT, Khemani RG. Continuous infusion of bupivacaine reduces postoperative morphine use in adolescent idiopathic scoliosis after posterior spine fusion. Spine. 2011;36(18):1478–83.
12. Elder JB, Hoh DJ, Wang MY. Postoperative continuous paravertebral anesthetic infusion for pain control in lumbar spinal fusion surgery. Spine. 2008;33(2):210–8.
13. Singh PN, Sharma P, Gupta PK, Pandy K. Clinical evaluation of diazepam for relief of postoperative pain. Br J Anaesth. 1981;53(8):831–6.
14. Glassman SD, Rose SM, Dimar JR, Puno RM, Campbell MJ, Johnson JR. The effect of postoperative nonsteroidal anti-inflammatory drug administration on spinal fusion. Spine. 1998;23(7):834–8.
15. Sucato DJ, Lovejoy JF, Agrawal S, Elerson E, Nelson T, McClung A. Postoperative ketorolac does not predispose to pseudoarthrosis following posterior spinal fusion and instrumentation for adolescent idiopathic scoliosis. Spine. 2008;33(10):1119–24.
16. Reuben SS, Ablett D, Kaye R. High dose nonsteroidal anti-inflammatory drugs compromise spinal fusion. Can J Anesth. 2005;52(5):506–12.
17. Bible JE, Biswas D, Whang PG, Simpson AK, Rechtine GR, Grauer JN. Postoperative bracing after spine surgery for degenerative conditions: a questionnaire study. Spine J. 2009;9(4):309–16.
18. Swann MC, Hoes KS, Aoun SG, McDonagh DL. Postoperative complications of spine surgery. Best Pract Res Clin Anaesthesiol. 2016;30(1):103–20.
19. Stevens WR, Glazer PA, Kelley SD, Lietman TM, Bradford DS. Ophthalmic complications after spinal surgery. Spine. 1997;22(12):1319–24.
20. Smith JS, Shaffrey CI, Ames CP, Demakakos J, Fu KM, Keshavarzi S, Li CM, Deviren V, Schwab FJ, Lafage V, Bess S. Assessment of symptomatic rod fracture after posterior instrumented fusion for adult spinal deformity. Neurosurgery. 2012;71(4): 862–8.
21. Dearborn JT, Hu SS, Tribus CB, Bradford DS. Thromboembolic complications after major thoracolumbar spine surgery. Spine. 1999;24(14):1471.
22. Platzer P, Thalhammer G, Jaindl M, Obradovic A, Benesch T, Vecsei V, Gaebler C. Thromboembolic complications after spinal surgery in trauma patients. Acta Orthop. 2006;77(5):755–60.
23. Glotzbecker MP, Bono CM, Wood KB, Harris MB. Thromboembolic disease in spinal surgery: a systematic review. Spine (Phila Pa 1976). 2009;34(3): 291–303.
24. Epstein NE. Efficacy of pneumatic compression stocking prophylaxis in the prevention of deep venous thrombosis and pulmonary embolism following 139 lumbar laminectomies with instrumented fusions. J Spinal Disord Tech. 2006;19(1):28–31.
25. Glotzbecker MP, Bono CM, Harris MB, Brick G, Heary RF, Wood KB. Surgeon practices regarding postoperative thromboembolic prophylaxis after high-risk spinal surgery. Spine. 2008;33(26):2915–21.
26. Agnelli G, Piovella F, Buoncristiani P, Severi P, Pini M, D'Angelo A, Beltrametti C, Damiani M, Andrioli GC, Pugliese R, Iorio A. Enoxaparin plus compression stockings compared with compression stockings alone in the prevention of venous thromboembolism after elective neurosurgery. N Engl J Med. 1998;339(2):80–5.
27. Behm B, Stollman N. Postoperative ileus: etiologies and interventions. Clin Gastroenterol Hepatol. 2003;1(2):71–80.
28. Vásquez W, Hernández AV, Garcia-Sabrido JL. Is gum chewing useful for ileus after elective colorectal surgery? A systematic review and meta-analysis of randomized clinical trials. J Gastrointest Surg. 2009;13(4):649–56.
29. Althausen PL, Gupta MC, Benson DR, Jones DA. The use of neostigmine to treat postoperative ileus in orthopedic spinal patients. J Spinal Disord Tech. 2001;14(6):541–5.

第 21 章　成人腰椎侧凸治疗后的患者主观评价

Stuart H. Hershman, Megan E. Gornet, Michael P. Kelly

引　言

成人脊柱畸形（ASD）是一种多源性疾病，包含多种病理学改变和临床症状。患者可能出现多种原发性或医源性畸形、退行性改变、易被忽视的原发性腰椎曲度改变、神经肌肉疾病等（图 21.1、21.2、21.3）。ASD 的病因并非单一的，其治疗策略也是多种多样。ASD 的治疗方案可以简单地分为非手术治疗和手术治疗两类。非手术治疗包括从随访观察到多种侵入性治疗，如硬膜外类固醇注射等。类似的，手术治疗包括从微创手术（MIS）（图 21.4）、小的开放手术到更大的手术等。ASD 的手术入路主要包括前方入路、外侧入路、后方入路等，必要时也会使用后柱和三柱截骨术（three-column osteotomies，3CO）。

ASD 治疗策略的选择需要外科医生、患者和家庭成员等共同决定。一些学者研究了手术决策的患者相关因素，如 Glassman 等基于脊柱畸形研究小组（Spinal Deformity Study Group，SDSG）的数据发现，选择手术干预的患者畸形更重、疼痛更明显 [1]。另外，选择手术的患者常伴有畸形进展、体态改变及社会功能下降等合并症。国立卫生研究院资助的前瞻性试验（ASLS）[2] 也表明，选择手术治疗的患者背痛和腿痛症状更明显，对自我形象的不满也更强烈。作为 ASLS 研究的一部分，受试者还进行了跑步机测试，结果表明最终选择手术的患者行走后背痛和腿痛更加明显。ASLS 研究的一个重要发现是，观察组招募完成要比随机组提前 1 年多，这表明患者更倾向于独立决定治疗方式，而不是“共同决策”。

患者对疗效的主观评价是治疗有效性分析的基础，评估这些数据有助于我们在当前价值驱动型医疗经济中的进一步研究。常用的健康相关生活质量（HRQOL）评分包括 Short Form-36（SF-36）等通用健康评分以及一些疾病特异性评分，比如针对退行性腰椎疾病的 Oswestry 功能障碍指数（ODI）和针对脊柱畸形的脊柱畸形研究协会（Scoliosis Research Society，SRS）评分等。这些评分在其他章节已作讨论，但为评价 ASD 治疗的主观疗效，理解 SRS 评分的正常值是十分重要的。一项对 1346 名不合并脊柱侧凸的成年人研究发现，SRS 评分从 4.1 到 4.6 不等，最高得分为 5.0[3]。每项得分的平均值随着年龄的增长而下降。这对 ASD 患者的疗效预期具有重要参考意义。术前谈话沟通是很重要的，患者应理解术后并不能达到完全正常的状态，而且随年龄增长病情会逐渐加重。最小临床重要差异（minimum clinically important difference，MCID）的概念 [4] 对理解 HRQOL 相关研究也是至关重要的，即使 HRQOL 评分中很小的变化，也可能反映患者病情变化，这是区分进展性和非进展性疾病很重要的参考。

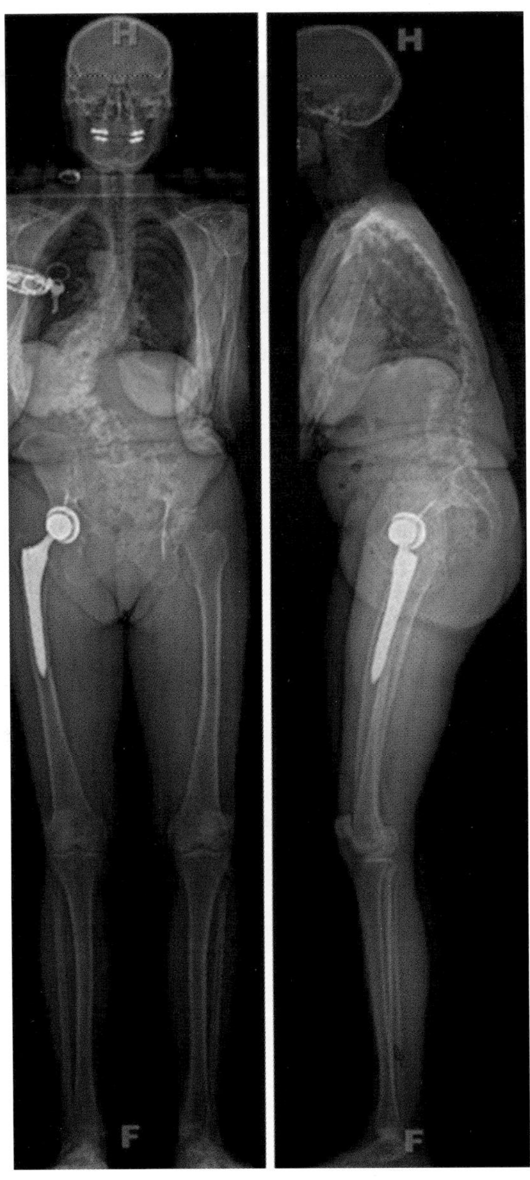

图 21.1 一名 71 岁成人特发性脊柱侧凸女性患者，主诉进行性畸形、背痛和神经源性跛行

非手术治疗

目前，关于成人脊柱畸形非手术治疗的文献较少，且大多数研究都是回顾性的队列研究。目前正在进行的一项前瞻性的随机试验比较了成人脊柱畸形的非手术和手术治疗疗效，有望为 ASD 的治疗提供最高质量的证据[5]。这些研究的一个缺点是缺乏非手术治疗的选择标准，难以评估某一种治疗方法的优势。

成人脊柱畸形的非手术治疗方法繁多。它们包括从真正的“非侵入性”技术，如认知行为治疗、口服药物和物理治疗，到“侵入性”治疗，包括硬膜外类固醇注射和射频消融等（图 21.5）。支具通常用于青少年特发性脊柱侧凸，在骨骼发育成熟的成人中并不常用。非手术治疗的目的是通过减少由于不稳定、畸形和神经压迫而引起的疼痛和改善功能。因此，在许多情况下非手术治疗的适应证都是从腰椎退行性疾病中延伸而来的，在腰椎退行性疾病中，退行性平背畸形、椎管狭窄所致的神经根症状和间歇性跛行等是很常见的。非手术治疗在 ASD 患者中是否可以达到与腰椎退行性疾病类似的疗效仍有待证实。Cooper 等回顾了 52 例使用硬膜外类固醇注射治疗的合并根性症状的腰椎侧凸患者[6]，认为硬膜外类固醇注射是有效的，但只有 60% 的患者在 1 周内维持满意的疗效，而在 1 年内的满意率仅有 37%。

2007 年有学者系统回顾了成人脊柱畸形非手术治疗的相关文献[7]，其中 2 篇文章研究支具治疗、3 篇文章研究物理治疗、2 篇文章研究手法治疗、1 篇文章研究注射治疗。鉴于成人脊柱畸形的高患病率，这些常见的非手术治疗策略疗效却无明确证据支持。作者的结论是活动方式改变和抗炎药物可能是最合适的选择，患者的个人意志和预期疗效将共同决定其合适的治疗方案。在这篇系统性综述中，没有详细说明阿片类药物的使用效果，而目前这类药物应用得越来越频繁[8]。

SDSG 研究收集了大量关于成人脊柱畸形患者非手术治疗的观察数据[9-10]，其中常用的非手术方式包括运动 / 物理治疗、非甾

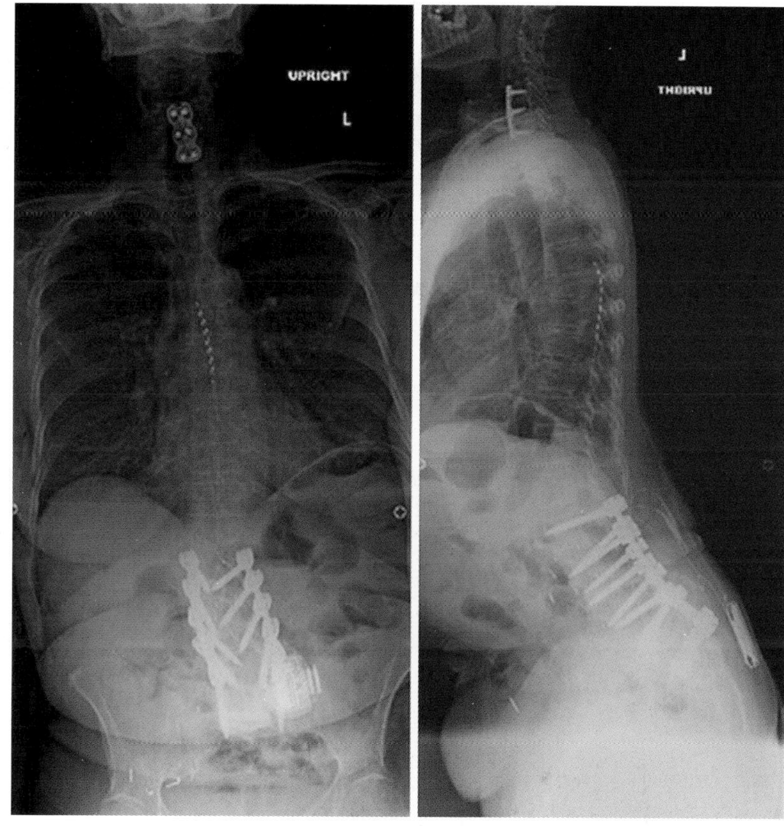

图 21.2　一名 52 岁医源性畸形的女性患者，合并平背及骶骨后凸性骨折，导致严重矢状面畸形。主诉背痛和躯干畸形，不伴神经症状

体抗炎药（NSAID）和包括阿片类药物及注射在内的疼痛管理[9]。症状较轻的患者大多单独接受观察治疗，症状较重的患者则有可能接受进一步的疼痛管理。然而，非手术治疗的有效性受到了部分研究结果的质疑。有研究使用 HRQOL 评分对单纯观察与非手术治疗进行了比较[10]，结果发现应用非手术治疗患者的 HRQOL 评分在 2 年内并没有改善。单纯观察治疗的患者仅在满意程度上有所提高，但疼痛和功能并没有改善。另外，非手术治疗相关的平均费用高达 1 万美元，其成本 - 效益受到学者们的质疑。另一方面，欧洲脊柱研究小组的结果也指出非手术治疗患者存在 HRQOL 评分改善不足的情况，但仍然认为非手术治疗可能有利于症状较轻的患者改善生活质量[11]。相反，症状明显的患者在非手术治疗中的获益较小，应强烈建议手术治疗。

手术治疗

成人脊柱畸形的手术是患者和外科医生之间深入交流、充分了解手术预期风险和收益后作出的。ASD 是一种异质性的诊断，有多种潜在的病理学改变。ASD 的手术可粗略分为初次手术和翻修手术，患者可能合并神经压迫（神经根型、脊髓型或兼具二者的

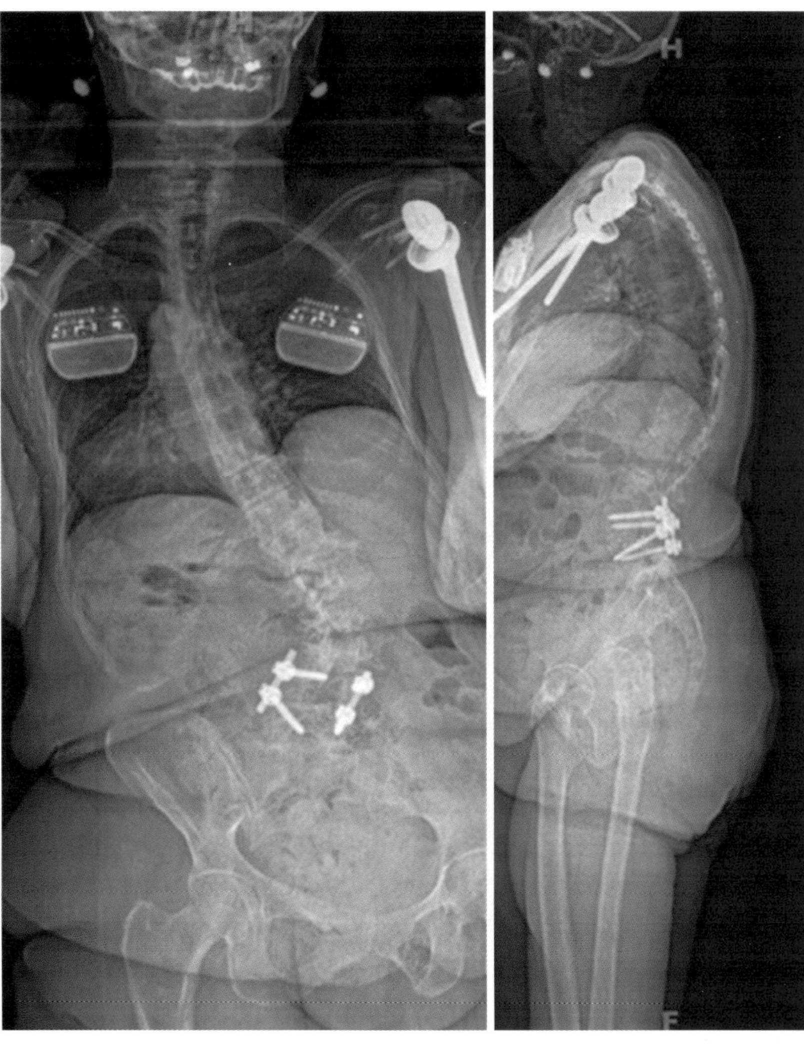

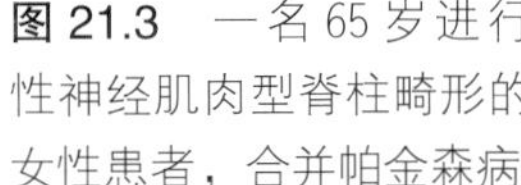

图 21.3　一名 65 岁进行性神经肌肉型脊柱畸形的女性患者，合并帕金森病

脊髓病)、僵硬或柔韧的脊柱畸形、医源性/神经源性/退行性脊柱畸形等。在评估 ASD 手术的可行性时必须考虑所有这些因素。此外，对手术预期疗效的评估，如 HRQOL 的改善等，可使患者对手术有适当的期望和满意度。本章节通过回顾 ASD 手术相关文献，以期为临床上 ASD 手术治疗的选择提供参考，但本文并非罗列 ASD 手术决策的所有参考证据。

成人脊柱畸形的手术治疗

有临床症状的原发性成人脊柱侧凸的特点是冠状面和矢状面畸形往往不严重，但合并椎体半脱位和椎管狭窄，导致神经根性和跛行症状。非手术治疗尽管多能够维持现有的 HRQOL 评分水平 [10, 12]，但多没有明显的改善作用，因此许多患者在非手术治疗后常会选择手术治疗。选择手术治疗的患者畸

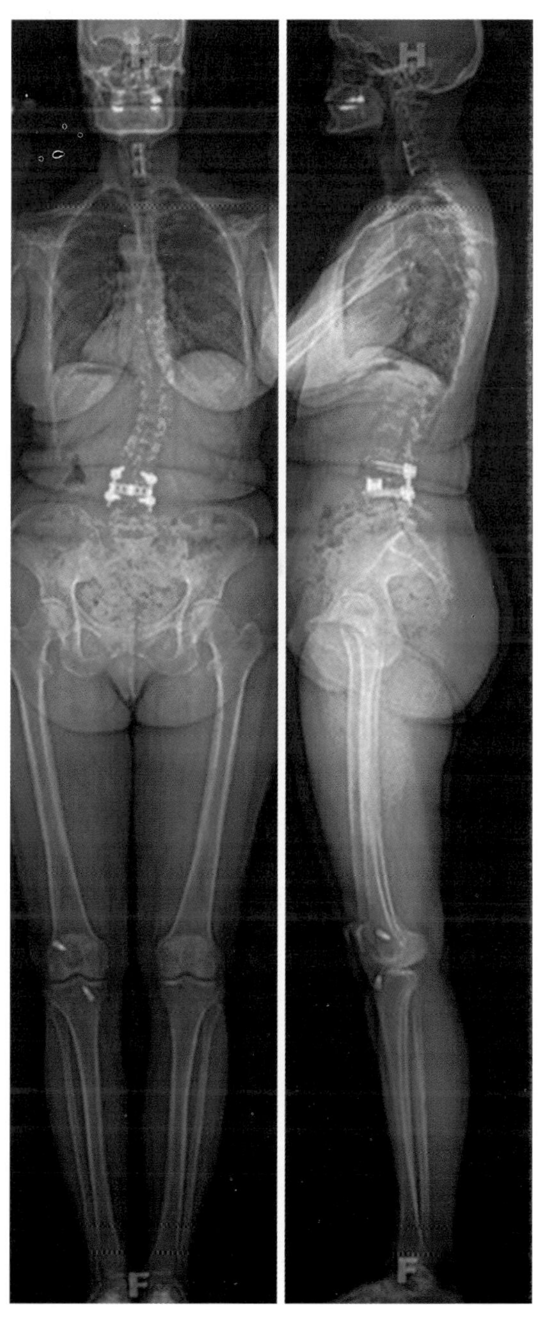

图 21.4　微创侧方路，经腰大肌椎间融合术治疗退变性侧凸。椎弓根螺钉经皮置入

形往往更加严重，其临床症状更加明显 [1-2]。越来越多的患者选择手术治疗的原因是对其自身形象不满意 [1]，因此自身形象也很可能

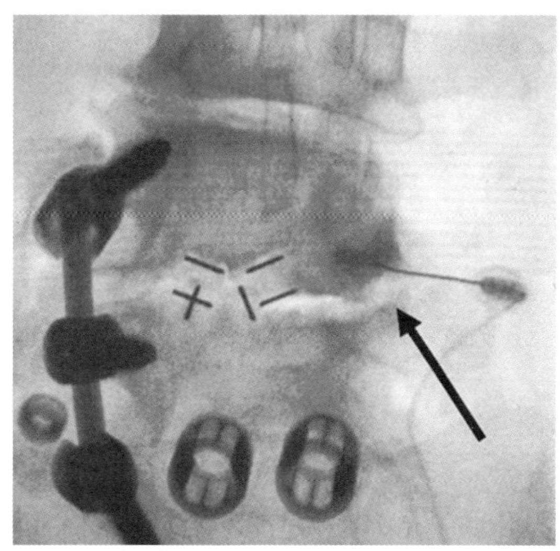

图 21.5　于医源性脊柱侧凸的凹侧的顶点行经椎间孔硬膜外类固醇注射

是决定手术的重要因素。

Bridwell 等研究了 ASD 手术的疗效，发现 ODI、SRS 以及背痛和腿痛的数值评分术后均有所改善 [13-14]。大部分的 ASD 重建手术创伤较大，患者需 6 ~ 12 个月的恢复期，在此期间内 ODI 和 SRS 评分会逐步改善，然而 1 年以后患者 HRQOL 评分似乎趋于平稳，这时患者的症状改善期望值应降低。由于邻近节段退变和假关节是脊柱融合手术后潜在的长期并发症，ASD 手术疗效的维持也是脊柱外科医师需要考虑的重要方面。Bridwell 等发现，在没有出现需手术翻修并发症的情况下，成人腰椎侧凸手术的影像学和临床疗效可持续约 5 年 [13]，且随访中并发症发生率约为 10%，包括植入物断裂、假关节形成和交界区退变等。在这种情况下，HRQOL 评分可有明显下降。近端交界性后凸（PJK）患者可有较为明显的疼痛，而 SRS-22 评分的其余指标可能与没有 PJK 的患者相似 [15]。该结果强调了手术中注意细节的重要性，以期尽量减少医师可控并发

症的风险因素。

Scheer 等报道了 400 多例 ASD 患者，发现手术在缓解背痛和腿痛方面效果更佳[16]。在 2 年的随访中，近 70% 的手术患者认为背痛得到了改善、25% 的手术患者认为没有变化、不到 50% 的手术患者认为腿痛得到了改善。值得注意的是，近三分之一的患者报告腿痛没有改变或加重，三分之一的患者报告新发腿痛。幸运的是，背痛的缓解与患者的满意度相关，这可能是患者术后满意度提高的主要原因。该研究进一步探索了畸形类型对疗效的影响，结果提示纯粹的矢状面畸形患者（Schwab N 型）背痛的改善率最低，而退行性脊柱侧凸和冠状面畸形患者背痛和腿痛的改善率最高，并且 ODI 与 SRS 评分也有明显改善[17]。Smith 等[18]进一步强调了畸形类型在决定术后疗效中的重要性。术后随访中 SVA 值增加的患者 HRQOL 评分也随之下降，同样，PI 与 LL 不匹配的患者 HRQOL 评分也会逐步下降，这些影像学参数的改善与 ODI、SF-36 躯体成分总分、SRS- 活动和 SRS- 疼痛评分的改善有关（图 21.6）。另外，文献研究表明随着矢状面畸形的增加，患者的功能障碍随之增加（较低的 HRQOL 评分）[19]，而残余矢状面畸形与较低的 HRQOL 评分相关，这进一步表明了术前评估在 ASD 治疗中的重要性。

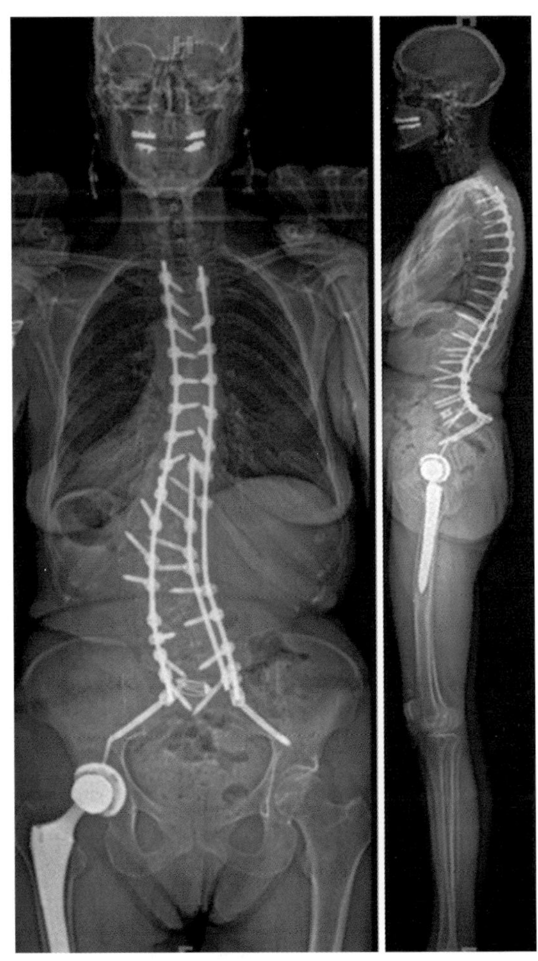

图 21.6 图 21.1 患者的术后正侧位片。行 T3- 骶髂骨后路固定融合术及后路截骨术

ISSG 还探讨了复杂 ASD 手术患者年龄与预后之间的关系[20]。相比于非手术治疗，大于 75 岁的患者在 ASD 术后有更明显的临床症状改善。值得一提的是，并不是所有的患者都能获得满意的 MCID，只有不到 50% 的患者能够改善 MCID 或获得更高的 ODI 评分，67% 的患者实现了 MCID 或更高的 SF-36 躯体成分评分。O'Neill 等的研究结果没有发现年龄与三柱截骨术后 HRQOL 评分之间的相关性[21-22]。术后疗效不佳的唯一术前相关因素是既往脊柱手术史。需要翻修的并发症也对 HRQOL 评分有负面影响。该结果在术前沟通中是很重要的，患者需要有一个适当的疗效预期。另外，行全椎体切除的患者不应进行过多娱乐活动以维持矫正的稳定和耐久性。

ISSG 的队列研究报道 ASD 术后的再手术率高达 17%[23]，最常见的翻修原因是假关节形成和交界区退变性疾病，而需行翻修手术的患者在术后 1 年内的 ODI 和 SRS-22 评分较其他患者更低。再手术的原因也可能是技术原因导致患者 HRQOL 较差，因此术前细致的评估和术中仔细操作是提高疗效的重要保证（图 21.7）。Koller 等发现 ASD 手术

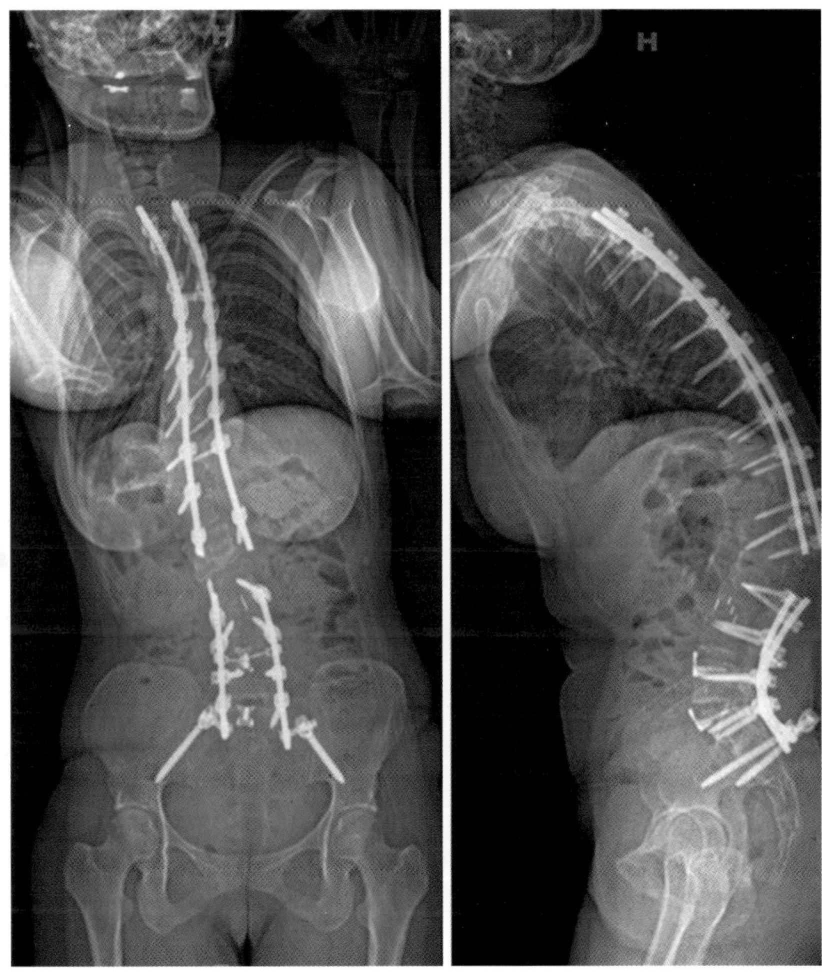

图 21.7　因假关节形成和内植物断裂所致的冠状面和矢状面畸形。注意胸椎和腰椎螺钉置入位置不良，可能造成内植物强度降低

术后脊柱序列不稳对 HRQOL 评分有负面影响[24]，同时假关节可导致 HRQOL 评分进一步降低，因此强调准确选择融合节段的重要性。另一方面，Hassanzadeh 等的研究表明 ASD 的初次手术与翻修手术的 HRQOL 结果没有区别[25]，其结果强调了 ASD 患者治疗策略的重要性，这需进一步研究以证实。

手术相关并发症在 ASD 手术中发生率接近 75%[26]，再手术的围术期并发症如心肌梗死、谵妄和静脉血栓栓塞事件等并发症是很常见的[27]，这会对 HRQOL 评分产生负面影响。然而，这些并发症并不影响最终的 HRQOL 评分，这与既往三柱截骨术治疗重度 ASD 患者的研究结果是一致的[28]。在 Auerbach[28] 的研究中，四分之一的患者合并较为严重的手术相关并发症，但作者并未发现这些主要并发症对术后疗效有负面影响。然而，在 ASD 手术后，不可逆的并发症很可能会对 HRQOL 评分产生负面影响，这也是合理的。

在退行性腰椎疾病中，可能存在心理健康因素预示着预后不良，患者必须达到某种程度的残疾，才能体会到手术带来的益处[29]。对 SF-36 问题中“你是否感到受挫或沮丧”的反应可能是 HRQOL 中最容易获得的结果，通常以此来预测退行性疾病术后的疗效[30]。然而，术前应注意的心理问题不仅仅局限于抑郁，因为抑郁症的早期诊断可能不会对ASD手术的结果产生负面影响[31]。抑郁和风险评估方法（Distress and Risk Assessment Method，DRAM）和改进的躯体感知问卷（Modified Somatic Perceptions Questionnaire，MSPQ）有助于识别那些有可能出现不良预后的患者，其中MSPQ对焦虑型特征更敏感。脊柱外科医师应该重视患者的期望值和社会支持度，以利于术后恢复和手术疗效的评价。

阿片类药物用于慢性疼痛的频率越来越高，在ASD患者中的使用也越来越多[8, 32]。术前使用阿片类药物可能会对手术结果产生负面影响，然而其在成人脊柱畸形中的相关研究却很少[33-34]。Mesfin等发现术前使用阿片类药物在ASD患者术后HRQOL评分上没有负面影响[35]，且术前使用阿片类药物治疗疼痛的患者在SRS-疼痛方面获得了更大的改善。此外，超过一半的术前使用阿片类药物的患者能够在术后停止使用这类药物。虽然似乎术前使用阿片类药物不会导致不良结果或更困难的术后疼痛控制，但术前减少阿片类药物摄入也是合理的。

微创手术和成人脊柱畸形

微创脊柱外科（MIS）涵盖了多种技术，包括前路腰椎椎体间融合、侧方入路/经腰大肌入路椎体间融合、联合开放或经皮椎弓根螺钉固定的经椎间孔椎体间融合等。近年来技术、器械和经验的进步扩大了微创手术在ASD中的应用空间。微创手术的支持者认为，它可以通过降低失血量和住院时间来降低成本[36-38]，并且能获得与传统开放手术相当的临床疗效。然而，并不是所有的ASD患者都是MIS技术的候选者，MISDEF算法可以用于帮助脊柱外科医师识别那些可能适合于MIS治疗的患者[39]。MISDEF已被证明具有良好的观察者内和观察者间可靠性。应注意的是，MISDEF相关研究表明微创手术的适应证为畸形程度较轻的患者，这不同于先前讨论的较严重畸形，特别是那些需要三柱截骨的脊柱畸形患者。由于MIS技术相对较新，因此缺乏足够的长期随访数据和HRQOL相关数据。这强调了标准化数据收集的必要性，特别是在ASD研究中的HRQOL评分相关数据[40-41]。

通过开放手术、混合性开放＋微创手术和微创手术之间的比较可以证实这3种技术适合治疗的畸形程度各不相同，一般采用传统的开放式手术治疗更严重的畸形[42]。术后1年随访，这3种技术可获得相似的VAS和ODI评分。需要指出的是，该研究的随访时间只有1年，这对于多节段脊柱融合的评价是不够的，并且SRS问卷并没有相关特异性量表。随后对微创手术和混合性手术的比较发现ODI和VAS的背痛和腿痛的评分有相似的改善趋势[43]。然而，两组的平均SVA值小于5 cm，这表明没有明显矢状面畸形，这在微创手术和开放手术的比较中是十分重要的。

通过ODI评分的改善来比较“最坏”和“最好”的结果，结果发现矢状面形态是HRQOL改善的主要因素[42]。这两组患者的ODI基线评分不同，使得比较组间差异较为困难。尽管背痛和腿痛的VAS评分同“最好”结果组有类似的改善，但“最坏”结果组的ODI评分仍有下降。本研究还探讨了肥胖对MIS手术结果的影响，在肥胖患者中没有发现明显的负面影响，肥胖和非肥胖者在ODI和VAS的背痛和腿痛评分方面均有改善[44]。

经腰大肌入路椎体间融合以及经椎间孔椎体间融合已在成人脊柱侧凸章节中进行了详尽描述[45-47]。除了ODI和VAS评分，Phillips等还收集了SF-36评分，这是为数不多的 ASD 相关研究之一。SF-36 的平均评分术后提高了近 18 分，总体健康状况表现出良好的改善。ODI 评分改善约 20 分，最终 VAS 背痛和腿痛评分改善接近 2.5 分。这些改善与其他的经腰大肌入路椎体间融合技术以及 TLIF 和混合性手术是一致的。因此，应告知患者症状的完全缓解是不切实际的期望，手术目标是缓解症状而不是消除症状。脊柱外科医师必须意识到微创手术后背痛和腿痛的缓解与传统的开放性手术相似，但微创手术的长期潜在益处仍有待观察。

总　结

成人脊柱畸形是一种复杂的异质性疾病，通过多种途径影响患者生活质量。对患者主观疗效的评估和比较是较为困难的，但这是术前和术后数据收集的必要部分。ASD 的非手术治疗方法多种多样，尽管它可能有助于患者保持目前的生活质量水平，但似乎并不能持续改善生活质量 [14]。ASD 的手术技术也是多样化的，只要选择合适的手术方法，传统的开放性手术和微创手术均可使患者受益。合理的手术目的和术后良好的脊柱平衡对患者的疗效至关重要。脊柱外科医师必须了解脊柱畸形严重程度和患者的预期疗效，以取得更好的临床疗效 [16, 29, 45, 46, 48]。

（郑博隆 译　郝定均 审校）

参考文献

1. Glassman SD, Schwab FJ, Bridwell KH, Ondra SL, Berven S, Lenke LG. The selection of operative versus nonoperative treatment in patients with adult scoliosis. Spine (Phila Pa 1976). 2007;32(1):93–7.
2. Neuman BJ, Baldus C, Zebala LP, Kelly MP, Shaffrey C, Edwards 2nd C, et al. Patient factors that influence decision making: randomization versus observational nonoperative versus observational operative treatment for adult symptomatic lumbar scoliosis. Spine (Phila Pa 1976). 2016;41(6):E349–58.
3. Baldus C, Bridwell K, Harrast J, Shaffrey C, Ondra S, Lenke L, et al. The Scoliosis Research Society Health-Related Quality of Life (SRS-30) age-gender normative data: an analysis of 1346 adult subjects unaffected by scoliosis. Spine (Phila Pa 1976). 2011;36(14):1154–62.
4. Jaeschke R, Singer J, Guyatt GH. Measurement of health status. Ascertaining the minimal clinically important difference. Control Clin Trials. 1989;10(4):407–15.
5. A multicenter prospective study of quality of life in adult scoliosis (ASLS). Available from: https://clinicaltrials.gov/ct2/show/NCT00854828?term=bridwell&rank=1.
6. Cooper G, Lutz GE, Boachie-Adjei O, Lin J. Effectiveness of transforaminal epidural steroid injections in patients with degenerative lumbar scoliotic stenosis and radiculopathy. Pain Physician. 2004;7(3):311–7.
7. Everett CR, Patel RK. A systematic literature review of nonsurgical treatment in adult scoliosis. Spine (Phila Pa 1976). 2007;32(19 Suppl):S130–4.
8. Caudill-Slosberg MA, Schwartz LM, Woloshin S. Office visits and analgesic prescriptions for musculoskeletal pain in US: 1980 vs. 2000. Pain. 2004;109(3):514–9.
9. Glassman SD, Berven S, Kostuik J, Dimar JR, Horton WC, Bridwell K. Nonsurgical resource utilization in adult spinal deformity. Spine (Phila Pa 1976). 2006;31(8):941–7.
10. Glassman SD, Carreon LY, Shaffrey CI, Polly DW, Ondra SL, Berven SH, et al. The costs and benefits of nonoperative management for adult scoliosis. Spine (Phila Pa 1976). 2010;35(5):578–82.
11. Acaroglu E, Yavuz AC, Guler UO, Yuksel S, Yavuz Y, Domingo-Sabat M, et al. A decision analysis to identify the ideal treatment for adult spinal deformity: is surgery better than non-surgical treatment in improving health-related quality of life and decreasing the disease burden? Eur Spine J. 2016;25(8):2390–400.
12. Smith JS, Lafage V, Shaffrey CI, Schwab F, Lafage R, Hostin R, et al. Outcomes of operative and nonoperative treatment for adult spinal deformity: a prospective, multicenter, propensity-matched cohort assessment with minimum 2-year follow-up. Neurosurgery. 2016;78(6):851–61.
13. Bridwell KH, Baldus C, Berven S, Edwards 2nd C, Glassman S, Hamill C, et al. Changes in radiographic and clinical outcomes with primary treatment adult spinal deformity surgeries from two years to three- to five-years follow-up. Spine (Phila Pa 1976). 2010;35(20):1849–54.
14. Bridwell KH, Glassman S, Horton W, Shaffrey C, Schwab F, Zebala LP, et al. Does treatment (nonoperative and operative) improve the two-year quality of life in patients with adult symptomatic lumbar scoliosis: a prospective multicenter evidence-based medicine study. Spine (Phila Pa 1976). 2009;34(20):2171–8.
15. Kim HJ, Bridwell KH, Lenke LG, Park MS, Ahmad A,

Song KS, et al. Proximal junctional kyphosis results in inferior SRS pain subscores in adult deformity patients. Spine (Phila Pa 1976). 2013;38(11):896–901.
16. Scheer JK, Smith JS, Clark AJ, Lafage V, Kim HJ, Rolston JD, et al. Comprehensive study of back and leg pain improvements after adult spinal deformity surgery: analysis of 421 patients with 2-year follow-up and of the impact of the surgery on treatment satisfaction. J Neurosurg Spine. 2015;22(5):540–53.
17. Schwab FJ, Blondel B, Bess S, Hostin R, Shaffrey CI, Smith JS, et al. Radiographical spinopelvic parameters and disability in the setting of adult spinal deformity: a prospective multicenter analysis. Spine (Phila Pa 1976). 2013;38(13):E803–12.
18. Smith JS, Shaffrey CI, Glassman SD, Carreon LY, Schwab FJ, Lafage V, et al. Clinical and radiographic parameters that distinguish between the best and worst outcomes of scoliosis surgery for adults. Eur Spine J. 2013;22(2):402–10.
19. Glassman SD, Bridwell K, Dimar JR, Horton W, Berven S, Schwab F. The impact of positive sagittal balance in adult spinal deformity. Spine (Phila Pa 1976). 2005;30(18):2024–9.
20. Sciubba DM, Scheer JK, Yurter A, Smith JS, Lafage V, Klineberg E, et al. Patients with spinal deformity over the age of 75: a retrospective analysis of operative versus non-operative management. Eur Spine J. 2016;25(8):2433–41.
21. O'Neill KR, Lenke LG, Bridwell KH, Neuman BJ, Kim HJ, Archer KR. Factors associated with long-term patient-reported outcomes after three-column osteotomies. Spine J. 2015;15(11):2312–8.
22. O'Neill KR, Lenke LG, Bridwell KH, Hyun SJ, Neuman B, Dorward I, et al. Clinical and radiographic outcomes after 3-column osteotomies with 5-year follow-up. Spine (Phila Pa 1976). 2014;39(5):424–32.
23. Scheer JK, Tang JA, Smith JS, Klineberg E, Hart RA, Mundis Jr GM, et al. Reoperation rates and impact on outcome in a large, prospective, multicenter, adult spinal deformity database: clinical article. J Neurosurg Spine. 2013;19(4):464–70.
24. Koller H, Pfanz C, Meier O, Hitzl W, Mayer M, Bullmann V, et al. Factors influencing radiographic and clinical outcomes in adult scoliosis surgery: a study of 448 European patients. Eur Spine J. 2016;25(2):532–48.
25. Hassanzadeh H, Jain A, El Dafrawy MH, Mesfin A, Neubauer PR, Skolasky RL, et al. Clinical results and functional outcomes of primary and revision spinal deformity surgery in adults. J Bone Joint Surg Am. 2013;95(15):1413–9.
26. Smith JS, Klineberg E, Lafage V, Shaffrey CI, Schwab F, Lafage R, et al. Prospective multicenter assessment of perioperative and minimum 2-year postoperative complication rates associated with adult spinal deformity surgery. J Neurosurg Spine. 2016;25(1):1–14.
27. Soroceanu A, Burton DC, Oren JH, Smith JS, Hostin R, Shaffrey CI, et al. Medical Complications after adult spinal deformity surgery: incidence, risk factors, and clinical impact. Spine (Phila Pa 1976). 2016 Nov 15;41(22):1718–1723.
28. Auerbach JD, Lenke LG, Bridwell KH, Sehn JK, Milby AH, Bumpass D, et al. Major complications and comparison between 3-column osteotomy techniques in 105 consecutive spinal deformity procedures. Spine (Phila Pa 1976). 2012;37(14):1198–210.
29. Carreon LY, Glassman SD, Djurasovic M, Dimar JR, Johnson JR, Puno RM, et al. Are preoperative health-related quality of life scores predictive of clinical outcomes after lumbar fusion? Spine (Phila Pa 1976). 2009;34(7):725–30.
30. Carreon LY, Djurasovic M, Dimar JR, 2nd, Owens RK 2nd, Crawford CH 3rd, Puno RM, et al. Can the anxiety domain of EQ-5D and mental health items from SF-36 help predict outcomes after surgery for lumbar degenerative disorders? J Neurosurg Spine. 2016 Sep;25(3):352–6.
31. Theologis AA, Ailon T, Scheer JK, Smith JS, Shaffrey CI, Bess S, et al. Impact of preoperative depression on 2-year clinical outcomes following adult spinal deformity surgery: the importance of risk stratification based on type of psychological distress. J Neurosurg Spine. 2016 Oct;25(4): 477–485.
32. Webster BS, Verma SK, Gatchel RJ. Relationship between early opioid prescribing for acute occupational low back pain and disability duration, medical costs, subsequent surgery and late opioid use. Spine (Phila Pa 1976). 2007;32(19):2127–32.
33. Kidner CL, Mayer TG, Gatchel RJ. Higher opioid doses predict poorer functional outcome in patients with chronic disabling occupational musculoskeletal disorders. J Bone Joint Surg Am. 2009;91(4):919–27.
34. Lawrence JT, London N, Bohlman HH, Chin KR. Preoperative narcotic use as a predictor of clinical outcome: results following anterior cervical arthrodesis. Spine (Phila Pa 1976). 2008;33(19):2074–8.
35. Mesfin A, Lenke LG, Bridwell KH, Akhtar U, Jupitz JM, Fogelson JL, et al. Does preoperative narcotic use adversely affect outcomes and complications after spinal deformity surgery? A comparison of nonnarcotic- with narcotic-using groups. Spine J. 2014; 14(12):2819–25.
36. Singh K, Nandyala SV, Marquez-Lara A, Fineberg SJ, Oglesby M, Pelton MA, et al. A perioperative cost analysis comparing single-level minimally invasive and open transforaminal lumbar interbody fusion. Spine J. 2014;14(8):1694–701.
37. Vertuani S, Nilsson J, Borgman B, Buseghin G, Leonard C, Assietti R, et al. A cost-effectiveness analysis of minimally invasive versus open surgery techniques for lumbar spinal fusion in Italy and the United Kingdom. Value Health. 2015;18(6):810–6.
38. Wang MY, Lerner J, Lesko J, McGirt MJ. Acute hospital costs after minimally invasive versus open lumbar interbody fusion: data from a US national database with 6106 patients. J Spinal Disord Tech. 2012;25(6):324–8.
39. Mummaneni PV, Shaffrey CI, Lenke LG, Park P, Wang MY, La Marca F, et al. The minimally invasive

spinal deformity surgery algorithm: a reproducible rational framework for decision making in minimally invasive spinal deformity surgery. Neurosurg Focus. 2014;36(5):E6.

40. Dangelmajer S, Zadnik PL, Rodriguez ST, Gokaslan ZL, Sciubba DM. Minimally invasive spine surgery for adult degenerative lumbar scoliosis. Neurosurg Focus. 2014;36(5):E7.
41. Yadla S, Maltenfort MG, Ratliff JK, Harrop JS. Adult scoliosis surgery outcomes: a systematic review. Neurosurg Focus. 2010;28(3):E3.
42. Haque RM, Mundis Jr GM, Ahmed Y, El Ahmadieh TY, Wang MY, Mummaneni PV, et al. Comparison of radiographic results after minimally invasive, hybrid, and open surgery for adult spinal deformity: a multicenter study of 184 patients. Neurosurg Focus. 2014;36(5):E13.
43. Park P, Wang MY, Lafage V, Nguyen S, Ziewacz J, Okonkwo DO, et al. Comparison of two minimally invasive surgery strategies to treat adult spinal deformity. J Neurosurg Spine. 2015;22(4):374–80.
44. Park P, Wang MY, Nguyen S, Mundis Jr GM, La Marca F, Uribe JS, et al. Comparison of complications and clinical and radiographic outcomes between non-obese and obese patients with adult spinal deformity undergoing minimally invasive surgery. World Neurosurg. 2016;87:55–60.
45. Deukmedjian AR, Ahmadian A, Bach K, Zouzias A, Uribe JS. Minimally invasive lateral approach for adult degenerative scoliosis: lessons learned. Neurosurg Focus. 2013;35(2):E4.
46. Wang MY. Improvement of sagittal balance and lumbar lordosis following less invasive adult spinal deformity surgery with expandable cages and percutaneous instrumentation. J Neurosurg Spine. 2013; 18(1):4–12.
47. Phillips FM, Isaacs RE, Rodgers WB, Khajavi K, Tohmeh AG, Deviren V, et al. Adult degenerative scoliosis treated with XLIF: clinical and radiographical results of a prospective multicenter study with 24-month follow-up. Spine (Phila Pa 1976). 2013;38(21):1853–61.
48. Smith JS, Shaffrey CI, Lafage V, Schwab F, Scheer JK, Protopsaltis T, et al. Comparison of best versus worst clinical outcomes for adult spinal deformity surgery: a retrospective review of a prospectively collected, multicenter database with 2-year follow-up. J Neurosurg Spine. 2015;23(3):349–59.

第 22 章　成人腰椎侧凸相关的健康经济问题

Corneliu Bolbocean, Chessie Robinson, Neil Fleming, Richard Hostin

引　言

本章主要讨论理解评估健康保健措施的关键概念，将治疗措施中效益与成本的比值作为研究变量[1]。循证医学的出现满足了平衡治疗效果与日益增加的医疗成本的需要。医疗体系开始逐渐由资源利用导向向价值驱动转变。因此成本的计算更倾向于预后而非治疗过程，需要应用合适的经济评估方法。在实现价值最大化、以患者为中心的医保体系中，成本 - 效果（cost-effectiveness）分析可以更多地应用在医疗决策和分配稀缺医疗资源的过程当中。本章介绍了在脊柱医疗方面相关的几种评估医疗效益、成本和成本 - 效果的方法。

健康预后评估

临床和生物医学结局等信息（包括存活、死亡、缓解和产生并发症）可以被收集并加以应用。然而这些数据并不能量化患者的生活质量、心理状态和社交能力。越来越多的文献报道过关于治疗预后的量化和疾病负担的理论与实践等相关内容。健康相关生活质量（HRQOL）的评估工具可以可靠地测量患者生活状态的改变。共有 4 种常用的 HRQOL 量表，包括通用量表、特殊疾病量表、疼痛评分量表和健康效用量表。

通用量表适用于大量的疾病，因允许不同病种间的对比而广泛应用。标准的健康指标包括两部分，健康状态分类工具和对不同的状态的评分系统[2]。评分可以基于选择偏好或随机的计分算法。最常应用的量表有 EQ-5D、SF-36 以及 HUI-1，2，3。大样本显示这些评分工具信度和效度良好[3-11]。通用评分工具的缺点是对特殊疾病和治疗的改变不敏感。

特殊疾患的评分工具针对于特殊的疾病。脊柱的评分工具则关注于疼痛、失能、脊柱功能和其他脊柱健康相关指标。然而，这些量表对非相关疾病的测量能力有限。脊柱疾患最常见的评分工具包括 ODI、RMDQ 和 SRS-22。

健康相关生活质量（HRQOL）

HRQOL 可以用来测量不同疾病患者的健康状态。大部分 HRQOL 主要通过问卷调查方式对包括生理、社会功能、心理健康和一般状况进行评分。

通用量表

EuroQol(EQ-5D)

EQ-5D 是欧洲学者应用电子邮件调查患者的健康和功能状态的问卷，共分为 5 个维度[12-20]。EuroQol 是可以在几分钟内自行完成和检查的简易版本[18]。EQ-5D 对不同疾病给予权重分配，使评分适合于调整来计算质量调整寿命年数（quality-adjsuted life years, QALY）。EQ-5D 的 5 个维度包括发病率、自理能力、常规活动、疼痛和焦虑 / 抑郁。每个维度分为 3 个层次、共有 243 种可能的健康状态，包括了从 0 到 100 的视觉模拟评分。

健康效用指数

健康效用指数问卷共有 3 个版本。最新的 HUI-3 将健康状态分为 8 个维度：视力、听力、言语、步态、敏捷度、情绪、认知和疼痛[21-22]，通过对不同条目打分共分为 972 000 种健康状态。并通过应用加拿大安大略湖汉密尔顿市的患者数据给予了各个维度不同的权重。

SF–36

SF-36 量表由需要患者回答的 36 个问题构成，分为 7 个维度：生理功能、社会功能、疾病限制、心理影响、活力、躯体疼痛和一般状况[23]。计算不同维度的分值产生从 0（最严重）到 100 分（最健康）的评分。可以分别计算出心理总分和生理总分。根据 1998 年美国人口确定的打分算法，所有的维度的平均分为 50 分（标准差为 10），因此分值大于 50 分则高于平均水平。大量研究证实了 SF-36 应用在不同疾病的效度良好，包括脊柱疾病[23-29]。

脊柱疾病的特异性测评

ODI 量表

ODI 用于评估背部疼痛，包括脊柱相关的功能障碍、日常活动、社会生活等维度。问卷涉及的条目包括自理能力、提举重物、行走、性生活、坐位、站立和睡眠。在美国，改良版的 ODI 被美国骨科医师协会（AAOS）纳入骨骼肌肉预后数据评估和管理系统[31]。

大量的研究已经证实过 ODI 的良好效度[31-34]，并经修正发展出 NDI 量表[35]。图 22.1 展示了 ODI 的评分系统。

SRS 问卷

SRS-22 问卷是脊柱侧凸特异性的 HRQOL 量表，包括 22 个条目和 5 个维度：疼痛（5 条目）、外观和形象（5 条目）、活动或功能（5 条目）、心理健康（5 条目）、治疗和满意度（2 条目）[41]。每个维度分值从 1 分到 5 分，更高得分代表更好的预后。例如，问题 8 是“是否在休息时经历过背部疼痛”；问题 17 则是“过去 3 个月中，是否因为背部疼痛影响工作和学习；如果有，有几次？”

SRS-22 是衡量脊柱侧凸患者生活质量的最常用工具[8, 42-47]，SRS-22R 是其简化版本，用于评估脊柱侧凸手术患者的生活质量[48]。然而，研究发现这一问卷可能无法准确评估年轻患者或轻度侧凸患者的健康状态[49-50]。

质量调整寿命年数（QALYs）

QALYs 是疾病治疗经济评估中最常用的评估工具[51]，应用 QALYs 创新出一种可以在单一维度评价生存年数和质量的标准健康单位[52-54]。QALYs 的优势在于可以同时反映发病率（质量）和死亡率（数量）的降低，并将两者组合进同一测量方法[55]。QALYs 测量方法假设无论受试者的年纪和其他特征如何，额外的生存年数拥有相同的价值，假定不同生存年数的生存质量相似[56]。对于婴儿

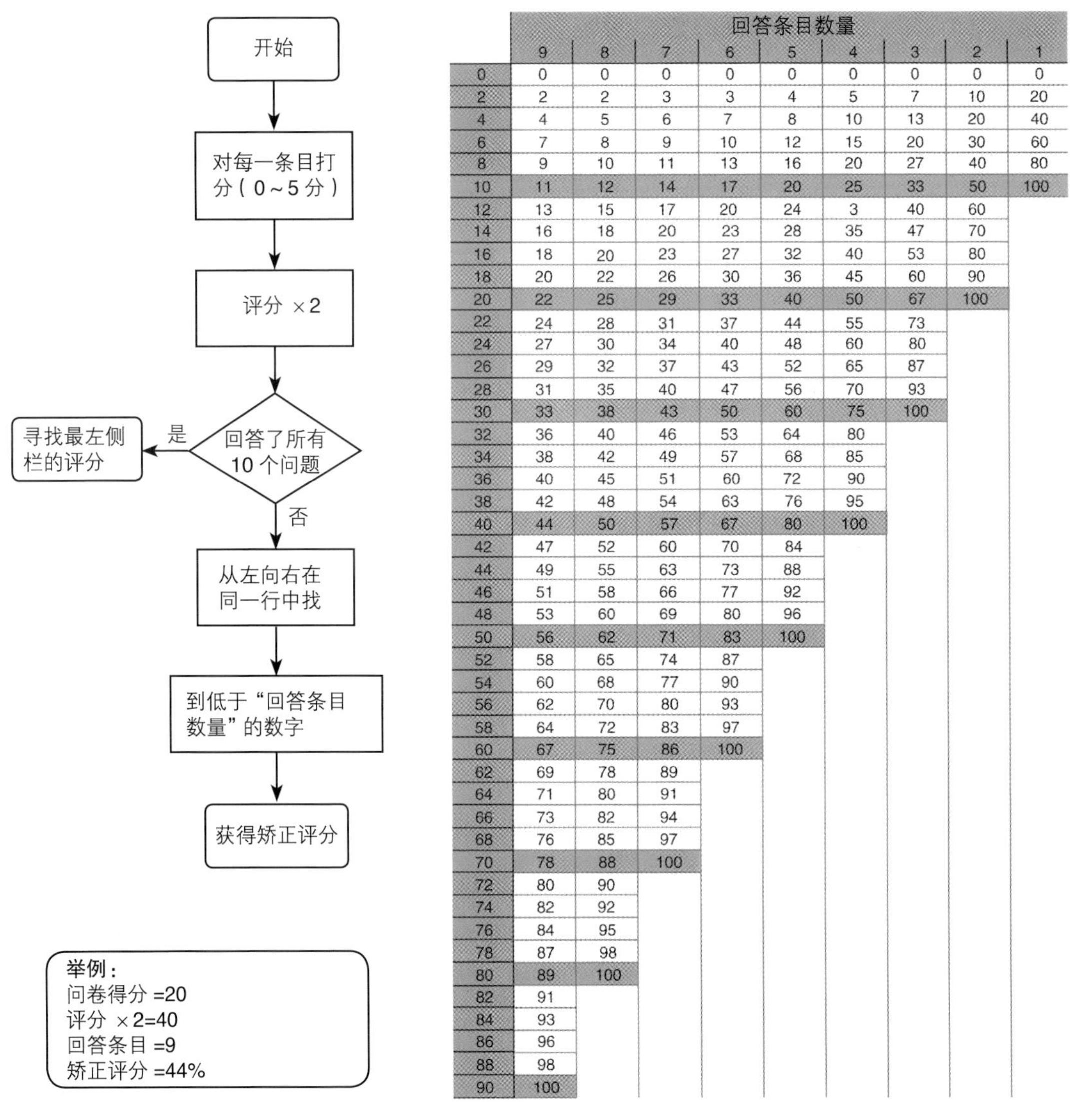

	回答条目数量								
	9	8	7	6	5	4	3	2	1
0	0	0	0	0	0	0	0	0	0
2	2	2	3	3	4	5	7	10	20
4	4	5	6	7	8	10	13	20	40
6	7	8	9	10	12	15	20	30	60
8	9	10	11	13	16	20	27	40	80
10	11	12	14	17	20	25	33	50	100
12	13	15	17	20	24	3	40	60	
14	16	18	20	23	28	35	47	70	
16	18	20	23	27	32	40	53	80	
18	20	22	26	30	36	45	60	90	
20	22	25	29	33	40	50	67	100	
22	24	28	31	37	44	55	73		
24	27	30	34	40	48	60	80		
26	29	32	37	43	52	65	87		
28	31	35	40	47	56	70	93		
30	33	38	43	50	60	75	100		
32	36	40	46	53	64	80			
34	38	42	49	57	68	85			
36	40	45	51	60	72	90			
38	42	48	54	63	76	95			
40	44	50	57	67	80	100			
42	47	52	60	70	84				
44	49	55	63	73	88				
46	51	58	66	77	92				
48	53	60	69	80	96				
50	56	62	71	83	100				
52	58	65	74	87					
54	60	68	77	90					
56	62	70	80	93					
58	64	72	83	97					
60	67	75	86	100					
62	69	78	89						
64	71	80	91						
66	73	82	94						
68	76	85	97						
70	78	88	100						
72	80	90							
74	82	92							
76	84	95							
78	87	98							
80	89	100							
82	91								
84	93								
86	96								
88	98								
90	100								

图 22.1 ODI 评分系统。注：评分表，展示了所有评分可能（Mehra 等[95]）

和 35 岁的成年人来讲，1 年的生存期延长具有相同的价值，反过来，在应用 QALYs 的成本 - 效果分析中也假设延长生存时间的生存质量相似。

QALY 将每一段生存时间加权来衡量生存质量，0 分和 1 分分别对应不同的生活质量，1 分代表最好，而 0 分则对应相当于死亡的状态，并将这些时间跨度的得分求和[57]。应用 EQ-5D 或 SF-6D 等健康应用指标来计算 QALYs 并获取效益所能持续的时间。例如，评价健康状况为 0.6 的脊柱畸形患者，不做手术患者的生存期为 10 年，但手术后健康状况提高到 0.9，且生存期延长 5 年。因此手术获得的 QALY=（手术健康

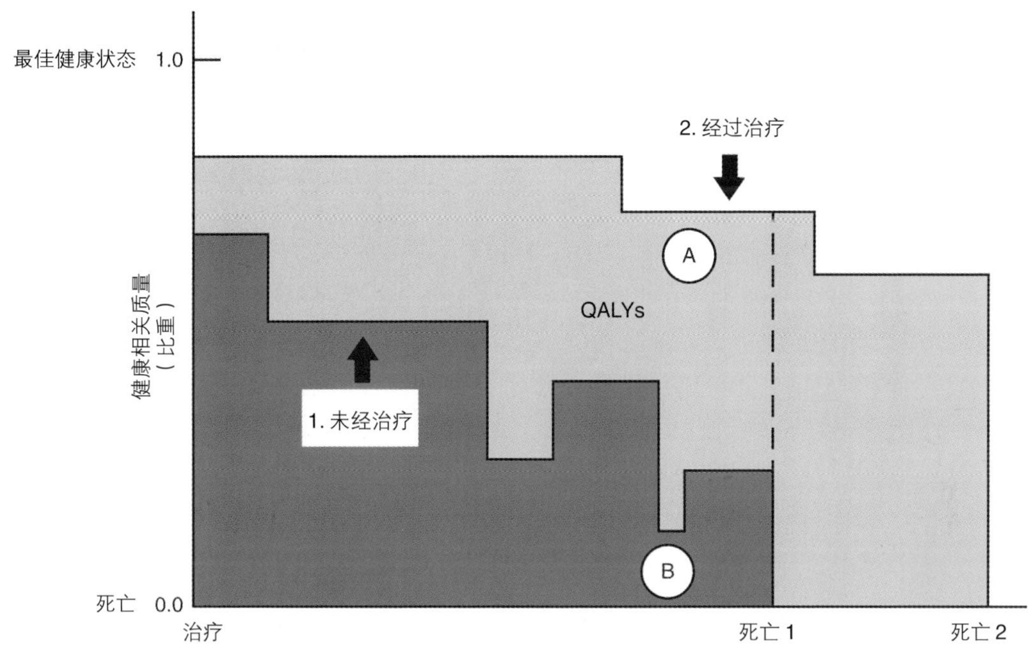

图 22.2　经过治疗与未经过治疗的健康相关生活质量。注：图中标注了治疗后获得的 QALYs。Ⓑ代表未经治疗生活质量，而Ⓐ代表经治疗后获得的额外的 QALYs

状况 × 生存年限）-（非手术健康状况 × 生存年限）=（0.9×15）-（0.6×10）=7.5 QALYs。图 22.2 所示为治疗获得的 QALYs。

QALYs 主要用于成本 - 效果分析，通常用成本除以治疗获得的的 QALYs。文献报道的其他治疗效果测量工具还包括 DDI[58]、QWB[59] 和 DALYs[60]。

成本和资源应用

治疗的临床效果很重要，但考虑达到治疗疗效的成本同样重要。过去几十年，根据调查 ICD-9 诊断编码在 737.0 ~ 737.9 之间超过 20 000 份账单结果，显示脊柱畸形的治疗费用急剧增长，此现象在 2013 年被定义为“脊柱曲线”[61]。图 22.3 展示的是脊柱畸形每年的病例和费用的“脊柱曲线”。

脊柱畸形有多种治疗方法，一些方法费用昂贵但效果好，有些费用较低却效果甚微。需要建立评价手术和非手术治疗脊柱畸形的标准方法，可以用来评估同时实现临床预后、专病、社会效应和相关成本的手术治疗的价值。除了决定包含哪些成本，健康经济评价同样需要考虑应用合适的方法测量和分析成本。

在医疗的经济评价中所有与治疗相关的成本都是非常重要的。准确的成本测算需要估计应用在自然和相应测算单元中的资源应用数量。与医疗相关的成本可以分为几类，包括直接和间接成本、手术和非手术成本、正式和非正式成本。直接成本是与疾病、治疗疾病或并发症相关的直接支出，包括内植物、手术、检验、药物等费用。间接成本不与疾病或治疗直接相关，也可能不产生于接受治疗的患者，通常包括管理费用或与疾病

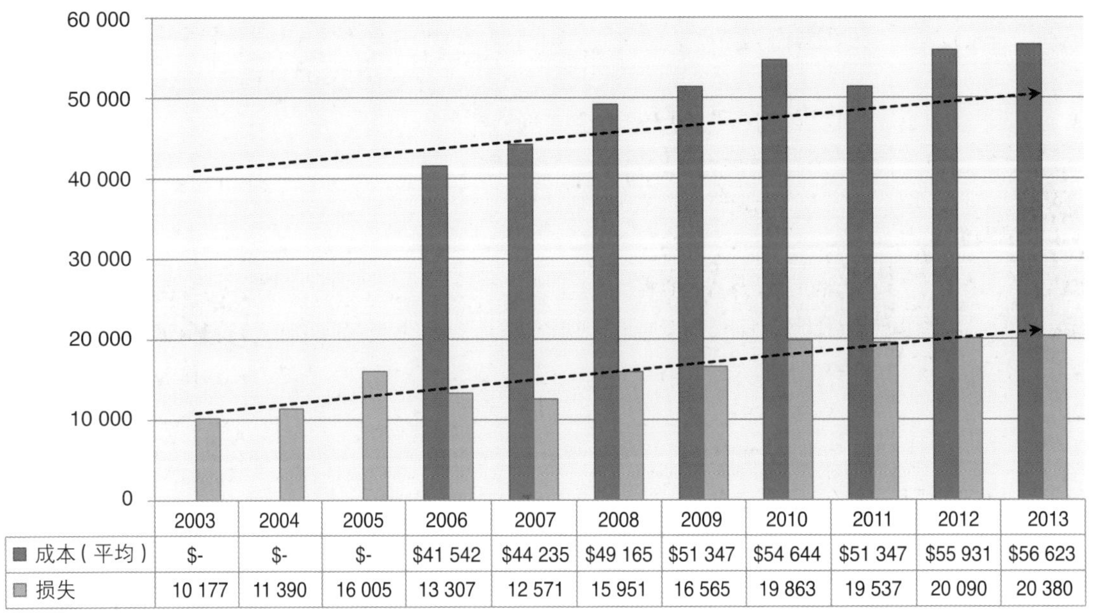

	2003	2004	2005	2006	2007	2008	2009	2010	2011	2012	2013
■ 成本（平均）	$-	$-	$-	$41 542	$44 235	$49 165	$51 347	$54 644	$51 347	$55 931	$56 623
■ 损失	10 177	11 390	16 005	13 307	12 571	15 951	16 565	19 863	19 537	20 090	20 380

图 22.3 ICD-9 诊断编码在 737.0 ~ 737.9 之间每年因手术造成的经济损失。注：ICD-9 诊断编码获取自 NIS 保健成本与应用项目，可从 www.hcupnet. ahrq.gov 获取

相关的生产损失，很难准确地计算其中某些的费用。例如，我们该如何计算由于疼痛缓解带来的重建家庭的费用？

由于研究领域的不同，文献中评估成本的方法多种多样。费用、赔偿、支出、间接成本、总费用、折现率和相对价值单元等都曾被用来分析成本。每一项都能提供有用的信息，但单独的一项都不能反映成本的全部。

成本的定义

医疗总成本：直接和间接成本

直接成本：用于治疗的直接资源

间接成本：机会成本，疾病给患者和家庭带来的负担

费用：由于加成和合同很难反映真实成本

支付：发生在治疗过程中的支出，保险公司支付的费用，不易获取。

折现率：易于获取的公共数据，但与医疗费用不同

成本数据和测量同样可能被不同的医疗服务商或保险公司间的竞争关系所限制，即使在美国的医疗体系内也是如此[62]。在成本评估中的评估视角是非常重要的，它影响评估方法的应用，并最终导致不同的结论。例如，决定支付一般检测或更昂贵项目的个人比医院、保险公司，或其他人更愿意为药费买单[63]。

成本视角有两个大类：医疗视角和社会视角。可以将其划分为更具体的类别，例如医疗服务者、支付者（例如保险公司和雇主）、患者和政策制定者。医疗视角通常认为费用发生于医疗服务者和支付者，而社会视角则认为更高的成本发生于社会，通常忽视支付的个人。例如，社会视角认为患者的支出包括生产损失和家庭负担；相反，私

立医院则对治疗特殊疾病的医疗费用更感兴趣[64]。

成本评估的另一个重要的概念是时间考量。评价脊柱畸形手术的成本不仅要关注手术本身，也要关注未来成本或手术可以达到或者规避的预期效果[63]，与治疗效果的持续性也密切相关，这在反复翻修手术中尤其明显。未来成本可能很高，如果不考虑未来成本则可能会低估整个医疗成本。例如，手术的成本不仅包括住院期间的支出，还包括院前治疗、止痛药物、术后随访、误工时间等。同样也包括拒绝治疗的费用（如对家庭和职业造成的持续的经济负担、脊柱畸形的伴发疾病）。非手术治疗费用包括疼痛管理、物理治疗和急性期后护理。虽然手术产生昂贵的住院费用，但考虑到时间跨度，非手术治疗成本的降低空间可能会超过手术治疗。因此，从长远来看费用更大的初始治疗可能会降低总成本。

在决定纳入或如何准确获取治疗成本后，分析成本数据有其局限性[62]。手术成本倾向于偏态而不是正态分布。

由于存在偏态分布，应该使用更加适合的统计学方法。常用的方法包括 log 转换和适合统计分布的线性模型。大量的文献报道过这些模型和相应的统计假设[65-71]。

这一部分我们讨论了成本定义、准确获取、脊柱畸形手术的模型应用，对真实成本的研究将会更好地指导脊柱侧凸的治疗。

折 现

应该在不同的时间点观察医疗的所有成本和效果，例如，退变性脊柱侧凸手术对个人和社会的影响贯穿于患者余生。然而，个人的获益更早发生，而成本则靠后。

折现解释了不同时间点医疗的成本和收益，所有与治疗相关的未来成本和收益都应通过计算当前的变量来换算[72]。下面的公式适用于将来成本和收益的当前变量计算：

$$PV = \sum_{t=0}^{N} \frac{\$a_t}{(1+r)^t}$$

PV 是当前变量，$\$a_t$ 是 t 阶段的成本或收益的美元形式，r 是折现率，N 是最大的时间跨度。文献中报道 5% 的折现率最常见，美国大众健康服务小组则建议 3% 的折现率[55]。并且通货膨胀影响医疗服务的成本和收益时，应该将通货膨胀率考虑在内。

医疗保健项目的经济评估类型

经济评估用来比较不同治疗方案的成本和收益[73]，通过设计来准确量化治疗的结果。有三种主要的经济评估方法；成本 - 效用分析、成本 - 效果分析和成本 - 效益分析。

成本－效果分析

成本 - 效果分析（CEA）是一种同时评估治疗成本和效果的方法，用最合适的自然病程和临床单元（如无症状天数、挽救人数、规避的并发症）来测量和表示预后[55]。然而我们并不能总对预后做经济上的评估，也要计算治疗总的净成本并除以健康单元数量，得到每个健康单元的净成本。

这类分析的另一种形式关注治疗成本与治疗前后变化（效益）的关系作为变量。例如，McCarthy 等（2013）估计成人脊柱畸形患者的 SRS 量表自我形象维度每提高一分的边际成本是 5700 美元，而 SF-36 同样提高 1 分则需要 26 000 美元[74]。

成本－效用分析

成本 - 效用分析（CUA）是 CEA 的特

殊形式，分母中的预后以应用单元的形式表现[55]，结果以 QALYs 或 DALYs 表示。CUA 的结果表现为每应用单位的净成本或质量（净成本或获得的 QALYs），已经成为不同治疗方法和药物之间比较的标准方法。

应用 QALYs 表格[75-76]和效费结构表格可以在相对效费比基础上的比较不同治疗方法。

成本–效益分析

成本 - 效益分析列举治疗一段时间后的所有成本和效益指标[55]，通过换算将这些数据转化为相应变量。如果总换算效益大于总成本，可以断定治疗方案有积极效果，即临床可以使用此方案。

增量成本–效益比（ICER）

ICER 用来比较两种或以上治疗方案单位预后的增量成本。应用以下公式计算 ICER：

$$\text{ICER} = \frac{C_1 - C_0}{E_1 - E_0} = \frac{\Delta C}{\Delta E}$$

C_1 和 C_0 是治疗方案 1 和 0 的平均成本变量；E_1 和 E_0 是方案 1 和 0 的效益变量；$\triangle C$ 和 $\triangle E$ 是增加和减少的增量成本和效益。CUA 的 $\triangle E$ 用 QALY 计算。很多国家应用 ICER 决定医疗项目的资助。50000 美元 /QALY 是经典的成本 - 效益比阈值[77]。文献中低于这一阈值的治疗方案被认为具有高成本 - 效益比，反之亦然[78-79]。然而，WHO 推荐 3 倍的 GDP/QALY 作为阈值，则 2014 年美国则接近 140 000 美元 /QALY。这些阈值均可能低于或高于决策者的预期，因此至今没有形成一致的成本 - 效益比阈值共识[63, 81]。除了阈值，成本 - 效益比接受曲线也可用来反映不同的支付意愿。图 22.4 的治疗方案中，如果决策者的支付意愿阈值低于 100 000 美元 /QALY，那么此治疗方案 100% 具有高成本 - 效益比。如果支付意愿阈值是 80000 美元 /QALY，高成本 - 效益比的可能性是 40%。图 22.4 显示的是增量成本 - 效益接受曲线。

脊柱疾病治疗中应用 ICER 日益流行，在椎间盘突出症的成本 - 效益比评估中，发现手术和非手术治疗的成本 /QALY 分别达到 34355 美元和 69403 美元[82]。一项比较手术和非手术治疗腰椎间盘突出症的成本 - 效益分析则报道 ICER 到达 4648 美元[83]。髋臼截骨推迟或避免全髋关节成形术的 ICER 则为 7856 美元[84]。

然而，由于主观的变量评估和过于简化复杂的过程，这项测量有自身的局限性[85]。正是由于 4 种肾癌药物的 ICER 评估超过 500 00 美元，2008 年英国的 NIHCE（National Institute for Health and Clinial Excellence）因为拒绝使用这些药物治疗肾癌而受到批评[86]。由于 ICER 的局限性，QALY 仍是成本 - 效益分析的主流工具。

模拟模型

决策模型或决策树经常用于模拟决策问题，反映的是需要解决的问题和临床决策的主要因素的图像表现形式。图 22.5 显示的是脊柱手术相关的基本决策模型。

敏感性分析

敏感性分析在评估研究结果对基本分析中关键参数（概率、成本、应用变量）的敏感性中具有重要意义。其目的是寻找模型中最能对结果产生影响的变量，以及参数的改

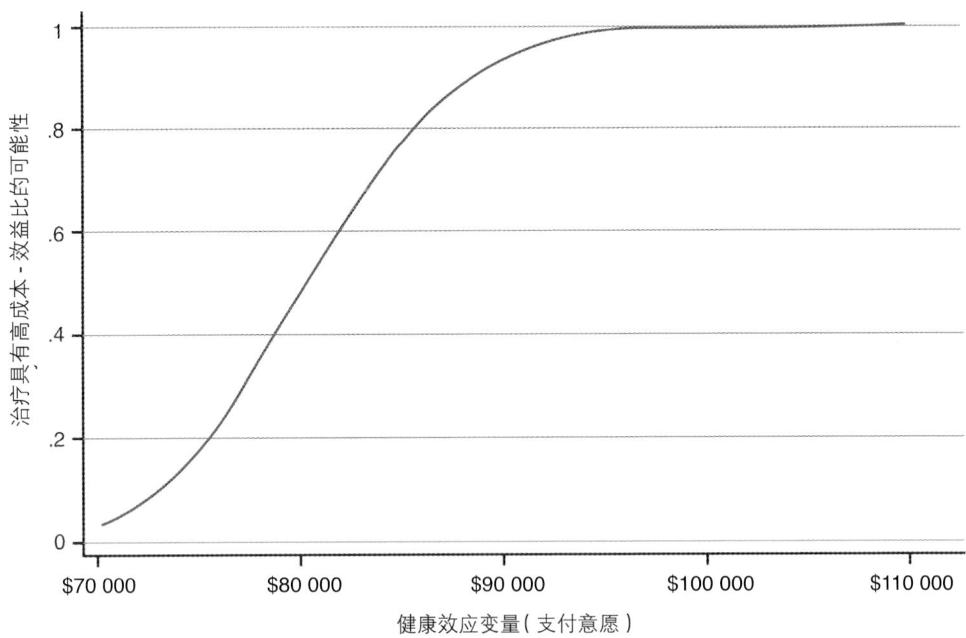

图 22.4　增量成本－效益接受曲线
注意：成本－效益接受曲线展示的是每单位 QALY 提高的花费低于阈值的可能性，例如手术治疗脊柱畸形的支付意愿(McCarthy 等[92])

图 22.5　决策分析模型
注意：方形代表手术与非手术治疗决策；圆形代表决策导致的潜在的结果((Angevine and Berven[88])

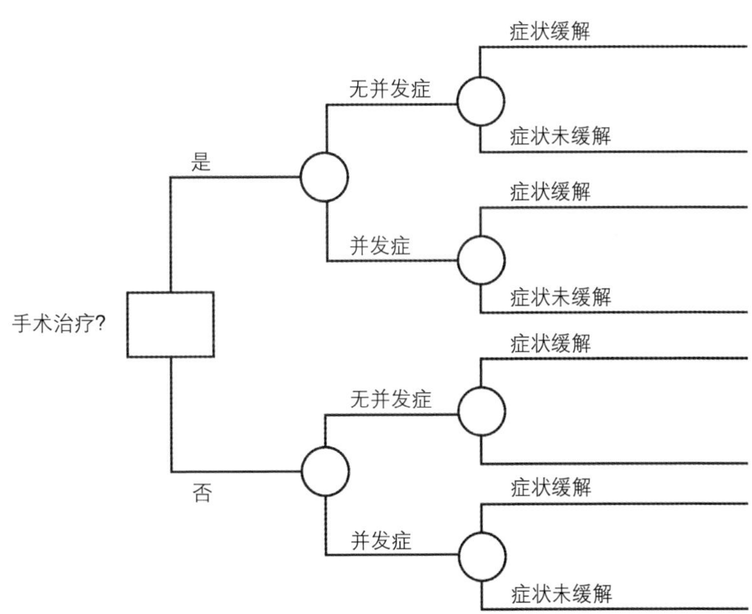

变是否引起成本的节省和浪费。可以应用几种方法解决不确定性，包括简单敏感性分析、阈值分析、概率敏感性分析和信息分析价值。在简单敏感性分析中，在所有可能的变量中有一种或多种是可变的。阈值分析的目的是从中寻找可以改变结果的关键参数。概率敏感性分析（probabilistic sensitivity ananlysis, PSA）则将所有变量作为已知分布的随机变量。PSA 反映了应用成本 - 效益预测的不确定性。信息分析的价值则应用 PAS 来检验围绕模型参数降低不确定性的效应[87]。

脊柱相关成本 – 效果研究

脊柱疾病的治疗成本高昂，特别是腰椎管狭窄、退变性腰椎滑脱和腰椎间盘突出症等腰椎疾病治疗成本高、引起严重的躯体残疾。腰椎疾病手术和非手术治疗成本 - 效果研究的证据不具有结论性，发现手术治疗优于非手术治疗的研究也不能证明手术具有更好的成本 - 效果。

随访时间短是限制定量分析手术与手术治疗成本 - 效果的主要原因之一。例如，脊柱患者预后随访项目（Spine Patient Outcomes Research Trail, SPORT）使用了 2 年的随访期来计算成本 - 效果。针对腰椎间盘突出症的研究则报道了两种不同方法的 ICER 均在 10 000 美元以下[82]。长期的效应可能会提高成本 - 效果的预估值[88-94]。时间跨度和成本计算方法的选择会显著影响结果，因此在进行成本 - 效果研究和研读文献时要通盘考虑。例如，短期随访的成本 - 效果研究有可能会低估效用的提高。然而，因为这类患者更可能由于翻修手术而增加治疗成本，因此更长时间的研究不一定能产出更可靠的 ICER 结果。

总 结

权衡不同治疗方案的成本和收益对医务人员来说越来越重要。治疗方法的经济评估要求对治疗方法的成本 - 效果进行评价。本章主要介绍了几种脊柱疾病治疗过程中测量效益、成本和成本 - 效果的经济学方法。我们希望在向患者为中心转变和价值驱动的医疗环境下，医务人员能够更加重视成本 - 效果分析。

（杨依林 译 白玉树 李 明 审校）

参考文献

1. Porter ME. What is value in health care? N Engl J Med. 2010;363(26):2477–81.
2. Hunink MG, Weinstein M, Wittenberg E, Drummond M, Pliskin J, Wong J, Glasziou P. Decision making in health and medicine: integrating evidence and values. Cambridge: Cambridge University Press; 2014.
3. Brazier J. Measuring and valuing health benefits for economic evaluation. Oxford: Oxford University Press; 2007.
4. Brazier J, Roberts J, Deverill M. The estimation of a preference-based measure of health from the SF-36. J Health Econ. 2002;21(2):271–92.
5. McHorney CA, War Jr JE, Lu JR, Sherbourne CD. The MOS 36-item Short-Form Health Survey (SF-36): III. Tests of data quality, scaling assumptions, and reliability across diverse patient groups. Med Care. 1994;32:40–66.
6. Yadla S, Maltenfort MG, Ratliff JK, Harrop JS. Adult scoliosis surgery outcomes: a systematic review. Neurosurg Focus. 2010;28(3):E3.
7. Burton DC, Glattes RC. Measuring outcomes in spinal deformity. Neurosurg Clin N Am. 2007;18(2):403–5.
8. Bridwell KH, Cats-Baril W, Harrast J, et al. The validity of the SRS-22 instrument in an adult spinal deformity population compared with the Oswestry and SF-12: a study of response distribution, concurrent validity, internal consistency, and reliability. Spine. 2005;30(4):455–61.
9. Petrou S, Hockley C. An investigation into the empirical validity of the EQ-5D and SF-6D based on hypothetical preferences in a general population. Health Econ. 2005;14(11):1169–89.
10. Horsman J et al. The Health Utilities Index (HUI®): concepts, measurement properties and applications. Health Qual Life Outcomes. 2003;1(1):54.
11. Furlong WJ et al. The Health Utilities Index (HUI®) system for assessing health-related quality of life in clinical studies. Ann Med. 2001;33(5):375–84.

12. Shaw JW, Johnson JA, Coons SJ. US valuation of the EQ-5D health states: development and testing of the D1 valuation model. Med Care. 2005;43(3):203–20.
13. Dolan P. Modelling valuations for EuroQol health states. Med Care. 1997;35(11):1095–108.
14. Brazier J, Roberts J, Tsuchiya A, Busschbach J. A comparison of the EQ-5D and SF-6D across seven patient groups. Health Econ. 2004;13(9):873–84.
15. Walters SJ, Brazier JE. Comparison of the minimally important difference for two health state utility measures: EQ-5D and SF-6D. Qual Life Res. 2005;14(6):1523–32.
16. Jansson K-Å et al. Health-related quality of life (EQ-5D) before and one year after surgery for lumbar spinal stenosis. J Bone Joint Surg Br Vol. 2009;91(2):210–6.
17. Solberg TK et al. Health-related quality of life assessment by the EuroQol-5D can provide cost-utility data in the field of low-back surgery. Eur Spine J. 2005;14(10):1000–7.
18. Brazier J, Deverill M, Green C, Harper R, Booth A. A review of the use of health status measures in economic evaluation. Health Technol Assess. 1999;3(9):1–164.
19. Brooks R. EuroQol: the current state of play. Health Policy. 1996;37(1):53–72.
20. Group EQ. EuroQol – a new facility for the measurement of health-related quality of life. Health Policy. 1990;16(3):199–208.
21. Torrance GW, Boyle MH, Horwood SP. Application of multi-attribute utility theory to measure social preferences for health states. Oper Res. 1982;30(6):1043–69.
22. Feeny D, Furlong W, Boyle M, Torrance GW. Multi-attribute health status classification systems. Health Utilities Index. Pharmacoeconomics. 1995;7(6):490–502.
23. Ware Jr JE, CD S. The MOS 36-item short-form health survey (SF-36). I. Conceptual framework and item selection. Med Care. 1992;30(6):473–83.
24. Guilfoyle MR, Seeley H, Lain RJ. The Short Form 36 health survey in spine disease – validation against condition-specific measures. Br J Neurosurg. 2009;23(4):401–5.
25. Schwab F, Dubey A, Pagala M, Gamez L, Farcy JP. Adult scoliosis: a health assessment analysis by SF-36. Spine. 2003;28(6):602–6.
26. Carreon LY, Djurasovic M, Canan CE, Burke LO, Glassman SD. SF-6D values stratified by specific diagnostic indication. Spine. 2012;37(13):E804–8.
27. Schwab F, Dubey A, Gamez L, et al. Adult scoliosis: prevalence, SF-36, and nutritional parameters in an elderly volunteer population. Spine. 2005;30(9):1082–5.
28. Ware JE, Snow KK, Kolinski M, Gandeck B. SF-36 health survey manual and interpretation guide. Boston: The Health Institute, New England Medical Centre; 1993.
29. Hollingworth W, Deyo RA, Sullivan SD, Emerson SS, Gray DT, Jarvik JG. The practicality and validity of directly elicited and SF-36 derived health state preferences in patients with low back pain. Health Econ. 2002;11:71–85.
30. Fairbank JC, Couper J, Davies JB, O'Brien JP. The Oswestry low back pain disability questionnaire. Physiotherapy. 1980;66(8):271–3.
31. Fairbank JC, Pynsent PB. The Oswestry Disability Index. Spine. 2000;25(22):2940–53.
32. Copay AG, Glassman SD, Subach BR, Berven S, Schuler TC, Carreon LY. Minimum clinically important difference in lumbar spine surgery patients: a choice of methods using the Oswestry Disability Index, Medical Outcomes Study questionnaire Short Form 36, and pain scales. Spine J Off J North Am Spine Soc. 2008;8(6):968–74.
33. Carreon LY, Bratcher KR, Das N, Nienhuis JB, Glassman SD. Estimating EQ-5D values from the Oswestry Disability Index and numeric rating scales for back and leg pain. Spine. 2014;39(8):678–82.
34. Wittink H et al. Comparison of the redundancy, reliability, and responsiveness to change among SF-36, Oswestry Disability Index, and Multidimensional Pain Inventory. Clin J Pain. 2004;20(3):133–42.
35. Vernon H, Mior S. The Neck Disability Index: a study of reliability and validity. J Manip Physiol Ther. 1991;14(7):409–15.
36. Roland M, Fairbank J. The Roland-Morris Disability Questionnaire and the Oswestry Disability Questionnaire. Spine. 2000;25(24):3115–24.
37. Roland M, Morris R. A study of the natural history of back pain. Part I: development of a reliable and sensitive measure of disability in low-back pain. Spine. 1983;8(2):141–4.
38. Patrick DL, Deyo RA. Generic and disease-specific measures in assessing health status and quality of life. Med Care. 1989;27(3):S217–32.
39. Taylor SJ, Taylor AE, Foy MA, Fogg AJ. Responsiveness of common outcome measures for patients with low back pain. Spine. 1999;24(17):1805–12.
40. Mousavi SJ et al. The Oswestry disability index, the Roland-Morris disability questionnaire, and the Quebec back pain disability scale: translation and validation studies of the Iranian versions. Spine. 2006;31(14):E454–9.
41. Asher M, Min Lai S, Burton D, Manna B. Discrimination validity of the scoliosis research society-22 patient questionnaire: relationship to idiopathic scoliosis curve pattern and curve size. Spine. 2003;28(1):74–8.
42. Schwab F, Ungar B, Blondel B, et al. Scoliosis Research Society-Schwab adult spinal deformity classification: a validation study. Spine. 2012;37(12):1077–82.
43. Berven S, Deviren V, Demir-Deviren S, Hu SS, Bradford DS. Studies in the modified Scoliosis Research Society Outcomes Instrument in adults: validation, reliability, and discriminatory capacity. Spine. 2003;28(18):2164–9. discussion 2169
44. Asher M, Lai SM, Burton D, Manna B. Scoliosis research society-22 patient questionnaire: responsiveness to change associated with surgical treatment. Spine. 2003;28(1):70–3.
45. Asher M, Lai SM, Burton D, Manna B. The reliability and concurrent validity of the scoliosis research society-22 patient questionnaire for idiopathic scoliosis.

Spine. 2003;28(1):63–9.
46. Crawford 3rd CH, Glassman SD, Bridwell KH, Berven SH, Carreon LY. The minimum clinically important difference in SRS-22R total score, appearance, activity and pain domains after surgical treatment of adult spinal deformity. Spine. 2015;40(6):377–81.
47. Bago J, Perez-Grueso FJ, Les E, Hernandez P, Pellise F. Minimal important differences of the SRS-22 Patient Questionnaire following surgical treatment of idiopathic scoliosis. Eur Spine J Off Publ Eur Spine Soc Eur Spinal Deformity Soc Eur Section Cervical Spine Res Soc. 2009;18(12):1898–904.
48. Simony A, Hansen E, Carreon L, Christensen S, Anderson M. Health-related quality-of-life in adolescent idiopathic scoliosis patients 25 years after treatment. Scoliosis. 2015;10:22.
49. Parent EC, Dang R, Hill D, Mahood J, Moreau M, Raso J, Lou E. Score distribution of the scoliosis research society-22 questionnaire in subgroups of patients of all ages with idiopathic scoliosis. Spine. 2010;35(5):568–77.
50. Verma K, Lonner B, Hoashi JS, Lafage V, Dean L, Engel I, Goldstein Y. Demographic factors affect Scoliosis Research Society-22 performance in healthy adolescents: a comparative baseline for adolescents with idiopathic scoliosis. Spine. 2010;35(24):2134–9.
51. Johannesson M, Jonsson B, Karlsson G. Outcome measurement in economic evaluation. Health Econ. 1996;5(4):279–96.
52. Robinson R. Cost-utility analysis. BMJ. 1993;307(6908):859–62.
53. Spiegelhalter DJ et al. Quality of life measures in health care. III: resource allocation. BMJ. 1992;305(6863):1205–9.
54. Nord E. Cost-value analysis in health care: making sense out of QALYs. Cambridge: Cambridge University Press; 1999.
55. Drummond ME, Sculpher MJ, Torrance GW, et al. Methods for the economic evaluation of health care programmes. 3rd ed. Oxford: Oxford University Press; 2005.
56. Brock D. Ethical issues in the development of summary measure of population health status. Washington (DC): National Academies Press; 1998.
57. Gold M, Siegel J, Russell L, Weinstein M. Cost-effectiveness in health and medicine. 1st ed. New York: Oxford University Press; 1996.
58. Hopkins A. Measures of the quality of life and the uses to which such measures may be put. London: Royal College of Physicians; 1992.
59. Kaplan RM, Anderson JP. A general health policy model: update and applications. Health Serv Res. 1988;23(2):203–35.
60. Murray C, Lopez A. Global burden of disease: a comprehensive assessment of mortality and disability from diseases, injuries, and risk factors in 1990 and projected to 2020 (Global burden of disease and injury series). Cambridge, MA: The Harvard School of Public Health; 1997.
61. Healthcare Cost and Utilization Project (HCUP). HCUP nationwide inpatient sample. Rockville: Agency for Healthcare Research and Quality; 2015.
62. Mick C. Who should define value in spine care? Semin Spine Surg. 2012;24(2):87–138.
63. Owens DK, Qaseem A, Chou R, Shekelle P, for the Clinical Guidelines Committee of the American College of Physicians. High-value, cost-conscious health care: concepts for clinicians to evaluate the benefits, harms, and costs of medical interventions. Ann Intern Med. 2011;154:174–80. doi:10.7326/0003-4819-154-3-201102010-00007.
64. Gray AM et al. Applied methods of cost-effectiveness analysis in healthcare. Oxford: Oxford University Press; 2010.
65. Manning WG, Mullahy J. Estimating log models: to transform or not to transform? J Health Econ. 2001;20(4):461–94.
66. Basu A, Rathouz PJ. Estimating marginal and incremental effects on health outcomes using flexible link and variance function models. Biostatistics. 2005;6(1):93–109.
67. Manning WG. The logged dependent variable, heteroscedasticity, and the retransformation problem. J Health Econ. 1998;17(3):283–95.
68. Mullahy J. Much ado about two: reconsidering retransformation and the two-part model in health econometrics. J Health Econ. 1998;17(3):247–81.
69. Manning WG, Basu A, Mullahy J. Generalized modeling approaches to risk adjustment of skewed outcomes data. J Health Econ. 2005;24(3):465–88.
70. Manning W. Dealing with skewed data on costs and expenditures. Edited by Andrew M. Jones, 2nd ed. The Elgar Companion to Health Economics. Published by Edward Elgar Publishing, Inc, Northampton, MA, USA. 2012:473–80.
71. McCullagh P, Nelder JA. Generalized linear models. 2nd ed. London: Chapman and Hall; 1989.
72. Cairns J. Discounting and health benefits: another perspective. Health Econ. 1992;1:76–9.
73. Drummond MF, Maynard A, Wells N. Purchasing and providing cost effective health care. Edinburgh: Churchill Livingstone; 1993.
74. McCarthy IM, Hostin RA, O'Brien MF, Fleming NS, Ogola G, Kudyakov R, Richter KM, Saigal R, Berven SH, Ames CP, International Spine Study Group. Cost-effectiveness of surgical treatment for adult spinal deformity: A comparison of dollars per quality of life improvement across health domains. Spine Deformity. 2013;1:293–8.
75. Birch S. Cost-effectiveness ratios: in a league of their own. Health Policy. 1994;28(2):133–41. Elsevier
76. Mason J, Drummond M, Torrance G. Some guidelines on the use of cost effectiveness league tables. BMJ. 1993;306(6877):570–2.
77. Grosse SD. Assessing cost-effectiveness in healthcare: history of the $50,000 per QALY threshold. Expert Rev Pharmacoecon Outcomes Res. 2008;8(2):165–78.
78. Jonsson B. Changing health environment: the challenge to demonstrate cost-effectiveness of new compounds. PharmacoEconomics. 2004;22(4):5–10.
79. Tengs T. Cost-effectiveness versus cost-utility analysis of interventions for cancer: does adjusting for health-related quality of life really matter? Value Health. 2004;7(1):70–8.
80. WHO Commission. Macroeconomics and health:

investing in health for economic development. Report of the Commission on Macroeconomics and Health. Geneva: World Health Organization; 2001.
81. Neumann PJ, Cohen JT, Weinstein MC. Updating cost-effectiveness—the curious resilience of the $50,000-per-QALY threshold. N Engl J Med. 2014;371(9):796–7.
82. Tosteson A, Skinner J, Tosteson T, Lurie J, Andersson G, Berven S, Grove M, Hanscom B, Weinstein J. The cost effectiveness of surgical versus non-operative treatment for lumbar disc herniation over two years; evidence from the Spine Patient Outcomes Research Trial (SPORT). Spine. 2008;33(19):2108–15.
83. Hansson E, Hansson T. The cost-utility of lumbar disc herniation surgery. Eur Spine J. 2007;16(3):329–37.
84. Sharifi E, Sharifi H, Morshed S, Bozic K, Diab M. Cost-effectiveness analysis of periacetabular osteotomy. J Bone Joint Surg Am. 2008;90(7):1447–56.
85. Diamond G, Kaul S. Cost, effectiveness, and cost-effectiveness. Cardiovasc Perspect. 2009;2:49–54.
86. Neumann PJ, Greenberg D. Is the United States ready for QALYs? Health Aff (Millwood). 2009;28(5):1366–71.
87. Felli JC, Hazen GB. Sensitivity analysis and the expected value of perfect information. Med Decis Makin. 1998;18(1):95–109.
88. Angevine PD, Berven S. Health economic studies: an introduction to cost-benefit, cost-effectiveness, and cost-utility analyses. Spine. 2014;39(22S):S9–S15.
89. Terran J, McHugh BJ, Fischer CR, et al. Surgical treatment for adult spinal deformity: projected cost effectiveness at 5-year follow-up. Ochsner J. 2014;14(1):14–22.
90. Alvin MD, Miller JA, Lubelski D, et al. Variations in cost calculations in spine surgery cost-effectiveness research. Neurosurg Focus. 2014;36(6):E1.
91. Rihn JA, Currier BL, Phillips FM, Glassman SD, Albert TJ. Defining the value of spine care. J Am Acad Orthop Surg. 2013;21(7):419–26.
92. McCarthy I, O'Brien M, Ames C, et al. Incremental cost-effectiveness of adult spinal deformity surgery: observed quality-adjusted life years with surgery compared with predicted quality-adjusted life years without surgery. Neurosurg Focus. 2014;36(5):E3.
93. Fischer CR, Terran J, Lonner B, et al. Factors predicting cost-effectiveness of adult spinal deformity surgery at 2 years. Spine Deformity. 2014;2(5):415–22.
94. Glassman SD, Polly DW, Dimar JR, Carreon LY. The cost effectiveness of single-level instrumented posterolateral lumbar fusion at 5 years after surgery. Spine. 2012;37(9):769–74.
95. Mehra A, Baker D, Disney S, Pynsent PB. Oswestry Disability Index scoring made easy. Ann R Coll Surg Engl. 2008;90(6):497–9.

第 23 章　成人腰椎侧凸诊治的未来发展

Shay Bess, Breton Line, Justin K. Scheer, Christopher P. Ames

成人腰椎退变性脊柱侧凸是人群中常见的疾病，其越来越需要医疗及保健的政策支持。据报道，成人腰椎侧凸的发病率为 6%～68%。同时，随着美国人均寿命不断增长，为老龄人口提供护理和维持生活质量相关的医疗及经济资源所暴露的一系列问题亟待解决[1-2]。最近的研究结果对于成人腰椎侧凸患者的严重疼痛和功能障碍提供了一定的诊疗指导依据[3-5]。因此，符合成本效益的诊断及治疗模式需要明确，以此提高患者生活质量，使患者能够得到既适合个体又适合医保系统的可持续性护理。这些新兴的医疗保健需求，为发展成人腰椎侧凸患者治疗方案的研究工作提供了机遇。本章将探讨未来成人腰椎侧凸的诊断和治疗所需的发展方向，包括：①针对患者报告残障和疗效的改良评估方法；②可优化的患者人身安全管理及资源利用率的疾病危险性分级标准；③根据患者的具体数据建立的预测模型，有助于评估成人腰椎侧凸患者治疗方式的个体风险 / 收益比率。

患者报告结果（patient-reported outcomes，PROs）对于评估患者的功能、残障和疼痛程度非常重要。PROs 也可用于比较不同治疗方式的治疗效果和对健康相关生存质量（HRQOL）的影响。因此，患者报告疗效量表（patient-reported outcome measures，PROMs）的质量非常重要，决定着患者报告疗效的准确性及精确性，是对患者报告疗效准确评估的基础。之前的章节曾介绍过在成人腰椎侧凸患者中使用 PROMs；然而，对于成人腰椎侧凸的未来发展，PROMs 的重要性在于持续改良 PROMs，并进行进一步研究，以期将成人腰椎脊柱侧凸与其他疾病的患者的 HRQOL 进行对比研究。开展这种对比研究的根本原因在于，医疗资源的分配越来越依赖于疾病状态对健康的影响。根据所报告的特定疾病对 HRQOL 的影响，可以对不同疾病状态下不同治疗方式的成本 - 效益进行分析。为此，Bess 等利用国际脊柱研究组多中心数据库的数据作为基线资料，将 497 例无脊柱手术史的成人脊柱侧凸（adult scoliosis disease，ASD）患者治疗前的 36 项简易健康调查（36-Item Short Form Health Survey，SF-36）评分与美国普通人群和慢性病患者的 SF-36 的数值进行对比[5]。结果表明通过 SF-36 躯体评估分数（Physical Component Score，PCS）反映的 ASD 对于健康相关的影响作用，与糖尿病及癌症的影响相似。重要的是，作者发现脊柱畸形的不同类型对于 SF-36 评分有着不同的影响，并且发现成人脊柱侧凸与慢性心脏病的 PCS 评分相当，表明其对 HRQOL 具有破坏性的影响。这些数据都表明 ASD 能够对 HRQOL 造成极大的影响，并且这些不利的影响常常接近甚至超过一些更为人所熟知的慢性疾病，例如糖尿病和心脏病。与其他更为人们所熟知的医疗健康问题相比，ASD 相关的残障问题需要更多的数据信息来帮助人们进行理解。这将使医学专业人群更加认识到

ASD 所带来的疼痛和残障问题，并且协助 ASD 患者获得合适的关心与照顾。

目前脊柱相关的医疗保健系统，与其他肌肉骨骼和非肌肉骨骼相关慢性健康疾病在医疗保健方面的成本 - 效益的对比数据尚为缺乏。Hansson 等将慢性下腰痛、腰椎管狭窄症、腰椎间盘突出症和腰椎滑脱症与其他骨科疾病，包括髋关节炎、膝关节炎、踝关节炎和膝关节半月板撕裂等疾病进行对比，主要研究其对于健康的影响以及手术治疗的效果[6]。通过欧洲生活质量量表（EuroQol，EQ-5D）进行评价分析，结果表明患有慢性下腰痛和腰椎管狭窄症的患者治疗前的生活质量最差。在后续治疗中，接受了减压及脊柱融合治疗的腰椎管狭窄症患者（伴或者不伴腰椎滑脱症）在 EuroQol 评分上改善程度最佳，其次便是接受全髋关节置换（total hip replacement，THR）术的患者。Anderson 等对接受颈椎前路减压手术、颈椎间盘置换术、颈椎前路减压融合术（anterior cervical decompression and fusion，ACDF）、全膝关节置换术（total knee arthroplasty，TKR）和全髋关节置换术的患者的治疗效果进行了一项 meta 分析[7]。结果表明，接受颈椎减压和颈椎间盘置换的患者在 SF-36 和 PCS 评分的改善上要好于接受 TKR 和 THR 的患者。接受 ACDF 的患者在 PCS 评分上的改善好于接受 TKR 的患者，与接受 THR 的患者相近。Jansson 和 Granath 将一家大型三级医院所进行的 14 种骨科手术的疗效进行比较，并且将这些数据与瑞典 EQ-5D 人群调查数据相比较[8]。经过 12 个月的随访，大多数接受骨科手术的患者的 EQ-5D 评分都得到了改善。值得一提的是，接受 THR 手术的患者的 EQ-5D 评分得以改善与同龄或同性别配对人群的 EQ-5D 评分相接近。证实了通过 THR 手术能够有效减轻髋关节骨性关节炎所带来的疾病负担。接受其他骨科手术的患者，包括 TKR、创伤相关手术、类风湿关节炎手术和脊柱手术，均显示出术后 EQ-5D 评分的明显改善，然而并没有能够达到规范配对人群的 EQ-5D 分数。这些数据表明脊柱病变的手术可以达到与其他骨科手术相类似的有益效果。目前尚需更多的数据将脊柱医疗保健与其他慢性病包括糖尿病、心脏病和肺部疾病等的医疗保健在成本 - 效益方面进行对比。

比较不同疾病对于健康影响能力及评估治疗疗效的能力取决于对患者进行治疗的 PROMs 的标准化。但是，目前有多种 PROMs 同时存在，包括通用 PROMs（用于衡量患者的全球健康状况）和用于特定疾病的 PROMs（用于衡量特定疾病对患者的健康影响；表 23.1）。因此，文献中充满了多种研究，使用多种不同的 PROMs，每个研究中存在的许多 PRO 数据，都被划分为只适用于该研究的结果。为了统一临床研究，美国国立卫生研究院（NIH）开发了患者报告疗效评价信息系统（PROMIS）[9-10]。PROMIS 由一个大型问题储库组成，它有三个具体的健康类别（躯体、精神和社会健康）以及一

表 23.1　用于脊柱疾患的患者报告疗效评价方法和使用条件

通用健康评价	特定的疾病评价
36 项简易健康调查问卷（SF-36）	Oswestry 残障指数（ODI; 腰椎退行性疾病）
12 项简易健康调查问卷（SF-12）	Roland-Morris 残障问卷（腰椎退行性疾病）
EuroQol（EQ-5D）	Odom 的分级（典型的颈椎和腰椎退行性疾病）
幸福质量分级	颈部残障指数（NDI; 颈椎退行性疾病）
	脊柱侧凸研究学会问卷调查（SRS 版本 22、22r 和 30; 成人和青少年脊髓畸形）
	Nurick Scale（脊髓病）
	改良日本骨科协会腰痛评分表（mJOA; 脊髓病）

个全球健康类别组成。在躯体、精神和社会健康类别中，属于每个健康类别的特定板块（表 23.2）。这些特定的板块是由 PROMIS 工具测试的健康项目，例如，躯体功能和疼痛程度是躯体健康范畴内可测试的板块。因此，单一的 PROMIS 分数是不存在的。取而代之的是为研究人员选择给患者管理的每一个板块均存在一个分数报告。因此，研究人员想要评估与某一特定疾病相关的生理功能和疼痛程度，将对患者进行躯体功能和疼痛程度问卷调查。此板块应用的基本原理方法不仅消除了具有相同的疾病状态的患者应用不同 PROMs，也减少或消除针对特定疾病应用 PROMs，以及通过在理论上可以适用于所有疾病的特定的测试板块来统一临床研究。PROMIS 应用两种常用表格进行应用管理：一种是静态问卷；另一种，在某些板块使用计算机自适应测试（computer adaptive testing，CAT）。静态问卷采用大量表格或简易表格的形式，所有问题都以一种标准的、顺序的方式进行执行，其中执行问题及其顺序均无变异性。相反地，CAT 格式使用基于流程图的方法来管理项目库的问题。在这种情况下，为 PROMIS CAT 提供的问题是根据每个问题的答案来执行的，因此每个后续的问题都是基于对前一个问题的回答而出现。值得注意的是，现有的 PROMIS 板块的 CAT 版本与复杂表格问卷的精度相同，比简易表格问卷更简洁 [11-14]。

在脊柱外科手术中使用 PROMIS 的数据并不多，然而，使用 PROMIS 的数据，更准确地讲是 PROMIS CAT，在骨科人群中，比应用传统 PROMs 会获得更有利的结果。Hung 等评估了整个 PROMIS 躯体功能（physical function，PF）项目库的心理测量特性，为那些有脊柱相关症状的患者提供了大学附属医院的骨科门诊 [15]。作者发现对 PROMIS PF 项目库具有较低上限（1.7%）和下限（0.2%）。项目可靠性为 1.00，以及个体可靠性为 0.99。作者的结论是，PROMIS PF 项目库能够有效解决脊柱疾患的疗效问题，而且这一有效性研究的结果支持了对 PROMIS PF 简易表格和 CAT 的进一步评估。Hung 等还进行了一项验证性研究，针对接受脊柱疾病治疗的患者进行了两种 PROMIS 精神健康板块（焦虑和抑郁，简易表格问卷）与抑郁和危险评估方法改良 Zung 抑郁指数（mZDI）的对比 [16]。这三种评价工具之间彼此紧密联系，而 PROMIS 焦虑和 PROMIS 抑郁简易表格（SF-4）能够解释 mZDI 所表现出来的差异。无论使用 PROMIS 焦虑 SF-4 或 PROMIS 抑郁 SF4 的 mZDI 的实际得分和预测的 mZDI 得分在年龄和性别方面均相似。作者的结论是，对于患有脊柱疾病

表 23.2　患者报告疗效评价信息系统（PROMIS）体系结构

整体健康	躯体健康	精神健康	社会健康
	生理功能	抑郁	参与社会角色和活动的能力
	疼痛强度	焦虑	对社会角色和活动的满意度
	疼痛干扰	愤怒	社会支持
	疲劳	认知能力	社会隔离
	睡眠障碍	自我效能感	陪伴
	疼痛行为		
	疼痛质量		

的患者来说，PROMIS 焦虑和抑郁 SF-4 是 mZDI 可行的替代方案。Papuga 等评估了 PROMIS CAT 的使用，包括 PF 和疼痛干扰（pain interference，PI）板块，并与 Oswestry 残障指数（ODI）和颈部残障指数（NDI）相比[17]。每一份 PROMIS CAT 问卷都需要 4.5 ± 1.8 个问题，需要 35 ± 16 秒来完成，与 ODI/NDI 相比，后者每一份都包含 10 个问题，并需要 188 ± 85 秒才能完成。ODI 和 PROMIS PF CAT 之间的线性回归分析显示 r 值范围为 0.5846 ~ 0.8907，表明中到强的相关性。作者得出的结论是，PROMIS CAT 问卷是一种可行的替代 PROMs 的问卷，只需要更少的时间完成并具有良好的相关性。Beckmann 等对患有肩袖疾病的患者的 PROMIS PF CAT 表现进行了评估，并与肩肘疾病的 PROMs 进行了对比［美国肩肘外科医师协会（ASES）的得分和简明肩关节功能测试测试（SST）］[18]。与 ASES 评分相比，PF CAT 的可靠性更高；与 SST 评分相比，尽管前者需要更少的问题完成，但 PF CAT 的下限更少。Hung 等在大学门诊进行了对骨科创伤患者的研究，将 PROMIS PF CAT 与简明肌肉骨骼功能评估（sMFA）进行了比较[14]。PROMIS PF CAT 的测试完成时间比 sMFA 短（44 *vs*.599 s; $P < 0.05$）。两个评价工具都显示了高度的项目可靠性（Cronbach alpha=0.98）。评价工具覆盖范围的分析表明，这两种工具均无下限；然而，sMFA 显示了一个 14.4% 的天花板效应，而 PROMIS PF CAT 没有天花板效应。这些早期的数据表明，PROMIS 可以提供一个很好的解决方案，以统一使用 PROM 的疗效研究。对于成人腰椎侧凸，PROMIS 下一步的发展方向是验证其在成人脊柱畸形患者中的使用，并选择合适的模块以准确评估与健康相关的影响以及治疗结果。随着对 PROMIS 的研究不断发展，经济条件数据也需要被整合到对 PROMIS 的评估结果的评价中，以开发利用 PROMIS 来提高生活质量的成本 / 质量比。这使得患者报告的疗效分析更加标准化，并使研究人员能够在就不同成人腰椎侧凸的治疗类型与其他慢性疾病相比较的同时，对其成本和疗效进行评估。

预测性分析，或者更加确切的说预测性模型能够在卫生保健的分配与传达上起着更好的作用。预测分析的定义是数据挖掘模块集中在创建的预测概率和趋势。预测建模方法用于预测分析来创建未来行为的统计模型。预测建模广泛应用于信息技术包括客户关系管理、财务管理、灾难恢复、安全管理、气象学和城市规划。至于医学方面，数学模型预测的假设是，假定公司目前使用预测分析建立预测模型，用于筛选员工申请中的危险因素，主要对于不满、盗窃和表现不佳，以及确定员工成功的可能因素。因此，类似的方法可以应用于患者预测好与差的疗效，建立危险模型以评估术后并发症和资源利用率。Kimmel 等使用美国外科医师学会国家外科质量改进项目（ACSNSQIP）数据库来识别在脊柱手术并发症的危险因素，然后研发一个模型，以预测术后并发症[19]。多元回归分析发现 20 种并发症相关因素。对每个因素的存在分配 1 分，研发确立危险模型。对上述研究对象的危险评分范围是 0 ~ 13 分，其中中位数分值为 4 分。根据危险评分创建三个危险组别（低，0 ~ 4 分；中间，5 ~ 7 分；高，8 ~ 13 分）。作者报道，危险模型高度预测了并发症发生率，报道中低危组并发症率为 3.7%，中危组为 14.4%，高危组则为 38.5%。危险评分也与住院时间紧密相关。该项研究并没有评估此模型能否预测特定并发症的能力，可能是由于 NSQIP 数据库的粒度（granularity）缺乏。Lee 等通过使用来自一个大型大学注册中心的预期数据来建立评估脊柱手术后并发症的危险模型并予以评估[20]。用于创建预测模型的变量包括患者的人口统计资料、系统性疾病、体重指数、诊断和手术程度，包括手术有创指数。作者得出结论，在网上通过 www.spinesage.com 使用该预测模型公式，可以用于患者咨询和卫生政策制定并识别高危患者。Scheer 等通过国际脊柱研究组织多中心数据库建立两种不同的预测模型，对 ASD 手术的患者术后并发症进行评估，包括一个模型用来预测术后主要并发症和另一个模型用来特别预测 ASD 术后近端交界性后凸（PJK）/ 近端交界性失败（PJF）[21-22]。通过 557 例接受多节段 ASD 手术的患者，主要并发症模型预测研究涉及 45 个变量 [22]。需分析的变量包括患者的人口统计、并发症、手术、基线 HRQOL 评分和影像学参数。其中 20 个变量被确定为主要并发症的重要预测因素（根据模型，其重要性≥0.90），包括患者年龄、脊柱水平解压的总数、椎体融合的总数、骨质疏松症、脊柱畸形及几个 HRQOL 指数。作者报道模型的整体精确度为 87.6%（AUC=0.89），表明是一个非常好的模型。术后 PJK/PJF 建模研究了多节段 ASD 术后临床显著 PJK 发生（定义为术后近端交界≥20° 角的增加伴随恶化的至少一个 SRS-Schwab 矢状改良等级）或 PJF（定义为任何形式的 PJK 需要外科治疗）的危险因素 [21]。整体模型的精确度是 86.3%（AUC=0.89），表明该模型非常成功。临床显著 PJK 和 / 或 PJF 的最明显的预测因素（重要性≥0.95）包括患者年龄、上下固定椎体、植入物类型和术前矢状位脊柱骨盆畸形。作者总结，这些研究的结果证明了预测建模用于脊柱手术（ASD 疾患）的可行性。未来尚需要更多的工作开展，对患者特定并发症进行精确的危险因素分层。最终这些预测建模技术将帮助医生确定患者的风险，以及针对患者的危险因素，从而优化患者效率、咨询以及手术规划以减少围术期并发症和缩短住院时间。

预测建模患者报告 HRQOL 与预测术后并发症同样重要。然而，建模 HRQOL 比建模并发症更困难，因为患者报告 HRQOL 具有明显的主观影响成份。因此，疗效变量在一定程度上取决于评价方式的量化，包括患者的期望、个人目标、满意度以及更客观的生理功能评估方式。McGirt 等建立了一个临床疗效和并发症预测模型，该模型的人口统计资料数据、手术数据和 HRQOL 数据来自 1800 例接受腰椎手术的腰椎退行性疾病患者。12 个月 ODI 预测值的相关系数（r^2）范围从 0.47 至 0.51[23]。并发症、再次住院、住院患者康复以及返回工作的 AUC 值的范围从 0.72 到 0.84，证明该模型具有良好的预测性。Scheer 和国际脊柱研究小组评估一个预测性模型，用来达到 ASD 术后 ODI 评分的最小临床重要差异（MCID）[24]。该预测模型通过 198 名 ASD 患者使用了 43 个变量，包括人口计数资料、影像学、手术、HRQOL。该模型的精度是 86.0%（AUC=0.94），表明为一个较好契合的模型。MCID 疗效最重要的预测因素包括性别、美国麻醉医师协会（ASA）分级、初次 / 翻修手术、术前矢状脊柱骨盆序列和术前 HRQOL 评分包括 SRS 疼痛评分和 SRS 总分。Tetreault 等创建并随后验证临床预测模型来预测脊髓型颈椎病（CSM）患者术后疗效 [25-26]。模型包括 6 项，包括患者年龄、症状持续时间、术前的改良日本骨科协会（mJOA）评分、精神并发症、步态障碍、吸烟状态。模型的 AUC 为 0.77，表明有良好的区分效度和内部效度。作者得出结论，CSM 最重要的手术疗效预测因素为脊髓病严重程度的基线、年龄、吸烟状况以及畸形步态。Lubelski 等创建预测模型用来评价接受细胞膜稳定剂（membrane-stabilizing agents，MSA）治疗腰椎狭窄相关的神经性疼痛的患者 [27]。作者预测评估首次 MSA 治疗后 1 年内手术需求、首次 MSA 治疗后至手术的时间，以及治疗过程中的 EQ-5D 得分。预测模型显示接受 MSA 治疗 1 年内手术意愿不强烈，年龄是手术时机的唯一预测因素（作者报道，每位患者年龄每增加 10 年，最终接受手术的概率增加 20%）。然而，预测模型中 EQ-5D 评分和完成 MCID 的 C 统计数据分别为 0.73 和 0.85。良好疗效的预测因素包括较低的 EQ-5D 基线、较少的抑郁基线、更多的收入中位数以及婚姻。因此在这方面需要进一步的工作。目前这些预测模型的相关性并不依赖于由模型创建的特定数据，而是重点在于证明预测模型可以被实际建立。预测建模技术变得更加精炼和数据集成到模型变得更加先进，预测模型将继续优化。模型将帮助医生针对患者特异性治疗，最大限度地减少成本和降低并发症，并增强疗效。

总之，成人腰椎侧凸的主要创新领域方向为改善患者疗效，协助解决日益增长的需求和治疗费用。许多这方面的研究已经开展，包括使用先进的方法来评估和获取患者报告疗效以及建立预测模型为患者并发症和治疗疗效进行预测。PROMIS 及其他诸多研究方向关注减少患者的疑问负担和提高问卷准确性，具有可能统一临床疗效研究的潜力。这将使临床研究应用 PROMs 标准化，且能够用于不同疾病 HRQOL 影响的比较。这些研究成果将有助于促进更好地认知 ASD（成人腰椎侧凸）相关残障。整合这些数据至预测建模工作将有助于规范治疗，通过识别特定患者的治疗方法，辨识患者优化和改善治疗疗效的可能性。根据这些统一的研究结果，通过后续成本 - 效益的比较分析，针对不同疾病的不同治疗方法，将允许适当地分配医疗保健资金来帮助控制医疗成本的增加。所有的努力都是为成人腰椎侧凸患者创造一个安全、有效、可持续的治疗环境。

（管韵致 译　马晓生 审校）

参考文献

1. Aebi M. The adult scoliosis. Eur Spine J. 2005; 14(10):925–48.
2. Carter OD, Haynes SG. Prevalence rates for scoliosis in US adults: results from the first National Health and Nutrition Examination Survey. Int J Epidemiol. 1987;16(4):537–44.
3. Bess S, Boachie-Adjei O, Burton D, Cunningham M, Shaffrey C, Shelokov A, et al. Pain and disability determine treatment modality for older patients with adult scoliosis, while deformity guides treatment for younger patients. Spine (Phila Pa 1976). 2009;34(20):2186–90.
4. Fu KM, Bess S, Shaffrey CI, Smith JS, Lafage V, Schwab F, et al. Patients with adult spinal deformity treated operatively report greater baseline pain and disability than patients treated nonoperatively; however, deformities differ between age groups. Spine (Phila Pa 1976). 2014;39(17):1401–7.
5. Bess S, Line B, Fu KM, McCarthy I, Lafage V, Schwab F, et al. The health impact of symptomatic adult spinal deformity: comparison of deformity types to United States population norms and chronic diseases. Spine (Phila Pa 1976). 2016;41(3):224–33.
6. Hansson T, Hansson E, Malchau H. Utility of spine surgery: a comparison of common elective orthopaedic surgical procedures. Spine (Phila Pa 1976). 2008;33(25):2819–30.
7. Anderson PA, Puschak TJ, Sasso RC. Comparison of short-term SF-36 results between total joint arthroplasty and cervical spine decompression and fusion or arthroplasty. Spine (Phila Pa 1976). 2009;34(2): 176–83.
8. Jansson KA, Granath F. Health-related quality of life (EQ-5D) before and after orthopedic surgery. Acta Orthop. 2011;82(1):82–9.
9. Cella D, Yount S, Rothrock N, Gershon R, Cook K, Reeve B, et al. The Patient-Reported Outcomes Measurement Information System (PROMIS): progress of an NIH Roadmap cooperative group during its first two years. Med Care. 2007;45(5 Suppl 1):S3–S11.
10. Reeve BB, Hays RD, Bjorner JB, Cook KF, Crane PK, Teresi JA, et al. Psychometric evaluation and calibration of health-related quality of life item banks: plans for the Patient-Reported Outcomes Measurement Information System (PROMIS). Med Care. 2007;45(5 Suppl 1).S22–31.
11. Fries JF, Cella D, Rose M, Krishnan E, Bruce B. Progress in assessing physical function in arthritis: PROMIS short forms and computerized adaptive testing. J Rheumatol. 2009;36(9):2061–6.
12. Tyser AR, Beckmann J, Franklin JD, Cheng C, Hon SD, Wang A, et al. Evaluation of the PROMIS physical function computer adaptive test in the upper extremity. J Hand Surg Am. 2014;39(10):2047–51. e4
13. Hung M, Baumhauer JF, Brodsky JW, Cheng C, Ellis SJ, Franklin JD, et al. Psychometric comparison of the PROMIS physical function CAT with the FAAM and FFI for measuring patient-reported outcomes. Foot Ankle Int. 2014;35(6):592–9.

14. Hung M, Stuart AR, Higgins TF, Saltzman CL, Kubiak EN. Computerized adaptive testing using the PROMIS physical function item bank reduces test burden with less ceiling effects compared with the short musculoskeletal function assessment in orthopaedic trauma patients. J Orthop Trauma. 2014;28(8):439–43.
15. Hung M, Hon SD, Franklin JD, Kendall RW, Lawrence BD, Neese A, et al. Psychometric properties of the PROMIS physical function item bank in patients with spinal disorders. Spine (Phila Pa 1976). 2014;39(2):158–63.
16. Hung M, Stuart A, Cheng C, Hon SD, Spiker R, Lawrence B, et al. Predicting the DRAM mZDI using the PROMIS anxiety and depression. Spine (Phila Pa 1976). 2015;40(3):179–83.
17. Papuga MO, Mesfin A, Molinari R, Rubery PT. Correlation of PROMIS physical function and pain CAT instruments with oswestry disability index and neck disability index in spine patients. Spine (Phila Pa 1976). 2016;41(14):1153–9.
18. Beckmann JT, Hung M, Bounsanga J, Wylie JD, Granger EK, Tashjian RZ. Psychometric evaluation of the PROMIS Physical Function Computerized Adaptive Test in comparison to the American Shoulder and Elbow Surgeons score and Simple Shoulder Test in patients with rotator cuff disease. J Shoulder Elb Surg. 2015;24(12):1961–7.
19. Kimmell KT, Algattas H, Joynt P, Schmidt T, Jahromi BS, Silberstein HJ, et al. Risk modeling predicts complication rates for spinal surgery. Spine (Phila Pa 1976). 2015;40(23):1836–41.
20. Lee MJ, Cizik AM, Hamilton D, Chapman JR. Predicting medical complications after spine surgery: a validated model using a prospective surgical registry. Spine J. 2014;14(2):291–9.
21. Scheer J, Smith J, Schwab F, Lafage V, Hart R, Bess S, et al. Development of validated computer based preoperative predictive model for proximal junction failure (PJF) or clinically significant PJK with 86% accuracy based on 510 ASD patients with 2-year follow-up Minneapolis: Scoliosis Research Society; 2015.
22. Scheer J, Smith J, Schwab F, Lafage V, Shaffrey C, Keefe M, et al., editors. Development of a preoperative predictive model for major complications following adult spinal deformity surgery. Orlando: American Academy of Orthopaedic Surgeons; 2016.
23. McGirt MJ, Sivaganesan A, Asher AL, Devin CJ. Prediction model for outcome after low-back surgery: individualized likelihood of complication, hospital readmission, return to work, and 12-month improvement in functional disability. Neurosurg Focus. 2015;39(6):E13.
24. Scheer J, Smith J, Schwab F, Hart R, Hostin R, Lafage V, et al., editors. Development of validated computer based preoperative predictive model for reaching ODI MCID for adult spinal deformity (ASD) patients. Minneapolis: Scoliosis Research Society; 2015.
25. Tetreault LA, Cote P, Kopjar B, Arnold P, Fehlings MG, America AON, et al. A clinical prediction model to assess surgical outcome in patients with cervical spondylotic myelopathy: internal and external validations using the prospective multicenter AOSpine North American and international datasets of 743 patients. Spine J. 2015;15(3):388–97.
26. Tetreault L, Kopjar B, Cote P, Arnold P, Fehlings MG. A clinical prediction rule for functional outcomes in patients undergoing surgery for degenerative cervical myelopathy: analysis of an international prospective multicenter data set of 757 subjects. J Bone Joint Surg Am. 2015;97(24):2038–46.
27. Lubelski D, Thompson NR, Agrawal B, Abdullah KG, Alvin MD, Khalaf T, et al. Prediction of quality of life improvements in patients with lumbar stenosis following use of membrane stabilizing agents. Clin Neurol Neurosurg. 2015;139:234–40.

索 引